心血管磁共振影像学
基于病例分析

Case-based Atlas of Cardiovascular Magnetic Resonance

Andrea Barison　Santo Dellegrottaglie　Gianluca Pontone　Ciro Indolfi

著　［意］安德烈・巴里森　［意］圣・德莱格罗塔格利
　　［意］吉安卢卡・蓬托尼　［意］西罗・因多尔菲

主审　杨军乐　杨全新　主译　高燕军　邬小平　李永斌

西北大学出版社
・西安・

著作权合同登记号 图字：25-2024-109

图书在版编目（CIP）数据

心血管磁共振影像学：基于病例分析 /（意）安德烈・巴里森等著；高燕军，邬小平，李永斌主译. 西安：西北大学出版社，2024．7．-- ISBN 978-7-5604-5418-4

Ⅰ. R540.4

中国国家版本馆 CIP 数据核字第 2024R5K840 号

心血管磁共振影像学：基于病例分析

XINXUEGUAN CIGONGZHEN YINGXIANGXUE：JIYU BINGLI FENXI

著　者　[意] 安德烈・巴里森　[意] 圣・德莱格罗塔格利
　　　　[意] 吉安卢卡・蓬托尼　[意] 西罗・因多尔菲
主　审　杨军乐　杨全新
主　译　高燕军　邬小平　李永斌
出版发行　西北大学出版社
邮　编　710069
电　话　029-88303310
网　址　http://nwupress.nwu.edu.cn
电子邮箱　xdpress@nwu.edu.cn
经　销　全国新华书店
印　刷　陕西瑞升印务有限公司
开　本　889mm × 1194mm　1/16
印　张　22.5
字　数　500 千字
版　次　2024 年 7 月第 1 版　2024 年 7 月第 1 次印刷
书　号　ISBN 978-7-5604-5418-4
定　价　280.00 元

译者名单

主　译　高燕军　西安市第三医院

　　　　邬小平　西安市中心医院

　　　　李永斌　西安市第一医院

副主译　雷晓燕　陕西省人民医院

　　　　殷　茜　空军军医大学唐都医院

　　　　张　薇　空军军医大学唐都医院

译　者　（按姓氏笔画排序）

　　　　王　静　西安市中医医院

　　　　公　婷　西安市中心医院

　　　　宁　聪　西安市第一医院

　　　　孙鹏峰　西安市中心医院

　　　　苏林强　西安市第三医院

　　　　李　玮　空军军医大学唐都医院

　　　　吴佳昱　西安市中心医院

　　　　张　浪　西安市第三医院

　　　　张巧莹　西安市中心医院

　　　　张智博　西安市第一医院

　　　　赵　婧　陕西省人民医院

　　　　郝跃文　西安市儿童医院

　　　　席小依　西安市第一医院

　　　　黄珊珊　西安市第一医院

　　　　韩　杨　西安市第三医院

　　　　雷　威　西安市第一医院

　　　　裴彩侠　西安市中心医院

　　　　薛永杰　西安市第三医院

中文版序

心脏是生命的引擎，负责将血液输送到身体的每一个细胞，更象征着人类的情感和精神。因此，心脏的健康深受人们的重视。随着磁共振成像技术的发展，心血管磁共振（cardiovascular magnetic resonance，CMR）成像技术的广泛应用标志着心脏影像学领域进入了一个新的时代，我们可以更深入、更全面地了解心脏结构和功能。CMR 不仅为医生提供了非侵入性、高分辨率的图像，更为患者带来了更安全、更舒适的检查体验，其已经成为临床实践中不可或缺的工具之一，为医疗诊断和治疗提供了重要的支持。

本书以病例为引导，旨在通过丰富多样的病例，展示 CMR 这一技术在心脏病诊断、治疗和随访中的丰富应用和重要价值。通过介绍 CMR 成像技术在心脏各种疾病中的应用和诊断要点，帮助读者更全面地了解这一技术的临床应用，为读者提供全面、系统的学习资源。

本书原著由意大利心脏病学会 CMR 工作组共同合作完成，在国际上具有一定的权威性。原著作者通过收集完整的临床数据、CMR 相关信息及其在患者临床管理方面的意义，并采用严谨构思方法来帮助读者更全面地了解 CMR 成像技术，提高其在临床实践中的应用水平。希望本书能够为读者提供有益的知识和启发，成为学习和实践 CMR 技术的指南。

在本书付梓之际，我们要感谢所有为本书翻译和编辑提供支持的专家和学者，以及原书作者的辛勤工作，他们的努力和奉献为本书的完成提供了重要保障。我们也要感谢所有的读者。

中国医学科学院阜外医院

西安市第三医院

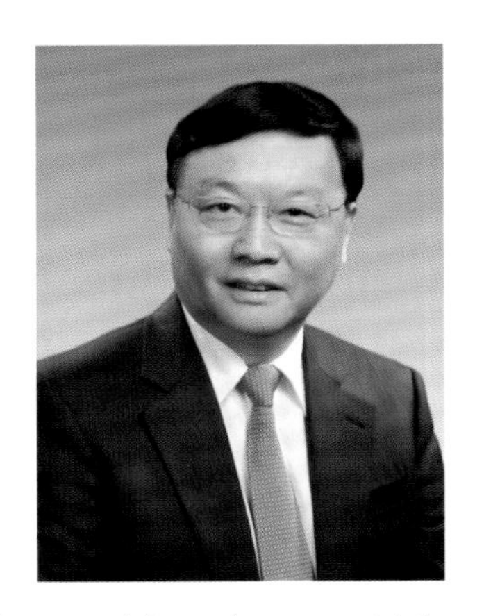

赵世华　博士研究生导师，一级主任医师，二级教授，北京协和医学院长聘教授，中国医学科学院阜外医院磁共振影像科主任。

赵世华教授为心血管影像诊断与介入治疗复合型专家，是中国心血管影像领军人物和国际心血管磁共振领航者，现为国家心血管病专家委员会委员、享受国务院政府特殊津贴专家，担任中华医学会心血管病学分会常务委员兼影像学组组长、中国医师协会放射医师分会心血管影像专业委员会主任委员、亚洲心血管影像学会（ASCI）委员会主席，为美国心脏病学会会士（Fellow）、欧洲心脏病学会会士（Fellow），兼任国家自然科学基金委员会评审专家、国家科技部支撑计划医学部评审专家，同时任“十四五”国家重点研发计划重点专项首席科学家。赵世华教授主持国家自然科学基金重点、重点国合项目三项，作为第一完成人先后获国家和省部级成果奖九项，包括国家科技进步二等奖、教育部科技进步一等奖（两项）、华夏医学科技一等奖，研究成果荣获第八届（2022 年）北京医学科技特等奖。多篇代表性研究成果（最后通讯作者）发表在 *Circulation*、*European Heart Journal* 和 *Radiology* 等期刊。

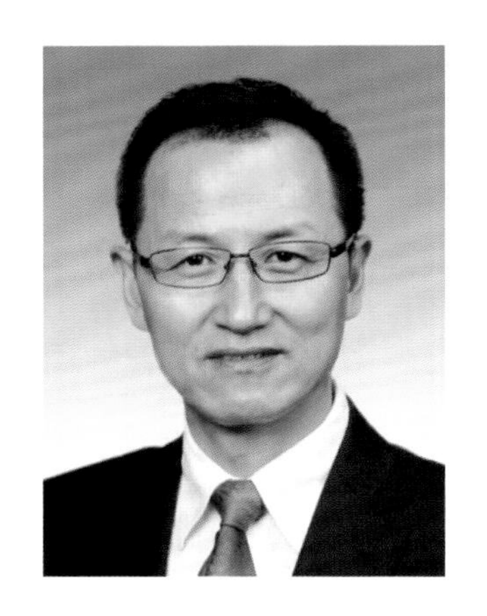

杨军乐　医学博士，西北大学博士研究生导师、西安交通大学及陕西中医药大学硕士研究生导师，西安市第三医院院长。

杨军乐教授为西安市学术技术带头人、全国卫生计生系统先进工作者，现任中国医师协会放射医师分会常务委员、中华医学会放射学分会头颈学组专业委员会委员、陕西省国际医学交流促进会放射专业委员会主任委员、陕西省研究型医院学会放射专业委员会主任委员、陕西省医学会放射学分会副主任委员，担任陕西省医师协会放射医师分会副会长、《实用放射学杂志》社社长兼副主编、西安医学会放射学会名誉主任委员。

原著序

心血管磁共振（CMR）成像技术现已成为评估心血管病患者心脏的重要工具。事实上，因CMR可对心脏解剖、功能、心内外血流动力学以及心肌组织变化（包括水肿、脂肪渗透和纤维化）进行准确、非侵入性地评估，使得这一成像技术对疾病分型的正确诊断和个性化治疗至关重要。这本基于病例展示的CMR影像学著作反映出了这一新型成像技术在日常心脏病实践工作中的重要性。如今，关于CMR的物理原理和临床应用已见于许多优秀的专业图书和期刊，涵盖了整个心血管病领域。但本书作者并未深入探讨令临床医生感到枯燥的机制理论和对学术问题进行大篇幅叙述，而是努力将临床和病理生理学问题与易于理解的病例联系起来，引起读者对CMR诊断潜力的关注。本书提倡并讨论的CMR影像学与临床心血管病之间的紧密联系并不是由医学影像学专家提出的，而是由擅长医学影像的心血管病专家总结得出，并对每章所展示的病例都进行了有关病理生理学和临床知识的阐述。

在介绍了磁共振物理学（第一章）以及CMR序列和扫描平面（第二章）之后，每一章都呈现了6~10例有关心血管病最常见的临床案例，包括缺血性心脏病（第三和第四章）、心肌病（第五、六、七、八、九和十章），以及运动员体内发生的适应性变化（第十一章），还在炎症性、肿瘤性、瓣膜性和主动脉疾病等方面给予了一定的重视（第十二、十三、十四、十五和十六章）。此外，本书包含的两个先天性心脏病相关章节（第十七和十八章），突显了CMR在心脏病领域中最为重要的应用之一，这使其在复杂疾病的诊断和预后方面变得不可或缺。

最后，本书作为意大利心脏病学会CMR工作组合作研究的里程碑，其科学可信度达到了国际水平。读者将有机会欣赏到工作组成员在构思本书内容时所采用的严谨方法。该方法集结了成员们的特定临床、专业背景和在心血管病诊断中应用多模态方法的非凡能力，以及与不同专业的建设性合作。

[意] 马西莫·隆巴尔迪

[意] 西罗·因多尔菲

译者前言

心血管磁共振（CMR）成像技术作为一种先进的心血管影像学检查方法，在临床应用中展现出了独特的优势和广泛的应用前景。本书为 *Case-based Atlas of Cardiovascular Magnetic Resonance* 的中文版，通过各种病例覆盖了多种心脏病，涵盖了从常见到罕见的各类心脏病变，每个病例都结合详尽的图像和临床资料并深入探讨疾病的特点、诊断的关键点以及治疗的策略，为读者提供一份真实而丰富的临床经验。

本书的翻译工作于 2023 年 10 月启动，先后通过了初译、初审、修改、终审过程，并于 2024 年 7 月完成全部工作。本书翻译过程中得到了国内多家单位从事多年相关工作的主任、专家、教授的大力支持与帮助。所有译者在翻译初期通过查询大量有关 CMR 成像技术的资料，在保证对原著基本内容翻译准确的情况下，运用了更加符合中文表达的语言习惯以及临床上标准、规范的专业性术语来进行阐述、解释。译者在翻译过程中多次集中开会、讨论有关翻译难点与疑点，解答有关技术难题，最终达成共识，并将本书的中文书名定为《心血管磁共振影像学：基于病例分析》。

本书的出版，要感谢所有为翻译和编辑提供支持的专家和学者，以及原书作者的辛勤工作，还要感谢飞利浦磁共振临床应用团队的技术支持，他们的贡献使本书得以顺利完成。希望本书能够成为医学影像学领域的一本有益的参考书，为临床医生和影像学专业人士提供实用的指导和借鉴。

本书虽通过各位专家、教授的重重把关，但难免存在纰漏与错误之处，恳请各位有关心脏及影像学专家、同道批评指正，以期不断完善、修改、补充。

高燕平

2024 年 7 月 5 日

原著前言

在临床上，无论是用于首次诊断还是定期随访，心电图、超声心动图和实验室检查是所有心血管病患者心脏评估的基石。然而，在许多情况下，需要先进的心脏影像检查（包括心血管磁共振、核医学和计算机断层扫描）进行确切诊断、病因评估、危险分层、治疗管理和疾病监测。而这些强大的影像技术在脱离临床背景时均可能产生误导性的结果。因此，对于心血管病患者是否需要进行 CMR 检查与评估都应以临床怀疑和医学推理为指导，以期实现检查个性化来解决特定的临床问题。

CMR 提供了几乎所有心血管病谱中潜在结构和（或）功能改变的影像参考标准，包括缺血性、瓣膜性、先天性、心肌性、心包性和血管病理。CMR 因其固有的高空间分辨率、优越的信噪比、多参数和断层成像优势而成为一种高性价比的成像方式，能够在一次检查中提供有关心脏形态、功能、灌注、活力和组织特征的详细信息。更加独特的是，CMR 还可以量化双心室容积、质量、壁厚、收缩和舒张功能以及心内外血流动力学。此外，CMR 可以对心肌和心包进行优越的组织表征，这对于大多数心血管病的病因学和组织病理学的无创性评估至关重要：在常规的 T1WI、T2WI 和增强后序列上补充了定量 mapping 序列，包括 T1、T2、T2* mapping 和细胞外体积量化。而进一步的科研序列也正在研发之中，包括扩散张量分析、血氧依赖序列、超极化造影剂、波谱学和弹性成像。最后，人工智能也开始帮助临床医生处理由 CMR 检查得出的大量信息。

这本基于病例的 CMR 影像学图书旨在为有志于学习如何在临床上充分运用 CMR 的专业人员提供实用性指导的图片和视频。本书以病例为基础，提供了 CMR 在最常见的临床心血管场景中应用的详细指南。在专门的章节中还展示了大量的真实病例，包括简要的临床数据、从 CMR 中获得的主要信息的准确描述，以及它们在患者管理方面的意义。重点放在传统的和更新的 CMR 技术上，但始终保持实用的理念，专注于采用准确图像解释所需的实践知识。每个病例的描述都有额外的视频补充，为理解 CMR 原理如何应用于现代心脏病学临床实践提供了更多的资源。

本书是在意大利心脏病学会的 CMR 工作组内构思、编辑和制作完成的，在此感谢所有在病例收集、描述和讨论方面做出杰出贡献的专家，并感谢意大利心脏病学会对本项目的大力支持。

［意］安德烈・巴里森
［意］圣・德莱格罗塔格利
［意］吉安卢卡・蓬托尼
［意］西罗・因多尔菲

目录

CONTENTS

第一章　心血管磁共振成像 …… 1

概述 …… 1

心血管磁共振中的呼吸和心脏运动 …… 6

心血管磁共振序列的临床应用 …… 7

心血管磁共振中的安全问题 …… 11

心血管磁共振的相关禁忌证：幽闭恐惧症、运动伪影、心律失常和金属伪影 …… 12

钆对比剂 …… 13

小结 …… 14

参考文献 …… 14

第二章　如何扫描：心脏磁共振成像序列与扫描方案 …… 17

引言 …… 17

病例 1　定位像 …… 18

病例 2　平衡稳态自由进动序列 …… 19

病例 3　扰相梯度回波电影序列 …… 22

病例 4　T2 加权成像 …… 24

病例 5　动态对比增强灌注 …… 24

病例 6　早期延迟强化成像和晚期延迟强化成像 …… 28

病例 7　T1 加权成像和多回波 Dixon 水－脂分离成像 …… 31

病例 8　T1 和 T2 mapping …… 31

病例 9　相位对比流速编码序列 …… 33

病例 10　磁共振血管造影 …… 34

经验与教训 …… 35

小结 …… 36

参考文献 …… 36

第三章 急性冠状动脉综合征 …… 39
引言 …… 39
病例 1 前壁 ST 段抬高型心肌梗死伴大面积可挽救心肌 …… 41
病例 2 急性冠状动脉综合征伴急性心肌损伤和慢性瘢痕 …… 43
病例 3 急性冠状动脉综合征伴右心室受累 …… 44
病例 4 冠状动脉非梗阻性心肌梗死 …… 46
病例 5 Tako-Tsubo 心肌病 …… 47
病例 6 急性冠状动脉综合征合并无复流 …… 49
病例 7 急性冠状动脉综合征伴出血性无复流 …… 51
病例 8 急性冠状动脉综合征合并心肌内血肿 …… 52
病例 9 急性冠状动脉综合征合并小的左心室血栓 …… 53
病例 10 急性冠状动脉综合征伴心包炎 …… 54
经验与教训 …… 55
小结 …… 56
参考文献 …… 56
第四章 慢性冠状动脉综合征 …… 59
引言 …… 59
病例 1 慢性缺血性左心室功能障碍 …… 61
病例 2 高血压心脏病 …… 64
病例 3 低动力性非扩张型心肌病（非扩张型左心室心肌病） …… 66
病例 4 心肌桥 …… 68
病例 5 冠状动脉慢性完全闭塞病变 …… 70
病例 6 早期桥血管与左主干支架内再狭窄 …… 72
病例 7 冬眠心肌 …… 74
病例 8 冠状动脉微血管疾病 …… 76
病例 9 冠状动脉阻塞性冠心病和冠状动脉微血管功能障碍 …… 78
病例 10 肥厚型心肌病合并冠状动脉微血管功能障碍 …… 80
经验与教训 …… 82
小结 …… 82
参考文献 …… 83

第五章　非缺血性扩张型心肌病 …… 85

引言 …… 85

病例 1　存在冬眠心肌的类似扩张型心肌病 …… 87

病例 2　受磷蛋白基因突变 …… 88

病例 3　特发性扩张型心肌病 …… 90

病例 4　细丝蛋白 - C 基因突变 …… 91

病例 5　桥粒斑蛋白基因突变 …… 93

病例 6　核纤层蛋白 A/C 基因突变 …… 94

病例 7　未分化结缔组织病 …… 97

病例 8　心内膜心肌纤维化 …… 98

病例 9　结节病 …… 99

病例 10　Becker 肌营养不良症 …… 101

经验与教训 …… 103

小结 …… 103

参考文献 …… 104

第六章　肥厚型心肌病 …… 107

引言 …… 107

病例 1　肥厚型心肌病合并 Brugada 波心电图 …… 109

病例 2　肥厚型心肌病合并心尖部室壁瘤 …… 110

病例 3　Fabry 病 …… 111

病例 4　肥厚型心肌病合并早期老年性淀粉样变性 …… 112

病例 5　肥厚型心肌病累及心尖部 …… 114

病例 6　纤维化作为动态现象的肥厚型心肌病 …… 114

病例 7　梗阻性肥厚型心肌病 …… 115

病例 8　肥厚型心肌病伴室性心律失常 …… 116

病例 9　心尖球形综合征类似心尖肥厚型心肌病 …… 117

病例 10　肥厚型心肌病与假瘤 / 肿瘤 …… 118

经验与教训 …… 119

小结 …… 119

参考文献 …… 120

第七章 心肌淀粉样变性 ······ 123
引言 ······ 123
病例 1 野生型转甲状腺素蛋白心肌淀粉样变性 ······ 125
病例 2 遗传型转甲状腺素蛋白心肌淀粉样变性 ······ 126
病例 3 免疫球蛋白轻链心肌淀粉样变性 ······ 128
病例 4 多器官受累的系统性免疫球蛋白轻链淀粉样变性 ······ 130
病例 5 免疫球蛋白轻链心脏外淀粉样变性 ······ 131
病例 6 免疫球蛋白轻链心肌淀粉样变性的治疗反应 ······ 133
病例 7 遗传型 *AApo-A*Ⅰ心肌淀粉样变 ······ 134
病例 8 *AApo-A*Ⅳ心肌淀粉样变 ······ 135
经验与教训 ······ 136
小结 ······ 137
参考文献 ······ 137
第八章 致心律失常性心肌病 ······ 139
引言 ······ 139
病例 1 伴持续性室性心动过速的致心律失常性右心室心肌病 ······ 140
病例 2 双室性致心律失常性心肌病伴心力衰竭 ······ 141
病例 3 致心律失常性右心室心肌病伴心力衰竭 ······ 143
病例 4 双室性致心律失常性心肌病伴心律失常发作 ······ 144
病例 5 基因检测阴性以左心室受累为主的致心律失常性心肌病 ······ 146
病例 6 左心室受累为主的致心律失常性心肌病伴心律失常 ······ 147
病例 7 伴胸痛症状以左心室受累为主的致心律失常性心肌病 ······ 149
病例 8 致心律失常性心肌病表型：静脉窦缺损伴部分肺静脉引流 ······ 151
病例 9 致心律失常性心肌病表型：心脏结节病 ······ 152
病例 10 致心律失常性心肌病与脂肪心 ······ 154
经验与教训 ······ 155
小结 ······ 156
参考文献 ······ 156

第九章　隐窝、憩室和左心室心肌致密化不全 …… 159

引言 …… 159
病例 1　左心室心肌致密化不全合并 Ebstein 畸形 …… 161
病例 2　左心室心肌致密化不全伴非缺血性纤维化 …… 163
病例 3　先天性憩室 …… 164
病例 4　先天性室壁瘤 …… 166
病例 5　锯齿状心肌病 …… 167
病例 6　心室隐窝 …… 167
病例 7　左心室心肌致密化不全合并扩张型心肌病伴多区域纤维化 …… 169
病例 8　左心室心肌致密化不全合并肥厚型心肌病 …… 170
病例 9　先天性与后天性左心室心尖室壁瘤 …… 171
经验与教训 …… 173
小结 …… 173
参考文献 …… 174

第十章　铁过载性心肌病 …… 177

引言 …… 177
病例 1　重型地中海贫血 …… 179
病例 2　中间型地中海贫血 …… 180
病例 3　铁过载伴急性心肌损伤 …… 182
病例 4　重型地中海贫血伴广泛心肌纤维化 …… 183
病例 5　重型地中海贫血伴轻度左心室收缩功能障碍 …… 185
病例 6　重型地中海贫血伴双心室扩大 …… 187
经验与教训 …… 189
小结 …… 189
参考文献 …… 190

第十一章　运动员心肌重构与心肌病 …… 193

引言 …… 193
病例 1　不同运动类别运动员心脏的典型案例 …… 194

病例 2　中年马拉松运动员存在心悸、晕厥症状：缺血性心脏病 …… 195
病例 3　健美运动员出现室性心动过速：扩张型心肌病 …… 196
病例 4　耐力型运动员左心室扩大：扩张型心肌病 …… 198
病例 5　青少年足球运动员心电图异常：致心律失常性心肌病 …… 199
病例 6　新型冠状病毒感染后赛前诊断为轻度局灶性下室间隔肥厚 …… 201
病例 7　中年非竞技型运动员相对性心尖肥大 …… 202
病例 8　青少年女性的心悸症状：左心室心肌致密化不全 …… 203
病例 9　足球运动员运动相关性晕厥：心律失常性心肌病 …… 204
病例 10　青少年运动员 T 波倒置：肥厚型心肌病 …… 205
经验与教训 …… 207
小结 …… 207
参考文献 …… 207

第十二章　心肌炎和炎症性心肌病 …… 209

引言 …… 209
病例 1　急性心肌炎伴梗死样表现 …… 211
病例 2　心梗样表现的急性心肌炎 …… 213
病例 3　新型冠状病毒感染的心梗样表现急性心肌炎 …… 215
病例 4　急性嗜酸性粒细胞性心肌炎 …… 217
病例 5　心梗样表现的免疫抑制剂相关急性心肌炎 …… 218
病例 6　疫苗相关心梗样表现急性心肌炎 …… 220
病例 7　轻链沉积病诱发的急性心肌损伤 …… 222
病例 8　双心室受累致心律失常性心肌病诱发的急性心肌损伤 …… 223
病例 9　心脏结节病 …… 224
病例 10　急性巨细胞性心肌炎 …… 226
经验与教训 …… 228
小结 …… 228
参考文献 …… 229

第十三章　心包疾病 …… 231

引言 …… 231
病例 1　急性心包炎 …… 235

病例 2　一过性缩窄性心包炎 …… 236
病例 3　新型冠状病毒疫苗接种后急性心包炎 …… 238
病例 4　既往心肌梗死病史合并急性心包炎 …… 239
病例 5　缩窄性心包炎 …… 240
病例 6　心包囊肿 …… 241
病例 7　慢性心包炎进展为缩窄性心包炎 …… 242
病例 8　心包结核 …… 243
病例 9　心包转移瘤 …… 244
病例 10　急性心肌梗死后心包炎伴心脏破裂 …… 246
经验与教训 …… 248
参考文献 …… 249

第十四章　瓣膜性心脏病 …… 251

引言 …… 251
病例 1　中度主动脉瓣狭窄 …… 252
病例 2　Tako-Tsubo 综合征合并 Takayasu 大动脉炎和重度主动脉瓣反流 …… 253
病例 3　重度主动脉瓣狭窄 …… 255
病例 4　主动脉瓣二叶畸形伴轻度反流和升主动脉扩张 …… 256
病例 5　疑似心内膜炎伴中度二尖瓣反流 …… 257
病例 6　扩张型心肌病伴功能性二尖瓣反流 …… 257
病例 7　二尖瓣脱垂和瓣环分离伴重度反流 …… 259
病例 8　二尖瓣置换术后重度三尖瓣反流 …… 260
病例 9　良性肿瘤患者合并重度三尖瓣反流 …… 261
病例 10　重度肺动脉瓣狭窄 …… 262
经验与教训 …… 262
小结 …… 263
参考文献 …… 263

第十五章　心脏肿瘤及肿瘤样病变 …… 265

引言 …… 265
病例 1　肿瘤样病变 …… 266
病例 2　肾透明细胞肉瘤心脏转移 …… 267

病例 3　血管肉瘤 268
病例 4　淋巴瘤 269
病例 5　黏液瘤 270
病例 6　纤维瘤 270
病例 7　心包内副神经节瘤 271
病例 8　脂肪瘤与脂肪肉瘤 273
病例 9　组织学上良性但临床恶性的肿瘤 274
病例 10　心脏乳头样弹性纤维瘤 275
经验与教训 276
小结 277
参考文献 277

第十六章　主动脉疾病 279

引言 279
病例 1　马方综合征患者伴 A 型主动脉夹层 281
病例 2　A 型主动脉夹层术后并发残余夹层内降主动脉假性动脉瘤 282
病例 3　升主动脉瘤合并主动脉瓣二叶畸形和中度瓣膜反流 284
病例 4　主动脉瓣术后升主动脉假性动脉瘤 284
病例 5　B 型主动脉夹层 285
病例 6　降主动脉及腹主动脉动脉瘤合并壁内血肿 286
病例 7　多发性大动脉炎 288
病例 8　IgG4 型大动脉炎 290
病例 9　主动脉瓣二叶畸形、升主动脉扩张、左肾动脉狭窄 291
病例 10　肺动脉和升主动脉动脉瘤 292
经验与教训 293
小结 294
参考文献 295

第十七章　单纯性先天性心脏病 297

引言 297
病例 1　继发孔型房间隔缺损 298
病例 2　下腔静脉窦型房间隔缺损 299

病例 3　膜周部室间隔缺损 ········ 300
病例 4　膜周部室间隔缺损外科修补术后左向右残余分流 ········ 302
病例 5　部分型肺静脉异位引流 ········ 303
病例 6　主动脉缩窄 ········ 305
病例 7　冠状动脉主动脉起源异常 ········ 306
病例 8　冠状动脉主动脉起源异常并主动脉后走行 ········ 308
经验与教训 ········ 309
小结 ········ 309
参考文献 ········ 310

第十八章　复杂性先天性心脏病 ········ 313

引言 ········ 313
病例 1　Ebstein 畸形 ········ 315
病例 2　修复后的法洛四联症 ········ 318
病例 3　先天性矫正型大动脉转位 ········ 320
病例 4　Fontan 开窗术后的功能性单心室 ········ 322
病例 5　动脉导管未闭封堵术后 - 肺动脉分支狭窄 ········ 324
病例 6　肺动脉闭锁伴室间隔缺损合并粗大主肺动脉侧支 ········ 326
病例 7　心房转位术后的大动脉转位 ········ 327
病例 8　右心室双出口 ········ 328
病例 9　继发于大动脉调转术后的大动脉转位 ········ 330
病例 10　多畸形综合征伴完全型房室间隔缺损、肺动脉吊带、复杂性气管狭窄和十二指肠闭锁 ········ 332
经验与教训 ········ 334
小结 ········ 335
参考文献 ········ 335

第一章　心血管磁共振成像

Andrea Barison，Nicola Martini，Santo Dellegrottaglie，Gianluca Pontone

吴佳昱　孙鹏峰　译　郝跃文　高燕军　审

概　述

一、磁场

磁共振成像（magnetic resonance imaging，MRI）是一种多参数、可重复性高、全面的成像技术，具有广泛的临床应用[1-3]。常规临床心血管磁共振（cardiovascular magnetic resonance，CMR）成像的理论基础是不同“磁场”与生物组织中氢核的相互作用[4]，按照预先设定的时间“序列”激发各磁场，并根据预期所获图像而设置多种不同的参数。CMR 检查中常用三种不同类型的磁场（图 1.1）。

1. 静磁场（B_0）

静磁场（通常为 1.5T 或 3.0T）会使患者体内的质子自旋对齐，并产生一个平行于 B_0 的净磁化矢量 M。静磁场是始终存在的，通常只能通过紧急“失超”程序将其关闭。由于静磁场会吸引任何铁磁性物体（磁力效应）并造成人体潜在的严重伤害，因此在进入扫描室之前，要求患者和工作人员移除所有铁磁性材料，并且患者需要接受一个特定的针对潜在不安全植入物或装置的问卷调查[5]。

2. 梯度磁场（G）

梯度磁场使空间中某一方向上的磁场强度呈线性变化，从而使排列整齐的质子根据其在梯度轴（G_x，G_y，G_z）上的空间位置自旋，以显示出不同的共振频率。在图像采集过程中，梯度磁场迅速开启和关闭，以实现三维空间编码。理论上其可以在任何导电材料（包括生物组织）中产生电流，因此其强度（旋转速率）被设置为远低于周围神经刺激的阈值。此外，磁场的快速切换可导致梯度线圈振动，从而产生高噪声，故除了扫描期间患者佩戴耳机或耳塞外，还通常使用主动降噪技术和序列静音来降低噪声的影响[5]。

3. 射频磁场（B_1）

射频（radiofrequency，RF）磁场以氢核的拉莫尔频率（= 42.6MHz/T×B_0）为中心，使氢原子核同相共振（相干共振）并偏离平衡位置。当射频场关闭时，进动质子失相位，并返回到平衡磁化状态。在这个过程中，质子产生一个小的移动磁场，这个磁场可以被接收器线圈捕获（就像天线接收无线电波一样），形成一个磁共振信号。对于每种组织，磁化矢量 M 恢复到平衡的时间是不同的，这导致磁共振信号具有两个主要的成像参数（T1 和 T2），这两个参数与图像对比度直接相关。由于射频能量在组织内转化为热量，即比吸收率（specific absorption rate，SAR，单位为 W/kg），其量必须设定在特定阈值以下，以避免出现人体组织受热甚至灼伤。尤其是当存在能够聚集射频能量的导电物体时，灼伤风险会显著增加（天线效应），这也是要求患者移除身上所有金属 / 导电物体并在检查前接受安全问卷调查的原因之一[5]。

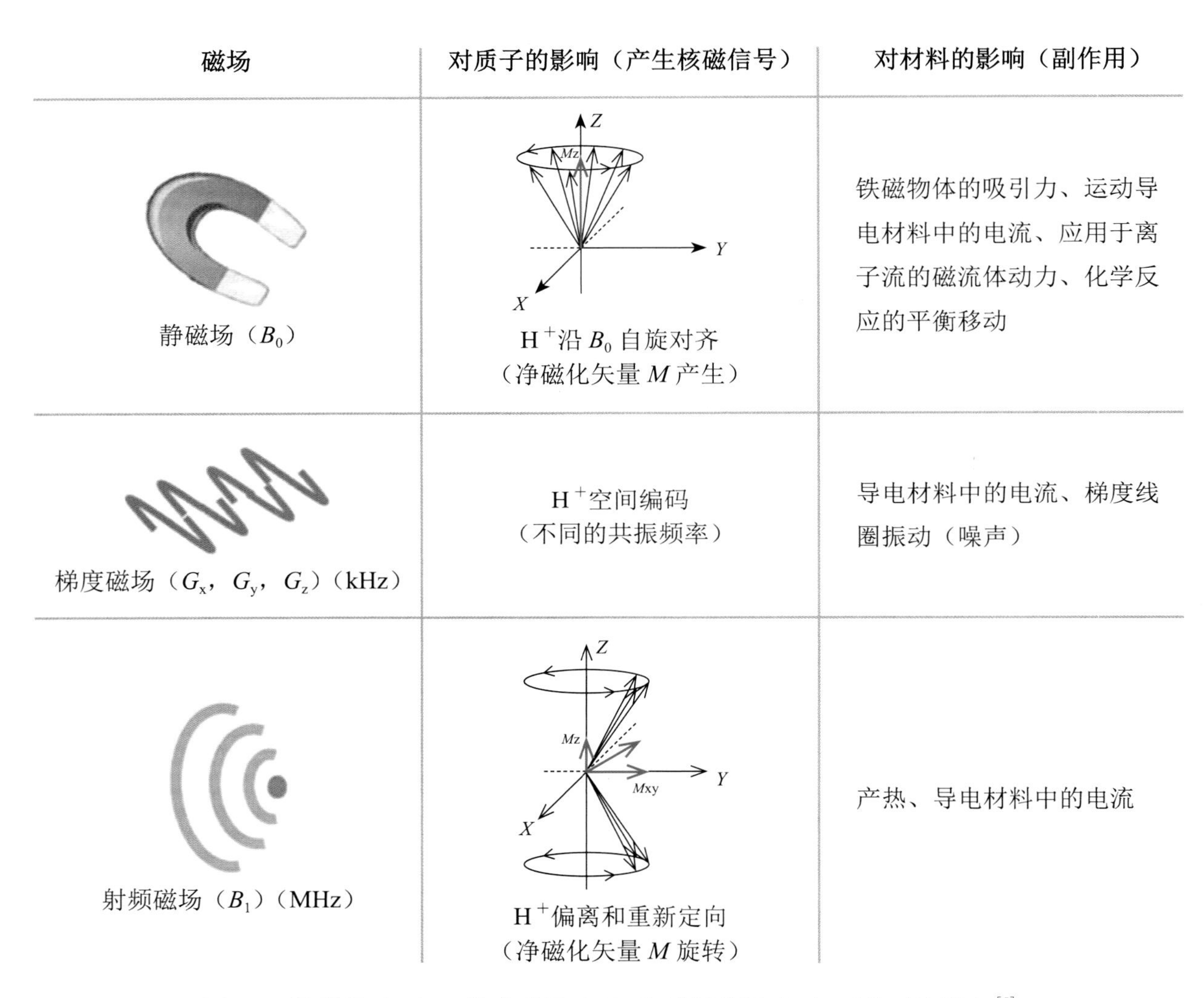

磁场	对质子的影响（产生核磁信号）	对材料的影响（副作用）
静磁场（B_0）	H^+沿 B_0 自旋对齐（净磁化矢量 M 产生）	铁磁物体的吸引力、运动导电材料中的电流、应用于离子流的磁流体动力、化学反应的平衡移动
梯度磁场（G_x，G_y，G_z）（kHz）	H^+空间编码（不同的共振频率）	导电材料中的电流、梯度线圈振动（噪声）
射频磁场（B_1）（MHz）	H^+偏离和重新定向（净磁化矢量 M 旋转）	产热、导电材料中的电流

图 1.1　静磁场（B_0）、梯度磁场（G）和射频磁场（B_1）对物质的影响[5]

二、空间定位：从 K 空间到临床图像

为了将MR信号定位到三维空间(即生成MR图像),在三个步骤中分别施加三个独立的磁场梯度。数字化的 MR 信号随后被存储在原始数据空间中（也称为 K 空间），通过重复层面选择、相位编

码和频率编码三步过程，即应用相同的层面选择梯度和频率编码梯度，以及不同的相位编码梯度，以强度逐行填充 K 空间。K 空间包含物体在二维中的空间频率信息。K 空间的中心区域（即低空间频率）提供图像总体对比度信息，K 空间的外围区域提供高空间频率下的解剖细节信息（图 1.2）。图 1.2a 为梯度回波脉冲序列图，在 RF 激发脉冲期间应用层面选择梯度（G_s），然后施加相位编码梯度（G_p）对 MR 信号相位中的自旋位置进行编码，最后使用频率编码梯度（G_f）生成回波信号，该信号被数字化并存储在K空间矩阵的原始数据中。每个相位编码重复这三步过程逐行填充K空间，一旦 K 空间被完全填充，就使用 2D 傅里叶逆变换来重建图像。图 1.2b 显示 K 空间的中心区域与低空间频率相关，提供图像对比度的信息，而 K 空间的外围区域提供高空间频率的解剖细节信息。

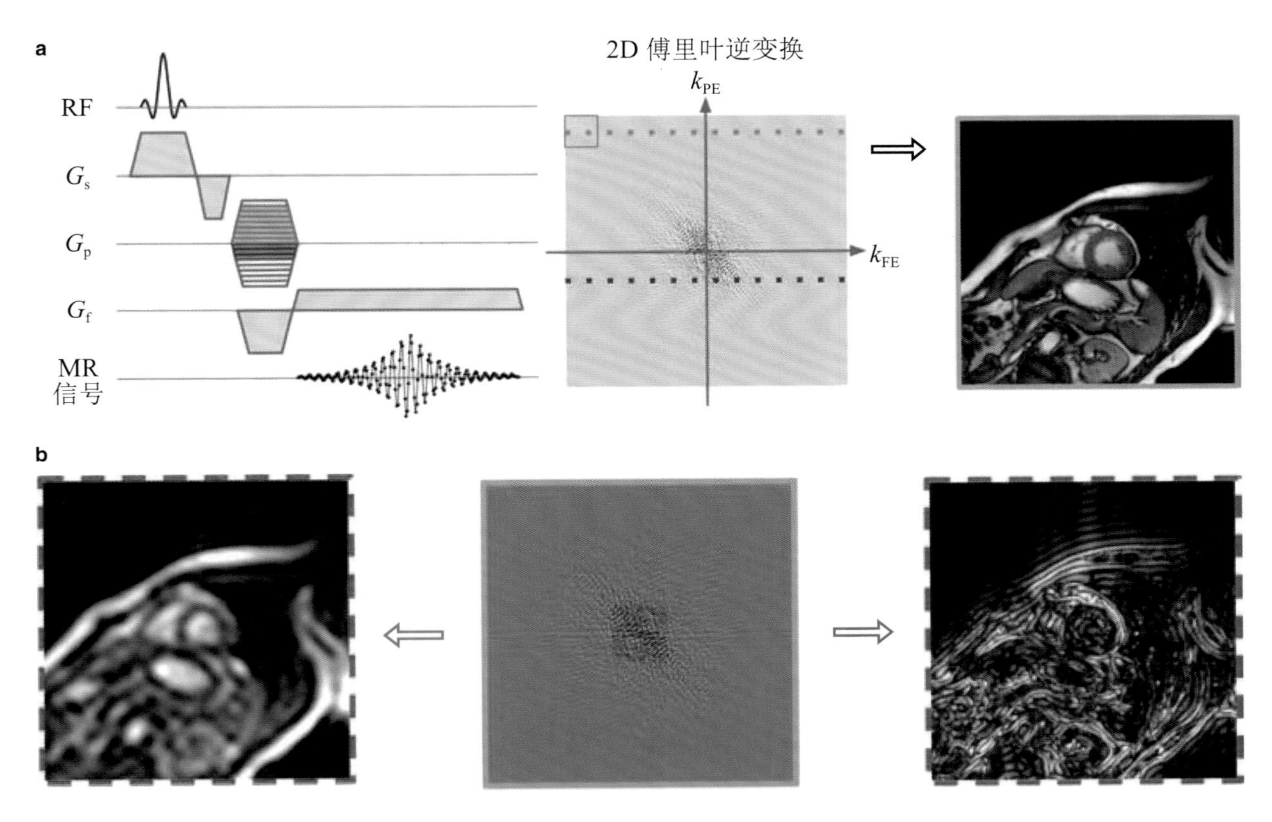

图 1.2　从 MR 信号到 K 空间再到图像重建

1. 层面选择梯度（G_s）

在射频激发脉冲期间施加梯度磁场，将质子的共振限制在组织的某一层面；射频频率对应于沿施加梯度方向上选定点的拉莫尔频率。这个过程被称为层面选择，层面的方向由施加梯度的方向决定。发射的射频脉冲不只是一个频率，而是由一个小的频率范围组成，称为射频脉冲的发射带宽，从而使层面具有厚度，层厚由射频脉冲带宽和梯度的陡峭度（或幅度）共同决定。

2. 相位编码梯度（G_p）

层面选择之后，在信号读出之前施加第二个梯度磁场，使得质子根据其沿梯度的相对位置以不同的频率旋转。在梯度增强磁场的地方，质子获得更高的进动频率，而在梯度减弱磁场的地方，质子获得较低的进动频率。当撤去梯度场时，质子将根据其沿梯度的位置改变其相对相位。该过程被称为相位编码，而所施加的梯度方向被称为相位编码方向。

3. 频率编码梯度（G_f）

在信号读出时，在垂直于相位编码梯度的方向上施加第三个梯度，即频率编码梯度，使质子根据其在该方向梯度的相对位置以不同的频率旋转。所接收的 MR 信号包括一系列频率（或带宽），对应于沿梯度的不同位置处质子的拉莫尔频率。

三、脉冲序列

MRI 脉冲序列可分为自旋回波（SE）和梯度回波（GRE）两大类（图 1.3）。

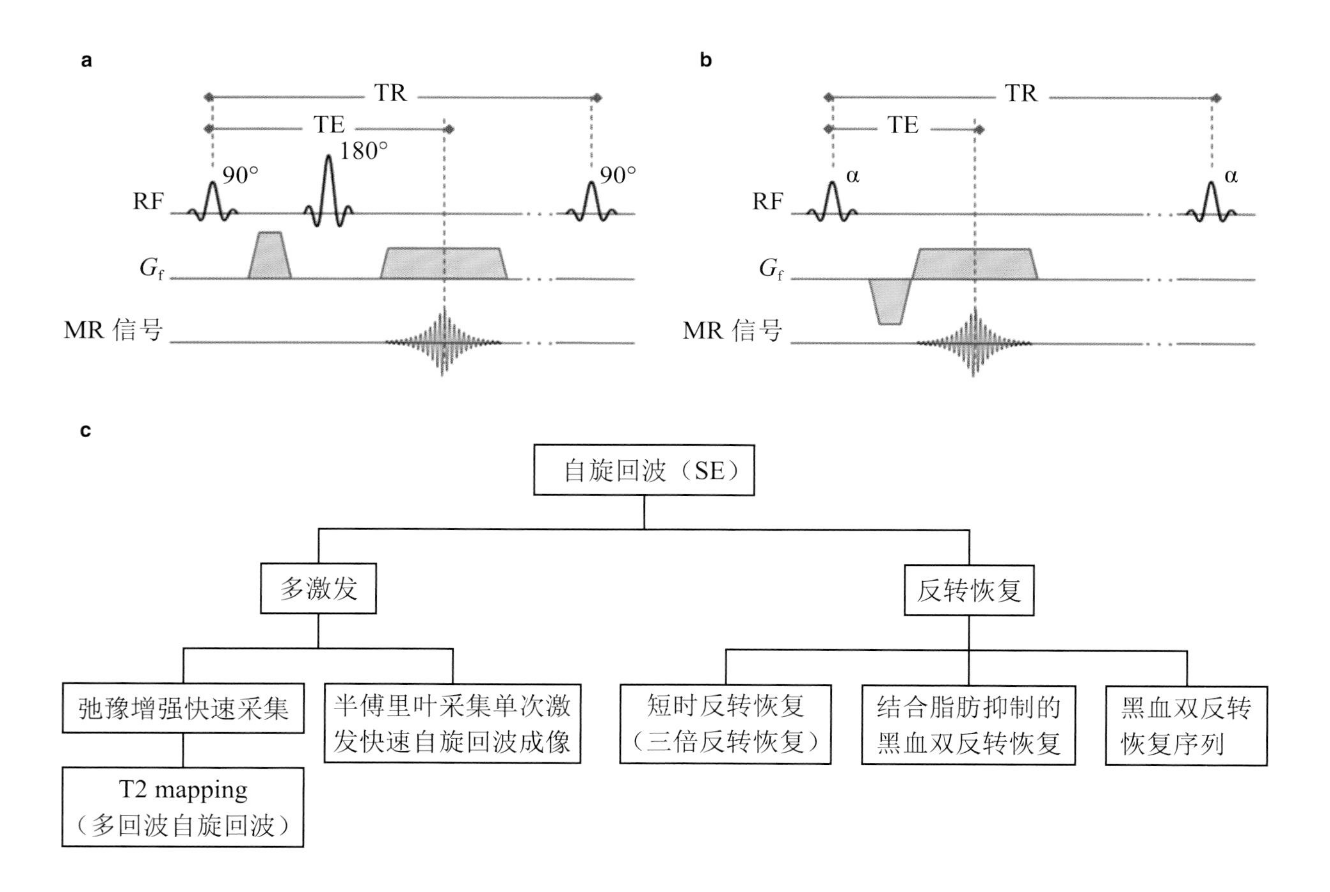

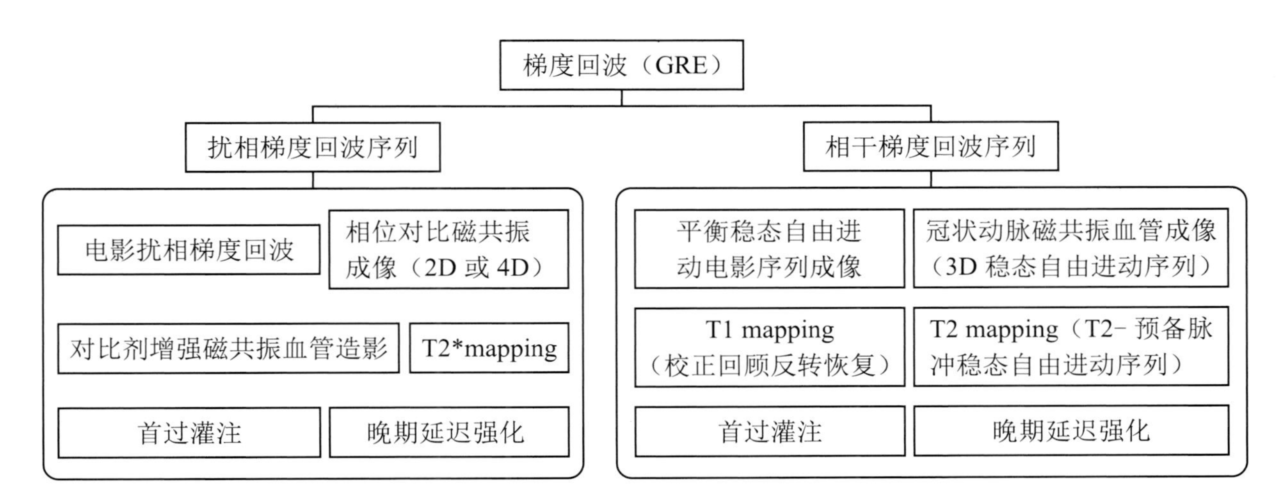

图 1.3　最常见的 CMR 序列示意图

a 显示在自旋回波序列中，通过重聚焦 180° 射频脉冲来产生磁共振回波信号；b 显示在梯度回波序列中，磁共振信号是由频率编码梯度产生的，该梯度在相反的方向上连续执行两次；c 显示最常见的 CMR 采集技术脉冲序列家族树，不同的序列可以获得相同的信息（例如 T2 mapping）

1. 自旋回波序列（spin-echo，SE）

基本的自旋回波序列是继 90° 射频脉冲激发后，在 TE/2 时使用 180° 射频重聚焦脉冲，在回波时间（echo time，TE）时采集回波信号的序列。以不同的相位编码在相同时间间隔重复时间（repetition time，TR）重复这一过程，以采集不同的 K 空间线。以弛豫增强快速采集为代表的多激发 SE 扫描，使用多个重聚焦脉冲在单个 TR 内采集多条 K 空间线，从而缩短扫描时间。以半傅里叶采集单次激发快速自旋回波成像为代表的单激发技术中，重聚焦脉冲的数量被称为回波链长度，需设置为相位编码步骤的总数，从而在单个 TR 中采集整个 K 空间数据。SE 图像可能具有质子密度（proton density，PD）、T1 加权（T1W）或 T2 加权（T2W），这取决于 TE 和 TR 参数的选择。其中，PD 加权成像（PDWI）具有长 TR 和短 TE，T1 加权成像（T1-weighted imaging，T1WI）具有短 TR 和短 TE，T2 加权成像（T2WI）具有长 TR 和长 TE。

通过预先添加反转恢复（inversion recovery，IR）或饱和恢复（saturation recovery，SR）脉冲，可以进一步修改 SE 序列以获得特定的图像对比度。总的来说，IR 序列在 SE 脉冲序列之前施加反转（180°）射频脉冲。180° 反转脉冲和 90° 脉冲之间的时间称为反转时间（inversion time，TI）。反转脉冲将所有组织的初始纵向磁化强度（Mz）反转为负值（负 Mz）。在 TI 间隔期间，组织根据其 T1 弛豫时间返回到平衡态。当想要抑制的组织纵向磁化为零时精确施加 90° SE 脉冲，通常在短时反转恢复（short tau inversion recovery，STIR）序列中于 1.5T 下使用 140ms 短 TI 来抑制具有短 T1 的脂肪信号，在 SR 序列中于相对较短的 TR 下应用多个 90° 射频脉冲来抑制 SE 序列之前发自特定组织的信号。例如，脂肪饱和序列是基于具有脂肪特定频率的 SR 脉冲来抑制脂肪信号。

2. 梯度回波序列（gradient-echo，GRE）

与 SE 序列中由重聚焦射频脉冲产生的回声信号不同，在梯度回波序列中，梯度回波由频率编码梯度连续两次在相反的方向施加产生。首先施加一个反向梯度，使自旋质子的横向失相位，然后施加正向梯度，作为读出梯度（与 SE 一样）来重聚失相位的质子，从而获得核磁共振信号。GRE 序列采集时间更快，这是由于短 TR 与低翻转角激发相结合，翻转角度通常在 30° 和 60° 之间。由于 GRE 序列的 TR 较短，在下一次激发之前，衰减的横向磁化仍然存在，尤其是 T2 较长的组织。根据如何处理残余的横向磁化，可以将 GRE 序列分为两种主要类型：①在扰相 / 不相干 GRE 序列中，通过使用适当的扰相梯度或射频脉冲，使残余的横向磁化矢量在后续的 TR 之前消失（“干扰”）；②在相干 GRE 序列中，几个重复周期后，残余的横向磁化被重新聚焦，形成一个稳定的水平（“稳态”）。

平衡稳态自由进动（balanced steady-state free precession，bSSFP）序列就是其中的一个例子，其具有完全平衡的所有梯度（层面选择、相位编码和读出），即在 TR 内的梯度引起的去相为零。bSSFP 序列通常用于心脏动态成像，因为其 T2W 高于 T1W（T2/T1），使得这一序列成像的血液 - 心肌对比较为理想。

与 SE 序列相似，GRE 序列图像的对比度也可以通过应用额外特定的射频脉冲和梯度来控制。在增强扫描延迟成像时，在扰相 GRE 序列之前施加反转脉冲，并使用适当的 T1 可抑制正常心肌信号。在首过灌注序列中，在注射钆期间施加 SR 脉冲以抑制平扫组织信号并增加 T1 对比度。在冠状动脉磁共振血管造影（magnetic resonance angiography，MRA）中，在 3D GRE 序列中执行 90°-180°-90° 的系列射频脉冲（也称为 T2 对比准备脉冲），以产生区分动脉血和心肌所需的 T2W。在相位对比 MRI 中，在心脏电影 GRE 序列中插入一个额外的梯度将自旋速度编码到 MR 信号的相位中。相位对比 MRI 的临床应用是对心脏和大血管内的血供和速度进行量化。

心血管磁共振中的呼吸和心脏运动

在心血管磁共振检查中，图像采集必须与呼吸和心脏运动同步，以消除运动伪影。实现呼吸 - 心脏运动同步最直接的方法是指导患者配合 8~12 秒的快速屏气。对于长时间的扫描（如全心 3D 扫描），运动补偿可应用于自由呼吸采集。例如，呼吸导航技术可以检测膈肌运动，以触发在呼气末阶段的采集。

通过将脉冲序列与患者心电图同步可以消除或降低心脏运动对图像采集的影响。心脏同步技术可分为两大类：①心电触发，在心电触发时，扫描仪检测到 R 波后，等待一段特定的时间（“触发延迟”），在心动周期的固定期相进行扫描序列（SE 或 GRE），心电触发扫描的序列包括（用于心肌形态学表征的 T1W、T2W 和 PDW）快速自旋回波（turbo spin echo，TSE）序列（采集的静态图像）以及晚期强化的 GRE 序列；②心电门控，是采集心脏动态图像的标准技术（即采集整个心脏周期的多个图像），特别是在回顾性门控中，在心跳期间连续获取 K 空间数据，并记录时间间隔，随后 K 空间数据被细分为 n 个不同的心动期相，然后对 n 个期相进行图像重建，将重建的所有单幅图像生成电影回放。

心血管磁共振序列的临床应用

心血管磁共振检查已成为无创评估心脏形态、功能和心肌组织变化的金标准[2-3]，CMR 不仅可以量化双心室容积、质量、壁厚、收缩和舒张功能、心内和心外血流，还可以检测心肌水肿、纤维化和其他细胞内 / 细胞外物质（如脂肪、铁和淀粉样蛋白）的沉积。因此，CMR 能够为心血管病的病因、诊断和预后提供独特信息。与其他成像技术相比，虽然心血管磁共振检查具有最佳的空间、时间和对比分辨率优点（表 1.1），但对心脏病进行综合诊断和预后评估，通常仍应结合临床、心电图和其他心血管成像技术（表 1.2）。

表 1.1　心血管成像技术的空间、时间和对比分辨率比较[6]

方法	空间分辨率（mm）	时间分辨率（ms）	对比度	方法	空间分辨率（mm）	时间分辨率（ms）	对比度
超声心动图	0.5~2	＜ 10	低	PET	4~8	100~300	高
CMR	1~2	20~50	高	CT	0.5	80~135	中等
SPECT	5~15	100~300	高	心血管造影	0.15	1~10	中等

表 1.2　不同心血管影像技术的特点[6]

项目	TTE	CMR	SPECT/PET	CT
心脏形态与功能				
心室容积	++	+++	+	++
壁厚	++	+++	−	++
收缩功能	++	+++	+	+
舒张功能	+++	++	+	+
心肌力学	++	+++	−	+
心肌组织特征				
纤维化	+	+++	+	++（CT-DE）
炎症	−	+++	+++（FDG PET）	+
淀粉样变	+	+++	+++	−
局部缺血 /CAD	++（stress）	+++（stress）	+++（stress）	+++（CCTA/stress）
心肌代谢	−	++（MRS）	+++	−
心肌神经支配	−	−	+++（MIBG）	−

续表

项目	TTE	CMR	SPECT/PET	CT
瓣膜评估				
瓣膜形态	+++	++	−	++
心脏血流动力学	+++	+	−	−
瓣膜狭窄	+++	+	−	+
瓣膜反流	+++	++	−	+
心包评估				
渗出 / 填塞	+++	+++	−	++
炎症	−	+++	++（FDG PET）	++
压缩	+	+++	−	++
技术特点				
可用性	+++	+	+	++
快速获取	+++	−	−	++
患者的可行性				
严重肾衰竭	+++	+	+++	−
心律失常	+++	+	++	+
起搏器 / 除颤器	+++	+	+++	++
幽闭恐惧症	+++	+	++	++
肥胖	+	++	++	+++
COPD	+	+++	+++	+++
怀孕	+++	++	−	−

CMR 常规序列包括用于评估心脏体积、壁厚、质量和收缩功能的稳态自由进动（steady-state free precession，SSFP）电影序列成像（图 1.4）和用于心肌组织特征的几种不同静态序列。例如，脂肪浸润可以在 SSFP 序列成像中看到“墨水”征，在 T1W 或 PDW TSE 序列中看到高信号区，而心肌水肿在 T2-STIR 序列中表现为高信号区。心肌灌注通过 T1W 首过灌注序列（在静脉注射钆时采集 GRE 或 SSFP 序列）来评估，以跟踪钆在心肌中的血流动力学（流入和流出）。在注射钆对比剂 10~15 分钟后，晚期延迟强化（late gadolinium enhancement，LGE）序列显示纤维化为高信号区。不同类型的 LGE 已被用于区分缺血性心肌病（与冠状动脉区域相对应的心内膜下或跨壁 LGE 为特征）、原发性非缺血性心肌病（以斑片状或壁中 LGE 为特征）、心肌炎（心外膜下 LGE）和心脏淀粉样变性（弥漫性心内膜下至跨壁 LGE）（图 1.5）。此外，几种血管造影序列（如对比剂增强磁共振血管造影，contrast-enhanced MRA，CE-MRA）和 2D/3D 相位对比序列可分别用于研究血管解剖和心脏 / 心外血流。

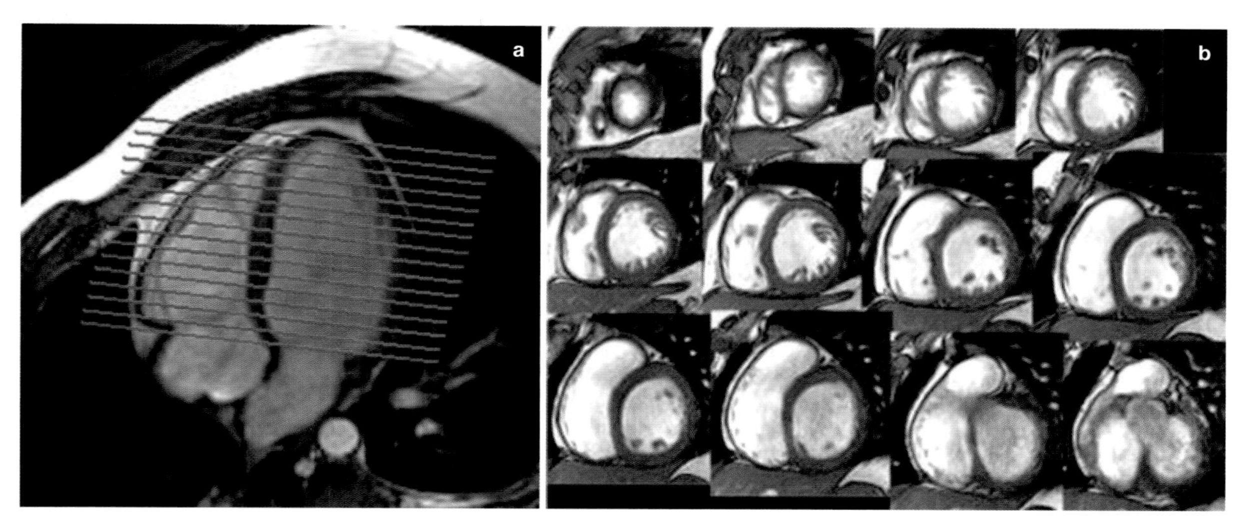

图 1.4　SSFP 电影序列成像，四腔心视图（a）、多个短轴位视图（b）[6]

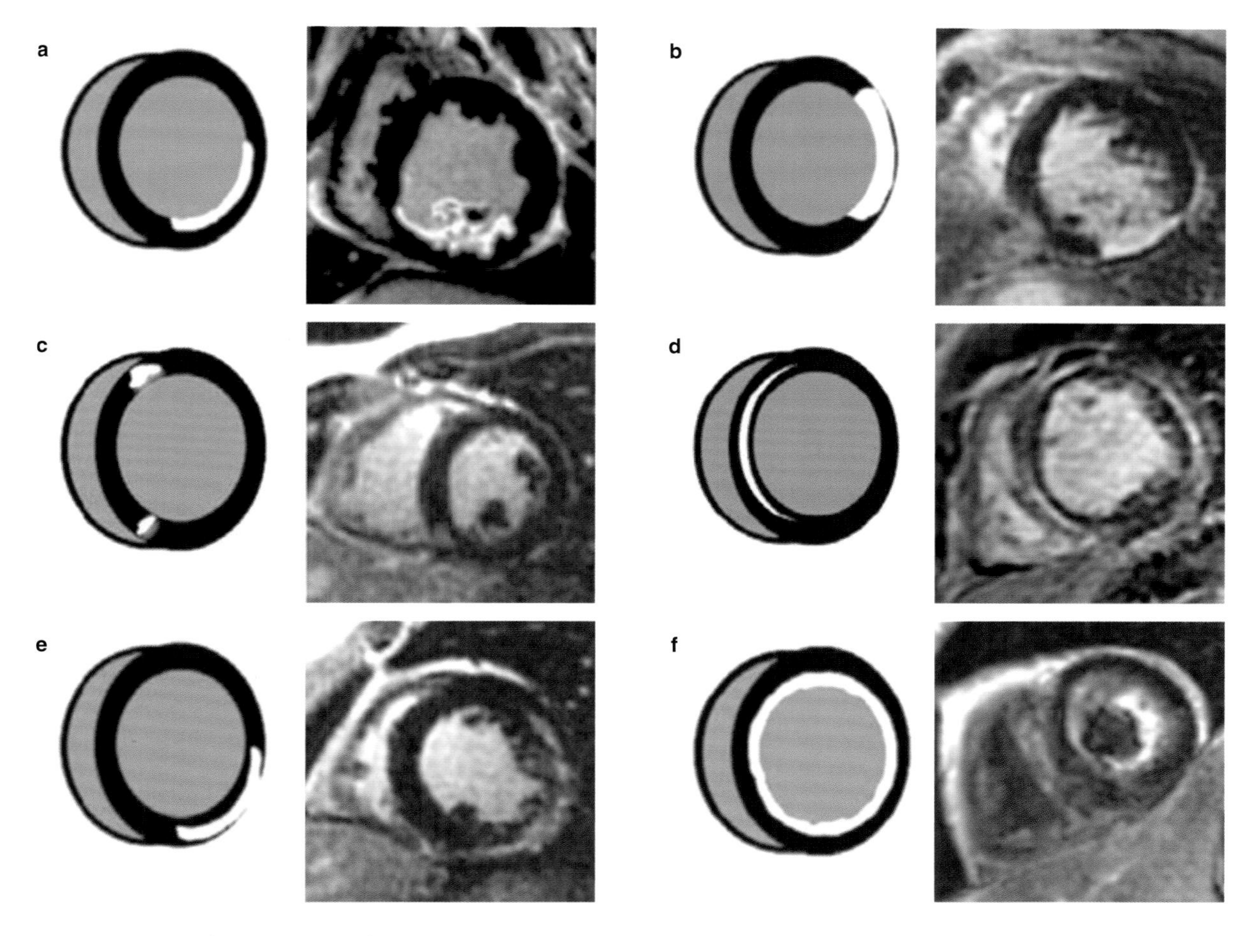

图 1.5　LGE 图像显示不同的病灶特点。心内膜下（缺血）型（a），跨壁（缺血）型（b），斑片状（非缺血）型（c），壁中（非缺血）型（d），心外膜下（非缺血）型（e），弥漫性心内膜下型（f）（因非缺血淀粉样变、非缺血原发性心内膜下纤维化或广泛多血管缺血灶引起）[6]

最近，已经开发的多种 mapping 序列，可提供定量组织 T1、T2 和 T2* 弛豫时间（ms）绝对值，并生成像素级定量心肌图（图 1.6）。初始（对比前）T1 mapping 包含细胞内和细胞外变化，与正常心肌相比，心肌梗死、炎症、水肿、纤维化或淀粉样变性初始 T1 值均延长，而铁（心脏血色素沉着症）或脂质（如 Fabry 病）初始 T1 值缩短。在缺血性和非缺血性心肌病中，T2 mapping 可以检测心肌水肿，其灵敏度和可重复性均高于 T2-STIR 序列。T2* 不同于 T2 mapping，因其可体现磁场的不均匀性，已成为心肌铁沉积（如心肌出血和血色素沉着症）检测和定量的有价值工具。心肌细胞外容积（extracellular volume，ECV）是通过增强前和增强后的 T1 mapping 和红细胞比容来计算的，并与细胞之间的间隙空间范围（钆造影剂积聚的地方）的大小相关。心肌坏死、间质水肿、纤维化和淀粉样变是导致 ECV 升高的最常见原因。与 LGE 不同的是，ECV mapping 不需要心肌存在局部差异，因此可以检测到弥漫性心肌改变（即弥漫性间质纤维化），而单独的 LGE 技术很难检测到弥漫性心肌改变。

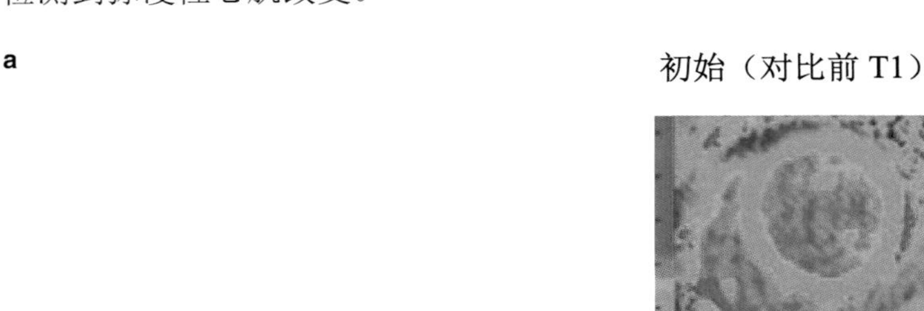

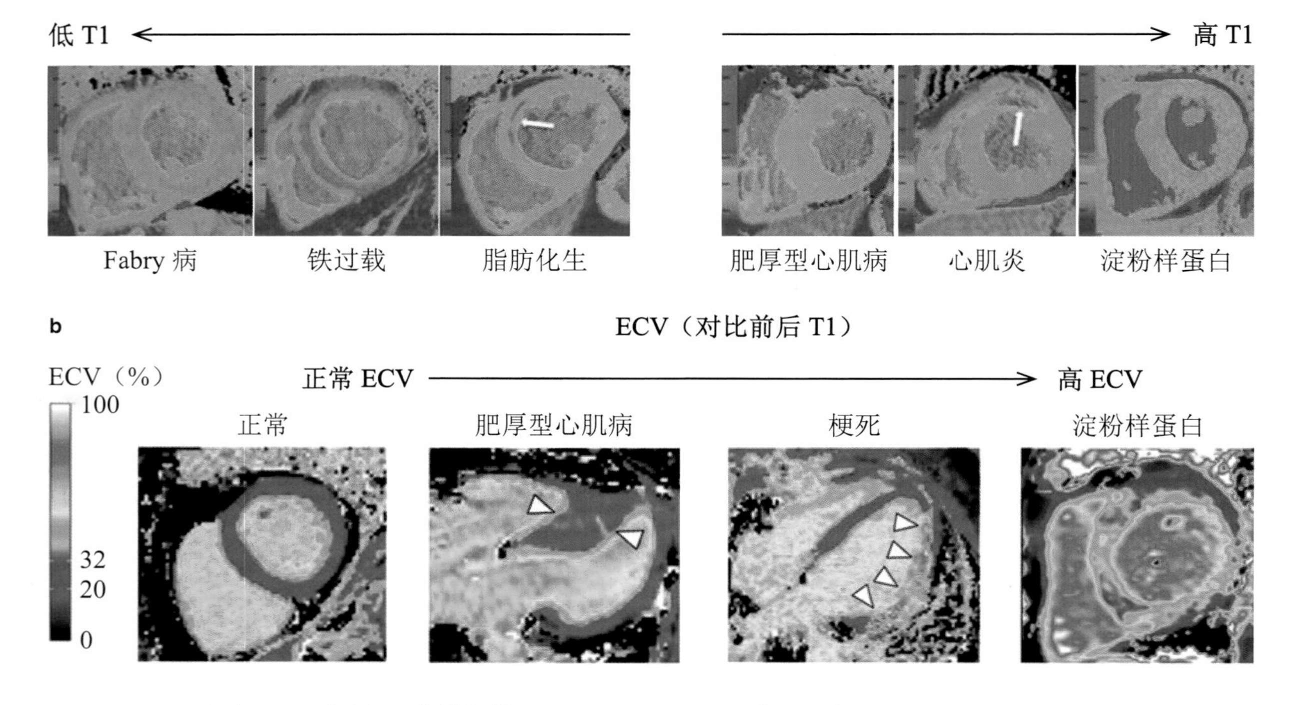

图 1.6　不同心脏病的初始 T1 mapping（a）、增强后心肌 ECV mapping（b）

心血管磁共振中的安全问题

总的来说，三种磁场对人体的生物效应实际上是可以忽略不计的，前提是在检查前移除所有不安全的铁磁、导电或电子材料，除非已被证明是磁共振安全的（在任何磁共振环境中都不会造成已知危害的物品）或者是特定条件下磁共振是安全的（在规定的使用条件和规定的磁共振检查环境中已被证明不会造成已知危害的物品）[5]。鉴于：①磁场对铁磁性物体的吸引力十分强，这些物体的移位或扭转可能对患者造成严重伤害；②任何导电材料（不仅是铁磁性物品）都可能产生由磁场梯度感应的电流或由射频能量感应的热量；③带有电子或磁激活组件的设备（“有源”器件）可能会因与 MR 磁场的相互作用而发生功能障碍[7]。故一般而言，任何设备的 MR 兼容性都应该仔细通过制造商的网站或机构网站确认[8-9]，如果有疑问，在获得所有相关信息之前不应对患者进行扫描。

一、无源心血管材料的磁共振成像兼容性

几乎所有心血管“无源”植入材料都被认为是磁共振安全的[5]。因为与心脏跳动所施加的力相比，静磁场的吸引力微不足道，电流感应组织温度升高可以忽略不计，故人工心脏瓣膜和瓣膜成形环在植入后可以安全地进行扫描，除了较早的人造瓣膜（例如笼球瓣）。胸骨钢丝一般由不锈钢或合金制成，不是 MRI 的禁忌证。冠状动脉支架是非铁磁性或弱铁磁性的，可以在植入后立即进行 3T 扫描。支架可以为血管壁提供实时且足够的稳定性，虽然不存在移位、扭转或血栓形成的风险[7]，但应注意到支架通常会产生金属伪影而影响对支架本身的评估。用于卵圆孔未闭、房间隔缺损或左心耳结扎术的封闭装置要么是非铁磁性的（钛、镍），要么是弱铁磁性的（不锈钢），同样不是扫描禁忌。虽然非铁磁性装置在植入后的任何时间都可以安全地在 3T 及以下场强扫描，但理论上，除非紧急需要，弱铁磁装置患者的 MR 检查应推迟到植入后 6 周，对于使用下腔静脉过滤器的患者也适用此建议。

二、心脏植入式电子装置的磁共振成像兼容性

心脏植入式电子设备（cardiac implantable electronic devices，CIED）包括起搏器（pacemakers，PM）、植入式心律转复除颤器（implantable cardioverter defbrillators，ICD）和记录系统（如植入式环路记录器，implantable loop recorder，ILR）。CMR 的机械、电子和产热效应可能会干扰 CIED 中的金属、导电部件，造成潜在的严重伤害和（或）CIED 故障[5]。在过去的几十年里，磁共振条件兼容 CIED 的发展已可以确保在特定的磁共振环境和植入物制造商规定的预先条件下，即场强、转换率、SAR、设备位置、患者温度是没有危害的。因此，植入磁共振条件兼容 CIED 患者可以纳入 MR 成像适应证：扫描前，应激活 MR 扫描模式；扫描中，应遵守 CIED 的所有特定扫描条件（SAR、

梯度转换率等）；扫描后，应重新激活先前的 PM/ICD 编程。ILR 患者可以在植入后立即进行安全扫描，无须任何特殊编程。鉴于存在数据丢失的风险，所有存储的数据应在 MR 检查之前下载。此外，有文献报道在 MRI 检查中可能记录到心律失常事件[10]。

尽管有累积临床数据的支撑，但标记为 MR 不安全的 CIED 尚未在 MR 上进行专门测试，除非临床认为 MR 检查是必须的，否则应该用其他成像技术替代。虽然因缺陷、断裂或心外膜导联的存在，使得整个 CIED 系统的 MR 不安全，但并没有 MR 并发症的报道，因此对于这些患者，必要时也可以进行 MR 扫描。

心血管磁共振的相关禁忌证：幽闭恐惧症、运动伪影、心律失常和金属伪影

除了安全问题外，在患者做 CMR 检查时还应考虑患者的舒适度和图像质量。CMR 扫描图像是在短时间的反复屏气中采集的（因为呼吸运动会影像图像质量），加之检查中需要患者在大约 40 分钟的时间内保持仰卧位配合检查，故一些患者对狭窄空间的焦虑感或恐惧感是存在的，但临床上因幽闭恐惧症而提前终止扫描的比例相对较低（1.2%~1.5%）[11-12]。CMR 检查中应避免镇静剂的使用，以确保患者配合屏气。在大多数情况下，详细地告知和安慰对缓解患者的焦虑是有效的；在某些情况下，让患者保持俯卧位，戴上眼罩或三棱镜扫描可有效防止检查过早终止；对于不合作或儿科患者，镇静可以减少自主运动、运动伪像和焦虑。根据情况选择不同的扫描方式也能够减少屏气持续时间或于自由呼吸状态下完成采集（表 1.3）。此外，大多数心血管 MR 序列需要心电门控，因此良好的心电示踪和相对恒定的 RR 间期对于获得高质量的图像有益，可以采用几种策略来改善 R 波检测和处理心律不齐（表 1.3）[13]，如在 MR 检查前几天服用心率和（或）节律控制药物，或考虑在检查前或者检查时适当紧急静脉注射 β 受体阻滞剂或其他抗心律失常药物（如氟卡尼、普罗帕酮）（但其效果较难预测）。

表 1.3　运动伪影产生的原因及克服心律失常的扫描策略[5]

伪影原因	扫描方式	优点	缺点
心电图描记不良（R 波感知伪影）	皮肤准备	使用酒精、其他脱脂剂以及脱毛剂易于完成	对肥胖者或低振幅心电图无效
	电极重新定位	易于实现最大化心电信号	对肥胖者或低振幅心电图无效
	外围脉冲门控	几乎适用于所有患者	用外周灌注峰值（收缩期中期）触发，即晚于 R 波

续表

伪影原因	扫描方式	优点	缺点
心律失常（不规则 RR 间期）	心律不齐剔除	RR 间期变化显著时，剔除数据	增加屏气时间
	前瞻性触发（用于电影成像）	触发效率不受 RR 间期变化影响	非实际的舒张末期；形态功能评估不准确
	实时采集（用于电影成像）	非门控图像采集；自由呼吸采集	降低时间和空间分辨率；降低信噪比
	单激发采集（用于形态学成像）	在单个 RR 间期中获取每张图像	降低时间和空间分辨率；降低信噪比
屏气不良	减少每次屏气采集的层数	减少单次屏气的持续时间	增加屏气次数，总扫描时间增加
	扫描参数的变化（矩形视野，局部傅里叶，部分回波；增加体素大小；平行成像技术）	减少采集时间（减少单次屏气的持续时间）；目前实行单激发采集	空间分辨率降低；时间分辨率降低；信噪比降低（增加体素大小时除外）
	多次平均呼吸信号	无须配合屏气；无须特定序列	整体扫描时间长；分辨率低（运动伪影被平均，并没有消除）
	呼吸门控或导航回声	无须配合屏气	整体扫描时间非常长，需要特定（呼吸门控）序列
	给氧	易于实施	同样的屏气时间，但患者的依从性增加

CIED 患者在 CMR 检查时受限的另一个原因是产生金属伪影。由于 ICD 和皮下 ICD 的体积更大、组成硬件不同，因此比 PM 造成的图像失真更大；与传统的左侧 PM 和 ICD 相比，右侧 PM 和 ILR 产生的伪影更少；起搏和除颤导线只会引起轻微的伪影。SSFP 电影序列成像比 TSE 和扰相 GRE 序列产生更多的伪影[14-15]，在这些情况下后者可用于心脏电影成像；为了减少金属伪影，目前已经开发出宽频延迟增强序列，但需注意的是并非所有扫描设备供应商都能提供[16]。

钆对比剂

钆对比剂（gadolinium-based contrast agents，GBCA）是顺磁性细胞外缩短 T1 的物质，低剂量（0.05~0.2mmol/kg）用于灌注、早期延迟强化（early gadolinium enhancement，EGE）、LGE 和血管造影序列[1, 17]。GBCA 最初分布于血管内，然后分布于细胞外，通过肾脏排出，其血浆半衰期约为 2 小时，由于其亲水性，不能完全通过血脑屏障。

游离钆（gadolinium，Gd）离子具有一定毒性，但与其他成分螯合后的 GBCA 应用于人体是安全的。Gd 的螯合载体分子可以根据其大环或线性几何形状以及是否为离子来分类，环形 GBCA 是最不可能释放游离 Gd 离子的，因此也是最安全的。在临床使用剂量下，GBCA 不具有肾毒性，但肾衰竭患者中罕见发生的肾源性系统性纤维化和钆在大脑中的长期滞留（无证据表明对神经系统有不良影响）引起了监管部门的注意。2017 年，欧洲药品管理局暂停了所有多用途线性 GBCA 的授权，包括钆双胺、钆贝酸盐、钆戊酸盐，只允许使用大环类 GBCA，如钆盐、钆布醇、钆特醇。肾源性系统性纤维化患者的 GBCA 肾毒性仅在患有严重肾脏疾病〔eGFR ＜ 30mL/(min·1.73m^2)〕的患者中发生[18]，2010 年以后几乎没有新发病例，目前使用大环类 GBCA 也几乎没有此类情况[19-20]。

小　结

CMR 是一种多功能成像技术，具有很高的安全性和很少的绝对禁忌证。CMR 是目前几乎所有心血管病的心脏基础成像技术之一，因为其可以对心脏形态、功能、血流和组织特征进行准确和可重复评估，有多种不同的序列可供选择，并且可以根据临床可疑诊断特制 CMR 方案。此外，即使是有相对禁忌证的患者，包括异物 / 金属物体、设备、屏气能力差、心律失常和严重肾衰竭，目前也有多种策略可以扩大 CMR 的使用并优化图像质量，从而实现 CMR 扫描。

参考文献

[1] KRAMER CM，BARKHAUSEN J，BUCCIARELLI-DUCCI C，et al. Standardized cardiovascular magnetic resonance imaging（CMR）protocols：2020 update. J Cardiovasc Magn Reson，2020，22（1）：17.

[2] AQUARO GD，DI BELLA G，CASTELLETTI S，et al. Clinical recommendations of cardiac magnetic resonance，Part Ⅰ：ischemic and valvular heart disease: a position paper of the working group' Applicazioni della Risonanza Magnetica' of the Italian Society of Cardiology. J Cardiovasc Med （Hagerstown），2017，18（4）：197-208.

[3] PONTONE G，DI BELLA G，CASTELLETTI S，et al. Clinical recommendations of cardiac magnetic resonance，Part Ⅱ：inflammatory and congenital heart disease，cardiomyopathies and cardiac tumors：a position paper of the working group' Applicazioni della Risonanza Magnetica' of the Italian Society of Cardiology. J Cardiovasc Med （Hagerstown），2017，18（4）：209-222.

[4] RIDGWAY JP. Cardiovascular magnetic resonance physics for clinicians：part Ⅰ. J Cardiovasc Magn Re-

son，2010，12（1）：71.

[5] BARISON A，BARITUSSIO A，CIPRIANI A，et al. Cardiovascular magnetic resonance：What clinicians should know about safety and contraindications. Int J Cardiol，2021，331：322-328.

[6] BARISON A，AIMO A，TODIERE G，et al. Cardiovascular magnetic resonance for the diagnosis and management of heart failure with preserved ejection fraction. Heart Fail Rev，2022，27（1）：191-205.

[7] LEVINE GN，GOMES AS，ARAI AE，et al. Safety of magnetic resonance imaging in patients with cardiovascular devices：an American Heart Association scientific statement from the Committee on Diagnostic and Interventional Cardiac Catheterization，Council on Clinical Cardiology，and the Council on Cardiovascular Radiology and Intervention：endorsed by the American College of Cardiology Foundation，the North American Society for Cardiac Imaging，and the Society for Cardiovascular Magnetic Resonance. Circulation，2007，116（24）：2878-2891.

[8] CMR Safety—Society for Cardiovascular Magnetic Resonance （SCMR）.（n.d.）. https://scmr.org/general/custom.asp?. page=CMRsafety. Accessed 15 Jan 2021.

[9] F.G. Shellock，MRI safety home.（n.d.）. http://www.mrisafety.com/. Accessed 15 Jan 2021.

[10] BLASCHKE F，LACOUR P，WALTER T，et al. Cardiovascular Magnetic Resonance Imaging in Patients with an Implantable Loop Recorder. Ann Noninvasive Electrocardiol，2016，21（3）：319-324.

[11] NAPP AE，ENDERS J，ROEHLE R，et al. Analysis and prediction of claustrophobia during MR imaging with the claustrophobia questionnaire：an observational prospective 18-month single-center study of 6500 patients. Radiology，2017，283（1）：148-157.

[12] ESHED I，ALTHOFF CE，HAMM B，et al. Claustrophobia and premature termination of magnetic resonance imaging examinations. J Magn Reson Imaging，2007，26（2）：401-404.

[13] NACIF MS，ZAVODNI A，KAWEL N，et al. Cardiac magnetic resonance imaging and its electrocardiographs（ECG）：tips and tricks. Int J Cardiovasc Imaging，2012，28（6）：1465-1475.

[14] RAPHAEL CE，VASSILIOU V，ALPENDURADA F，et al. Clinical value of cardiovascular magnetic resonance in patients with MR-conditional pacemakers. Eur Heart J Cardiovasc Imaging，2016，17（10）：1178-1185.

[15] HILBERT S，JAHNKE C，LOEBE S，et al. Cardiovascular magnetic resonance imaging in patients with cardiac implantable electronic devices：a device-dependent imaging strategy for improved image quality. Eur Heart J Cardiovasc Imaging，2018，19（9）：1051-1061.

[16] IBRAHIM EH，RUNGE M，STOJANOVSKA J，et al. Optimized cardiac magnetic resonance imaging inversion recovery sequence for metal artifact reduction and accurate myocardial scar assessment in patients with cardiac implantable electronic devices. World J Radiol，2018，10（9）：100-107.

[17] ACR Manual on Contrast Media. 2020. ACR Committee on Drugs and Contrast Media，2020. https://www.acr.org/-/media/ACR/Files/Clinical-Resources/Contrast_Media.pdf. Accessed 28 Apr 2020.

[18] WANG Y，ALKASAB TK，NARIN O，et al. Incidence of nephrogenic systemic fbrosis after adoption of restrictive gadolinium-based contrast agent guidelines. Radiology，2011，260（1）：105-111.

[19] WOOLEN SA，SHANKAR PR，GAGNIER JJ，et al. Davenport MS. Risk of Nephrogenic Systemic Fibrosis in Patients With Stage 4 or 5 Chronic Kidney Disease Receiving a Group II Gadolinium-Based Contrast Agent：A Systematic Review and Meta-analysis. JAMA Intern Med，2020，180（2）：223-230.

[20] WEINREB JC，RODBY RA，YEE J，et al. Use of Intravenous Gadolinium-based Contrast Media in Patients with Kidney Disease：Consensus Statements from the American College of Radiology and the National Kidney Foundation. Radiology，2021，298（1）：28-35.

第二章　如何扫描：心脏磁共振成像序列与扫描方案

Anna Baritussio，Antonella Cecchetto，Camilla Torlasco，Silvia Castelletti

孙鹏峰　吴佳昱　译　邬小平　殷　茜　审

引　言

本书的目的并不是深入描述 CMR 图像获取背后复杂的物理和技术原理。简而言之，CMR 检查首先通过所谓的侦察成像（即定位像）对胸部进行概览，通常在水平面、矢状面和冠状面上定位，评估解剖结构并正确规划接下来的 CMR 图像。与超声心动图类似，标准 CMR 图像的获取包括长轴视图（四腔心、两腔心和三腔心）和短轴视图，以确保能全面评估左心室（left ventricle，LV）。

电影成像可以对双心室容积和功能进行准确的、可重复的评估，其通过在短轴位上追踪双心室的心内膜表面和 LV 的心外膜表面来计算心室容积及功能，这种方式不受任何几何假设的影响[1-2]。有两种 GRE 序列通常用于电影成像：① bSSFP 序列，是最常用的序列，其特点是良好的血池 - 心肌对比和高信噪比；②扰相 GRE 序列，其特点是高流动敏感性，不容易产生伪影，在目前的实践中，通常用于植入式心脏装置（即 PM 和 ICD）患者，以减少金属伪影[3-6]。电影成像也可用于评估局部室壁运动异常及其他平面，如用于评估右心室（right ventricle，RV）。基于“信号流空”的识别，作为高速血流或湍流的测量方法，电影成像也被用于瓣膜性心脏病的定性评估。相反，GRE 成像是基于流速编码（velocity encoding，VENC）序列，被用于量化评估瓣膜反流和狭窄，并通过肺循环血流量 / 体循环血流量比值（Qp/Qs）来量化评估可能存在的心内分流[4]。

心肌组织特征取决于组织成分不同的 T1（纵向弛豫或自旋 - 晶格弛豫）和 T2（横向弛豫或自旋 - 自旋弛豫）弛豫时间。组织对比加权旨在通过使用不同的时间参数来增强心肌组织的这些不同特性，时间参数为 TR 和 TE，TR 是两次相邻激发脉冲之间的时间间隔，TE 是激发脉冲到信号数据采集的时间间隔[7-8]。

T2W 以长 TE 和长 TR 为特征，用于检测心肌水肿，表现为信号强度增加（亮信号）。T2*W 通过使用不同的 TE 来检测铁过载（因此 T2 权重不同）。T1W 以短 TE 和短 TR 为特征，用于明确解剖结构、评估心肌脂肪浸润并用于增强后成像。

脂肪信号抑制用于确定心肌脂肪浸润，脂肪抑制序列通过使用频率选择饱和脉冲调谐到脂肪共振频率成像。鉴于磁场的不均匀性，脂肪组织可能无法被充分抑制而导致水饱和，因此采用多回波 GRE Dixon 水－脂分离成像来分离脂肪和水[9]。

CMR 检查中一些患者需使用 GBCA。钆在细胞外分布，并积聚于扩大的细胞间隙，在对比增强图像上表现为高信号（信号强度增加）。在一些应用中（包括心脏首过灌注成像和血管对比增强造影），对比增强序列是在给药团注期间采集的。其他的 CMR 技术要求在造影剂注射完成后，等待一段时间后再开始图像采集，EGE 需短时等待（1~3 分钟），LGE 需长时等待（10~20 分钟）。

使用 T1W 序列，增强后 LGE 依赖于对适当的 TI 的识别，实现正常心肌无效（显示为黑色），从而使异常心肌显示为高信号。LGE 区域在心室肌内的分布方式体现了心脏病的潜在机制：缺血性疾病的典型特征为心内膜下 LGE，最终达到透壁强化，与冠状动脉的供血分布一致；非缺血性疾病更常见的是心外膜下和（或）心肌中层的 LGE，不遵循冠状动脉供血分布特点[10]。

钆增强也可通过饱和 GRE 或 bSSFP 序列来评估心肌灌注，通常在三个短轴位图像上观察（心基底层、心腔中间层和心尖水平）；灌注序列可以在应激状态和（或）静息状态下检测心肌缺血[3-5]。

标准的 T1W 和 T2W 序列可以通过与正常远端心肌信号的对比而区分出异常心肌。弥漫性心肌病时如远端缺乏正常心肌，标准加权序列可能就会导致漏诊或者低估病理进程。为了克服这些局限性，最近的参数映射图（T1、T2 和 T2* mapping）序列提供了一个弛豫时间的像素级彩色编码图，不需要正常心肌作为参考，因此有望提高 CMR 在特定心脏病（如心肌炎）中的诊断准确率[11-13]。

初始 T1 序列是在注射造影剂之前采集，反映细胞内和细胞外间隙异常。初始 T1 mapping 序列的优势在于提供了心肌组织成分的定量信息，克服了弥漫性组织异常导致的假阴性的限制。另外，无须注射造影剂的优势，也将 CMR 的应用范围扩展到肾功能明显受损或之前对造影剂严重过敏反应的患者。联合使用初始和对比增强后 T1 mapping，结合患者血细胞比容，可以计算 ECV，已被证明与患者预后相关[11]。但必须强调的是，参数映射图 mapping 定量评估的临床应用需要参考局部 T1 和 T2 mapping 值[14]。

CMR 可以通过 MRA 来评估血管疾病（外周血管、胸主动脉等）[5]，包括增强或不增强。

本章介绍不同的病例，以突出各序列在心血管 CMR 成像中的应用。国际共识推荐针对怀疑诊断的病例制订个体化的扫描方案[3-5]，这些内容在下一章介绍。

病例 1　定位像

标准的 CMR 检查是从对患者胸部的整体概览开始，以获取心脏和胸部解剖的一些初始信息。这些图像包括一组在多个方向上获得的自由呼吸多平面定位像，通常在水平位、矢状位和冠状位上获得，分别使用亮血或黑血序列。尽管其空间分辨率较低，但由此获得的图像是高质量 CMR 检查的关键要素，这些图像是设置沿心脏轴线所有图像的基础，对于确保心脏在成像视野内的正确定位至关重要。这些图像可进一步提供有关胸腔内心脏定位的有效信息，显示有关大血管的尺寸和解剖结构、合并症的间接征象（如肺动脉高压）以及偶然发现的心脏和心外病变。

患者女，26 岁，患有“结缔组织病”，虽然其经胸超声心动图（transthoracic echocardiography，TTE）检查结果正常，但心电图显示 T 波倒置，因此行 CMR 检查以排除心肌病。定位图像显示存在漏斗胸（图 2.1a、b，红色箭头），根据 Haller 指数（HI）定义，其 HI 为 6（正常 HI ≤ 2，轻度畸形 2 ＜ HI ＜ 3.5，重度畸形 HI ≥ 3.5），导致心脏受压向左转位并压迫右侧心脏。患者男，25 岁，因心电图显示胸前导联 T 波倒置及 24 小时动态心电图显示频发单源性室性早搏（QRS 波呈左束支传导阻滞型，起源点偏下）行 CMR 检查，以排除致心律失常性心肌病的可能。定位像显示心脏极度左旋，心尖指向后方，符合部分心包发育不全的诊断（图 2.1c、d）。

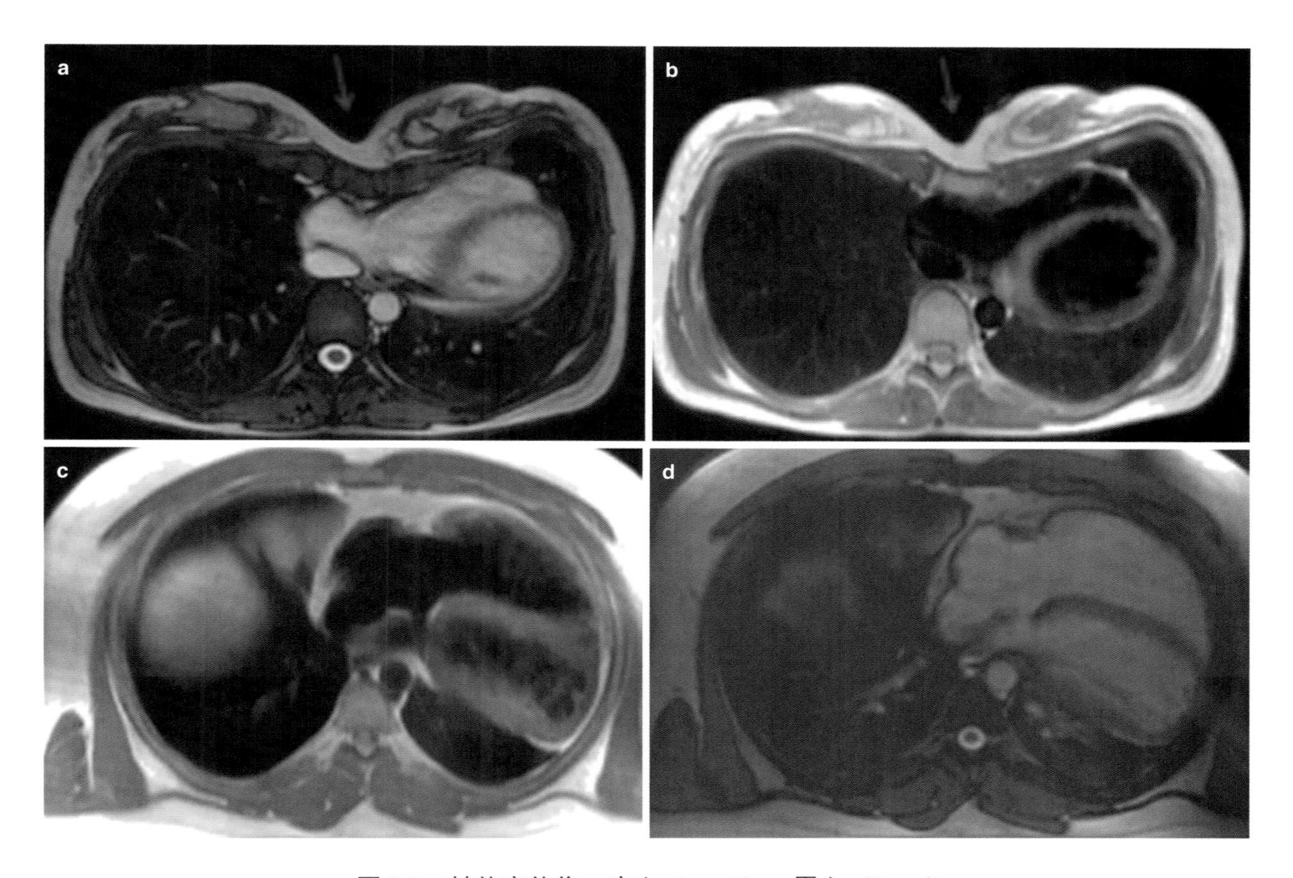

图 2.1　轴位定位像。亮血（a、d），黑血（b、c）

病例 2　平衡稳态自由进动序列

心脏功能成像包括对室壁运动和容积的评估，使用 bSSFP 序列进行采集是因为其具有高的空间、时间和对比度分辨率，能够更好地显示血池和心肌（如心内膜小梁、乳头肌和瓣膜叶等）细小解剖结构。bSSFP 序列使用了相对混合的对比度加权（T2/T1），而经典的 SE 序列显示的是 T1W 或 T2W 对比，这解释了前者尽管 TR 和 TE 值很短，但血池－心肌对比度和图像信噪比却是高的。

患者 25 岁，足球运动员，既往有“室性心律失常和致心律失常性双心室心肌病”病史。CMR 检查显示 LV 大小和功能正常（图 2.2，视频 2.1~2.4），而 RV 扩张伴有局部室壁运动异常（图 2.3，视频 2.5~2.7）；此外，还显示 LV LGE 呈非缺血型分布模式。

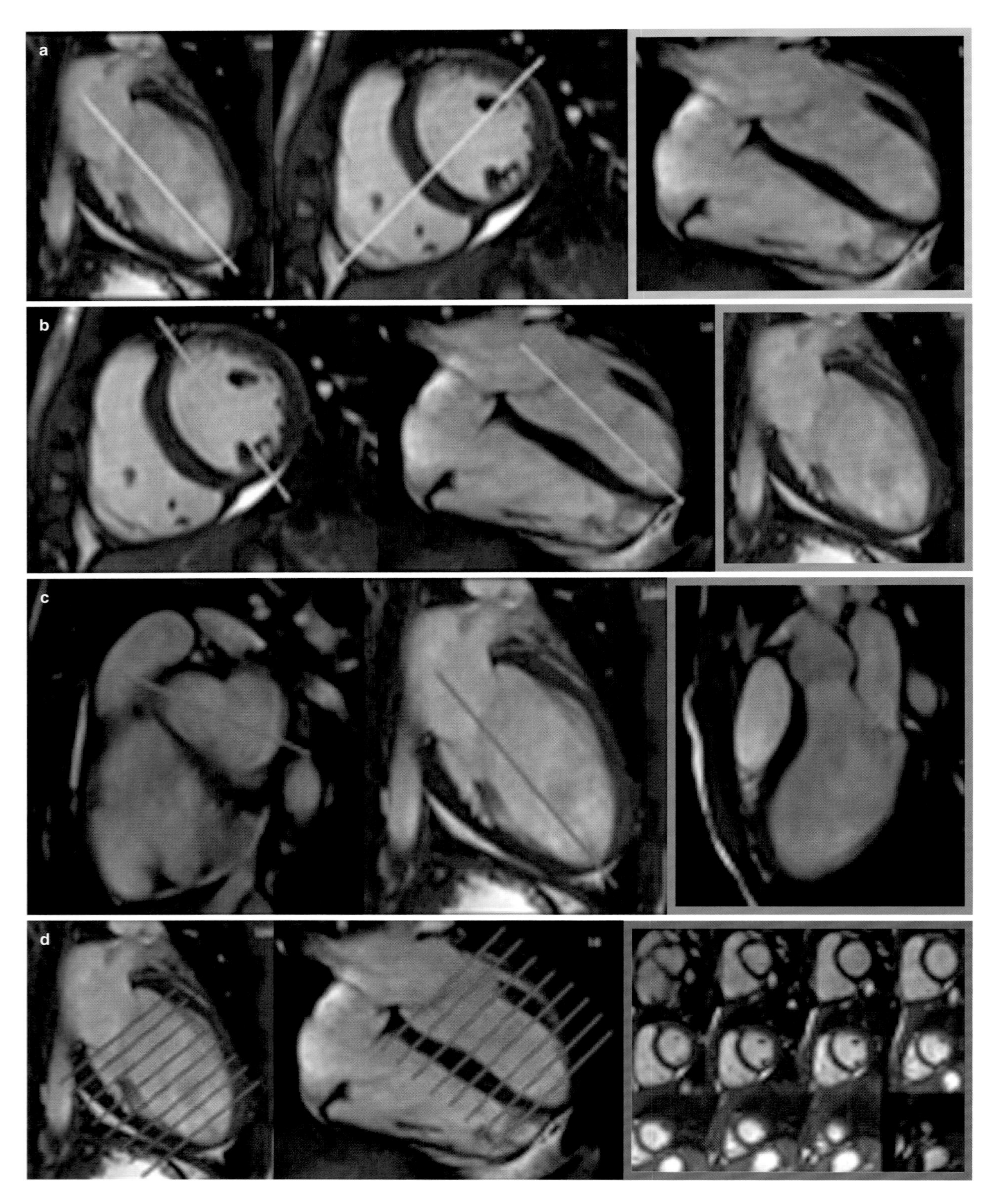

图 2.2　获取标准 LV 电影视图的顺序步骤（a~d）

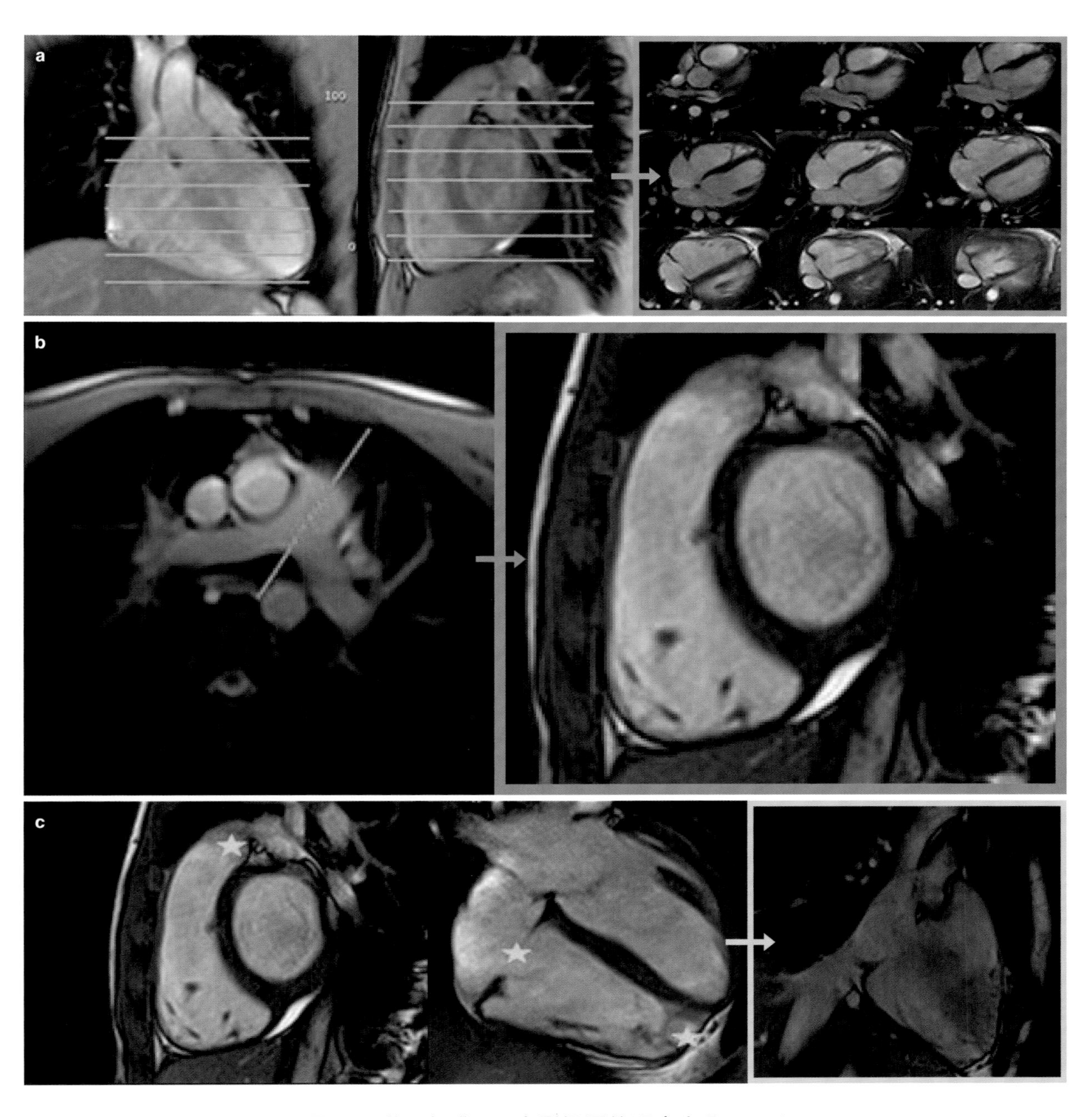

图 2.3　获取标准 RV 电影视图的顺序步骤（a~c）

视频 2.1

视频 2.2

视频 2.3

视频 2.4

视频 2.5

视频 2.6

视频 2.7

bSSFP 序列用于获取电影图像。图 2.2 和图 2.3 显示了从定位像到获取标准的 LV 和 RV 电影图像的步骤，定位像用于获取假视图（假两腔视图也称为垂直长轴视图，假四腔视图也称为水平长轴视图）。四腔心长轴位是通过心尖和二尖瓣中心的假两腔长轴位来定位。这个可以通过短轴位基底层面来调整，使层面穿过 RV 游离壁的锐缘并垂直于室间隔（图 2.2a，黄线）。LV 两腔心层面的获得是规划一个与四腔心或假四腔心以及短轴位正交垂直的平面，平行于室间隔分割 LV 前壁和下壁（图 2.2b，绿线）。LV 三腔心层面定位通过心尖、二尖瓣中央，并与左心室流出道（left ventricular outflow tract，LVOT）至主动脉瓣的中心一致，如短轴位基底部电影图所示（图 2.2c，蓝线）。用于分析心室容积和功能的短轴位图像是通过垂直于室间隔且平行于房室瓣的切面获得的（图 2.2d，粉线）。

bSSFP 序列用于获取 RV 电影图像。横轴位图像有利于细致观察 RV，从左侧膈肌水平到气管分叉水平逐层获得 RV 横轴位图像，可以提供更多的 RV 壁运动异常的细节评估（图 2.3a，绿线）。为了观察右心室流出道（right ventricular outflow tract，RVOT），可规划通过主肺动脉、肺动脉瓣和 RV 腔的矢状面，得到一个矢状面 RVOT 视图（图 2.3b，蓝线）。RV 三腔心层面（RV 流入 / 流出视图）使用三点平面获得，包括肺动脉瓣、三尖瓣和 RV 尖（图 2.3c，黄色星号）。

病例 3　扰相梯度回波电影序列

用于电影成像的 GRE 脉冲序列主要有两种类型：扰相 GRE 序列和 bSSFP 序列。在扰相 GRE 技术中，血液和心肌的对比度是基于流入增强的，即重复激发逐渐抑制扫描层面中的静止组织，而血池则由于扫描层面内流入的完全自旋弛豫不断更新。因此，心室血池很亮，且周围心肌呈灰色。短轴位成像（通过切面流量最大）可以获得最好的血池 - 心肌对比，而长轴平面可能因平面饱和而受到影响，特别是在 LV 心尖部分。尽管这些技术能以有效的方式提供全面的 LV 功能和质量的准确测量，但在大多数情况下被 bSSFP 序列取代。实际上，扰相 GRE 电影技术中心肌和充满血液的心室腔之间的低对比度，可能限制了使用自动边缘检测算法的可能性。

bSSFP 电影序列成像对磁场不均匀性非常敏感，因此 CIED 会影响图像质量。对于所有植入设备类型，扰相 GRE 电影序列在图像质量方面显著改善，并且对比增强后扰相 GRE 成像将图像质量提升了 4 倍。在经静脉 ICD（图 2.4，视频 2.8、2.9）及皮下 ICD（图 2.5，视频 2.10、2.11）的患者中使用扰相 GRE 序列获得了可诊断图像。

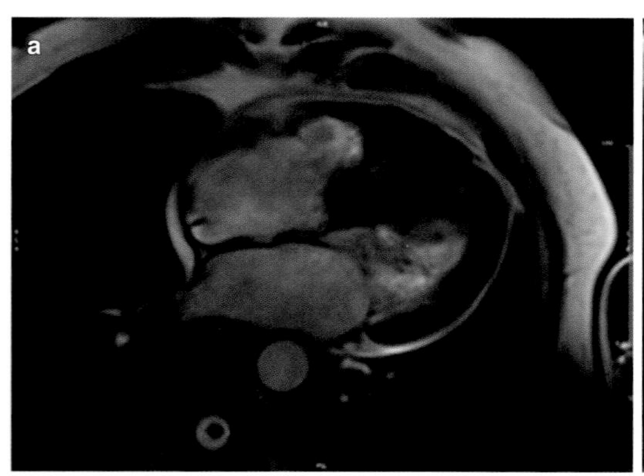

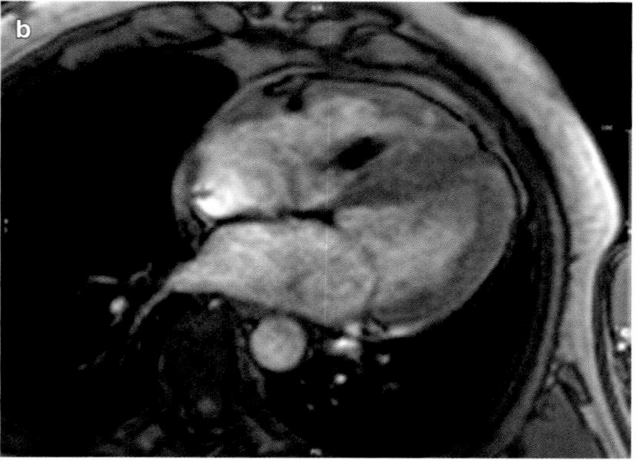

视频 2.8

视频 2.9

图 2.4　LV 四腔心 bSSFP 序列（a），相对应的四腔心扰相 GRE 序列（b）

增强的速率和幅度与组织的血液供应相对应[15]。

动态对比增强灌注主要用于缺血性心脏病的检查。事实上，将首过灌注成像与激动剂（主要为血管扩张剂）相结合，并在静息和应激期间获取序列，可以直观地评估表现为低强化（黑色）区域的可诱导性和固定性心肌灌注缺损。

患者男，65岁，有劳力性胸痛病史，行腺苷负荷CMR检查。负荷图像中可见基底部至心尖部下壁的一个低强化区域（图2.7a~c，红色星号；视频2.12），与心肌灌注缺损区一致；而静息图像显示心肌灌注正常（图2.7d~f，视频2.13）。

视频2.12

视频2.13

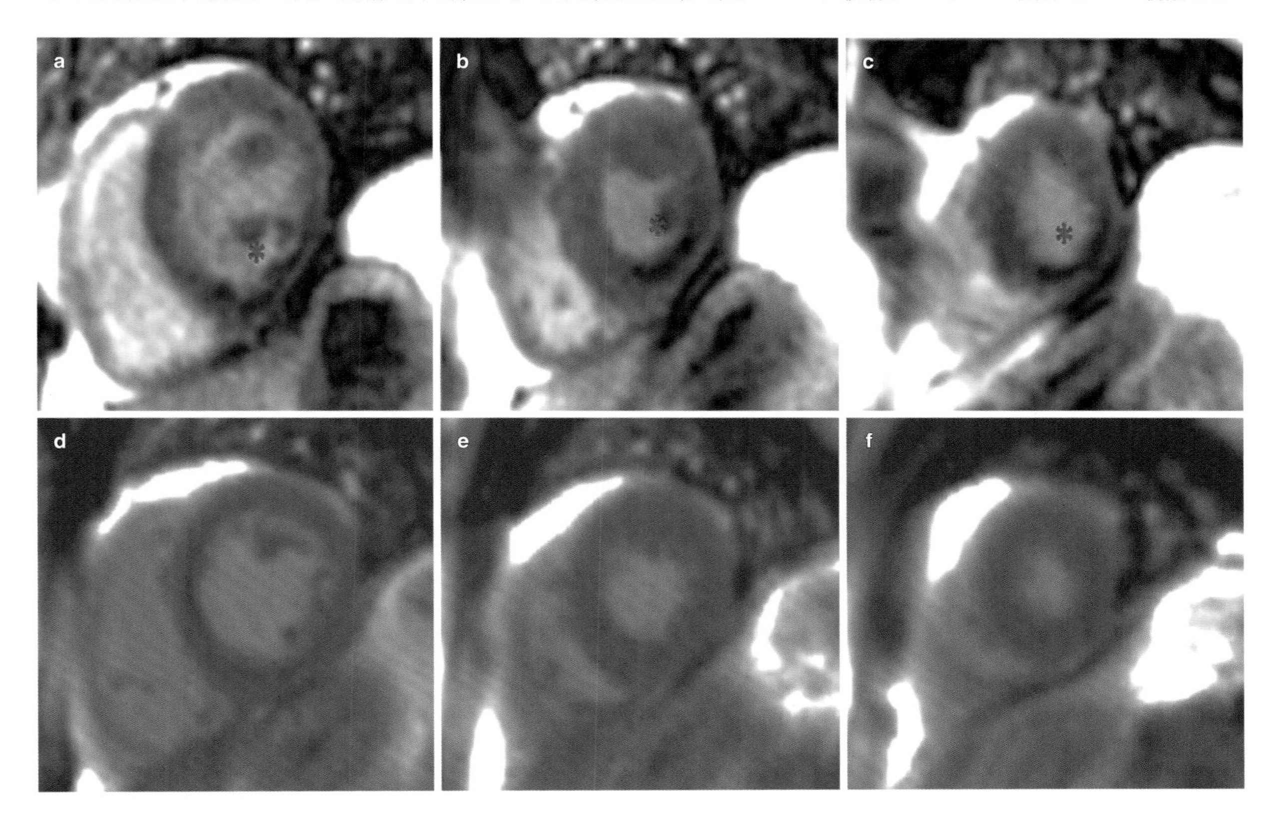

图2.7 负荷图像（红色星号），短轴位基底部（a）**、心中部**（b）**、心尖部**（c）**；静息灌注图像，短轴位基底部**（d）**、心中部**（e）**、心尖部**（f）

动态对比增强灌注成像具有较高的空间分辨率，即使很小的灌注缺损也可以显示，且在缺血性心脏病方面的总体应用效果不亚于核素显像[15]。尽管图像解析通常是视觉性的，但最近已经有学者提出了定量解决方案。最近引入的定量方法克服了视觉评估的一些局限性，包括更容易识别三支血管病变的平衡性缺血和检测微血管功能障碍，同时也为心肌病的病理生理学提供了新的思路，其中缺血被认为是一个相关因素[16]。

将健康志愿者与存在三支冠状动脉病变患者的负荷 CMR 进行比较。图 2.8a、b 显示健康志愿者的视觉评估和定量负荷 mapping，视觉评估未发现任何灌注缺损（图 2.8a，视频 2.14、2.15），定量负荷 mapping[16] 显示平均流量正常〔＞ 3mL/(min·g)〕，且没有局部异常（图 2.8b）。相反，在严重三支冠状动脉病变患者中，负荷动态成像可见心内膜下一个环形的可诱导性灌注缺损（图 2.8c，视频 2.16、2.17），定量负荷 mapping 证实，其平均血流量严重减少〔1.4mL/(min·g)〕（图 2.8d）。

视频 2.14

视频 2.15

视频 2.16

视频 2.17

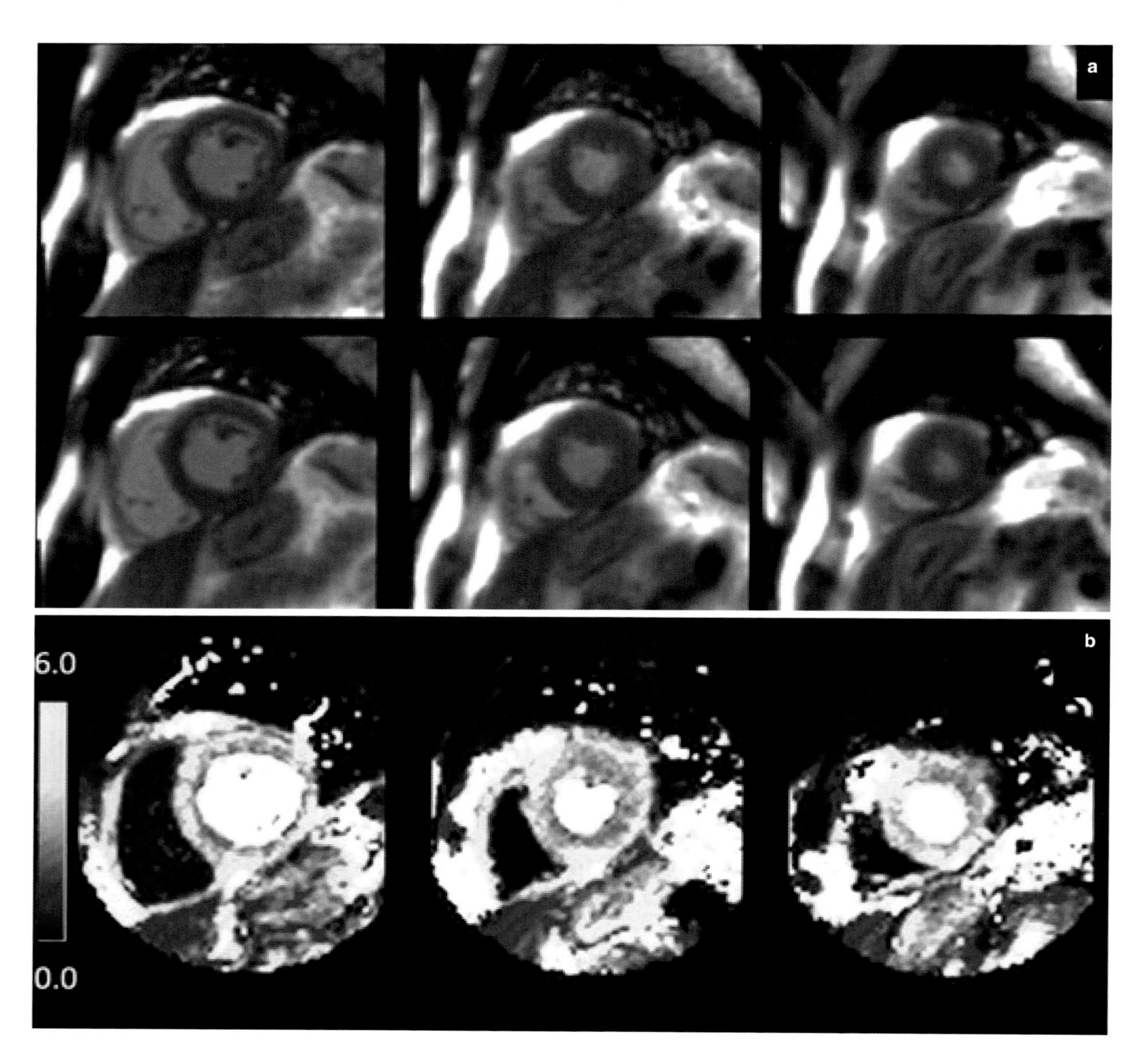

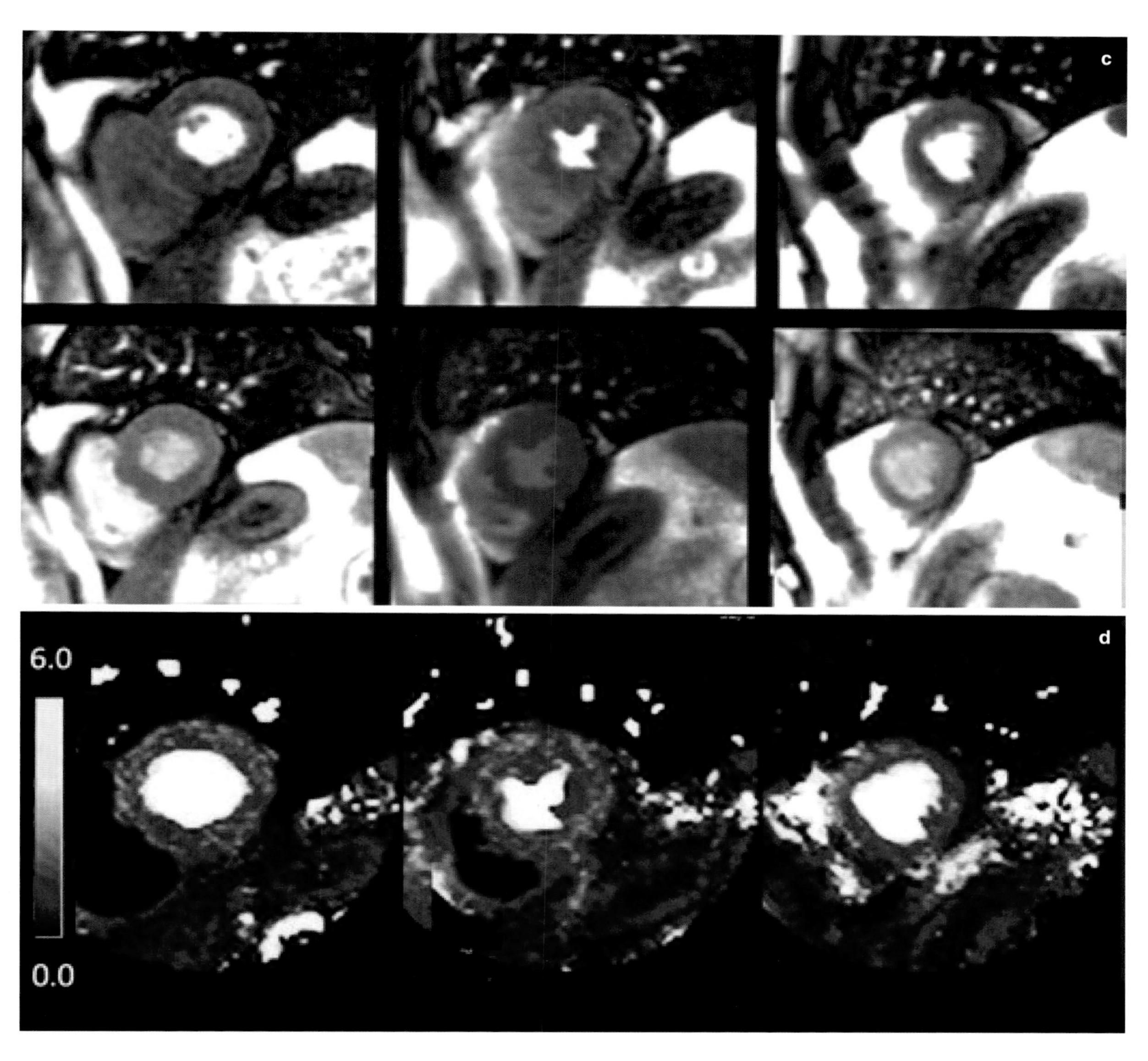

图 2.8　健康志愿者，首过负荷和静息灌注（a）、定量负荷 mapping（b）；冠状动脉病变者，首过负荷和静息灌注（c）、定量负荷 mapping（d）

灌注缺损也可出现在非缺血性心脏病患者中。图 2.9 为非对称性肥厚型心肌病（hypertrophic cardiomyopathy，HCM）患者，动态负荷灌注（图 2.9a）和相应的定量 mapping（图 2.9b）显示在肥厚的前间隔（红色星号）出现了可诱导性的灌注缺损，在静息图像中未观察到（图 2.9c、d）。定量分析显示，室间隔中部的心肌负荷灌注在负荷期间较静息期减低〔负荷期 0.60mL/(min·g)，静息期 0.80mL/(min·g)〕（视频 2.18、2.19）。

视频 2.18

视频 2.19

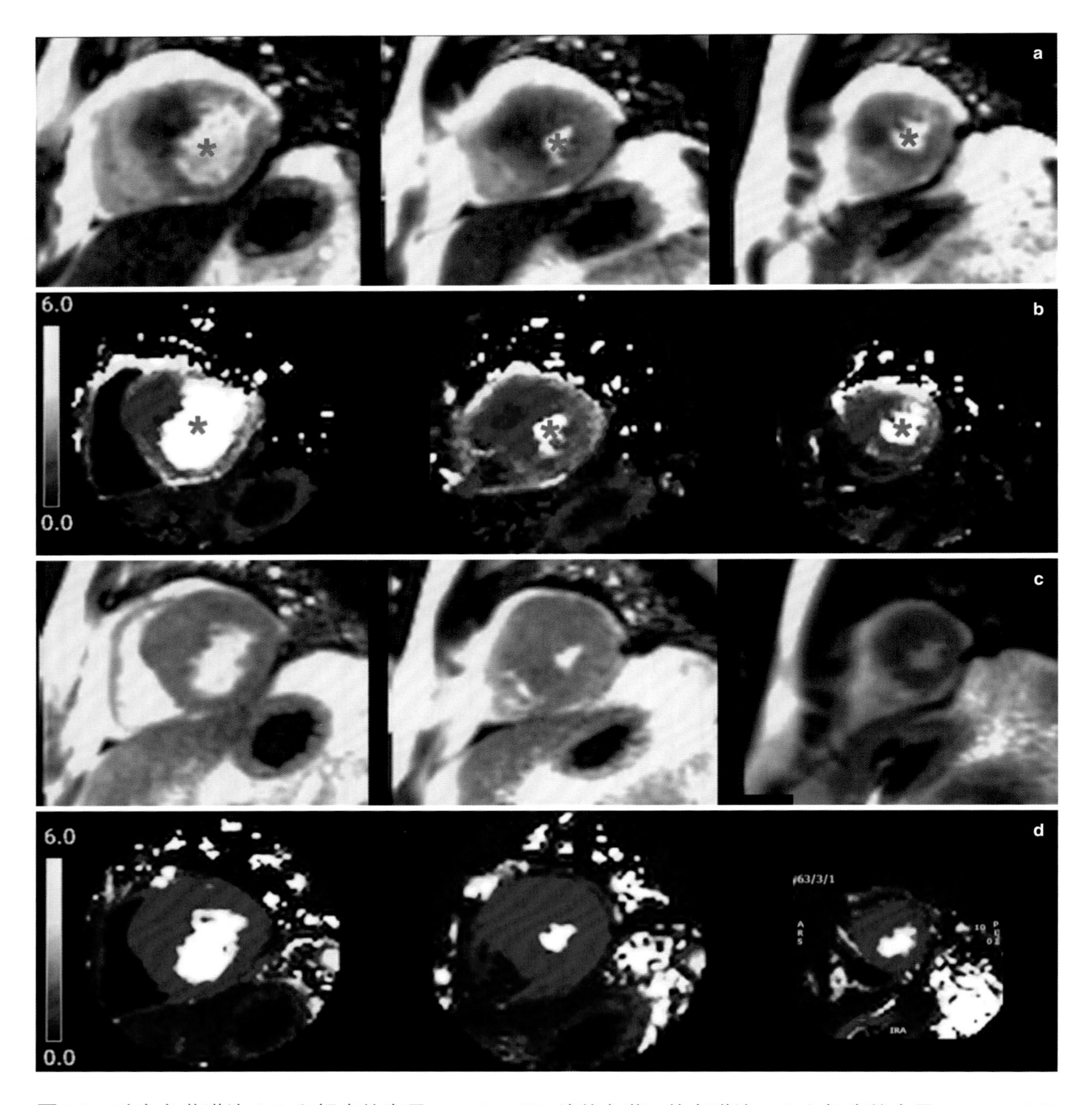

图 2.9 动态负荷灌注（a）和相应的定量 mapping（b）峰值负荷；静息灌注（c）和相应的定量 mapping（d）

病例 6 早期延迟强化成像和晚期延迟强化成像

GBCA 以剂量依赖的方式缩短 T1 弛豫时间，其流入 / 流出动力学在患病心肌中通常比在健康心肌中慢。因此，使用对比增强后 IR T1W 序列可以将正常 / 病变心肌信号比值增加 10 倍，并可显示病变心肌局部病理过程。此外，还可以显示心腔内血栓（无血管形成肿块）和微血管阻塞

（microvascular obstruction，MVO）[17]。

EGE 图像是在注射 GBCA 后 1~3 分钟采集，TI（即施加 180° 反转脉冲到图像读取的时间）所选值通常较高（450~500ms）。心腔内血栓表现为低信号（即黑色）心腔内肿块，可以是分层的或带蒂的，而 MVO 则表现为 LV 壁内的低信号区域。图 2.10（红色星号）为 1 例既往有前壁透壁性心肌梗死病史的患者，心尖部可见一巨大的血栓并延伸至 LV 中部心室前壁。

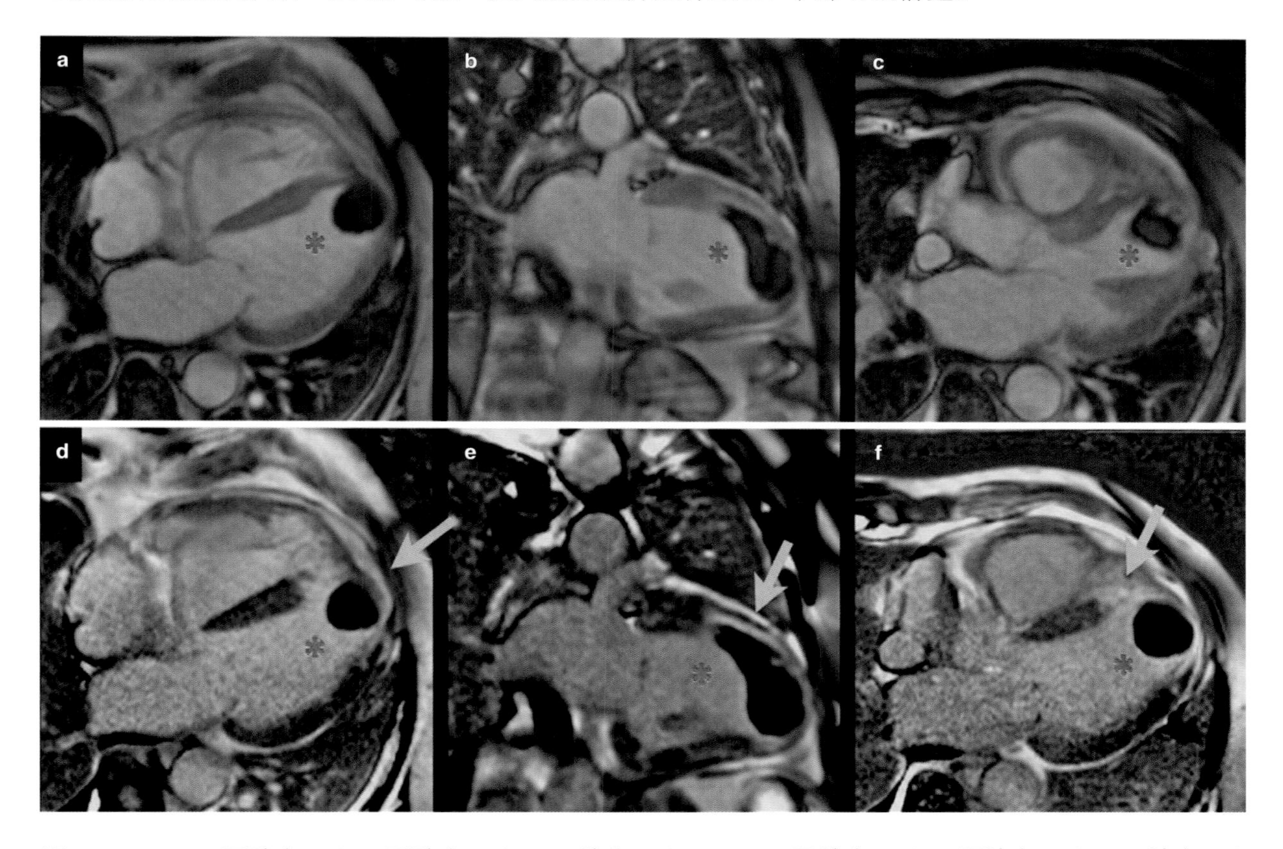

图 2.10　EGE，四腔心（a）、两腔心（b）、三腔心（c）；LGE，四腔心（d）、两腔心（e）、三腔心（f）

与 EGE 图像不同的是，LGE 图像是在注射 GBCA 后 10~20 分钟采集。TI 必须设置为健康心肌磁化矢量经过零点的时间，即其对 CMR 信号的贡献为零。技术的发展，包括对宽泛的 TI 值更稳定的相位敏感反转恢复（phase-sensitive inversion recovery，PSIR）序列，以及对心内膜下瘢痕更敏感的黑血 LGE，确保了准确性[18-19]。图 2.11（红色星号）为 1 例既往下壁心肌梗死患者，部分累及室间隔下部（穿透率为 75%~100%）。即使对于细小的心内膜下瘢痕，黑血 LGE 仍具有最佳敏感性（图 2.11b）。虽然 LGE 不具有疾病特异性，但结合多参数 CMR 扫描中其他序列所获得的信息，心肌内 LGE 的分布模式可提供关于疾病发病机制的启示。LGE 的出现、模式和范围在多种心脏病的预后评估中具有重要意义，并指导缺血性心脏病患者和高危的恶性心律失常患者的治疗。图 2.12（红色星号）CMR 图像均表现为非缺血型分布模式的 LGE，其中图 2.12a~c 为 1 例致心律失常性心肌病患者，图 2.12d~f 为 1 例 HCM 患者。

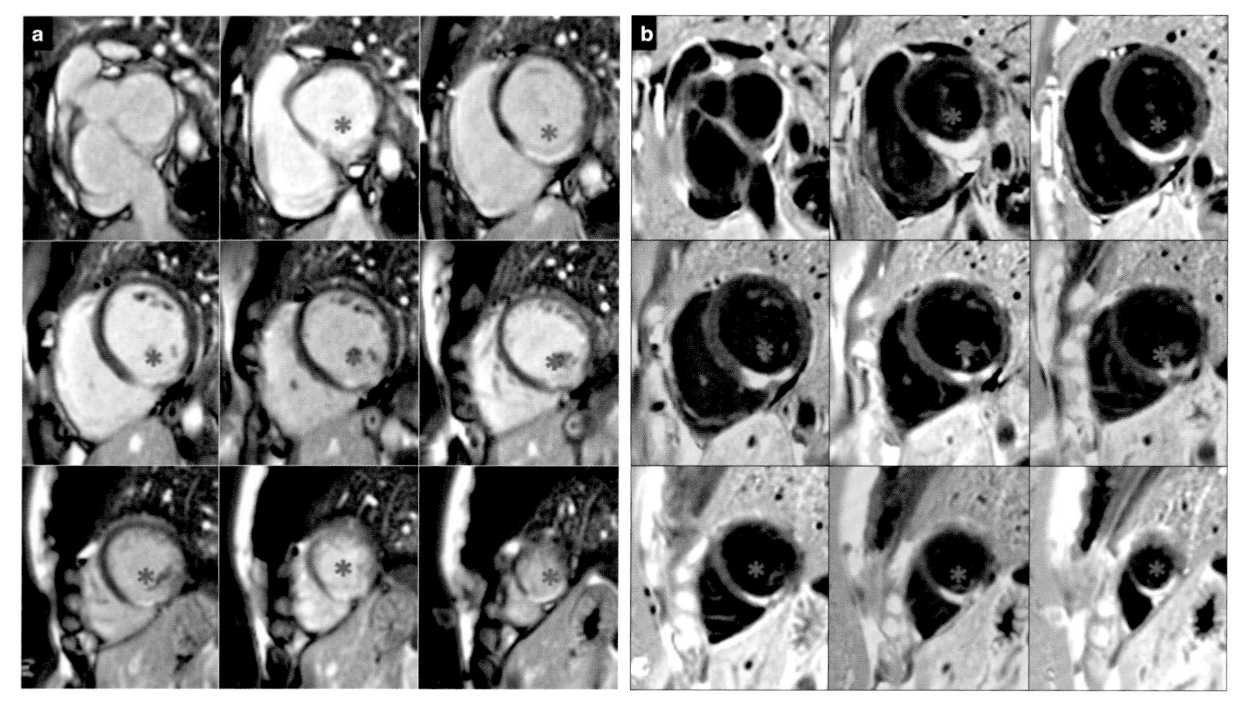

图 2.11　短轴位亮血 LGE 序列（a）及其相对应的黑血 MOCO PSIR 序列（b）

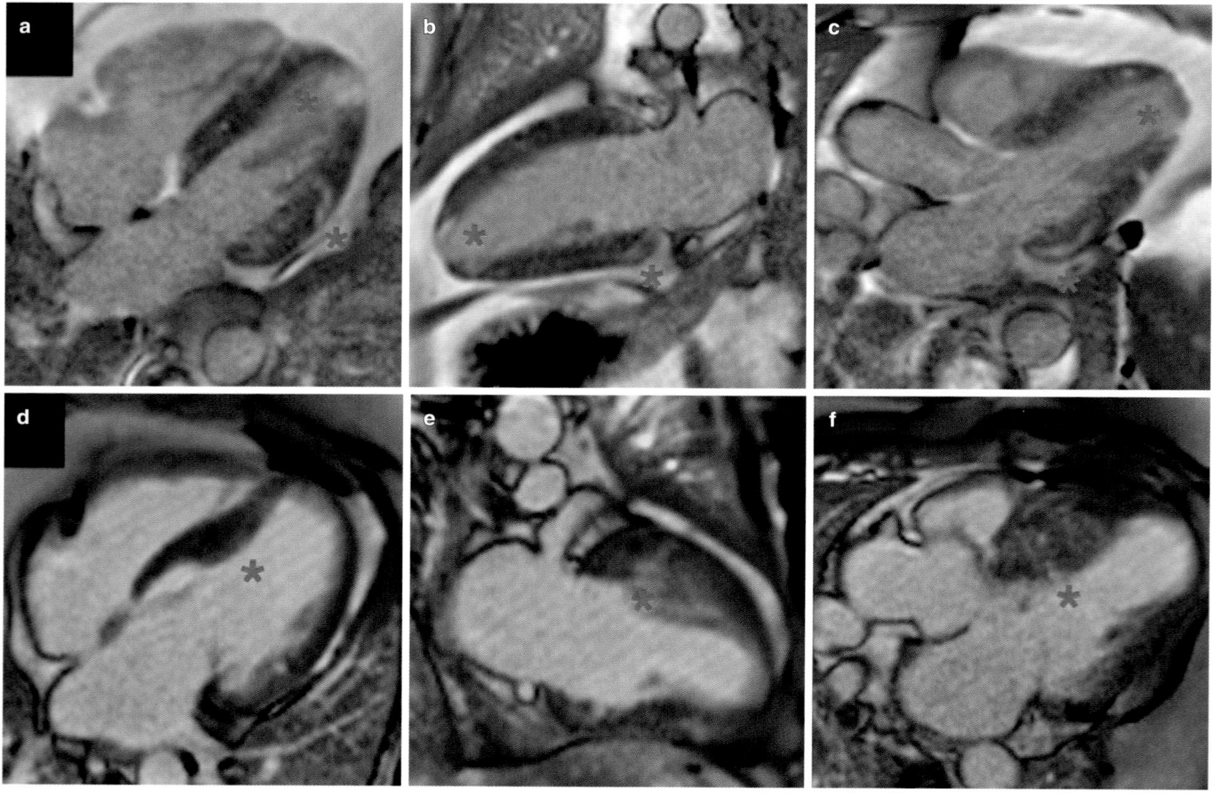

图 2.12　对比增强后 LGE 图像。致心律失常性心肌病，四腔心（a）、两腔心（b）、三腔心（c）；HCM，四腔心（d）、两腔心（e）、三腔心（f）

病例 7　T1 加权成像和多回波 Dixon 水－脂分离成像

T1WI 通常用于检测心肌脂肪浸润和（或）心脏肿块，同时用于从心包脂肪中勾画出心包。实际上，脂肪具有较短的 T1 值，因此在 T1WI 上显示为高信号，特点是短 TE 和短 TR，与心包和心肌的低信号相反。

脂肪信号抑制对于识别心脏肿块或心肌内的脂肪浸润尤为重要。获取脂肪信号抑制的特殊技术是使用一个调谐到脂肪共振频率的频率选择饱和脉冲 —— 这将使得脂肪磁化矢量为零。

患者女，55 岁，有心源性猝死（sudden cardiac death，SCD）家族史（儿子 17 岁，父亲 45 岁），其 24 小时动态心电图发现频率为每分钟 120 次的短阵室性加速性心律，但常规心电图和超声心动图正常，遂进一步行 CMR 检查（图 2.13）。

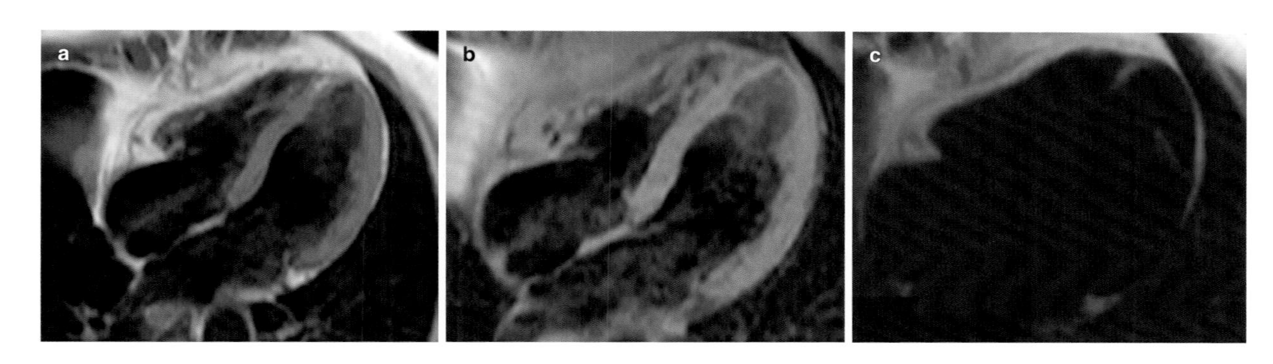

图 2.13　四腔心 T1WI（a），四腔心 T1W 脂肪抑制图像（b），四腔心多回波 Dixon 水－脂分离视图（c）

四腔心 T1WI 显示脂肪浸润，表现为心尖部室间隔的高信号区域（图 2.13a），而在脂肪抑制 T1WI 上显示不明显（图 2.13b）。值得注意的是，由于磁场的不均匀性，局部共振频率可能会发生变化。因此，能抑制某一区域脂肪的频率选择性脉冲可能在另一个区域无法抑制脂肪，或可能导致水饱和。因此，CMR 识别心肌脂肪浸润的能力可能是有限的。

为了克服这个局限性，最近发展了一种新的成像技术：多回波 Dixon 水－脂分离成像 [9]。这是一种多回声 GRE 序列，使用 VAPRO 多点重建方法实现脂肪和水的分离。基于水和脂肪的不同共振频率，多回波 Dixon 方法采用不同的 TE 分离脂肪和水 —— 在脂肪和水分别处于同相位和反相位时采集信号获得两种图像，二者可以组合成独立的水像和脂像。图 2.13c 显示采用多回波 Dixon 水－脂分离成像证实了心尖部室间隔脂肪浸润。

病例 8　T1 和 T2 mapping

参数 mapping 技术的明显优势是可以用于识别和定量测量弥漫性心肌病变，特别是浸润性和贮积性疾病。这类技术可以毫秒为单位逐个展现每个像素的 T1 或 T2 值。

增强前心肌初始 T1 值是指特定组织在无对比剂条件下的纵向弛豫时间（T1），T1 值在纤维化、淀粉样变和水肿存在时会延长，而在心肌脂质沉积和铁沉着病时会缩短。

T2 mapping 通常用于检测心肌损伤或炎症，因为 T2 值对组织内游离水含量非常敏感。因此，T2 mapping 可用于心肌炎、急性心肌梗死以及其他类型的心肌损伤，例如 Tako-Tsubo 综合征和冠状动脉非阻塞性心肌梗死（myocardial infarction with non-obstructive coronary arteries，MINOCA）的诊断。在以弥漫性水肿为特征的临床病例中（如系统性炎症性疾病），T2 mapping 尤其有应用价值，因为其通过定量评估避免了假阴性，且不需要用病变远端未受累的正常心肌作为参照。

T1 和 T2 mapping 对于 HCM 和扩张型心肌病（dilated cardiomyopathy，DCM）的鉴别诊断具有重要价值。

患者女，66 岁，有多项心血管危险因素和晕厥史，主诉“进餐后和运动时呼吸困难”。胸部 CT 和肺功能检查正常，冠状动脉造影（coronary angiogram，CAG）显示冠状动脉正常。超声心动图显示心室壁增厚（最厚 15mm），瓦氏动作时 LVOT 压力梯度增大（峰值为 40mmHg），疑诊 HCM，为确诊进一步行 CMR 检查（图 2.14）。

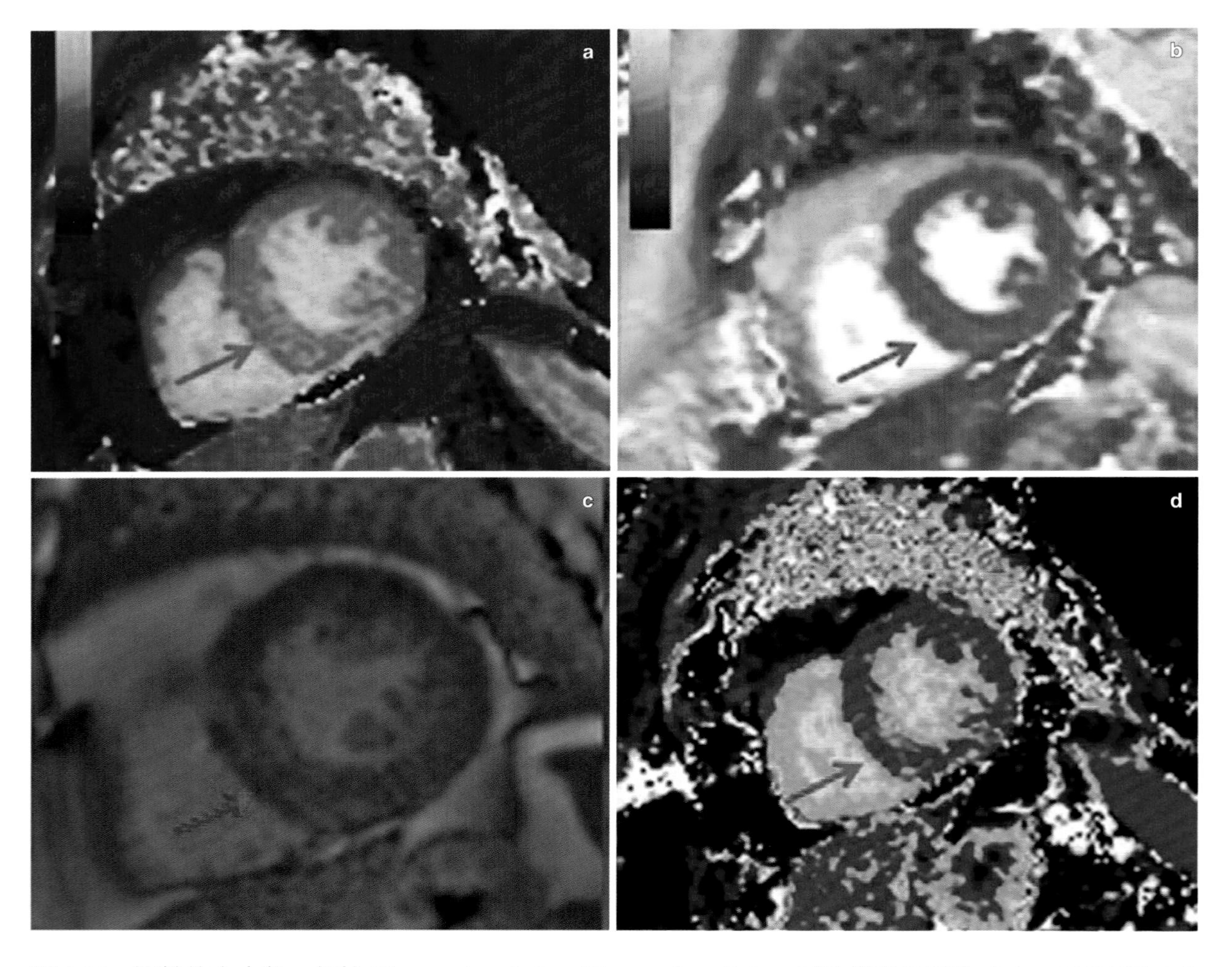

图 2.14　短轴位心中部。初始 T1 mapping（a），T2 mapping（b），对比增强后图像（c），ECV 图（d）

CMR 显示室间隔不对称性肥厚（最厚 16mm）、LV 收缩功能正常、心尖部乳头肌肥大、收缩期二尖瓣前叶前移并 LVOT 血流加速。室间隔的初始 T1 值增加（1096±60ms，参考值为 920~1040ms）（图 2.14a），T2 值也增加（58ms，参考值为＜ 56ms）（图 2.14b）。增强后室间隔中层可见斑片状轻度 LGE（图 2.14c，红色箭头）。ECV 增加（33%，参考值为＜ 27%）（图 2.14d）。所有这些特征均符合 HCM 伴非缺血性心肌纤维化。

病例 9　相位对比流速编码序列

流量测量能力的实现拓展了 CMR 的应用。相位对比 CMR 产生两组图像：①幅度图像，用于成像层面的解剖定位和血管边界的识别；②相位对比图像，用于对每个像素的流速进行编码。CMR 操作员在扫描序列之前必须设置正确的 VENC，以防止流速欠采样和混叠。使用这两组图像，可以手动在心动周期内的每帧图像上勾画感兴趣区域。通过整合每个像素的流速和其在心动周期内的截面面积计算出流量，从而测算正向和反向流量以及正向峰值流速。这对于通过反流瓣计算反流分数（regurgitant fraction，RF）或比较左右心排血量以评估心脏分流特别有用。由于心动周期中房室环的显著运动，通过相位对比直接评估二尖瓣或三尖瓣流量更加困难。基于这个原因，量化二尖瓣或三尖瓣反流量（regurgitant volume，RVol）是根据 LV 或 RV 每搏输出量（stroke volume，SV）（通过短轴电影分割得出）分别减去通过主动脉瓣或肺动脉瓣的正向流量（通过相位对比 CMR 得出）计算得出。

患者 44 岁，电影序列表现为二尖瓣脱垂和偏心性二尖瓣反流（图 2.15，视频 2.20~2.22）。应用这些序列量化患者的二尖瓣反流程度，通过容量分析得出 LVSV 为 152mL。在 LVOT 矢状位（图 2.16a）和冠状位视图（图 2.16b）垂直于主动脉根的平面对主动脉进行相位对比采集，量化通过主动脉瓣的血容量（主动脉正向流量 94mL）（图 2.16，视频 2.23、2.24）。通过计算 LVSV 和主动脉正向血流的差值得出二尖瓣 RVol 为 58mL，相应 RF 为 38%，符合中重度二尖瓣反流。

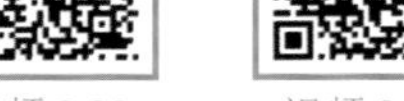

视频 2.20　视频 2.21　视频 2.22　视频 2.23　视频 2.24

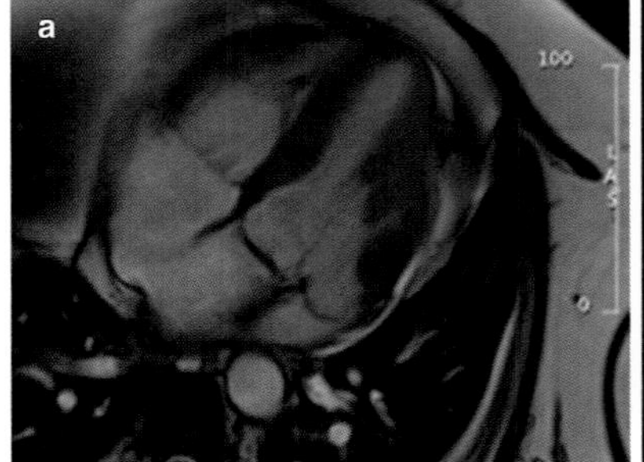

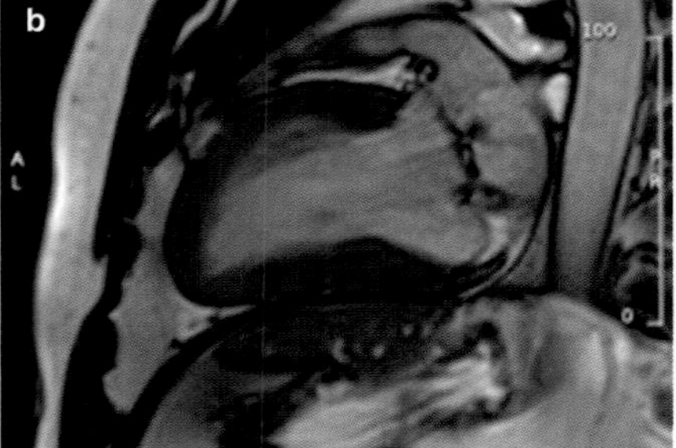

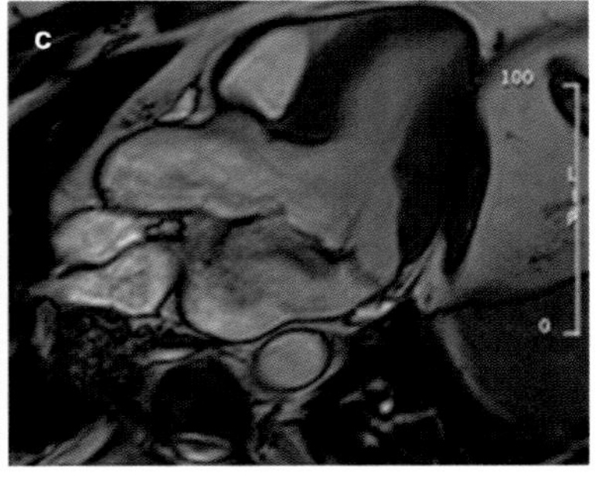

图 2.15　电影序列。四腔心（a），两腔心（b），三腔心（c）

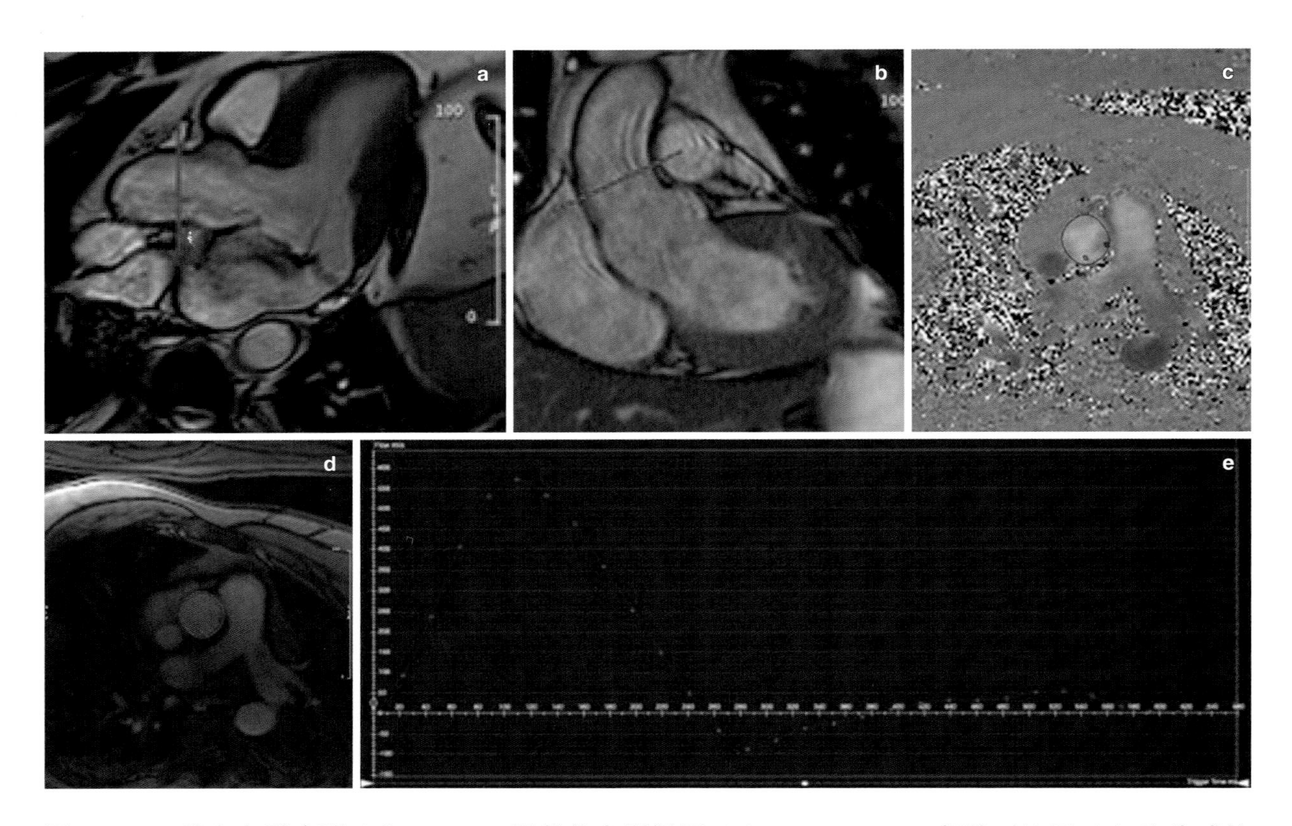

图 2.16 三腔心电影序列（a），LVOT 冠状位电影视图（b），GRE VENC 相位对比图（c）和生成的幅度图（d），测量时间流量变化获得的流量曲线（e）

病例 10 磁共振血管造影

CE-MRA 可以更好地评估血管系统。CE-MRA 通常使用 3D 扰相 GRE T1W 序列及短 TR 和短 TE，具有高信噪比和高空间分辨率的特点。多平面重建可以将在某一特定平面（通常是轴位）获得的图像转换为另一平面（冠状位、矢状位、斜位）图像，以更好地进行血管评估并测量。

患者女，23 岁，患有“新型冠状病毒感染”，心电图显示右束支传导阻滞（right bundle branch block，RBBB），TTE 显示右心扩大，进一步行 CMR 证实存在重度 RV 扩大伴轻度 RV 功能障碍（图 2.17a），轴位电影图像可见异常血管汇入上腔静脉（图 2.17b，白箭头）。行胸主动脉 CE-MRA 并在轴位和斜位方向上进行多平面重建，显示右肺上叶静脉汇入上腔静脉（图 2.18b~d，箭头），诊断为部分型肺静脉异位引流。

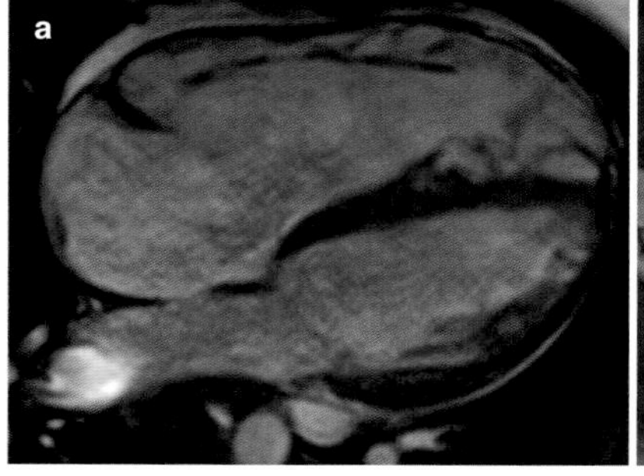

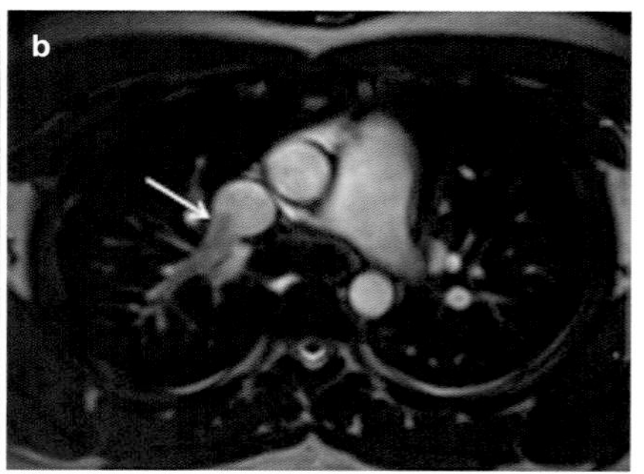

图 2.17 四腔心电影序列（a），大血管平面的轴位电影图像（b）

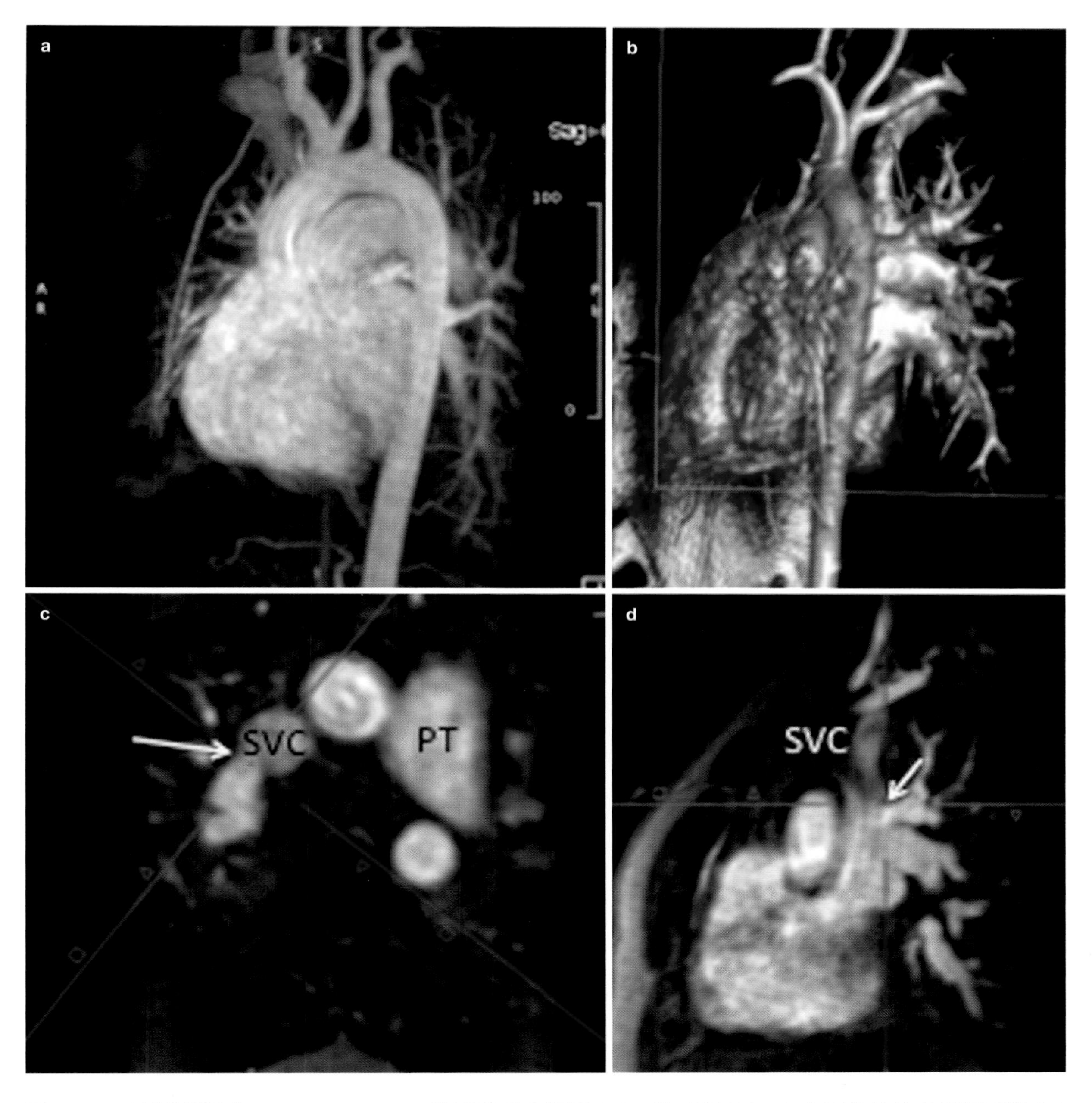

图2.18　时间分辨胸部CE-MRA（a），三维重建后方视图（b），肺动脉干（PT）水平的轴位多平面重建（c）及双斜位多平面重建（d）

经验与教训

- 一般组织特异性序列（即T2WI，对比增强后T1WI）的分析有赖于远离病变的正常心肌的存在，并且可能漏诊或低估弥漫性病变进程。如果条件允许，怀疑弥漫性心肌病变时应行参数 mapping 序列[10-12]。

- T2W 序列的成像质量受较高心率的负性影响[7-8]；使用特定的 T2 mapping 序列可以减少伪影。
- “慢血流伪影”指的是由于心内膜边缘处血流缓慢而信号抑制不全，致 T2W 序列上心内膜边缘信号强度增加。
- 始终检查扫描生成的初始 T1 图是否存在呼吸伪影。
- 相位交换（即改变相位编码方向）可用于区分病理性改变（“真正的”LGE）和伪影（后者无法确认）。
- 快速扫描方案已经被应用以缩短扫描时间，最大限度地提高成本效益[5]。也可以通过将定位图像限于两腔心和短轴位三叠块扫描，在注射造影剂之后、LGE 扫描之前进行短轴位电影成像[5]。

小　结

CMR 作为缺血性和非缺血性心肌病的一种诊断和预后评估工具，在临床实践中的应用越来越多。不同序列可用于识别形态和功能异常，并通过特定组合（扫描方案）来评估不同心脏病。

现有内容已经讲述了用于检测心血管病的最常用 CMR 序列及其主要优点和局限性，后续章节将进一步强调 CMR 的临床应用和特定序列的实施。

参考文献

[1] HOFFMANN R，BARLETTA G，VON BARDELEBEN S，et al. Analysis of left ventricular volumes and function：a multicenter comparison of cardiac magnetic resonance imaging，cine ventriculography，and unenhanced and contrast-enhanced two-dimensional and three-dimensional echocardiography. J Am Soc Echocardiogr，2014，27（3）：292-301.

[2] PETERSEN SE，KHANJI MY，PLEIN S，et al. European Association of Cardiovascular Imaging expert consensus paper：a comprehensive review of cardiovascular magnetic resonance normal values of cardiac chamber size and aortic root in adults and recommendations for grading severity. Eur Heart J Cardiovasc Imaging，2019，20（12）：1321-1331.

[3] LEINER T，BOGAERT J，FRIEDRICH MG，et al. SCMR Position Paper （2020） on clinical indica-

tions for cardiovascular magnetic resonance. J Cardiovasc Magn Reson，2020，22（1）：76.

[4] SCHULZ-MENGER J，BLUEMKE DA，BREMERICH J，et al. Standardized image interpretation and post-processing in cardiovascular magnetic resonance-2020 update：Society for Cardiovascular Magnetic Resonance （SCMR）：Board of Trustees Task Force on Standardized Post-Processing. J Cardiovasc Magn Reson，2020，22（1）：19.

[5] KRAMER CM，BARKHAUSEN J，BUCCIARELLI-DUCCI C，et al. Standardized cardiovascular magnetic resonance imaging（CMR）protocols：2020 update. J Cardiovasc Magn Reson，2020，22（1）：17.

[6] BARISON A，BARITUSSIO A，CIPRIANI A，et al. Cardiovascular magnetic resonance：What clinicians should know about safety and contraindications. Int J Cardiol，2021，331：322-328.

[7] RIDGWAY JP. Cardiovascular magnetic resonance physics for clinicians：part I. J Cardiovasc Magn Reson，2010，12（1）：71.

[8] BIGLANDS JD，RADJENOVIC A，RIDGWAY JP. Cardiovascular magnetic resonance physics for clinicians：Part Ⅱ. J Cardiovasc Magn Reson，2012，14（1）：66.

[9] KELLMAN P，HERNANDO D，SHAH S，et al. Multiecho dixon fat and water separation method for detecting fibrofatty infiltration in the myocardium. Magn Reson Med，2009，61（1）：215-221.

[10] MAHRHOLDT H，WAGNER A，JUDD RM，et al. Delayed enhancement cardiovascular magnetic resonance assessment of non-ischaemic cardiomyopathies. Eur Heart J，2005，26（15）：1461-1474.

[11] SADO DM，FLETT AS，BANYPERSAD SM，et al. Cardiovascular magnetic resonance measurement of myocardial extracellular volume in health and disease. Heart，2012，98（19）：1436-1441.

[12] HAAF P，GARG P，MESSROGHLI DR，et al. Cardiac T1 Mapping and Extracellular Volume （ECV） in clinical practice：a comprehensive review. J Cardiovasc Magn Reson，2016，18（1）：89.

[13] FERREIRA VM，PIECHNIK SK，ROBSON MD，et al. Myocardial tissue characterization by magnetic resonance imaging：novel applications of T1 and T2 mapping. J Thorac Imaging，2014，29（3）：147-154.

[14] MESSROGHLI DR，MOON JC，FERREIRA VM，et al. Clinical recommendations for cardiovascular magnetic resonance mapping of T1，T2，T2* and extracellular volume：A consensus statement by the Society for Cardiovascular Magnetic Resonance （SCMR） endorsed by the European Association for Cardiovascular Imaging （EACVI）. J Cardiovasc Magn Reson，2017，19（1）：75.

[15] LOMBARDI M，PLEIN S，PETERSEN SE，et al. The EACVI textbook of cardiovascular magnetic resonance. Oxford，UK：Oxford University Press，2018.

[16] KELLMAN P，HANSEN MS，NIELLES-VALLESPIN S，et al. Myocardial perfusion cardiovascular

magnetic resonance：optimized dual sequence and reconstruction for quantification. J Cardiovasc Magn Reson，2017，19（1）：43.

[17] KELLMAN P，ARAI AE. Cardiac imaging techniques for physicians：late enhancement. J Magn Reson Imaging，2012，36（3）：529-542.

[18] CAPTUR G，LOBASCIO I，YE Y，et al. Motion-corrected free-breathing LGE delivers high quality imaging and reduces scan time by half：an independent validation study. Int J Cardiovasc Imaging，2019，35（10）：1893-1901.

[19] KELLMAN P，XUE H，OLIVIERI LJ，et al. Dark blood late enhancement imaging. J Cardiovasc Magn Reson，2016，18（1）：77.

第三章 急性冠状动脉综合征

Alessandra Scatteia，Santo Dellegrottaglie，Ciro Indolf，Chiara Bucciarelli Ducci

张巧莹 公 婷 译 邬小平 殷 茜 审

引 言

急性冠状动脉综合征（acute coronary syndrome，ACS）在世界范围内发病率和死亡率高，是心血管病导致死亡的主要原因。ACS通常发生斑块侵蚀或破裂，并继发冠状动脉内血栓形成以及部分或完全的血管闭塞[1]。近年来对于诊断、管理和治疗各种形式的ACS都有所进展，包括ST段抬高型心肌梗死（ST-segment elevation myocardial infarction，STEMI）、非ST段抬高型心肌梗死（non-ST-segment elevation myocardial infarction，NSTEMI）和不稳定型心绞痛，特别是在引入高效再灌注策略后，总体预后有了显著改善[2]。

作为ACS首选诊断工具，血清生物标志物、心电图和超声心动图对于ACS的初步诊断以及识别急性胸痛患者是否需要进行紧急的侵入性CAG至关重要。超声心动图仍然是识别（并最终接受经皮冠状动脉介入治疗，percutaneous coronary intervention，PCI）引起临床急症冠状动脉病变的关键诊断工具。对于STEMI或高风险NSTEMI患者的分诊通常比较简单，但急性胸痛患者如果缺乏心肌缺血或梗死的直接证据，决定是否收住院往往具有挑战性。对于这些病例，最新的临床指南建议使用基于冠状动脉CT的快速、准确、无创性的分诊策略[3]。

在过去的几十年里，CMR已经成为一种无创性评估各种心血管病（包括ACS）患者心脏功能、形态、灌注和组织成分的强大工具[4-5]，CMR可以准确地显示ACS急性缺血损伤对心肌组织和心脏功能的影响[6]。

心脏SSFP电影序列成像可以准确测量心室容积，评估心脏局部和整体的功能，也是计算射血分数（ejection fraction，EF）的参考依据。T2WI通常使用暗血STIR序列，用于评估心肌水肿和炎症，水肿组织中水含量的增加会导致T2弛豫时间延长，从而在T2WI上呈更高的信号。心肌纤维化和坏死主要通过LGE进行评估，在静脉注射GBCA后10~20分钟，应用IR T1W GRE序列（每个患者的成像参数需要进行个体化调整，从而使正常心肌的信号消除）获取图像。LGE的成像基础是，团注造影剂后延迟获取图像，使造影剂在组织中积聚，从而产生组织T1缩短效应。有造影剂聚集的心肌区域于 LGE 图像上呈高信号。LGE 区域的分布模式有助于区分缺血性坏死（典型的是从心内膜下到透壁性分布）和其他可能的非缺血性过程。相反，在 LGE 图像上，血栓和 MVO 或心肌内出血呈低信号（暗），是由于造影剂无法在上述病变内聚集。MVO 是指尽管心外膜冠状动脉已经开放，但之前缺血的区域仍然无法得到冠状动脉微循环再灌注（即无复流现象）。当冠状动脉微循环严重损伤时，红细胞可能渗出到心肌中，心肌内出血将导致无复流。首过心肌灌注是指在注射 GBCA 过程中进行评估，常用 SR GRE 序列。这种成像可以在静息状态下获得，或者通过药物负荷（使用扩张血管药物或多巴酚丁胺[7]）诱导心肌缺血进行评价。在评估 ACS 的方案中，注射造影剂后几分钟获得的 EGE 成像可以取代首过灌注成像。在瘢痕内，CMR 上可以看到 MVO 在 EGE 或 LGE 图像上呈低信号，而心肌内出血在 T2WI 上呈低信号。

传统的 CMR 序列可能存在一些局限性：① T2W-STIR 序列的图像质量较低；② LGE 成像需要注射造影剂，并且可能无法识别弥漫性心肌损伤。参数映射图序列可用于克服这些局限性，并成为评估已知或疑似ACS患者扫描方案的一个重要组成部分[8]。在接受再灌注治疗的急性心梗患者中，T1 mapping和T2 mapping是界定最初冠状动脉闭塞所致心肌缺血受损区域（风险区域）最可靠的方法，表现为心肌高信号，这种方法还可应用于罪犯血管难以识别的病例，或者区分急性坏死与慢性心肌瘢痕共存区域。相反，T2* mapping 目前是检测心肌内出血的金标准，表现为受累心肌区域的极低信号。

与冠状动脉CT相比，由于CMR检查时间长（30~40分钟），加之实施困难且不便于在急诊科进行，因此对于低风险急性胸痛患者，不鼓励使用 CMR 进行早期识别或排除 ACS。需要提到的是，只要 ACS 患者临床状况稳定，即使在冠状动脉支架植入后立即进行 CMR 检查也是安全的[9]。呼吸急促、严重的心动过速和心律不齐可能会妨碍获得诊断性 CMR 图像。ACS 患者在接受临时起搏或机械循环支持（包括主动脉内球囊反搏泵）治疗时，不可以进行 CMR 检查。与超声心动图不同，CMR 不适用于急诊和床边应用，且在有临床指征时，不能因为 CMR 检查而延迟对患者行侵入性冠状动脉的评估。

相反，无论是接受急诊 PCI 的患者，还是缺乏明确冠状动脉病变而寻找其他病因的患者，CMR 已被证明可以在最初的有创评估后提供有价值的诊断和预后信息。

在 ACS 晚期，CMR 检查可以提供多个强有力的不良预后预测因素，包括左心室射血分数（left ventricular ejection fraction，LVEF）和容积，以及可挽救的心肌范围、无复流和瘢痕。通过 LGE CMR 测量的心肌梗死面积是确定 LV 不良重构风险的因素之一[10]，也是心力衰竭住院和死亡的重要预测因素[11]。MVO 和心肌内出血都表现为心肌无复流，与较大的梗死面积、不良的 LV 重构和较差的临床预后相关[12-13]。在 ACS 患者中，功能和组织异常也可能累及 RV（单独或常与 LV 合并存在），CMR 显示 RV 的组织损伤或功能障碍也有助于病例的诊断和预后评估[14]。

与超声心动图相比，采用 CMR 的 LGE 技术在检测 LV 血栓方面具有更高的敏感性，可以识别患者中通常出现较大面积心肌梗死和随访期间不良事件风险增加的 ACS 亚组[15]。在 ACS 患者中，尤其是在心肌损伤范围大的患者中，CMR 常显示为明显的心包积液和（或）心包炎征象，可以作为心包受累的证据[16]。

在初次入院诊断为 ACS 的患者中，高达 10%~15% 的患者在侵入性造影检查中不存在冠状动脉梗阻（MINOCA）证据。为了识别潜在的病理机制，目前临床指南建议利用 CMR 独特的功能提供准确的组织表征[17]。在绝大多数患者中，LGE 和心肌水肿的模式有助于区分损伤原因，真正的 MINOCA 表现为伴有心内膜下受累的缺血性 LGE，与之相反心内膜下豁免是急性心肌炎和许多非缺血性心脏病 LGE 典型特征，通常 Tako-Tsubo 综合征中未见心肌 LGE[18]。据报道，基于 CMR 定义的不同病因的患者预后差异显著，心肌炎和 Tako-Tsubo 综合征患者的预后较真正的 MINOCA 和原发性心肌病预后良好[19]。

在解读一个 CMR 病例时，应考虑急性心肌梗死后最初几天内心肌水肿和梗死面积的动态变化。目前尚无关于进行急性 CMR 扫描的最佳时机的共识，但在最初的 3~5 天，梗死面积可能会被高估（在这个阶段，LGE 可能代表坏死，也可能代表水肿），而许多影像特征可能会在急性期后的 4~6 周内减弱或消失。

目前在对 ACS 患者的诊疗中，有心脏功能和临床预后不良风险（例如延迟 / 不完全冠状动脉再灌注、严重的心脏收缩功能障碍）或诊断不明确的患者应考虑进行 CMR 检查。

病例 1　前壁 ST 段抬高型心肌梗死伴大面积可挽救心肌

患者男，56 岁，因“胸痛伴有大汗 30 分钟”收入急诊，诊断为 STEMI，并立即进行 CAG 检查，显示左前降支（left anterior descending，LAD）近端完全闭塞。于 LAD 内植入药物洗脱支架后，患者被转至冠心病监护病房（coronary care unit，CCU）接受进一步治疗和评估。患者高敏心肌肌钙蛋白（high sensitivity cardiac troponin，hs-cTn）峰值为 3280pg/mL，并在入院第 5 天进行了 CMR 检查。CMR 显示 LV 未扩大，EF 临界（55%），可见前室间隔和 LV 前壁以及整个 LV 心尖的残余运动减低（图 3.1，视频 3.1~3.3）。T2WI-STIR 显示大面积心肌水肿累及前室间隔、前壁以及所有的 LV 心尖节段（图 3.2，箭头）。值得注意的是，LGE 图像上可见局限于基底部前壁和室间隔中部的一小片心内膜下至透壁性强化区域（图 3.3，箭头）。患者出院后接受最佳药物治疗，随访证实受累的 LV 功能完全恢复。

视频 3.1

视频 3.2

视频 3.3

学习要点：此病例提示 CMR 可显示伴有局限性残余瘢痕的大面积可挽救心肌区域，并可预测受累节段心肌功能完全恢复。

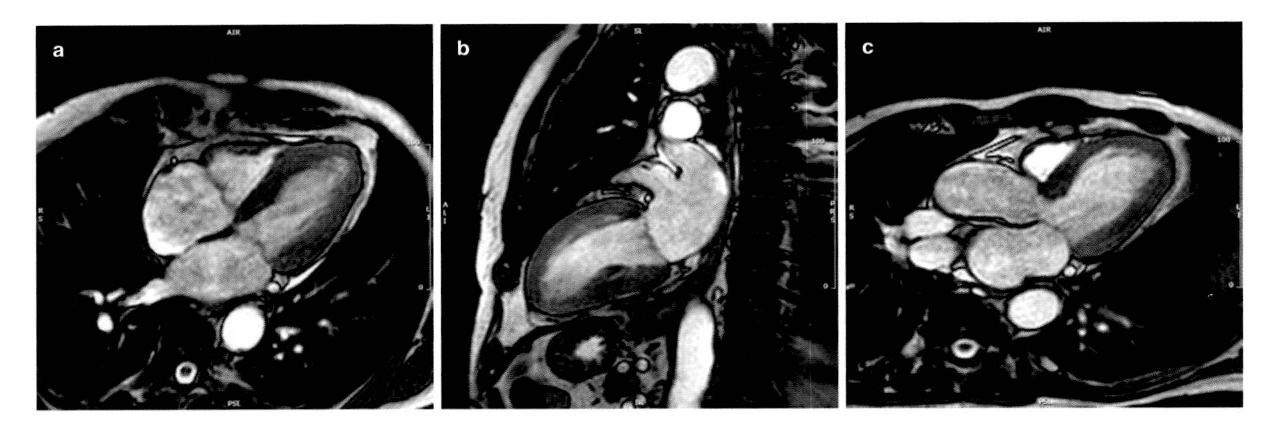

图 3.1　收缩期 SSFP 电影序列成像。四腔心（a），两腔心（b），三腔心（c）

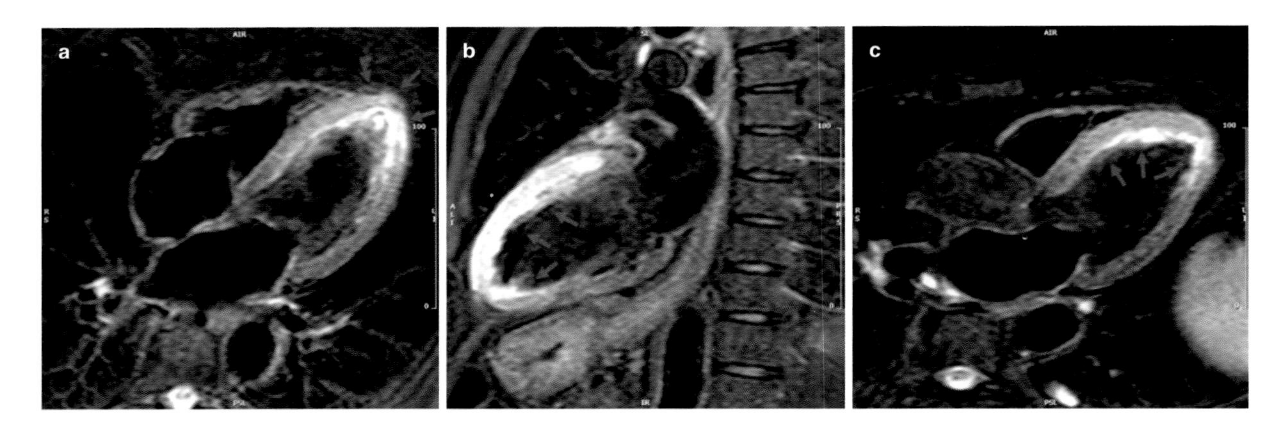

图 3.2　T2WI-STIR 图像。四腔心（a），两腔心（b），三腔心（c）

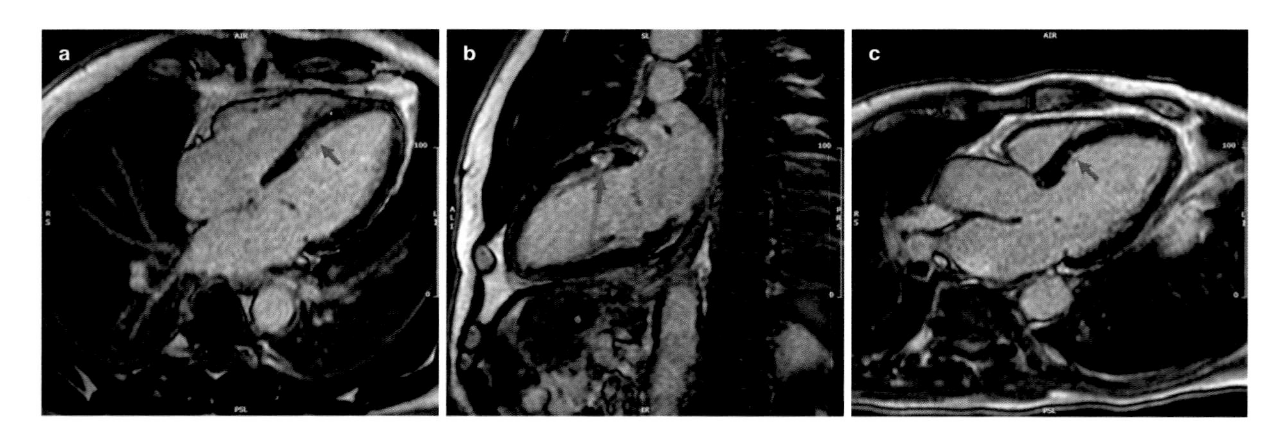

图 3.3　LGE 图像。四腔心（a），两腔心（b），三腔心（c）

病例 2　急性冠状动脉综合征伴急性心肌损伤和慢性瘢痕

患者男，55 岁，有缺血性心脏病史，因“前壁 STEMI”收入 CCU。急诊行 CAG 未发现冠状动脉闭塞，但 LAD 近段和左回旋支近段均存在重度狭窄病变。考虑到患者症状缓解且临床状况较稳定，进而进行了 CMR 检查以更好地确定罪犯冠状动脉血管。CMR 显示 LV 扩大，EF 严重降低，基底部前室间隔中度肥厚，前壁中部和室间隔以及整个 LV 心尖运动障碍；此外，还可见基底部前外侧壁、下外侧壁以及中段以下外侧壁运动障碍、室壁变薄（图 3.4，视频 3.4~3.6）。T2WI-STIR 显示室间隔、前壁以及全部 LV 心尖节段大面积心肌水肿（图 3.5，箭头）。在 LGE 图像上，室间隔、前壁以及全部 LV 心尖节段可见透壁的 LGE 区域（图 3.6a、b，箭头）。此外，基底部前外侧壁、下外侧壁以及中段以下外侧壁可见近乎透壁的强化区域，同时两个 LV 乳头肌也出现强化（图 3.6c、d，箭头）。CMR 表明 LAD 是此 ACS 的罪犯血管，患者遂被转至导管室处理 LAD 狭窄病变。

> **学习要点：**此病例说明 CMR 在区分急性和慢性缺血性心肌损伤中的应用。

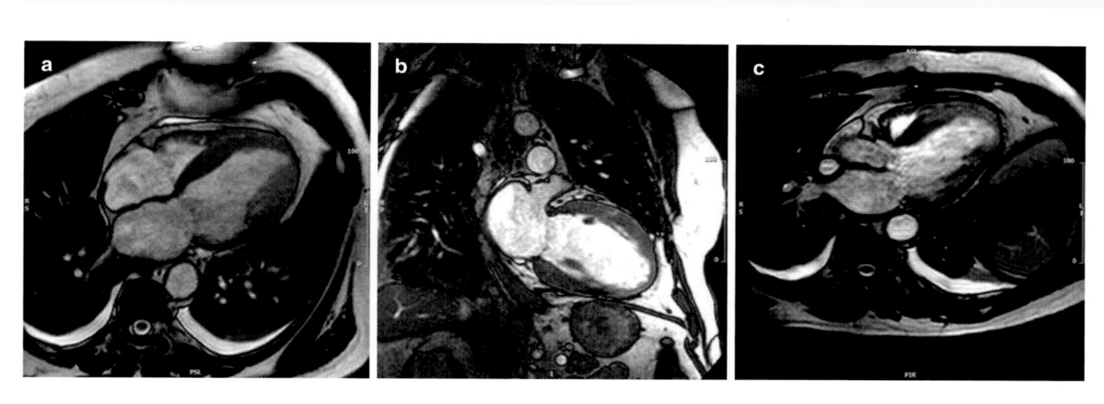

视频 3.4

视频 3.5

视频 3.6

图 3.4　收缩期 SSFP 电影序列成像。四腔心（a），两腔心（b），三腔心（c）

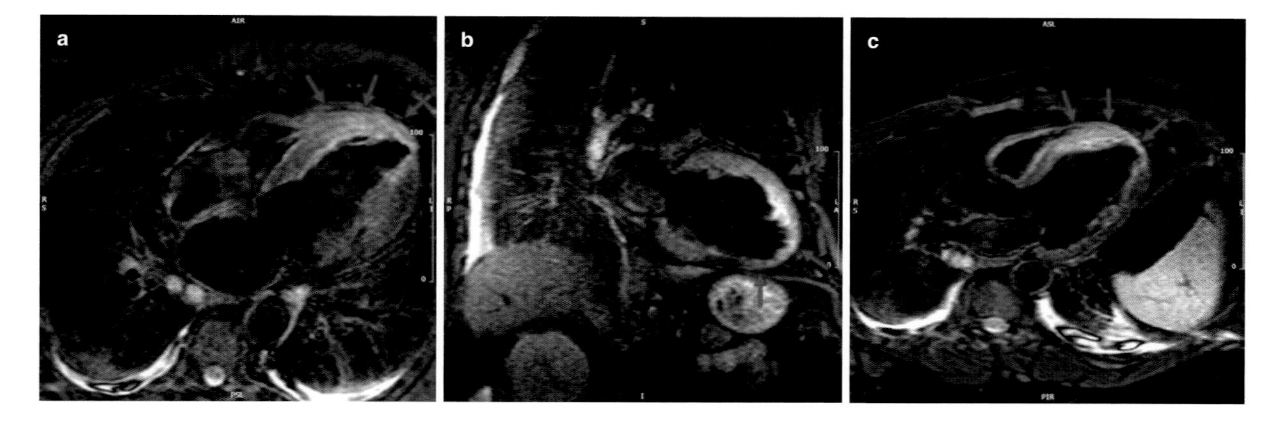

图 3.5　T2WI-STIR 图像。四腔心（a），两腔心（b），三腔心（c）

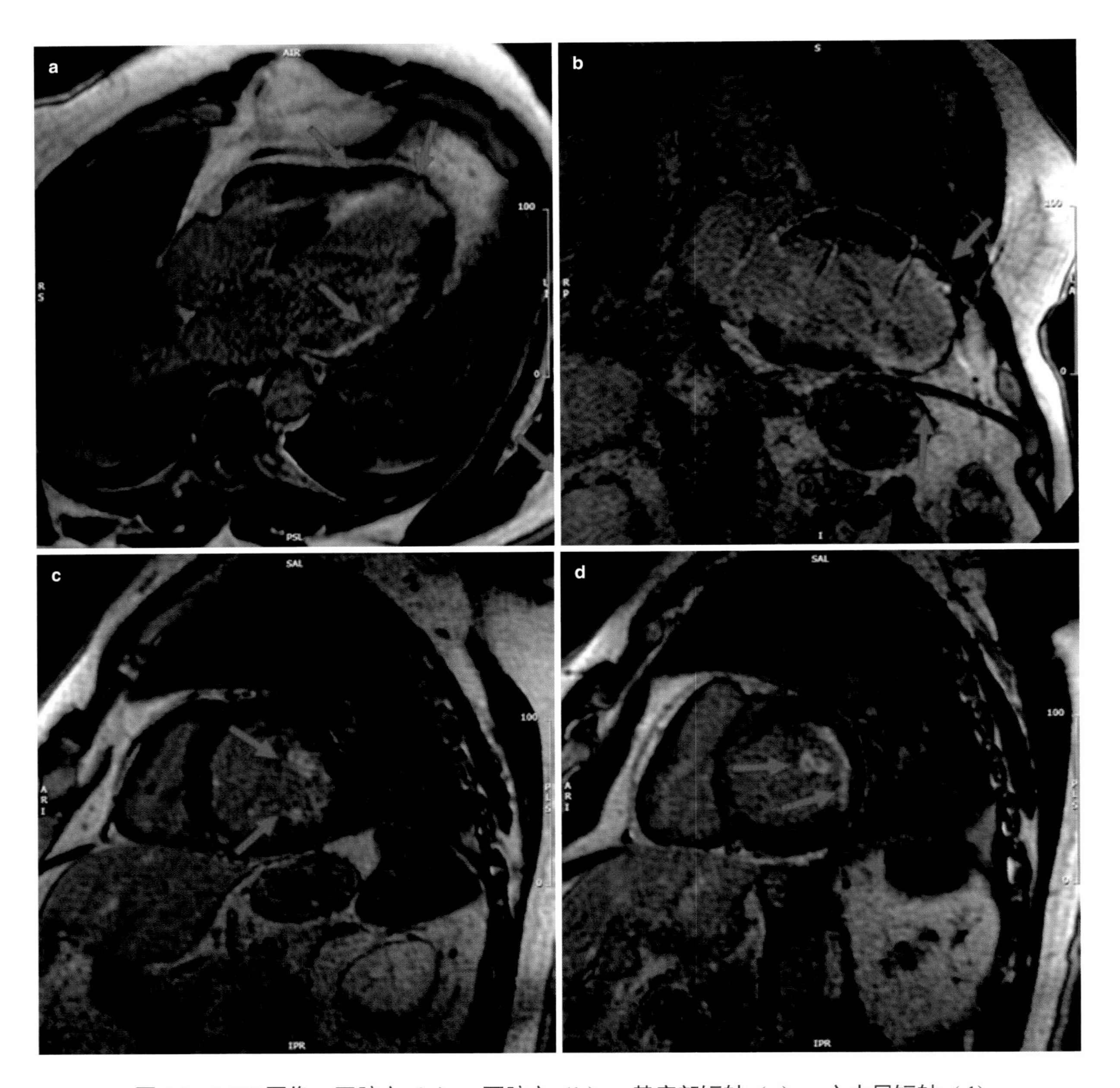

图 3.6　LGE 图像。四腔心（a），两腔心（b），基底部短轴（c），心中层短轴（d）

病例 3　急性冠状动脉综合征伴右心室受累

患者男，61 岁，因“胸痛和呼吸困难”收入急诊科，诊断为 NSTEMI，伴有肌钙蛋白显著升高（hs-cTn ＞ 5000pg/mL），紧急行 CAG 检查，显示左冠状动脉无明显梗阻，但未能找到右冠状动脉（right coronary artery，RCA），怀疑其起源异常。入院第 4 天行 CMR 检查显示 LV 未扩大，EF 临界低值（56%），基底部室间隔和基底部下壁以及下外侧壁运动障碍。值得注意的是，基底部和中部的 RV 外侧壁以及下壁心肌存在严重的功能障碍（图 3.7，视频 3.7~3.9）。T2WI-STIR 显示基底部下室间隔、下壁、下外侧壁、基底部以中部的 RV 外侧壁和下壁存在大面积心肌水肿（图 3.8a、b，箭头）。LGE 图像显示基底部下室间隔、下壁、下外侧壁、基底部及中部的 RV 外侧壁和下壁存在内膜下至透壁的强化区域（图 3.8c、d，箭头）。全心 CMR 冠状动脉成像显示 RCA 起源于左冠状窦，且近段仅残余狭缝状管腔（图 3.9a），因此，RCA 近段重度狭窄是导致该患者临床症状的原因（图 3.9b、c，箭头）。

视频 3.7

视频 3.8

视频 3.9

学习要点：此病例提示 CMR 在评估 RV 损伤以及显示先天性冠状动脉起源异常方面的证据强度。

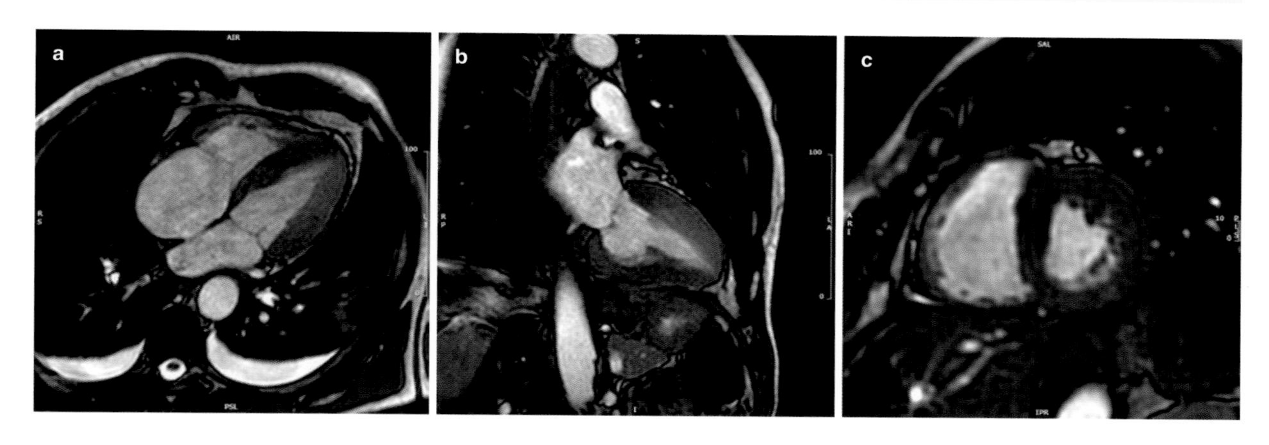

图 3.7 收缩期 SSFP 电影序列成像，四腔心（a）、两腔心（b）、心室中间层面短轴（c）

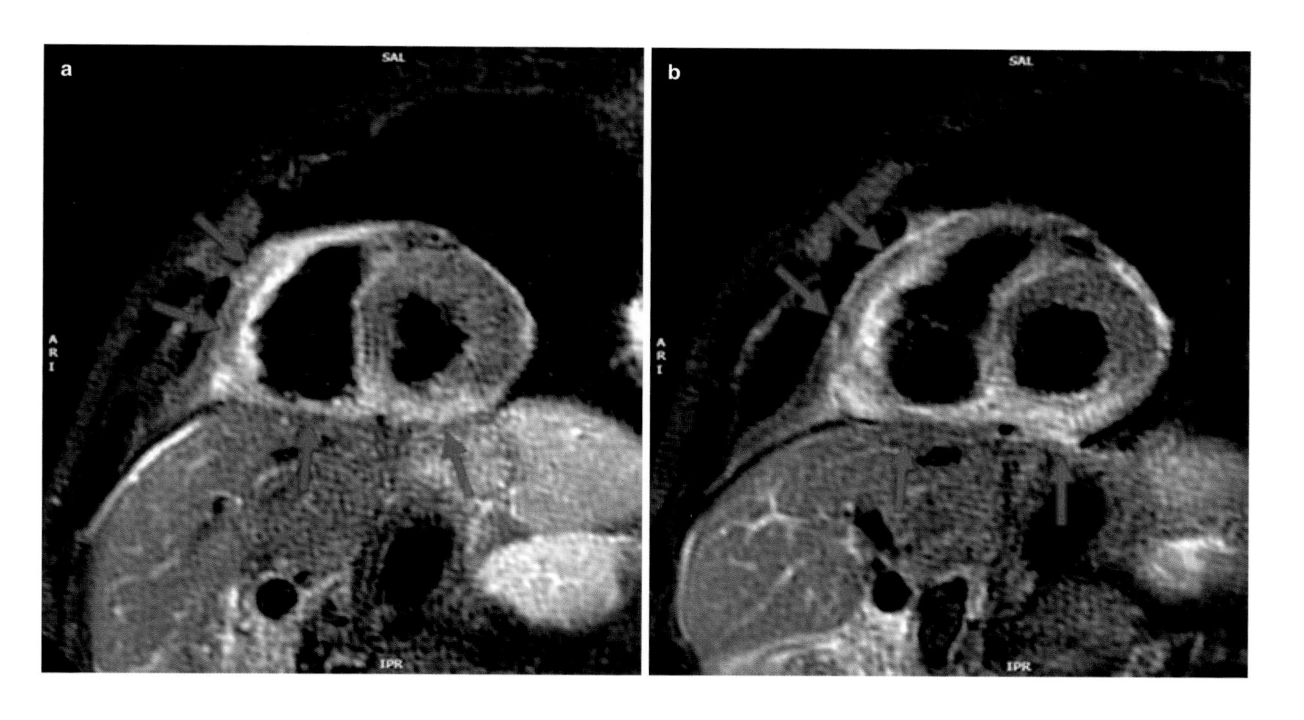

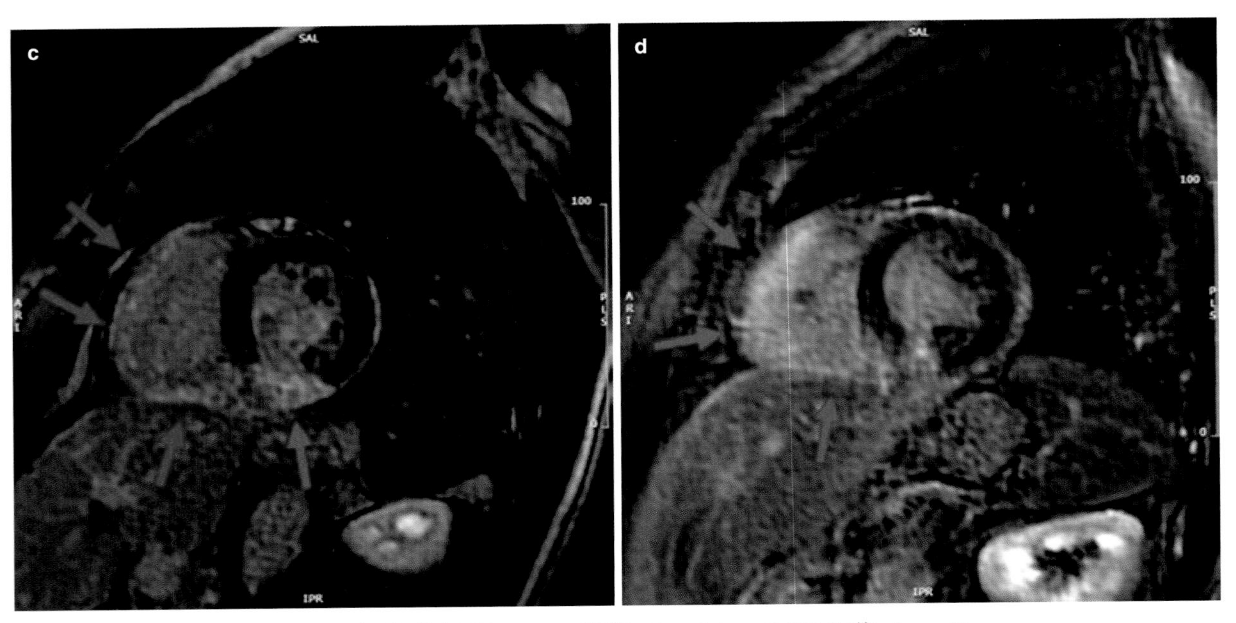

图 3.8 短轴位视图。STIR 图像（a、b），LGE 图像（c、d）

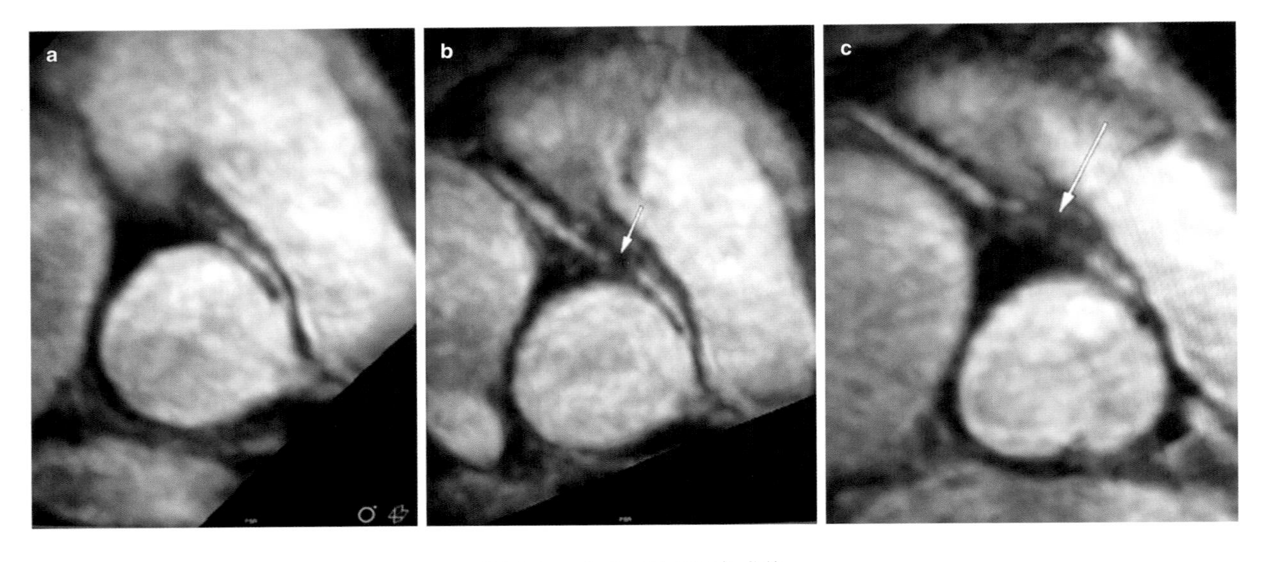

图 3.9 全心冠状动脉成像

病例 4 冠状动脉非梗阻性心肌梗死

患者男，37 岁，既往高血压和血脂异常病史，因“胸痛、心电图显示非特异性 ST-T 改变和肌钙蛋白升高（hs-cTn 5500pg/mL）”收入 CCU。入院后第二天行 CAG，显示冠状动脉完全正常。患者诊断为 MINOCA，并建议进行 CMR 检查。患者在出院后 1 周进行了 CMR，显示 LV 未扩大，EF 正常，前壁中段运动障碍（图 3.10，视频 3.10、3.11）。T2WI-STIR 显示前壁中段局限性心肌水肿区域（图 3.11，箭头），该处在 LGE 图像上呈心内膜下晚期强化（图 3.12，箭头）。患者确诊为 MINOCA，并接受规范的针对性药物治疗。

视频 3.10

视频 3.11

学习要点：此病例强调了 CMR 在初步诊断为 MINOCA 的患者中的应用，其可以在整个诊断流程中进一步明确心肌组织损伤类型、位置及范围。

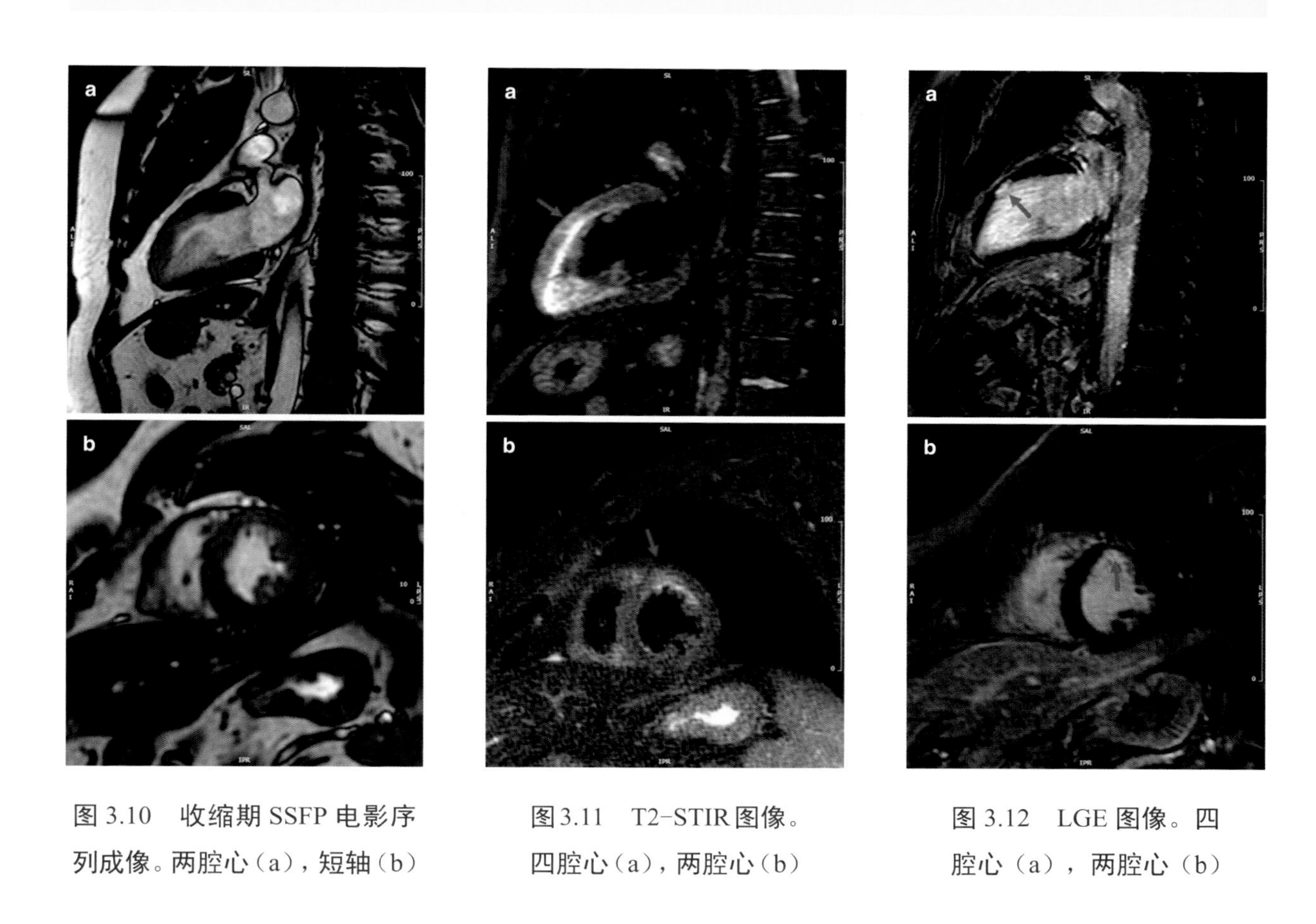

图 3.10 收缩期 SSFP 电影序列成像。两腔心（a），短轴（b）

图 3.11 T2-STIR 图像。四腔心（a），两腔心（b）

图 3.12 LGE 图像。四腔心（a），两腔心（b）

病例 5 Tako-Tsubo 心肌病

患者女，72 岁，既往高血压病史，因“NSTEMI 并发急性肺水肿”收入 CCU。患者自述入院前 2 天有强烈的情绪压力。心电图显示胸前导联 T 波倒置。CAG 显示 LAD 和左回旋支轻度狭窄。入院第 5 天，患者接受 CMR 扫描以进一步明确诊断。SSFP 电影序列成像显示 LV 中段和心尖的弥漫性运动减低（图 3.13，视频 3.12~3.14），LV 收缩功能正常。T2WI-STIR 显示 LV 中段和心尖有大面积心肌水肿（图 3.14a~c，箭头）。值得注意的是，在 LGE 图像上没有证据显示心肌坏死或纤维化（图 3.14d~f）。患者诊断为 Tako-Tsubo 心肌病，并被推荐给临床医生进行适当的药物治疗。出院 3 个月后复查 CMR 显示 LV 整体和节段功能正常，T2-STIR 图像上未见水肿信号（图 3.15，视频 3.15、3.16）。

视频 3.12

视频 3.13

视频 3.14

视频 3.15

视频 3.16

学习要点：此病例强调了 CMR 在协助诊断 Tako-Tsubo 心肌病方面的能力，其能够排除急性心肌损伤的其他可能原因，如心肌缺血或心肌炎。

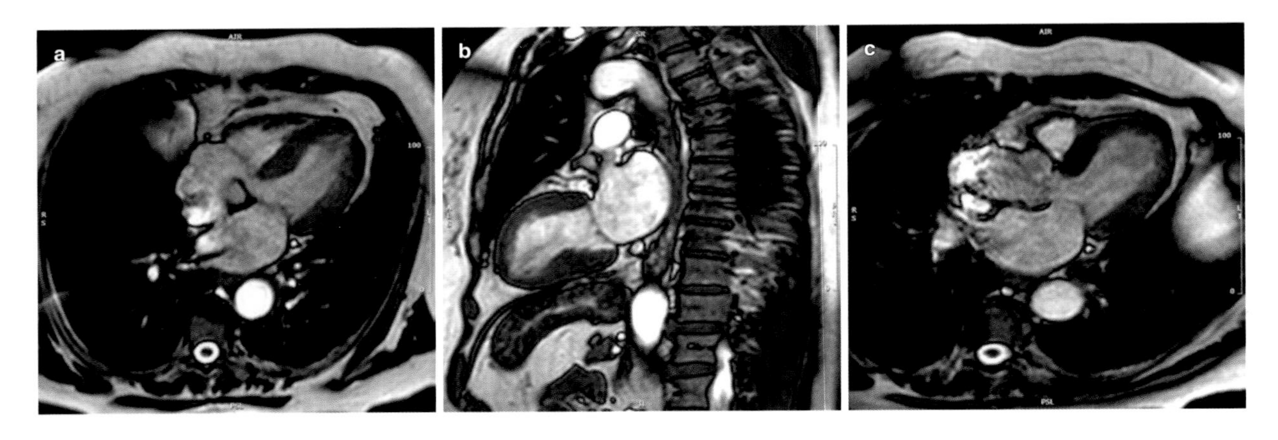

图 3.13　收缩期 SSFP 电影序列成像。四腔心（a），两腔心（b），三腔心（c）

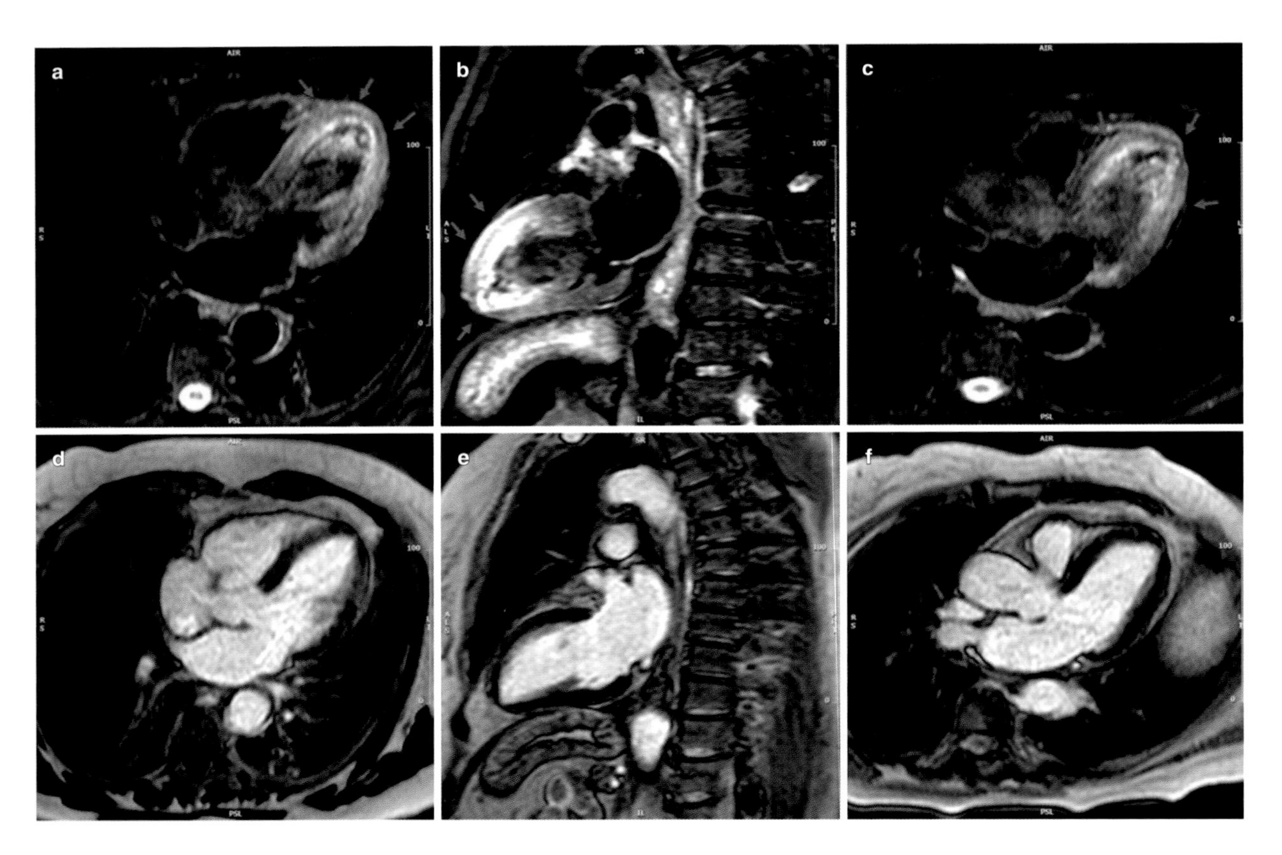

图 3.14　T2-STIR，四腔心（a）、两腔心（b）、三腔心（c）；LGE，四腔心（d）、两腔心（e）、三腔心（f）

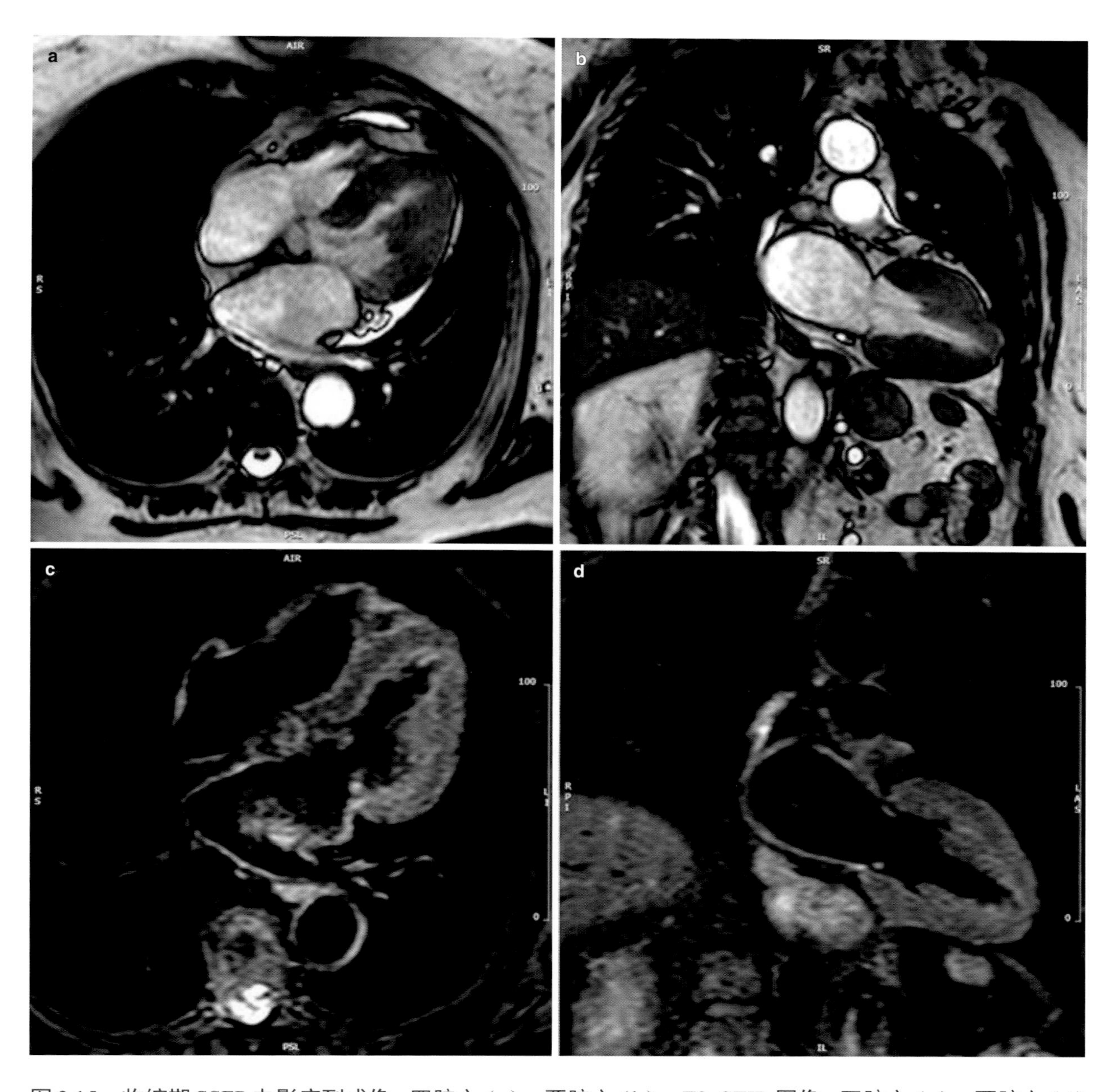

图 3.15　收缩期 SSFP 电影序列成像，四腔心（a）、两腔心（b）；T2-STIR 图像，四腔心（c）、两腔心（d）

病例 6　急性冠状动脉综合征合并无复流

患者男，77 岁，因“前壁 STEMI”收入 CCU，急诊行 PCI 于 LAD 近段和中段植入多枚支架。出院前患者进行了 CMR 以更好地评估 LVEF。CMR 显示 LV 扩大，EF 中度降低，室间隔、前壁以及整个 LV 心尖运动障碍。T2WI-STIR 显示室间隔、前壁以及整个 LV 心尖大面积心肌水肿（图 3.16，红色箭头）。LGE 图像显示室间隔、前侧壁、前外侧壁以及整个 LV 心尖节段强化（图 3.17，红色箭头）。在晚期强化的背景下，可以看到低信号的区域与 MVO 引起的无复流区域一致（图 3.17，黄色箭头）。

学习要点：此病例提示 CMR 能够帮助获得急性缺血性损伤心肌的复杂的组织特征，并识别出 MVO 的特征。

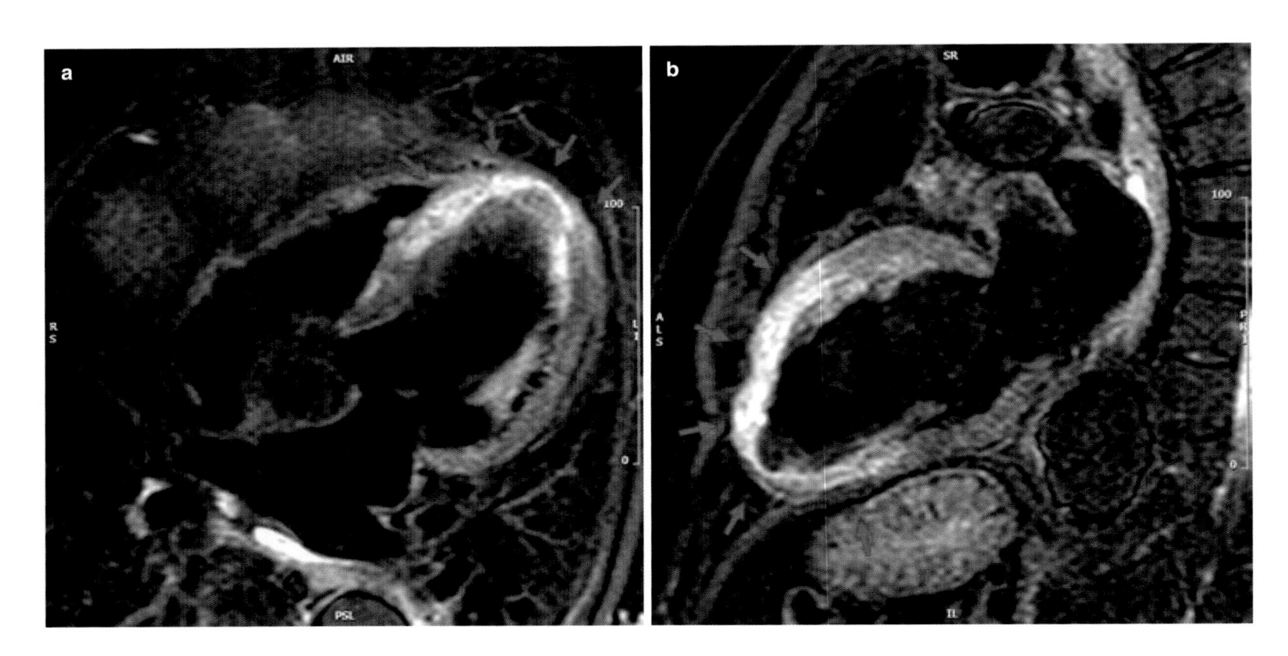

图 3.16　T2-STIR。四腔心（a），两腔心（b）

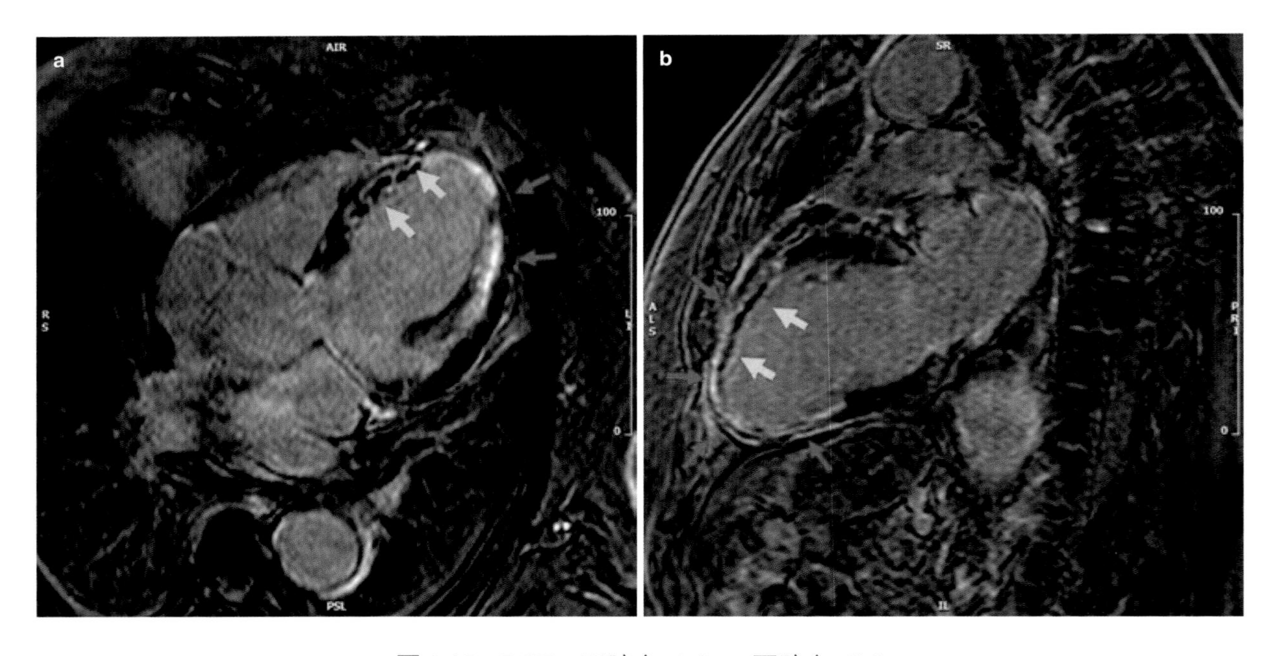

图 3.17　LGE。四腔心（a），两腔心（b）

病例 7 急性冠状动脉综合征伴出血性无复流

患者男，48 岁，因“下壁 STEMI”收入 CCU，于 RCA 近段植入支架。患者于出院前进行了 CMR。SSFP 电影序列成像显示基底部至心尖的下室间隔、下壁和下外侧壁运动障碍，LVEF 正常。T2WI-STIR 显示基底部至心尖的室间隔下段、下壁和下外侧壁心肌水肿，且延伸至 RV 下壁（图 3.18，红色箭头），值得注意的是，在这些图像上也显示了心肌水肿区域背景下的低信号区域（图 3.18，黄色箭头）。T2 mapping 图像显示室间隔下段、下壁和下外侧壁的 T2 值增加（图 3.19，白色箭头），而低信号区域的 T2 值较低（图 3.19，黑色箭头）。LGE 图像显示基底部至心尖部的室间隔下段、下壁和下外侧壁的透壁样强化，且强化区域延伸至 RV 下壁（图 3.20，红色箭头）。LGE 图像上可见在透壁样强化背景下的低信号区域（图 3.20，黄色箭头）。这些征象提示存在急性透壁样缺血性心肌损伤伴有出血性无复流。

学习要点：此病例表明在急性缺血事件中 CMR 具备提示严重组织损伤高危特征的意义。

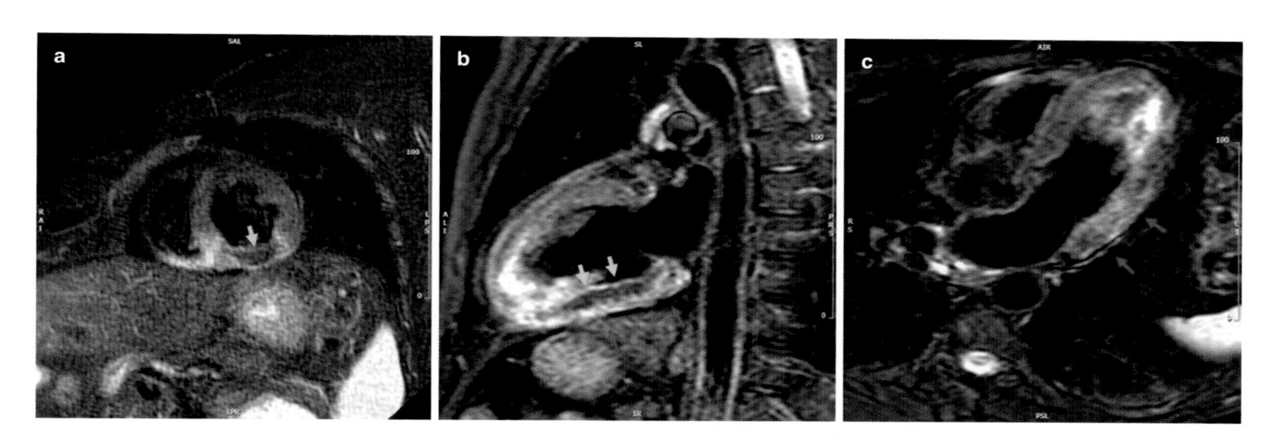

图 3.18 T2WI-STIR。室间隔中层短轴（a），两腔心（b）、三腔心（c）

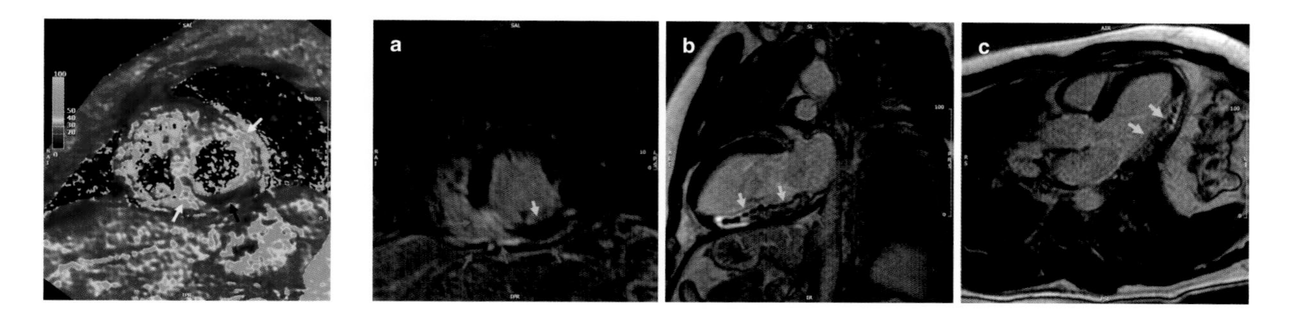

图 3.19 短轴 T2 mapping

图 3.20 LGE 图像。室间隔中层短轴（a），两腔心（b）、三腔心（c）

病例 8　急性冠状动脉综合征合并心肌内血肿

患者男，54 岁，因“前壁 STEMI”收入 CCU。患者接受了急诊 CAG，结果显示 LAD 自近端闭塞，遂急诊行 PCI 于 LAD 植入支架。术后患者进行 CMR 以更好地评估心肌损伤范围。CMR 显示 LV 扩张，EF 严重降低；基底部前室间隔、中心室间隔、前壁以及整个 LV 心尖运动障碍。值得注意的是，电影序列上可见一个大的信号不均匀的肿块，占据 LV 尖腔（图 3.21，黄色箭头；视频 3.17~3.19），随着心脏室壁的运动该肿块于收缩期向外移动，舒张期向内移动（图 3.21，红色箭头；视频 3.17~3.19）。肿块于 LV 腔内早期（图 3.22，红色箭头）和晚期 LGE 图像（图 3.23，黄色箭头）上均呈低信号，血液 / 心肌交界区可见细线样边缘强化（图 3.23，白色三角）。LGE 图像还显示室间隔、前壁以及所有 LV 心尖段透壁样强化（图 3.23，红色箭头）。患者诊断为心肌内夹层血肿，并接受了规范的保守治疗（包括抗凝）。

视频 3.17

视频 3.18

视频 3.19

学习要点：此病例提示 CMR 可作为识别 ACS 并发症——心肌内血肿的证据。

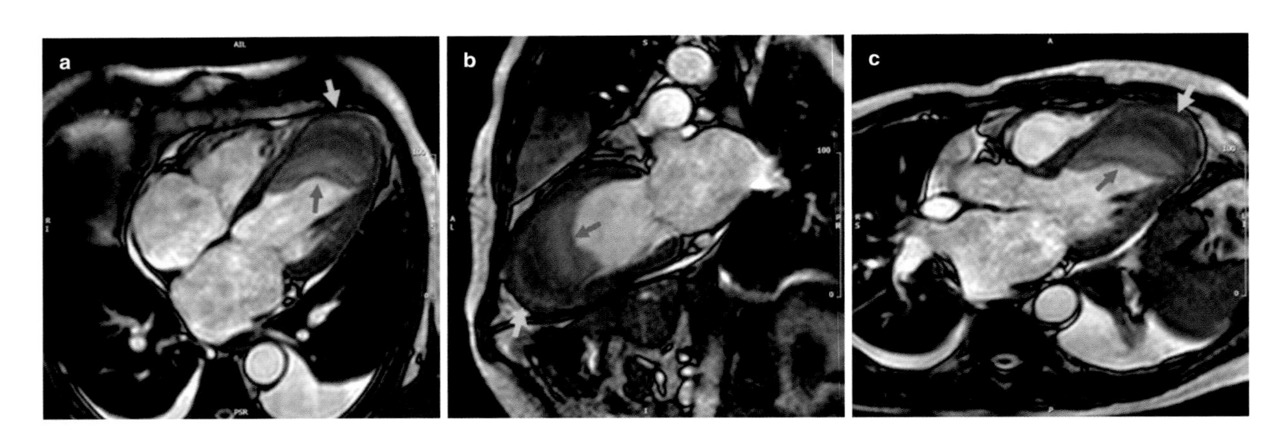

图 3.21　收缩期 SSFP 电影序列成像。四腔心（a），两腔心（b），三腔心（c）

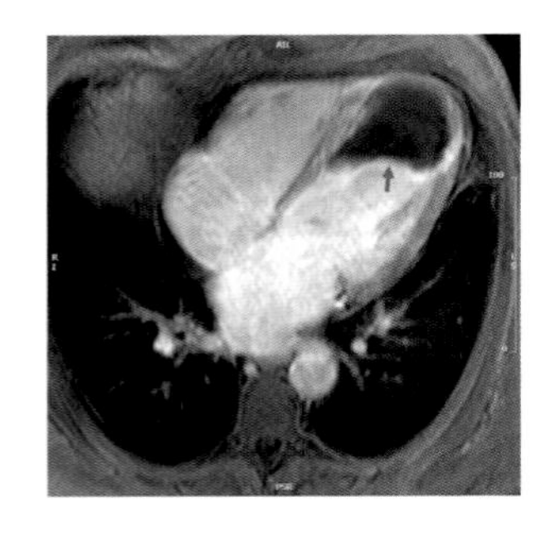

图 3.22　EGE 四腔心

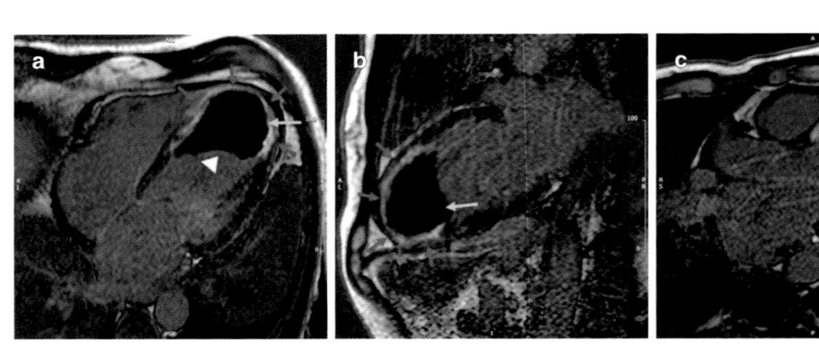

图 3.23　LGE 图像。四腔心（a），两腔心（b），三腔心（c）

病例 9　急性冠状动脉综合征合并小的左心室血栓

患者男，72 岁，因“前壁 STEMI”收入 CCU，并于 LAD 近端植入支架。建议患者行 CMR 检查以更好地评估心室水平的功能和组织学改变。CMR SSFP 电影序列成像显示 LV 未扩张，EF 轻度降低，室间隔、前壁和整个 LV 心尖段运动障碍（图 3.24，视频 3.20、3.21）。此外，在电影图像上注意到 LV 心尖有一个小肿块，但无法明确其性质（血栓或是心尖部肌小梁）（图 3.24b、c，红色箭头）。首过灌注成像和早期增强图像证实 LV 心尖可见一个小的腔内肿块（11mm×8mm），表现为与血栓一致的低信号（图 3.25，视频 3.22）。LGE 图像显示室间隔、前壁和整个 LV 心尖段透壁性强化（瘢痕伴大面积无复流区）（图 3.26，黄色箭头），并显示 LV 心尖的低信号小肿块，与血栓信号一致（图 3.26，红色箭头）。

视频 3.20

视频 3.21

视频 3.22

学习要点：此病例强调了 CMR 在检测小的 LV 内血栓时具有很高的诊断敏感性。

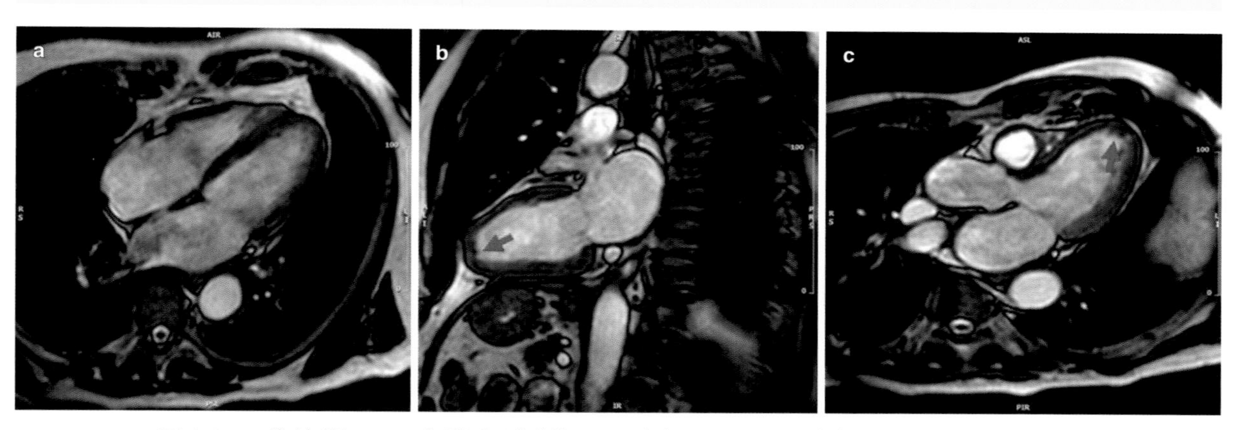

图 3.24　收缩期 SSFP 电影序列成像。四腔心（a），两腔心（b），三腔心（c）

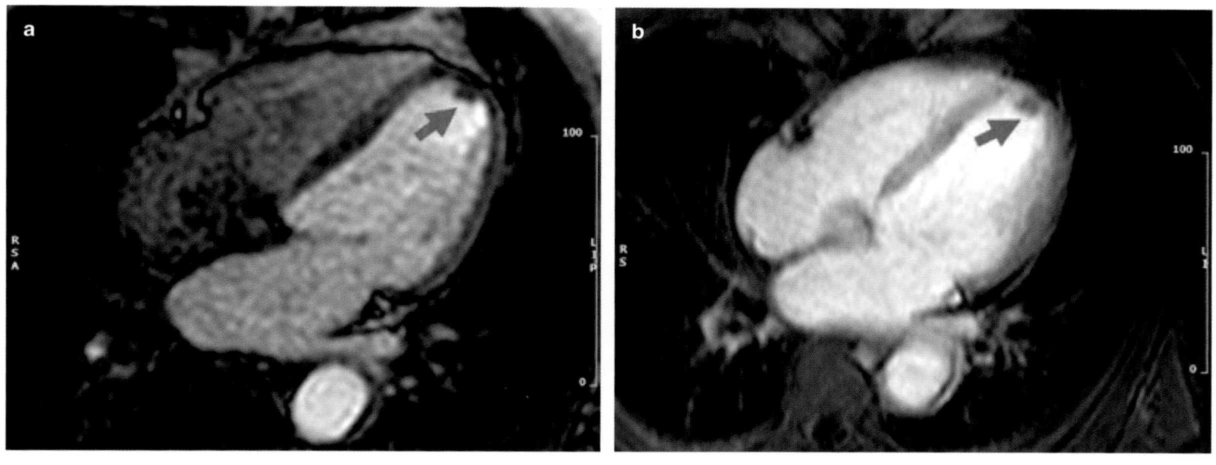

图 3.25　四腔心视图。首过灌注图像（a），早期增强图像（b）

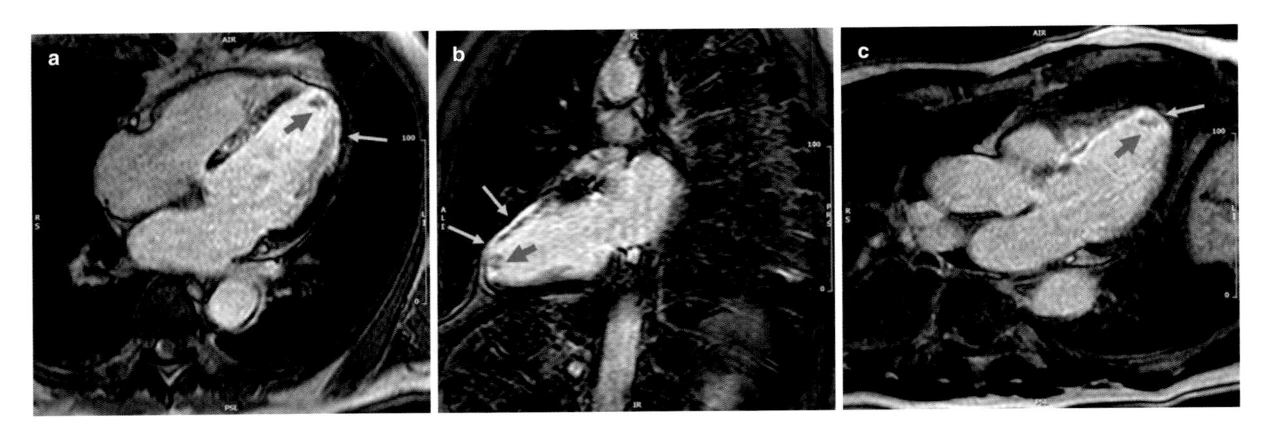

图 3.26　LGE 图像。四腔心（a），两腔心（b），三腔心（c）

病例 10　急性冠状动脉综合征伴心包炎

患者男，59 岁，因“下壁 STEMI”行 RCA 植入支架，术后 1 周因怀疑为“心肌梗死后综合征（Dressler 综合征）”行 CMR 检查。SSFP 电影序列成像显示 LV 未扩张，EF 轻度降低，整个下壁运动障碍，包括基底部下室间隔和中间层下外侧壁（图 3.27，视频 3.23、3.24）。估算 LVEF 为 52%。值得注意的是还可见少量心包积液（图 3.27，红色箭头）以及心包增厚（图 3.27，黄色箭头）。T2WI-STIR 图像勉强可见下壁和下外侧壁的模糊高信号区域，这与正在消退的心肌水肿区域一致（图 3.28，红色箭头），尤其是心包在 T2WI 上表现出非常高的信号（图 3.28，黄色箭头）。LGE 图像显示了整个下壁，以及基底部下室间隔和中间层下外侧壁节段的透壁性强化（图 3.29，红色箭头）。同样，心包在 LGE 图像上呈弥漫性强化（图 3.29，黄色箭头）。在实时影像上没有发现心室间依赖性的增加（视频 3.25）。患者被诊断为 ACS 合并心包炎，并进行适当的抗炎药物治疗。

视频 3.23

视频 3.24

视频 3.25

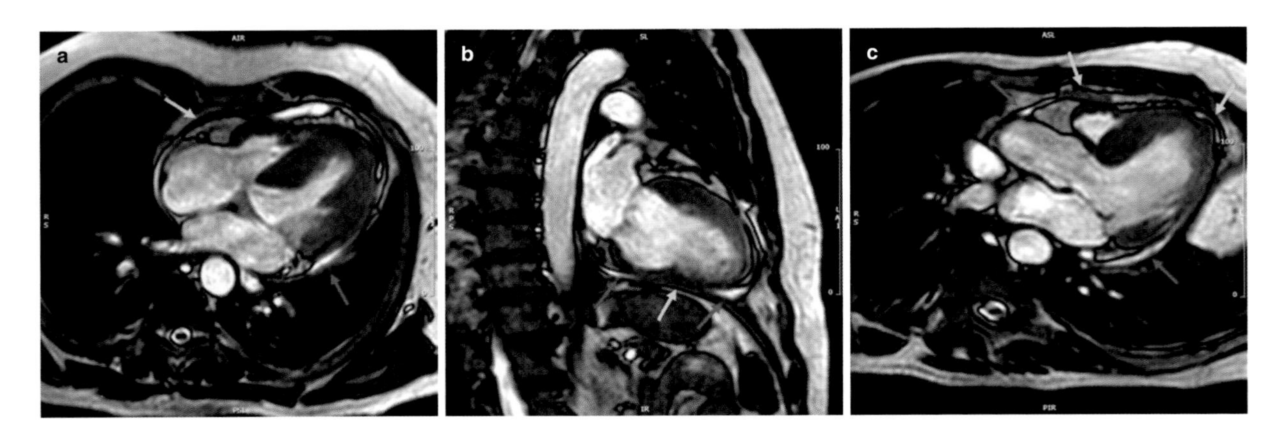

图 3.27　收缩期 SSFP 电影序列成像。四腔心（a），两腔心（b），三腔心（c）

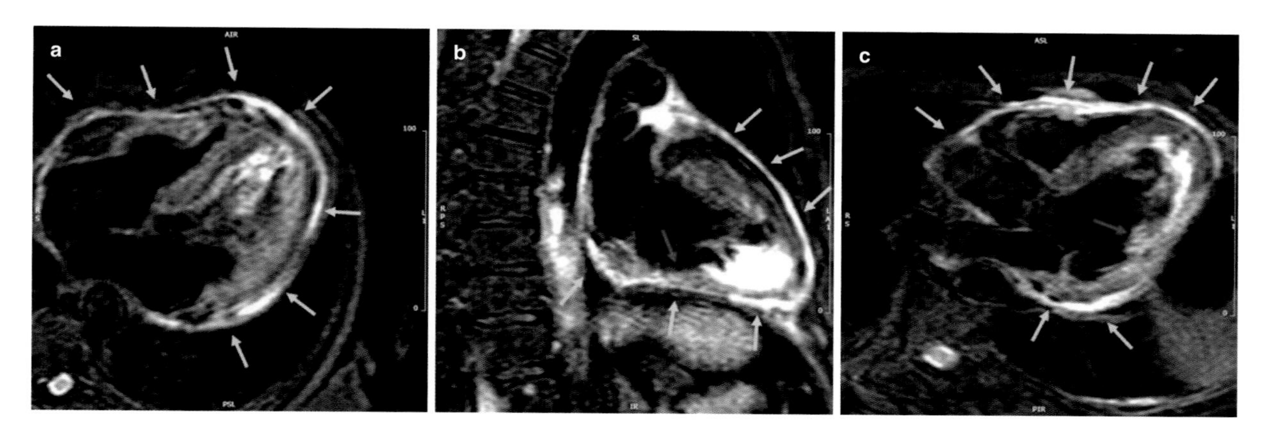

图 3.28 T2-STIR 图像。四腔心（a），两腔心（b），三腔心（c）

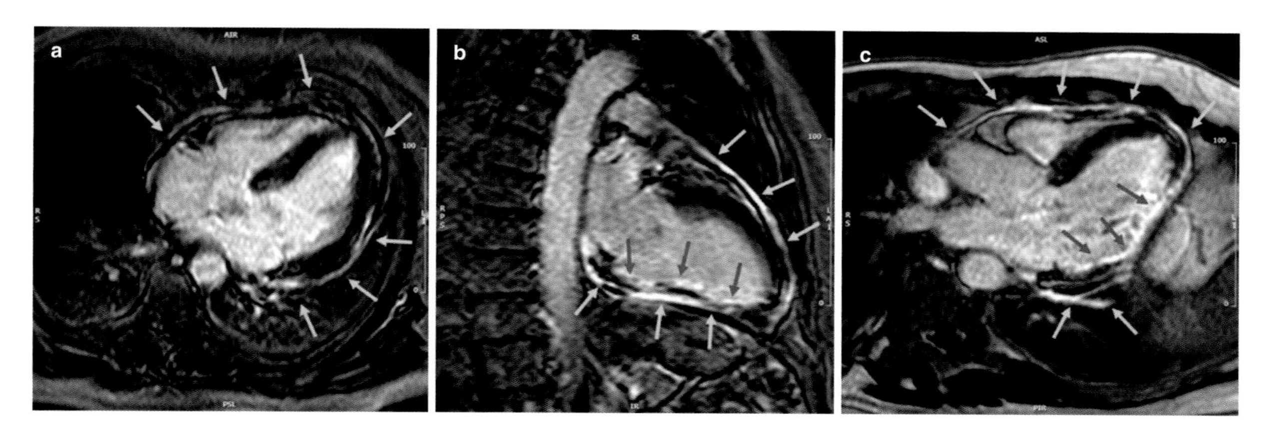

图 3.29 LGE 图像。四腔心（a），两腔心（b），三腔心（c）

学习要点：此病例强调了 CMR 能够揭示 ACS 的潜在并发症——心包炎。

经验与教训

- 对于 ACS 患者，采用 CMR 技术作为第一线诊断工具进行评估，可以确定并量化急性缺血损伤对心肌功能和组织的影响。
- 用于评估 ACS 的综合 CMR 方案，应始终包括用于功能评估的电影成像，检测水肿的 T2WI，检测心肌坏死的 LGE。
- 在 CMR 方案中添加参数映射序列（mapping 序列），可以克服经典技术（如 T2WI 和 LGE）的一些典型局限性，并显著提高识别心肌危险区域、MVO 和心肌内出血及其范围的能力。
- 在最佳时间窗口（最好在紧急事件后的 1 周内，如果不可行，则在急性事件后的 4~6 周内）使用完整的 ACS 专用方案进行 CMR 检查，可以对病理诊断及预后做出适当的评估。

- 多个 CMR 成像参数，包括 LVEF 和容积、MVO、梗死面积，已被证明是 ACS 患者不良预后强有力的预测因素。
- 在 CMR 图像上可以轻松识别 RV 缺血损伤、LV 血栓形成和心包受累的征象，这有助于更好地为 ACS 患者制订最合适的治疗策略。
- 在许多初步诊断为 MINOCA 的患者中，通过 CMR 获得的准确的组织特征能够识别潜在的病理改变，并区分真正的 MINOCA、急性心肌炎、Tako-Tsubo 综合征以及其他可能表现为类似 ACS 的临床表现的结构性心肌病。
- 完整的 CMR 检查需要患者至少平躺 30 分钟，严重的呼吸困难、端坐呼吸、心动过速或心律不齐可能会导致无法进行充分检查。
- 对于装有临时起搏或主动脉球囊反搏（或其他类型的机械循环支持设备）的 ACS 患者，CMR 检查是不安全的。
- 对于高风险 ACS 患者，不能因 CMR 检查而延迟及时行侵入性冠状动脉评估。

小　结

基于其提供功能、形态和组织成分准确信息的出色能力，CMR 在 ACS 患者的非侵入性影像诊断和预后评估中取得了重要地位。评估 ACS 患者的综合 CMR 检查方案应包括评估心脏功能的电影成像、显示水肿的 T2WI 和证实心肌损伤坏死的延迟增强。mapping 技术也可用于确定心肌组织损伤的位置和范围，包括评估心肌危险区域和血管重建术后组织无复流现象的范围。

在初始侵入性评估后进行 CMR 检查，可以提供宝贵的诊断和预后信息。这种方法可能对于接受经皮冠状动脉血运重建治疗后的 ACS 患者，特别是那些有不良预后风险的患者，以及没有严重冠状动脉疾病（coronary artery disease，CAD）而需要排除其他诊断的患者都有用。在初步诊断为 MINOCA 的患者中，CMR 通常可以为临床医生提供明确的线索，由此来识别不同的病理改变（即真正的心肌梗死、急性心肌炎、Tako-Tsubo 综合征、结构性心脏病），从而指导进一步治疗。

参考文献

［1］ BHATT DL，LOPES RD，HARRINGTON RA. Diagnosis and Treatment of Acute Coronary Syndromes：A Review. JAMA，2022，327（7）：662-675.

［2］ PIIRONEN M，UKKOLA O，HUIKURI H，et al. Trends in long-term prognosis after acute coronary syndrome. Eur J Prev Cardiol，2017，24（3）：274-280.

[3] GULATI M，LEVY PD，MUKHERJEE D，et al. 2021 AHA/ACC/ASE/CHEST/SAEM/SCCT/SCMR Guideline for the Evaluation and Diagnosis of Chest Pain：Executive Summary：A Report of the American College of Cardiology/American Heart Association Joint Committee on Clinical Practice Guidelines. Circulation，2021，144（22）：e368-e454.

[4] LEINER T，BOGAERT J，FRIEDRICH MG，et al. SCMR Position Paper （2020） on clinical indications for cardiovascular magnetic resonance. J Cardiovasc Magn Reson，2020，22（1）：76.

[5] KRAMER CM，BARKHAUSEN J，BUCCIARELLI-DUCCI C，et al. Standardized cardiovascular magnetic resonance imaging（CMR）protocols：2020 update. J Cardiovasc Magn Reson，2020，22（1）：17.

[6] BARITUSSIO A，SCATTEIA A，BUCCIARELLI-DUCCI C. Role of cardiovascular magnetic resonance in acute and chronic ischemic heart disease. Int J Cardiovasc Imaging，2018，34（1）：67-80.

[7] BARITUSSIO A，SCATTEIA A，DELLEGROTTAGLIE S，et al. Evidence and Applicability of Stress Cardiovascular Magnetic Resonance in Detecting Coronary Artery Disease：State of the Art. J Clin Med，2021，10（15）：3279.

[8] BULLUCK H，DHARMAKUMAR R，ARAI AE，et al. Cardiovascular Magnetic Resonance in Acute ST-Segment-Elevation Myocardial Infarction：Recent Advances，Controversies，and Future Directions. Circulation，2018，137（18）：1949-1964.

[9] KRAMER CM，ROGERS WJ JR，PAKSTIS DL. Absence of adverse outcomes after magnetic resonance imaging early after stent placement for acute myocardial infarction：a preliminary study. J Cardiovasc Magn Reson，2000，2（4）：257-261.

[10] BULLUCK H，GO YY，CRIMI G，et al. Defining left ventricular remodeling following acute ST-segment elevation myocardial infarction using cardiovascular magnetic resonance. J Cardiovasc Magn Reson，2017，19（1）：26.

[11] STONE GW，SELKER HP，THIELE H，et al. Relationship Between Infarct Size and Outcomes Following Primary PCI：Patient-Level Analysis From 10 Randomized Trials. J Am Coll Cardiol，2016，67（14）：1674-1683.

[12] HAMIRANI YS，WONG A，KRAMER CM，et al. Effect of microvascular obstruction and intramyocardial hemorrhage by CMR on LV remodeling and outcomes after myocardial infarction：a systematic review and meta-analysis. JACC Cardiovasc Imaging，2014，7（9）：940-952.

[13] VAN KRANENBURG M，MAGRO M，THIELE H，et al. Prognostic value of microvascular obstruction and infarct size，as measured by CMR in STEMI patients. JACC Cardiovasc Imaging，2014，7（9）：930-939.

[14] MASCI PG，FRANCONE M，DESMET W，et al. Right ventricular ischemic injury in patients with acute ST-segment elevation myocardial infarction：characterization with cardiovascular magnetic resonance. Circulation，2010，122（14）：1405-1412.

[15] PÖSS J，DESCH S，EITEL C，et al. Left Ventricular Thrombus Formation After ST-Segment-Elevation Myocardial Infarction：Insights From a Cardiac Magnetic Resonance Multicenter Study. Circ Cardiovasc Imaging，2015，8（10）：e003417.

[16] DOULAPTSIS C，GOETSCHALCKX K，MASCI PG，et al. Assessment of early post-infarction pericardial injury by CMR. JACC Cardiovasc Imaging，2013，6（3）：411-413.

[17] COLLET JP，THIELE H，BARBATO E，et al. 2020 ESC Guidelines for the management of acute coronary syndromes in patients presenting without persistent ST-segment elevation. Eur Heart J，2021，42（14）：1289-1367.

[18] DASTIDAR AG，BARITUSSIO A，DE GARATE E，et al. Prognostic Role of CMR and Conventional Risk Factors in Myocardial Infarction With Nonobstructed Coronary Arteries. JACC Cardiovasc Imaging，2019，12（10）：1973-1982.

[19] PASUPATHY S，AIR T，DREYER RP，et al. Systematic review of patients presenting with suspected myocardial infarction and nonobstructive coronary arteries. Circulation，2015，131（10）：861-870.

第四章　慢性冠状动脉综合征

Fabrizio Ricci，Nazario Carrabba，Amedeo Chiribiri，Pasquale Perrone Filardi

裴彩侠　孙鹏峰　译　邬小平　殷　茜　审

引　言

冠状动脉疾病（CAD）也被称为缺血性心脏病，一直是世界范围内心血管病发病率和早期死亡的主要原因，造成很高的社会经济负担。无论是阻塞性 CAD 还是非阻塞性 CAD，其病理过程的共同特点均为动脉粥样硬化斑块在心外膜动脉内积聚及冠状动脉循环功能改变，最终导致各种临床表现。该疾病发展过程是动态的，可以有很长时间的临床稳定性，也可能在任何时候变得不稳定，通常是由于斑块破裂或侵蚀引起的急性血栓性事件。需要强调的是，CAD 是慢性进展的，甚至在亚临床时期也持续进展，从未真正稳定。2019 年，欧洲心脏病学会将“稳定性心绞痛”更名为“慢性冠状动脉综合征”，以强调即使在临床潜伏阶段，疾病过程也很少出现静默，需要预防疾病进展[1]。慢性冠状动脉综合征定义了一系列可能的临床情况，包括疑似或已知 CAD 患者，并分为不同类型，每一类型都对疾病调查和治疗有影响，并进一步预示了未来发生心血管事件的不同风险。

影像学和功能学评估在慢性冠状动脉综合征的初步诊断、风险分层和后续治疗干预指导中发挥重要作用。在非侵入性成像模式中，负荷 CMR 特别适合用于为慢性冠状动脉综合征提供全面、可靠和高性价比的评估，且大量证据验证了其诊断性能、风险分层能力，以及指导血运重建术的能力[2]。随机对照试验表明，负荷 CMR 对疑似冠心病患者具有良好的诊断准确性，减少了不必要的侵入性 CAG 和不必要的血运重建术[3-4]。多中心真实世界证据证实，负荷灌注 CMR 可有效预测慢性冠状动脉综合征患者的预后[5-6]。值得注意的是，无诱导性缺血和心肌瘢痕形成与极低的主要心脏不良事件发生率、少量侵入性手术次数和低的后续缺血检测费用有关。因此，国际指南对 CMR 作为慢性冠状动脉综合征诊断评估的一线功能研究方法给予了 1 类或 2a 类建议，其至少与其他功能成像的准确性相当，如负荷超声心动图和心肌核素成像[1，7]。

负荷 CMR 提供了精准的心功能评估，以及最详细的心肌灌注和心肌活性成像，且无电离辐射之虞。负荷 CMR 对于评价具有中高风险缺血性心脏病的患者，以及具有挑战性影像学特征的患者

（女性、体重指数升高、既往血运重建、LV 功能障碍或与冠状动脉微血管功能障碍相关的疾病）尤其有价值[6]。心肌梗死的并发症，如动脉瘤或假性动脉瘤的形成、血栓、动脉壁破裂、缺血性二尖瓣反流和微血管损伤，也可以通过 CMR 来检测。

值得注意的是，在首次非 CMR 不确定性负荷实验的患者中，诱导性心肌缺血的存在及其程度与心血管病死亡率独立相关，比传统心血管风险因素预测预后的价值更高[8]。

总的来说，负荷 CMR 成像具有独特的能力，可以解决在合理诊治慢性冠状动脉综合征患者过程中的两个关键临床问题：①心肌缺血的检测和定量；②评估心肌活性，以预测冠状动脉血运重建术后可逆性心肌功能障碍。

一、心肌缺血的检测与定量分析

虽然运动和多巴酚丁胺负荷 CMR 成像，结合灌注或室壁运动分析，具有良好的准确性，但最常见和最有效的方法是使用血管扩张剂诱导心肌充血：①腺苷（adenosine），140μg/(kg·min），持续 2~4 分钟，如果每分钟心率没有增加至少 10 次，或收缩压没有下降至少 10mmHg，则考虑增加腺苷至 175 和 210μg/(kg·min）；②双嘧达莫（dipyridamole），0.14mg/(kg·min），4~6 分钟内（总剂量为 0.56~0.84mg/kg）；③瑞加德松（regadenoson），10 秒内单次静脉注射 400μg[9]。

一旦达到足够的负荷（即最大充血），即将 GBCA 注射到外周静脉获得动态 T1W CMR 图像，追踪显示团注的 GBCA 通过心室并灌注心肌时的首次通过。灌注缺损的关键诊断特征是造影剂到达并首次通过 LV 心肌。GBCA 在感兴趣区域的浓度越大，在 T1WI 上测量的信号就越强。与异常灌注心肌节段相比，GBCA 进入正常灌注心肌节段的速度更快、浓度更高，因此 T1 信号增加速度更快、幅度更大（T1 缩短效应）。通过视觉分析评估，真正的可诱导性灌注缺损：①在造影剂首次到达心肌时发生，并在数个心搏中持续高于心肌增强峰值；②在跨壁方向上超过两个像素宽度；③通常在心内膜下层最严重，向心外膜方向逐渐减轻；④负荷状态可见，但静息状态不可见；⑤出现非心内膜下梗死模式的 LGE，或延伸至延迟增强区域之外。真正的灌注缺损必须与黑边伪影进行区分，该伪影在时间和空间分辨率降低时更为明显，也是假阳性的常见原因。在缺乏心内膜下 LGE 的情况下，静息和负荷状态下均可见薄（跨壁方向只有一个像素的厚度）且短暂的心内膜下灌注缺损，这种黑边伪影通常会被识别出来，并且其常出现在相位编码方向。除了确定是否存在缺血外，还可以通过计算因缺血导致的灌注缺损的心肌节段数量来评估缺血总负荷。全自动心肌血流绝对定量分析技术，无须用户输入即可生成心肌灌注的像素级图，正在逐渐普及，且可能很快被广泛应用于临床常规评估心外膜 CAD 和冠状动脉微血管功能障碍[10]。

二、心肌活性的评估

尽管缺乏明确的证据支持心肌活性检测可以改善缺血性心脏病患者的生存率，但心肌活性成像仍然是指导临床决策和评估患者预后的重要工具[11]。心肌活性应被视为一个频谱，包括损害、顿抑、早期（功能性）冬眠和晚期（结构性）冬眠阶段，血运重建可能对其产生选择性病理生理益处[12-13]。此外，对于每一例患者，应仔细评估所观察到的CAD所致心肌病的范围和程度，以发现与CAD程度不成比例的LV功能障碍[14]，以及其他潜在的非缺血性状况（如电机械不同步、炎症和遗传性心肌病）[15]。因此，要确定CAD与心室功能的相关性，需要适当关联无创和有创检测的细节信息[16]。CMR非常适用于提供这些所需的信息。CMR评估心肌活性的基本方法是LGE成像，该方法已在组织病理学水平得到广泛验证，可用于：①检测心肌瘢痕；②识别瘢痕模式（缺血性与非缺血性）；③评估瘢痕程度。LGE代表无活性心肌成像，无心肌增强可推断可逆性心肌功能障碍，但在缺血性LV功能障碍中很少发生完全没有LGE的情况。一项对血运重建前和血运重建数月后患者的标志性研究显示，LGE的透壁范围代表了无活性心肌的透壁范围，与急性和慢性心肌梗死血运重建后功能改善的可能性呈反比。透壁性瘢痕＞50%的心肌被认为是无活性的，而功能障碍心肌中瘢痕透壁程度较低的心肌被认为是活性心肌[15]。这也适用于壁厚＜5mm的心肌节段。LGE成像在预测心肌缺乏功能恢复方面具有很高的特异性，但敏感性可能有限，特别是存在心肌水肿和中度（25%~75%）透壁性瘢痕的情况下，此时低剂量多巴酚丁胺负荷CMR探索收缩期储备或代谢成像可以作为补充[17]。

病例1　慢性缺血性左心室功能障碍

患者男，54岁，既往因LAD血栓性闭塞导致STEMI而植入药物洗脱支架，近期出现活动后轻度胸部不适和气短，行负荷CMR灌注成像进行诱导性心肌缺血和心肌活性评估。bSSFP电影序列成像显示LV严重扩大，收缩功能中度受损（LVEF 40%），前壁中段、前间隔中段和心尖部室壁变薄且室壁运动丧失（图4.1，视频4.1~4.4）。RV大小和收缩功能正常。静脉注射瑞加德松（400μg）后，负荷灌注成像未发现不匹配的灌注缺损（无诱导性缺血）。所见灌注缺损与先前心肌梗死瘢痕范围一致（图4.2，视频4.5）。注射GBCA后，早期未见LV血栓。晚期，前壁中段、前间隔中段和心尖部（6/16个无活性节段）出现透壁性强化，且有MVO的壁内低信号灶的证据（图4.3）。初始T1、T2、ECV值或远端心肌均在正常范围内。总之，负荷CMR结果与既往LAD闭塞所致心肌梗死相关的缺血性LV功能障碍相一致，出现无活性心肌，无梗死周围诱导性缺血。

视频4.1

视频4.2

视频4.3

视频4.4

视频4.5

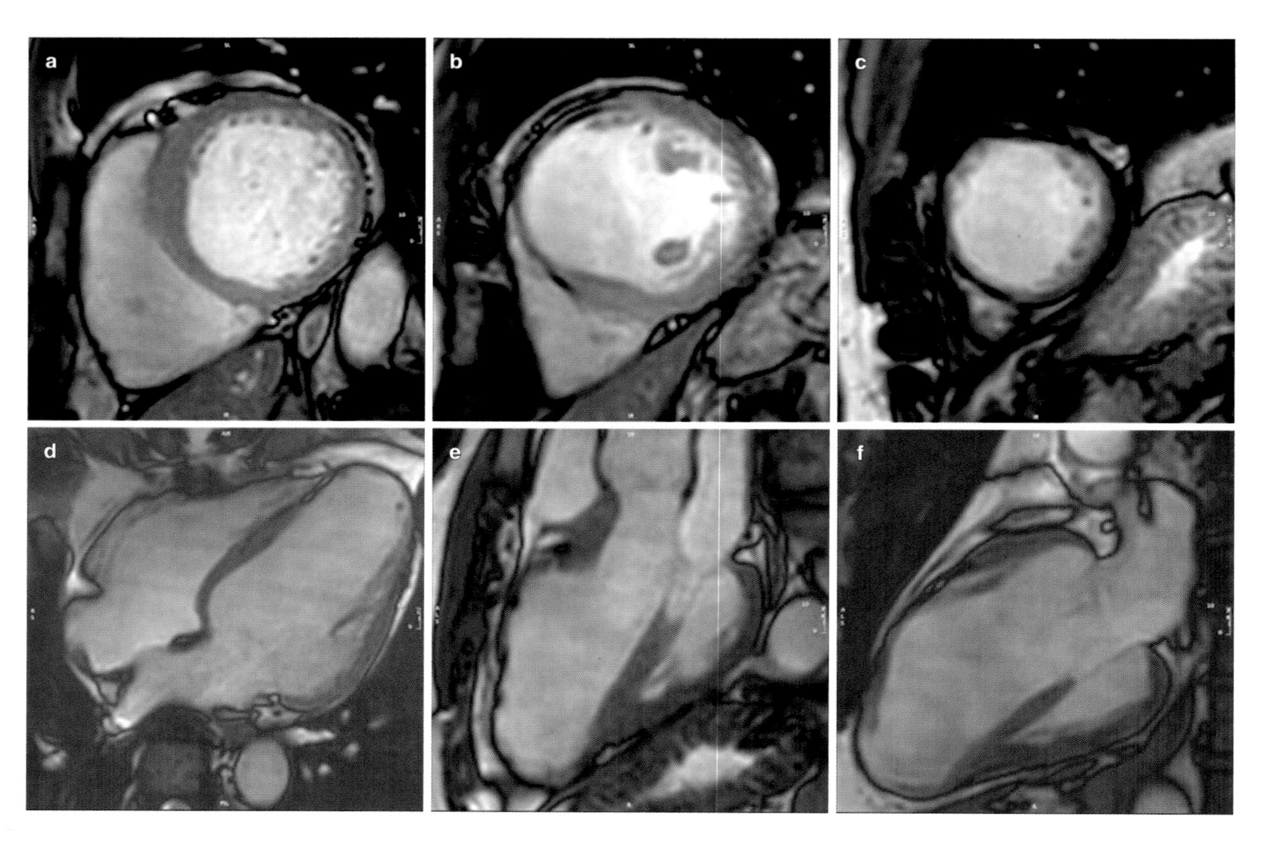

图 4.1　bSSFP 电影序列成像。短轴基底部（a），心室中部（b），心尖部（c）；四腔心（d）、三腔心（e）、两腔心（f）

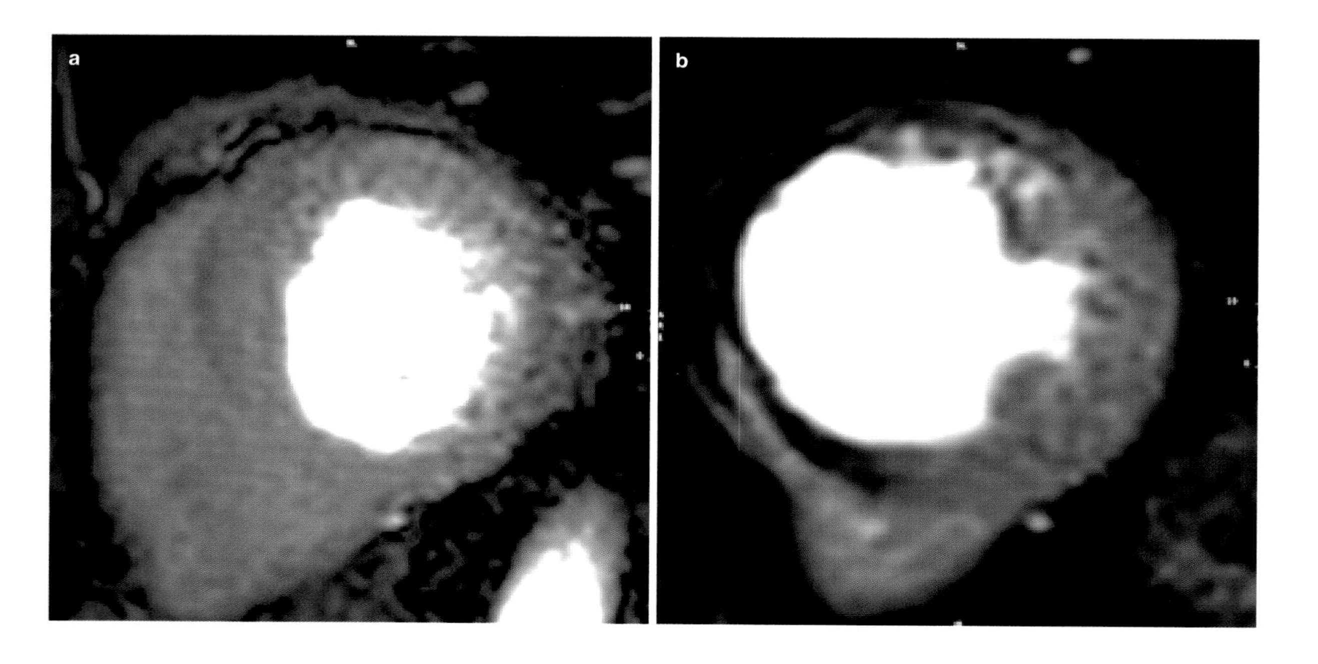

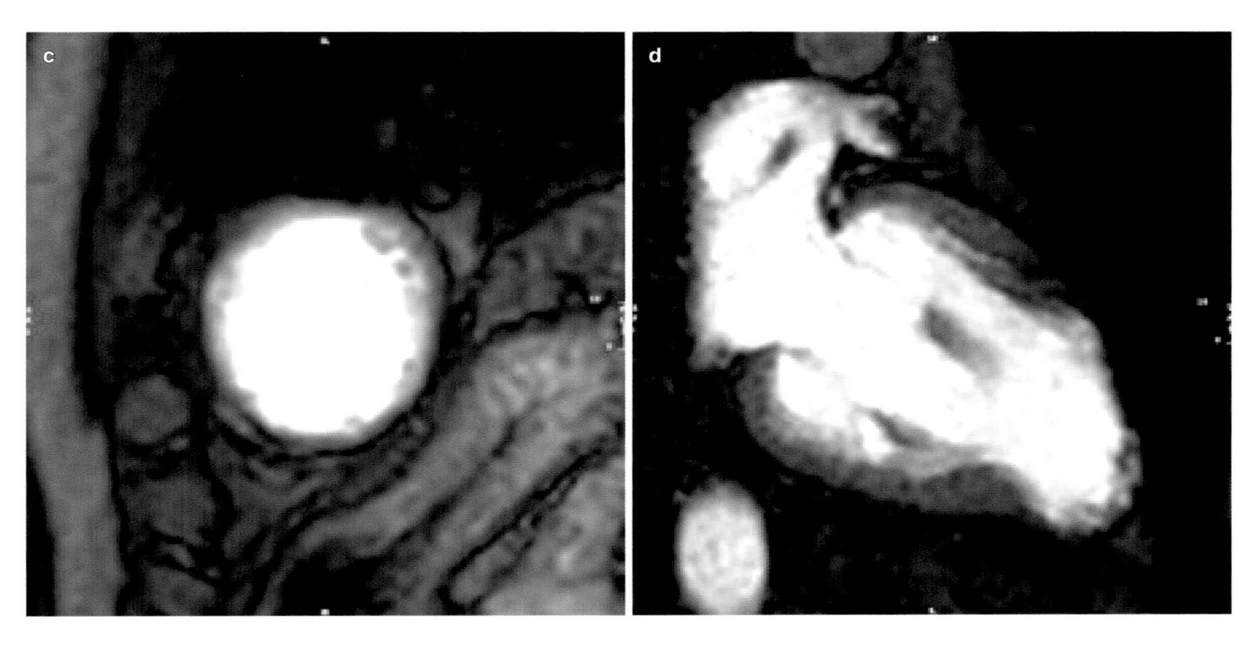

图 4.2 首过灌注图像。短轴基底部（a），心室中部（b），心尖部（c）；长轴两腔心（d）

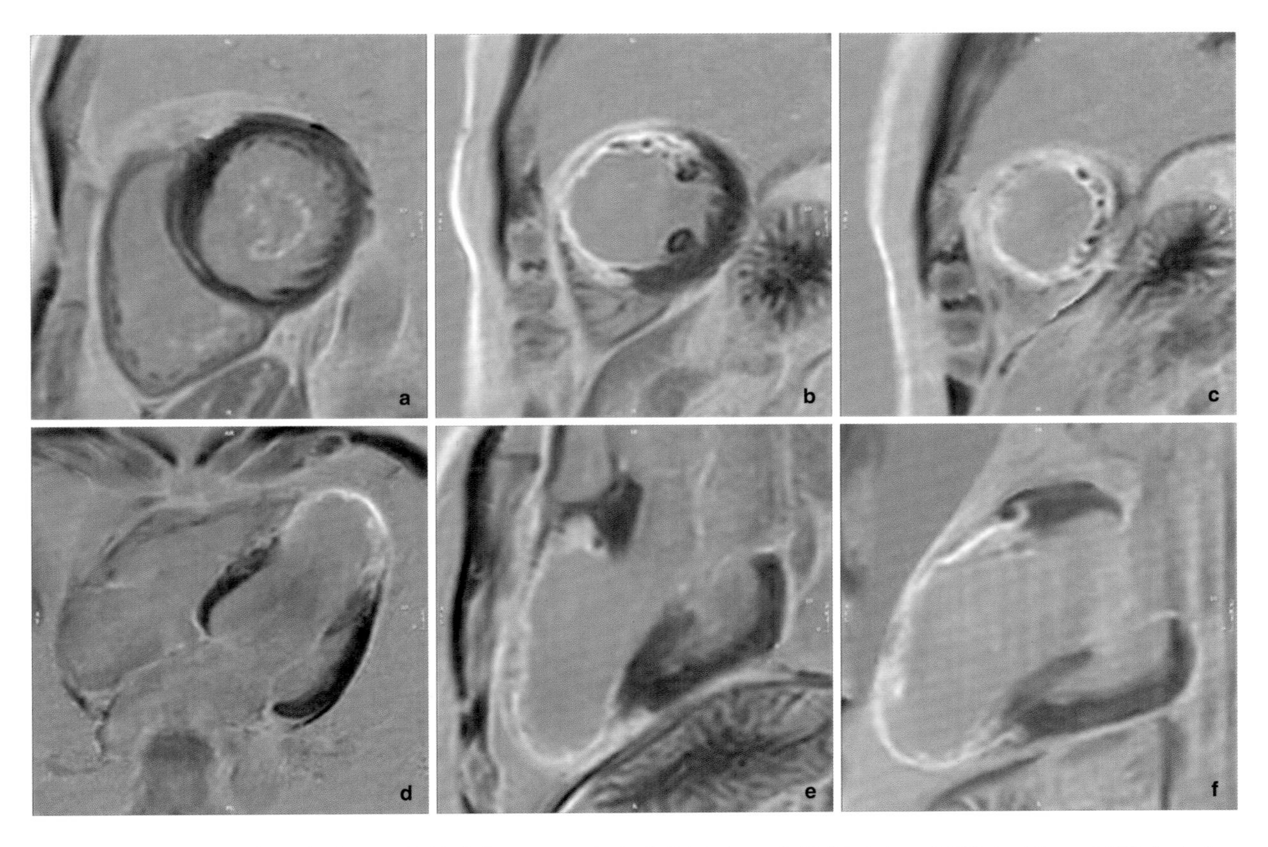

图 4.3 PSIR LGE 序列成像。短轴基底部（a），心室中部（b），心尖部（c）；四腔心（d），三腔心（e），两腔心（f）

病例 2　高血压心脏病

患者男，55 岁，因“活动时气短”就诊，既往高血压病、非扩张型 LV 心肌病病史和早发性 CAD 家族史。患者接受腺苷负荷 CMR 灌注成像，以排除诱导性心肌缺血。bSSFP 电影序列成像显示左心室舒张末期容积指数（left ventricular end-diastolic volume index，LVEDVi）正常（$94mL/m^2$），轻度收缩功能受损（LVEF 49%），基底部下间隔壁运动减弱，LV 壁轻度增厚（室间隔基底部至中部最厚处 13mm），LV 内收缩不同步和双心房轻度扩张（图 4.4a~c，视频 4.6）。腺苷注射 140μg/(kg·min) 持续 3 分钟后，负荷灌注成像显示所有心肌节段造影剂摄取均匀（图 4.5，视频 4.7、4.8）。注射 GBCA 后，早期未见 LV 血栓或 MVO，晚期可见室间隔基底部至中部心肌中层线样强化（图 4.4d~f）。初始 T1 和 T2 值均在局部正常范围内（图 4.6）。总之，双心室大小正常，LV 收缩功能轻度受损，但没有可逆性心肌灌注缺损的证据，也没有明显的陈旧性梗死。轻度 LV 肥大、双心房扩张和非缺血性室间隔瘢痕的存在，与高血压导致的相关变化一致。然而不能排除轻度 / 早期 DCM 表现，建议在 2 年内进行随访扫描。

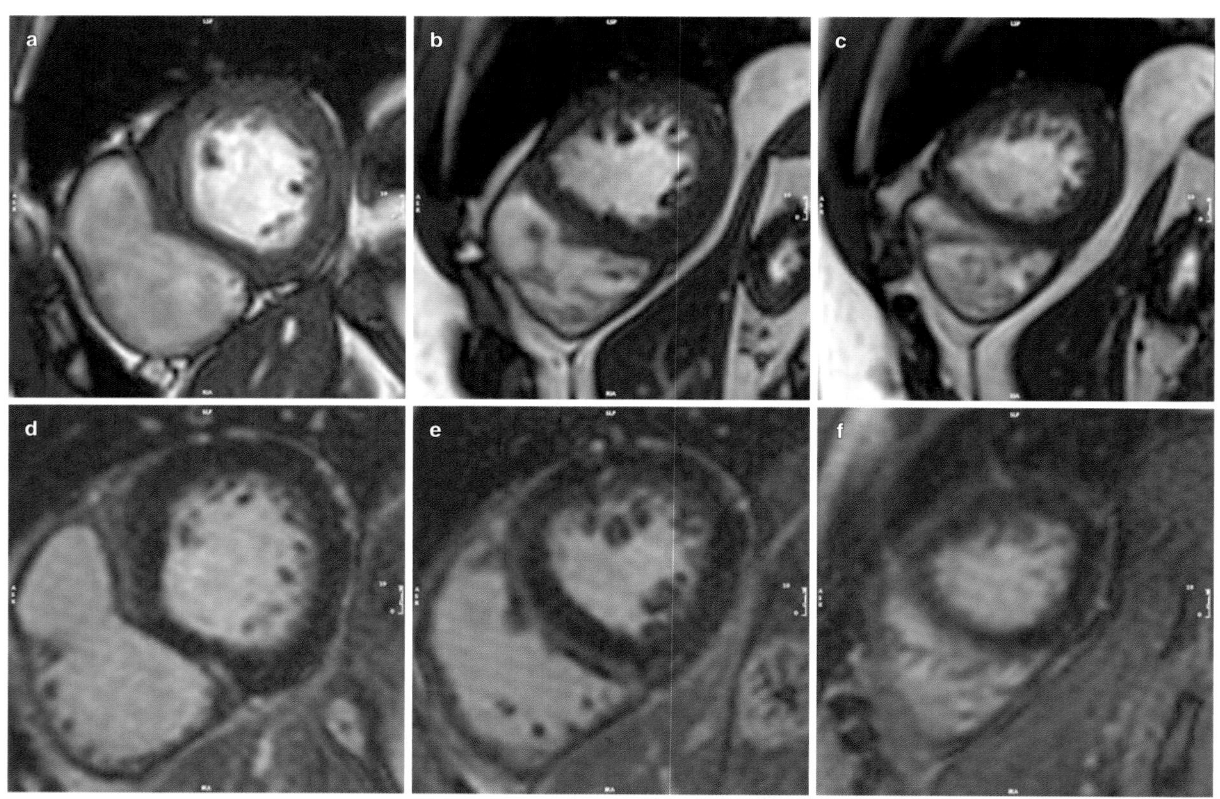

图 4.4　短轴位 bSSFP 序列成像，基底部（a）、心室中部（b）、心尖部（c）；PSIR LGE 序列成像，基底部（d）、心室中部（e）、心尖部（f）

视频 4.6

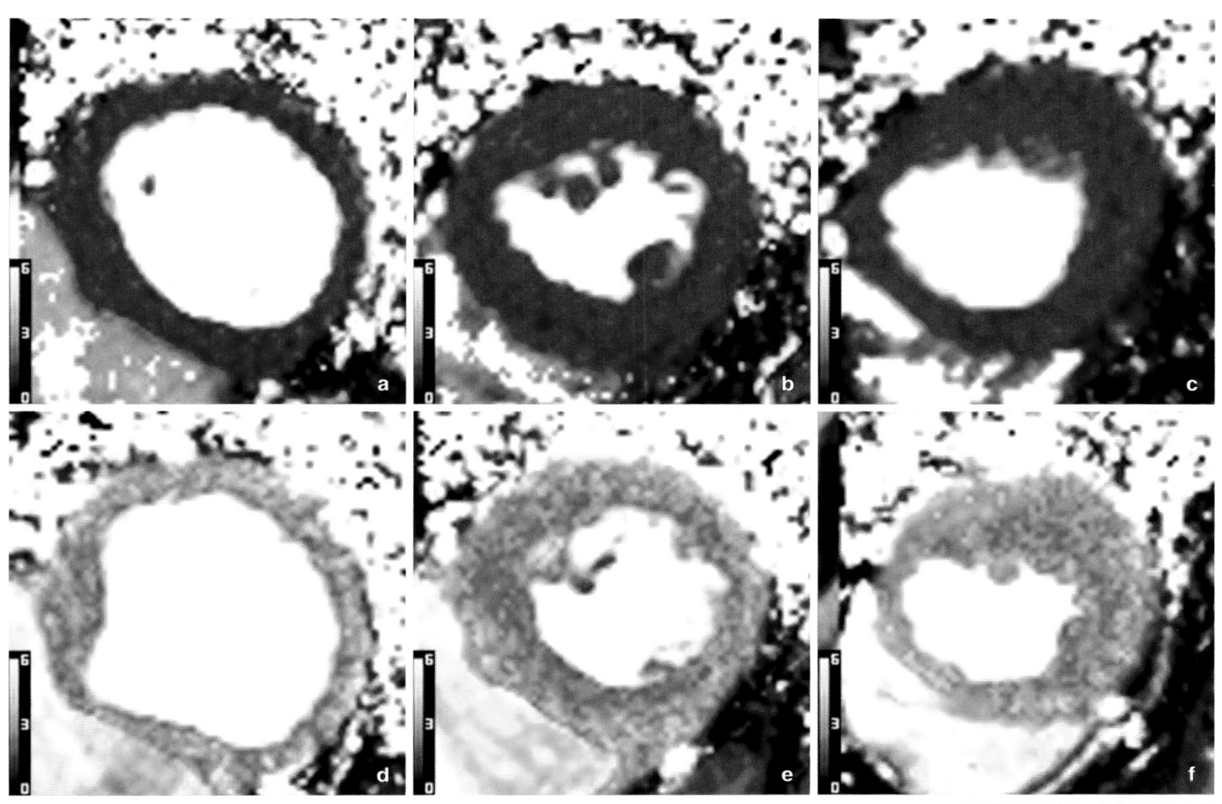

图 4.5　短轴位静息灌注，基底部（a）、心室中部（b）、心尖部（c）；短轴位负荷灌注，基底部（d）、心室中部（e）、心尖部（f）

视频 4.7

视频 4.8

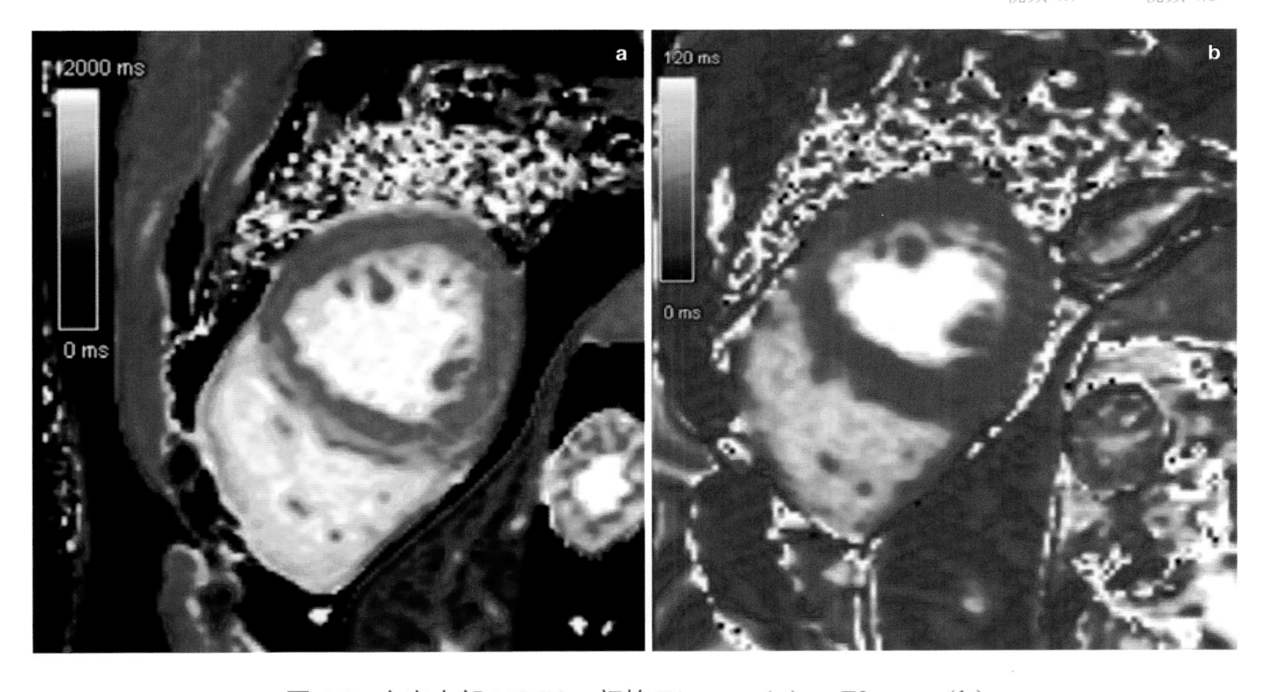

图 4.6　心室中部 MOCO。初始 T1 maps（a），T2 maps（b）

病例 3　低动力性非扩张型心肌病（非扩张型左心室心肌病）

视频 4.9

视频 4.10

视频 4.11

视频 4.12

视频 4.13

患者男，34 岁，因“气短、活动时胸痛”就诊，左乳下方呈尖锐性疼痛，心电图显示完全性左束支传导阻滞（left bundle branch block，LBBB），超声显示 LV 收缩功能障碍伴局部室壁运动异常，遂进一步行负荷 CMR 灌注成像评估 LV 收缩功能障碍和心肌缺血的病因。bSSFP 电影序列成像显示 LVEDVi 正常（88mL/m^2），伴有中度收缩功能障碍（LVEF 38%），与 LBBB 一致的 LV 收缩不同步（收缩早期室间隔异常运动或室间隔“弹跳征”）（图 4.7，黑色星号；视频 4.9~4.11），RV 收缩功能正常。输注腺苷 140μg/(kg·min）持续 3 分钟后，负荷灌注成像显示，所有心肌节段造影剂摄取均匀，与无诱导性缺血相一致（图 4.8）。以脾关闭征作为 ATP 心肌负荷成功的标志（视频 4.12、4.13）。注射 GBCA 后，早期未见 LV 血栓或 MVO，后期未见明显心肌强化（图 4.9）。总之，CMR 结果与非缺血性、非扩张型心肌病伴中度 LV 收缩功能障碍一致。在病因方面，由于鉴别诊断范围广泛，建议临床结合家族史、过量饮酒史、既往接触心脏毒性药物史和心律失常情况综合判断。

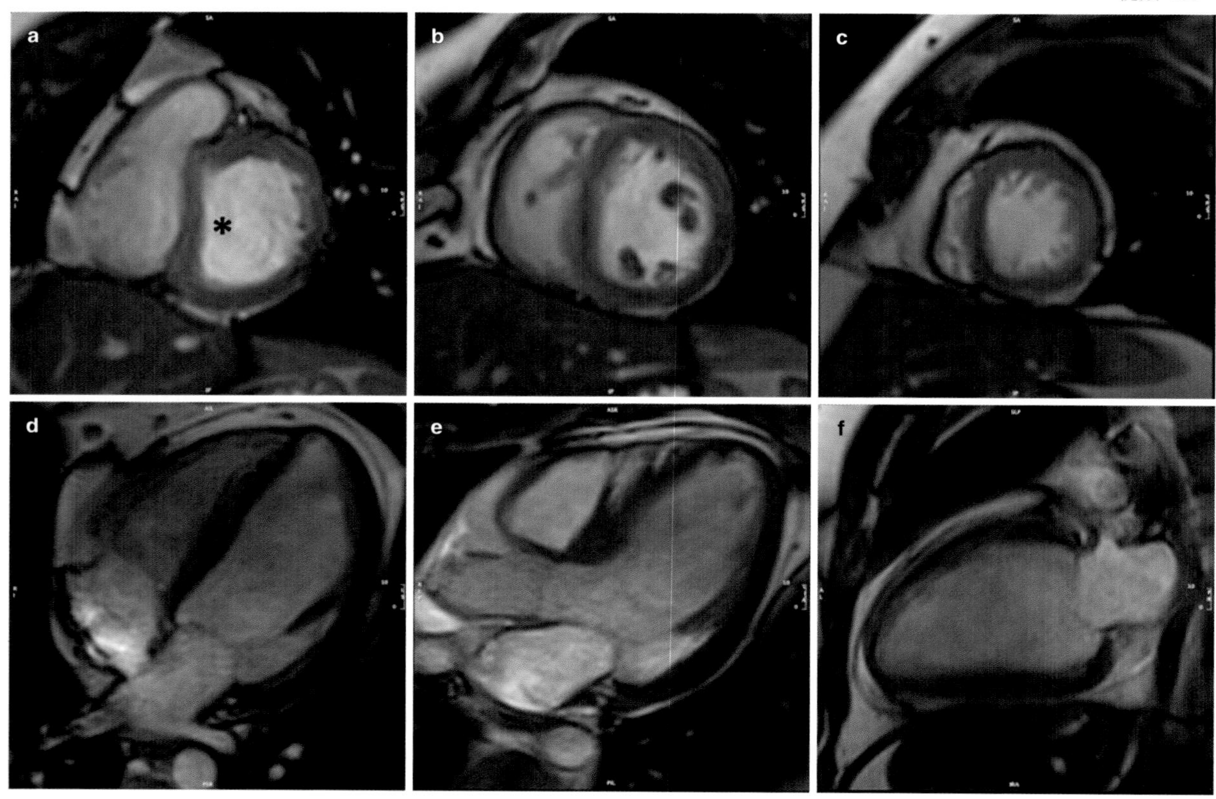

图 4.7　bSSFP 电影序列成像。短轴基底部（a）、心室中部（b）、心尖部（c），四腔心（d），三腔心（e），两腔心（f）

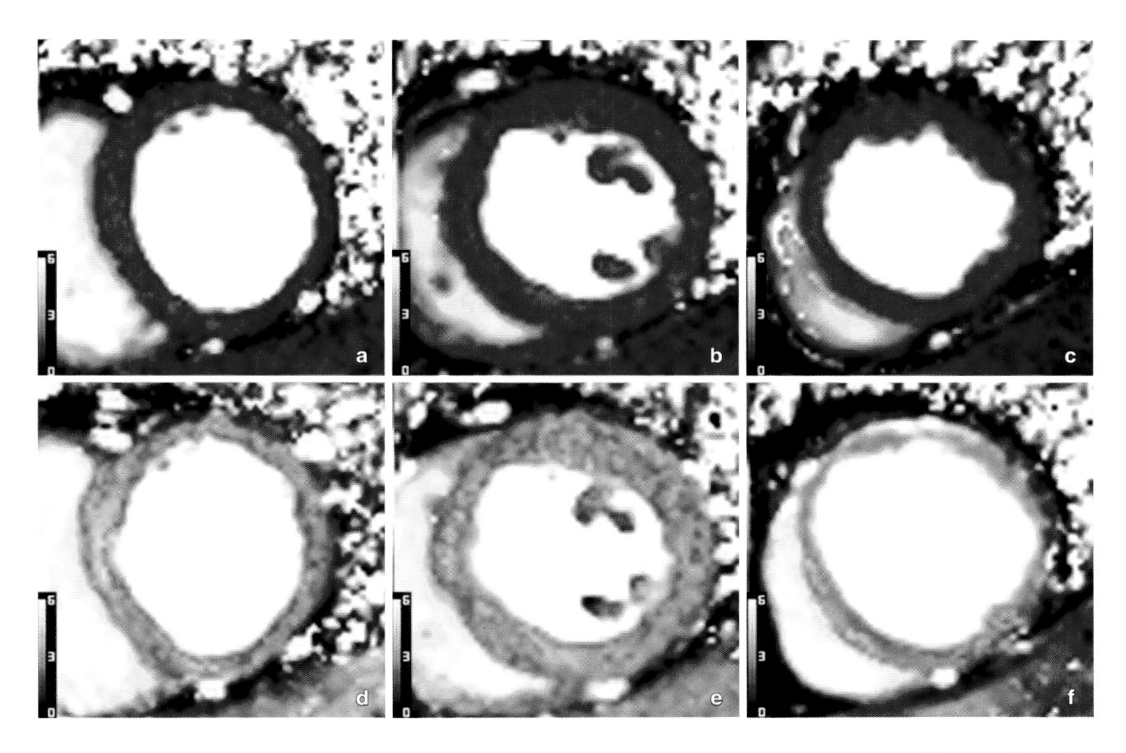

图 4.8 短轴位静息灌注，基底部（a）、心室中部（b）、心尖部（c）；短轴位负荷灌注，基底部（d）、心室中部（e）、心尖部（f）

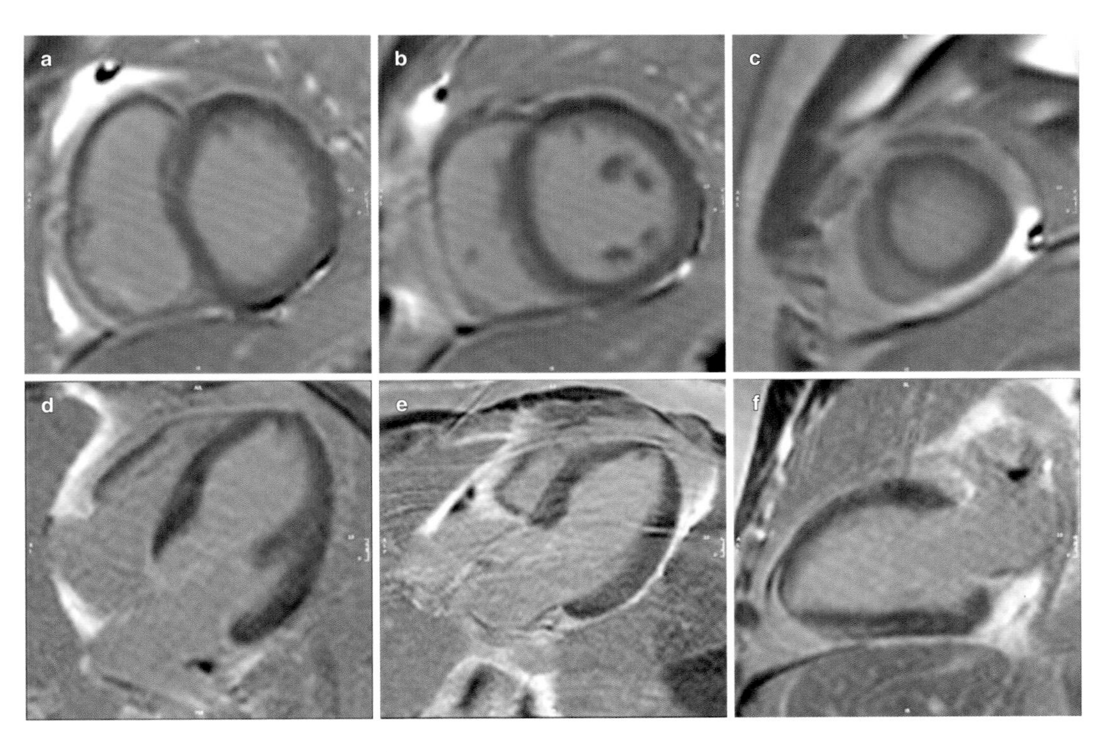

图 4.9 PSIR LGE 序列成像。自由呼吸时短轴位基底部（a）、心中部（b）、心尖部（c）；屏气时四腔心（d）、三腔心（e）、两腔心（f）

病例 4　心肌桥

患者男，58 岁，频发心绞痛，含服硝酸甘油可缓解，既往因冠状动脉多支病变行 PCI。近期复查选择性 CAG，显示 RCA 支架内中度再狭窄，LAD 及其分支处支架内血流通畅。此外，LAD 中段可见心肌桥伴收缩期压缩。应用 CMR 负荷灌注成像重新评估心肌缺血和梗死。bSSFP 电影序列成像显示双心室容积和功能正常（LVEF 58%，RVEF 54%），静息时无局部室壁运动异常，LV 壁厚度和 LV 质量正常（图 4.10）。初始 T1 和 T2 值在局部正常范围内，ECV 正常高限（合成 ECV 29%）。输注腺苷 140μg/(kg·min）持续 3 分钟后，负荷灌注成像显示心尖部前壁和侧壁存在中度至重度可诱导性灌注缺损，灌注 mapping 证实了这一点，伴有心尖部间隔壁、下壁及基底部 / 中部前壁轻度灌注缺损，表现为心肌血流量降低，MBF ＜ 2mL/(min·g)（图 4.11，视频 4.14、4.15）。注射 GBCA 后，晚期出现前乳头肌部分增强（图 4.12，黄色箭头）。总之，CMR 诊断与缺血性心脏病一致，显示为前乳头肌局灶性梗死和 LAD 中部 / 对角支区域残余诱导性缺血。

视频 4.14

视频 4.15

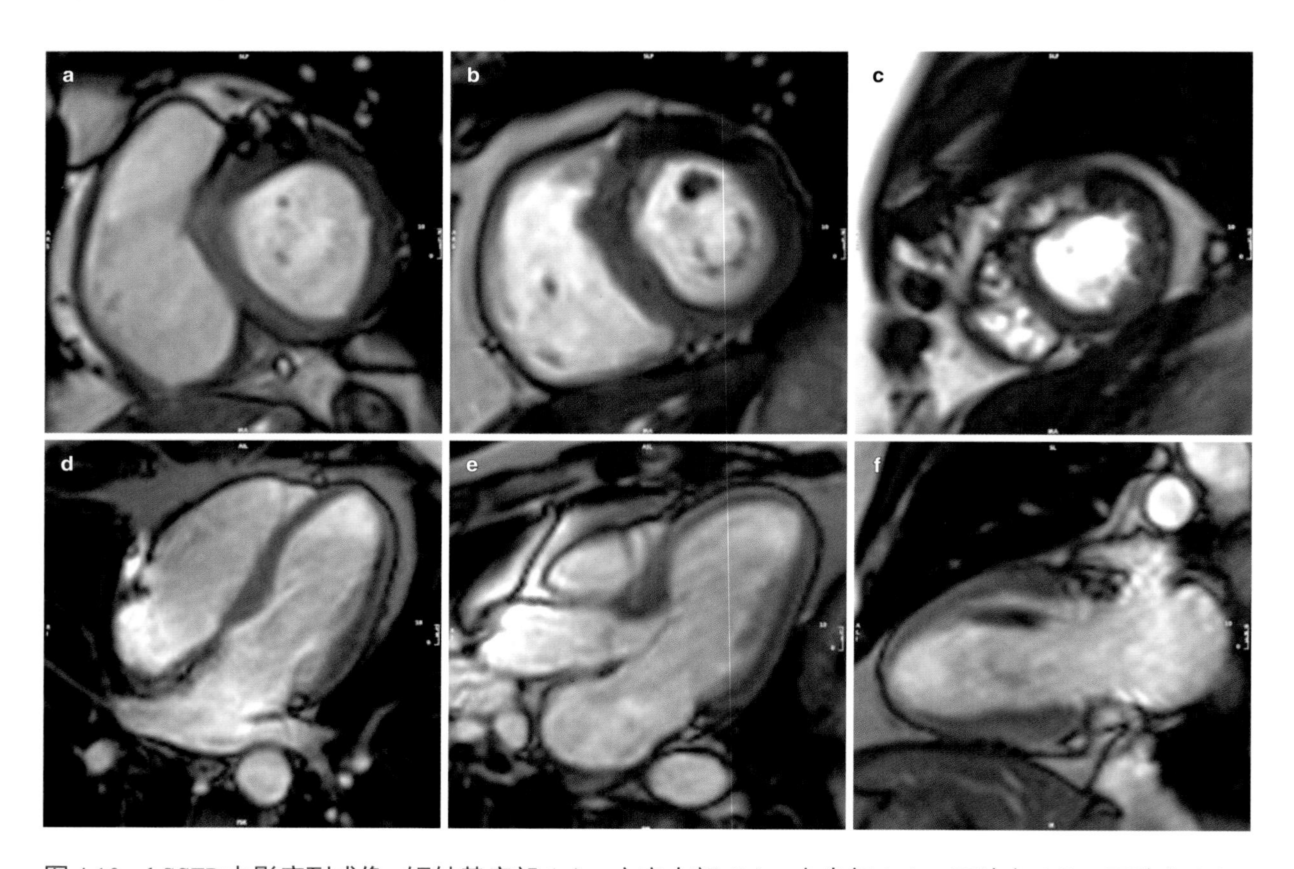

图 4.10　bSSFP 电影序列成像。短轴基底部（a）、心室中部（b）、心尖部（c）；四腔心（d）、三腔心（e）、两腔心（f）

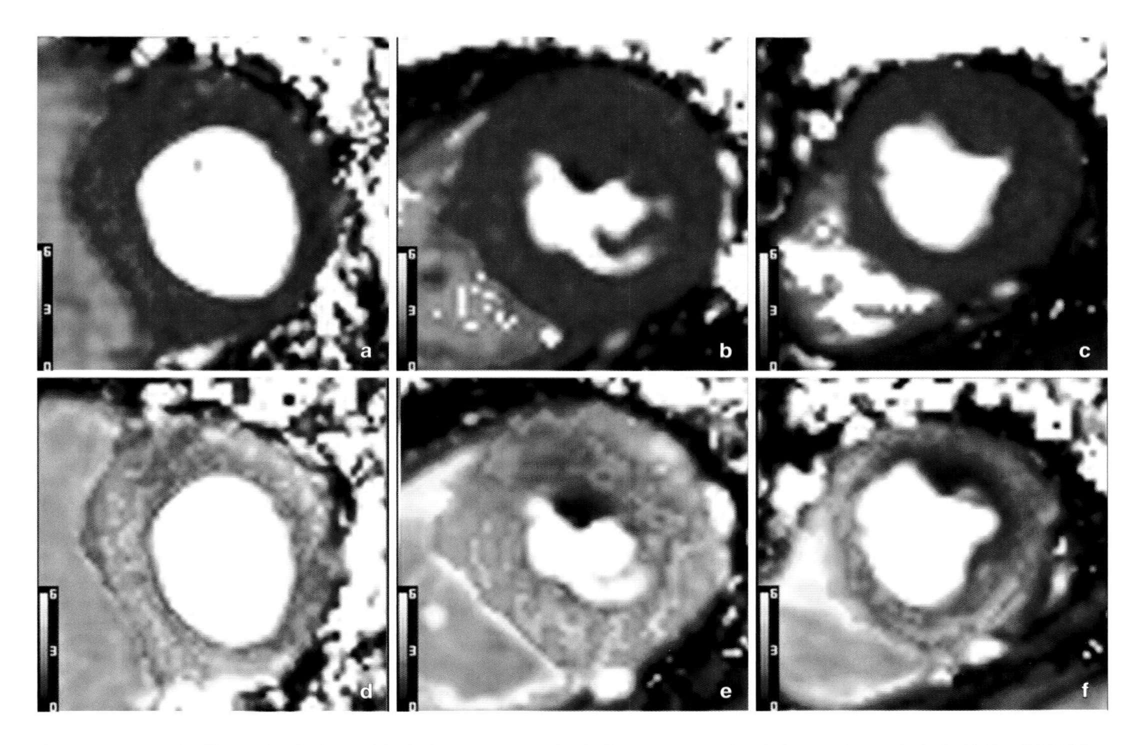

图 4.11　短轴位静息灌注，基底部（a）、心中部（b）、心尖部（c）；短轴位负荷灌注，基底部（d）、心中部（e）、心尖部（f）

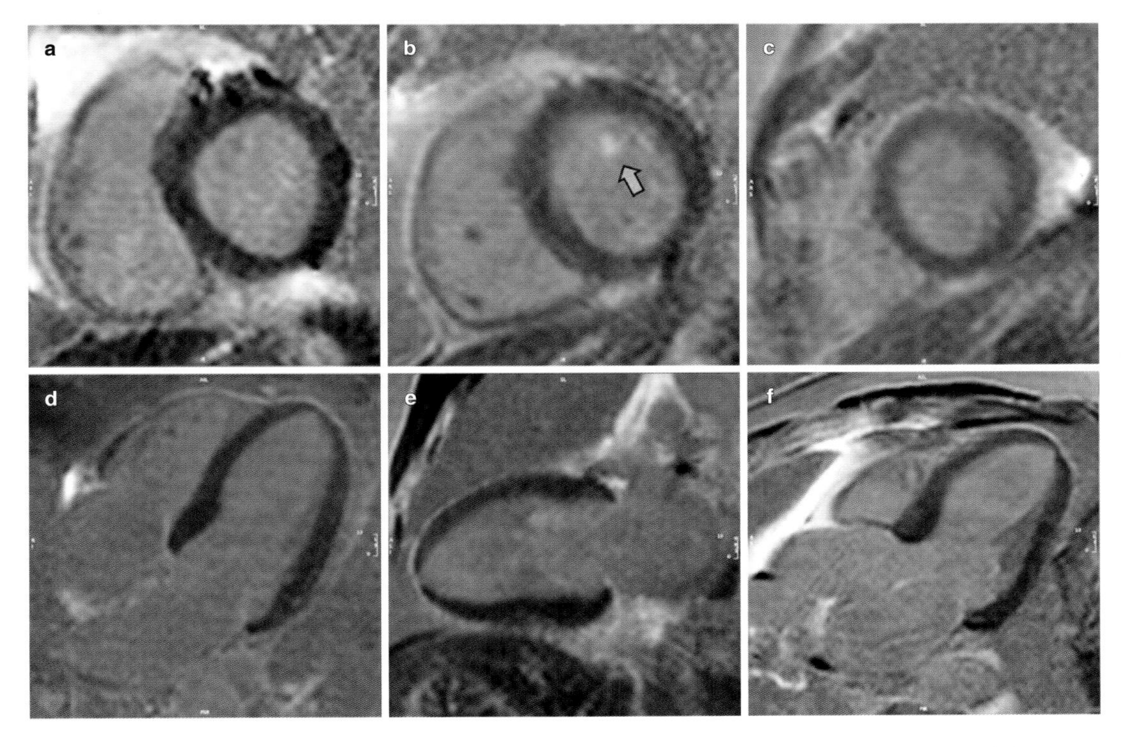

图 4.12　PSIR LGE 序列成像。短轴位基底部（a）、心中部（b）、心尖部（c），四腔心（d），三腔心（e），两腔心（f）

病例 5　冠状动脉慢性完全闭塞病变

患者男，61 岁，既往陈旧性下壁 STEMI 病史，行 RCA 球囊扩张术。此次因持续的非典型胸痛再次接受了 CAG，结果显示 RCA 慢性完全闭塞病变，LAD 轻度狭窄且血流储备分数正常。患者进一步行负荷 CMR 灌注成像以评估心肌活性和心肌缺血。bSSFP 电影序列成像显示 LV 容积正常，伴有中度收缩功能障碍（LVEF 40%），LV 基底部至下壁中部和下侧壁变薄且运动功能障碍，RV 容积正常伴有轻度收缩功能障碍（RVEF 39%）（图 4.13）。输注腺苷 140μg/(kg·min) 持续 3 分钟后，负荷灌注成像未见不匹配的灌注缺损（无诱导性缺血）。所见灌注缺陷与先前心肌梗死瘢痕区域一致（图 4.14，视频 4.16、4.17）。注射 GBCA 后，早期未见 LV 血栓或 MVO。晚期，基底部至中部下壁和下侧壁可见透壁性增强，部分在心尖部间隔壁的下侧，这与电影图像中所见局部室壁运动异常一致。没有证据显示 RV 有显著增强（图 4.15，黄色箭头）。总之，CMR 结果与既往 RCA 梗死导致的缺血性心脏病一致，表现为无活性心肌，且无梗死周围诱导性缺血。

视频 4.16

视频 4.17

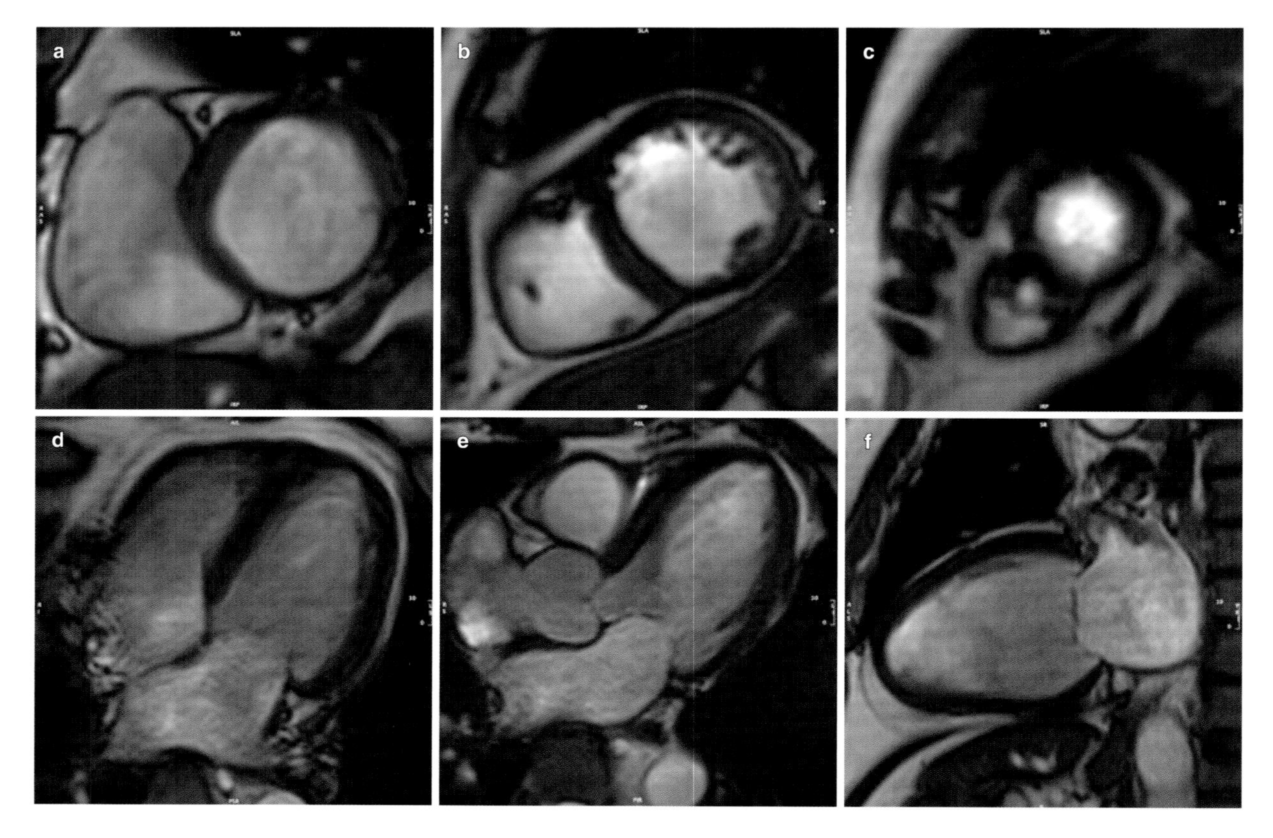

图 4.13　bSSFP 电影序列成像。短轴位基底部（a）、心中部（b）、心尖部（c），四腔心（d），三腔心（e），两腔心（f）

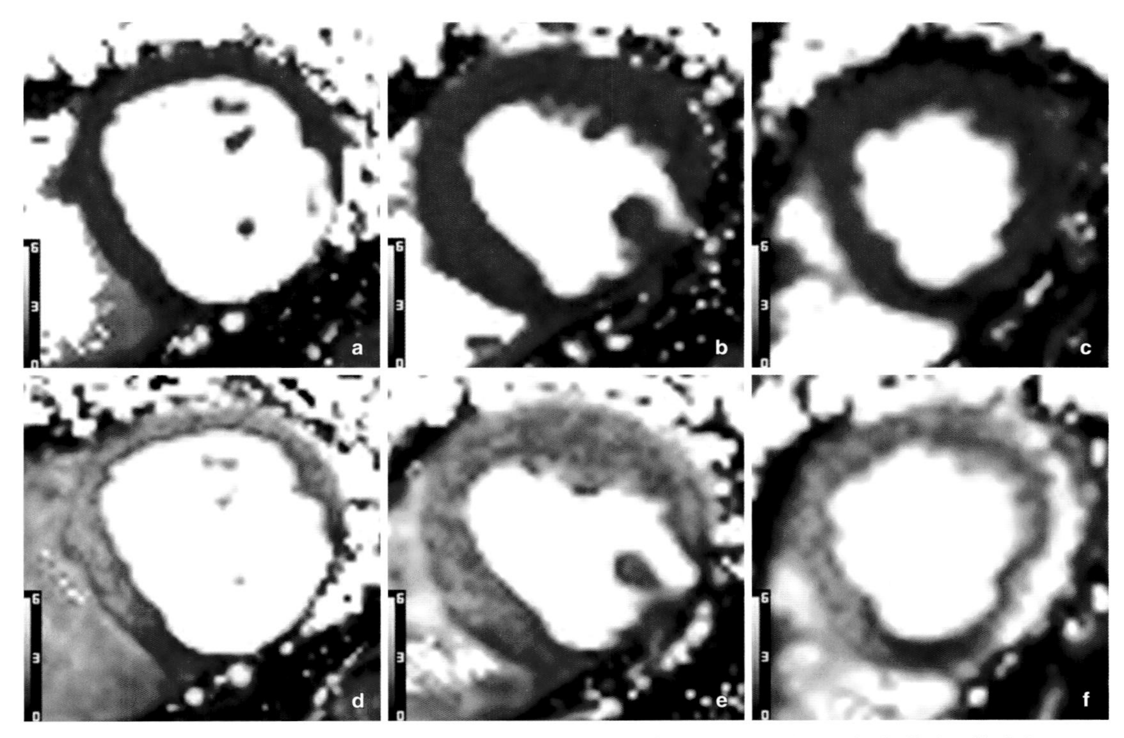

图 4.14　短轴位静息灌注，基底部（a）、心中部（b）、心尖部（c）；短轴位负荷灌注，基底部（d）、心中部（e）、心尖部（f）

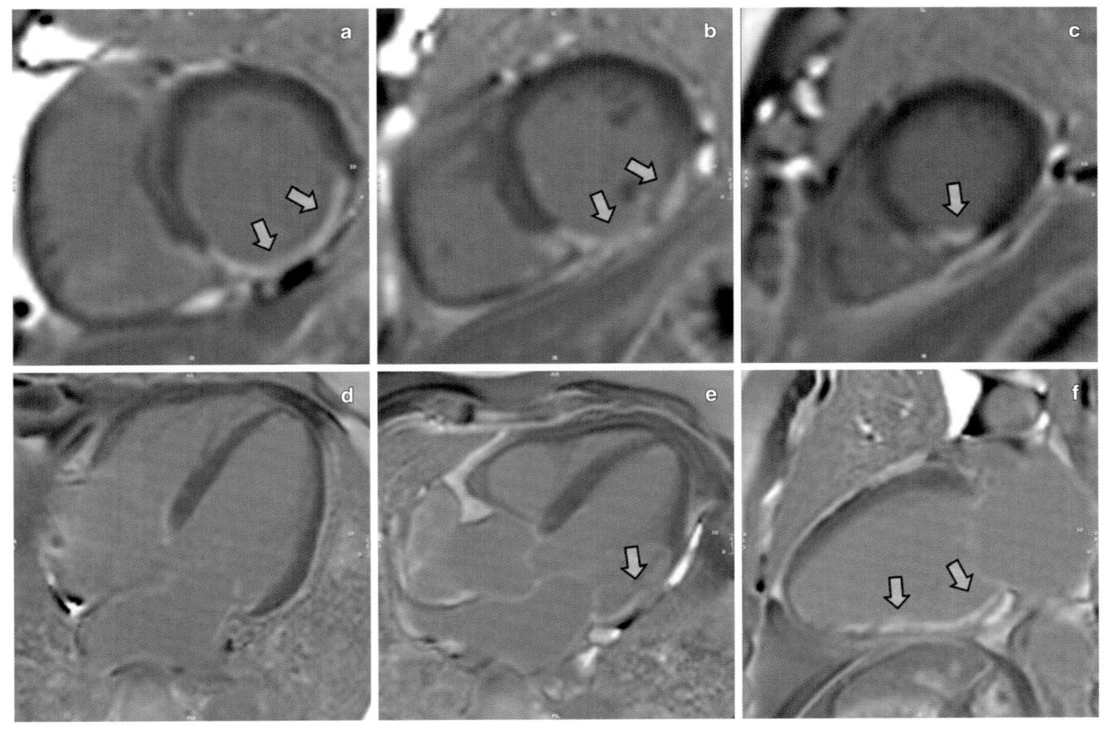

图 4.15　PSIR LGE 序列成像。短轴位基底部（a）、心中部（b）、心尖部（c），四腔心（d），三腔心（e），两腔心（f）

病例 6　早期桥血管与左主干支架内再狭窄

患者男，67 岁，既往 2 型糖尿病和高血压病史，长期吸烟史，曾行冠状动脉旁路移植术，接受左乳内动脉移植，后因左乳内动脉桥血管失败再次接受左主干 PCI 治疗。患者因“持续性劳力性胸痛和新出现的下壁 Q 波”而就诊，行负荷 CMR 灌注成像，以重新评估心肌缺血和梗死。bSSFP 电影序列成像显示双心室容积和功能正常（LVEF 62%，RVEF 58%），静息时无区域性室壁运动异常，LV 质量指数正常，LV 轻度肥大（图 4.16）。输注腺苷 140μg/(kg·min) 持续 3 分钟后，负荷灌注成像显示心肌中部至心尖部圆周状可诱导性灌注缺损，在前间隔中部和心尖部下壁信号缺失更明显（图 4.17，视频 4.18、4.19）。注射 GBCA 后，早期未见 LV 血栓或 MVO。晚期，LV 基底部至前间隔中部和下间隔壁出现心内膜下增强（25%~50%），LV 基底部前壁和中部下壁出现几乎透壁性增强（75%~100%）（图 4.18，黄色箭头）。总之，CMR 结果与三支冠状动脉供血区域内心肌瘢痕所致的相关缺血性心脏病一致，三支冠状动脉供血区域都有局灶性无活性心肌和残余诱导性缺血。

视频 4.18

视频 4.19

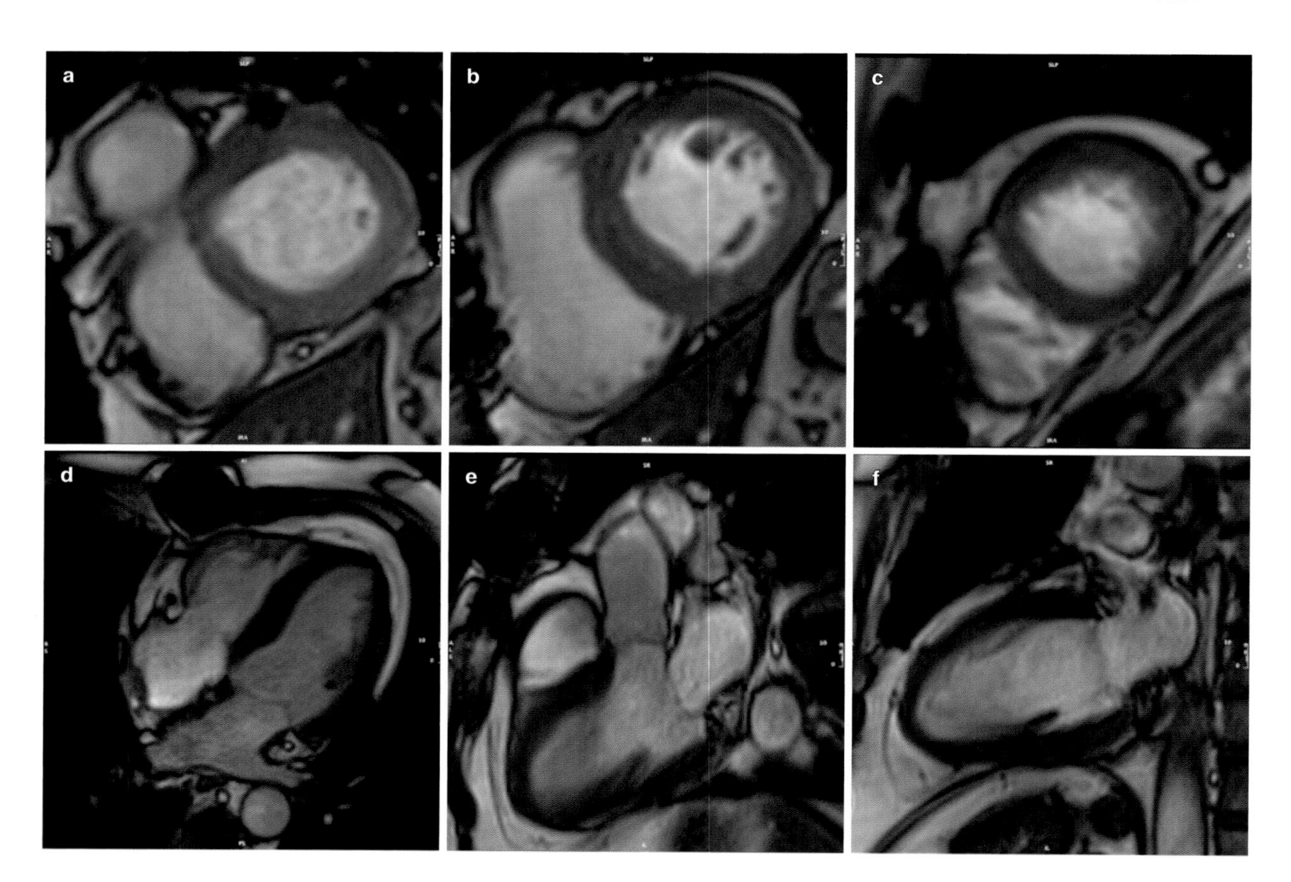

图 4.16　bSSFP 电影序列成像。短轴位基底部（a）、心中部（b）、心尖部（c），四腔心（d），三腔心（e），两腔心（f）

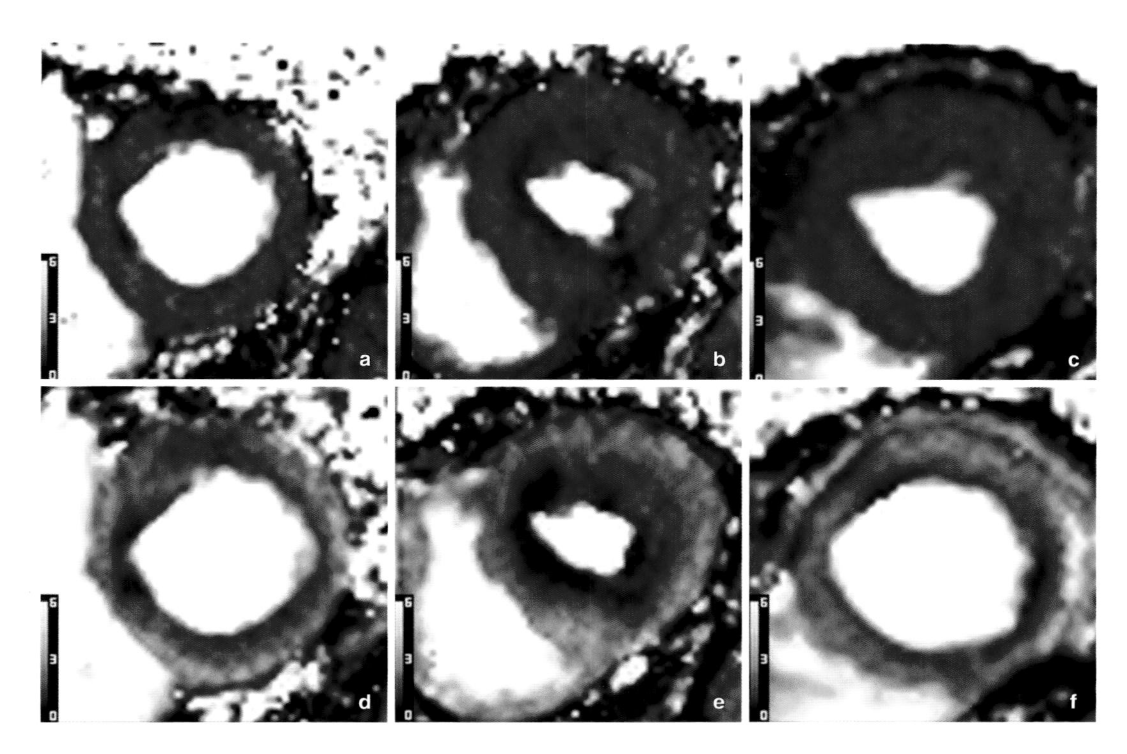

图 4.17　短轴位静息灌注，基底部（a）、心中部（b）、心尖部（c）；短轴位负荷灌注，基底部（d）、心中部（e）、心尖部（f）

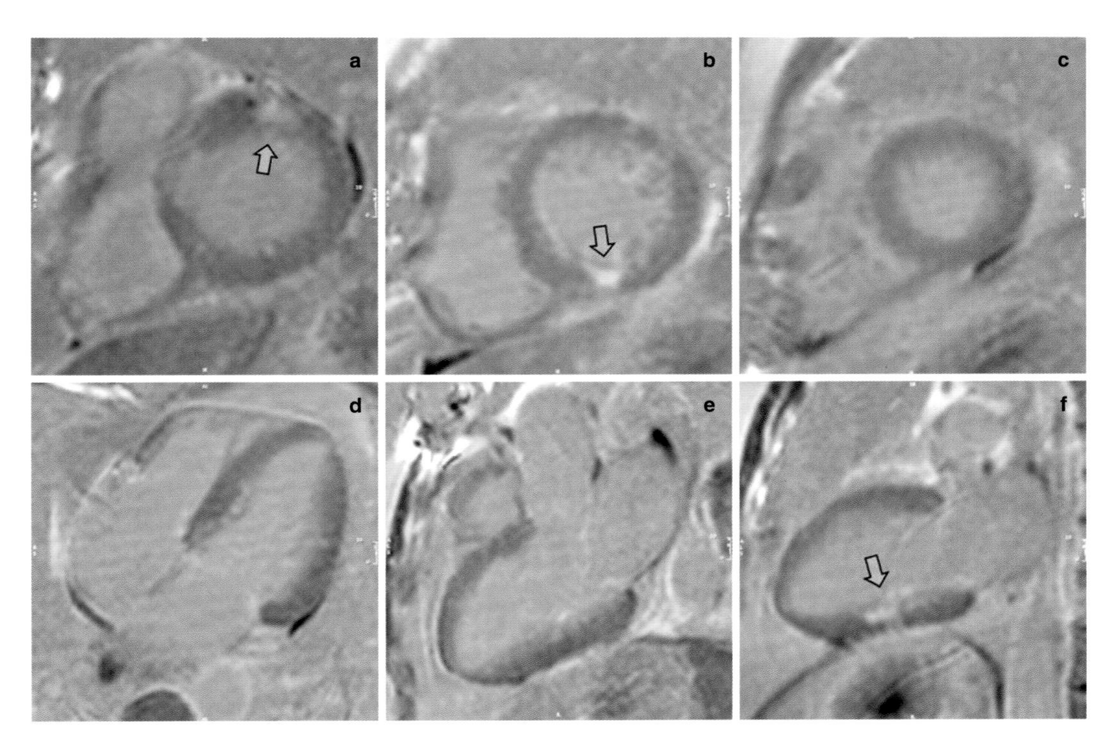

图 4.18　PSIR LGE 序列成像。短轴位基底部（a）、心中部（b）、心尖部（c），四腔心（d），三腔心（e），两腔心（f）

病例 7　冬眠心肌

患者男，53 岁，既往 STEMI、冠状动脉多支病变和完全性冠状动脉血运重建史，因“再次出现劳力性心绞痛”而就诊。患者行负荷 CMR 灌注成像，以重新评估心肌缺血和心肌活力。bSSFP 电影序列成像显示 LV 轻度扩张（106mL/m^2），中重度 LV 收缩功能障碍（LVEF 35%），心肌基底部至中部下壁和下侧壁变薄且运动功能严重减退，基底部至中部前侧壁运动功能减退（图 4.19，视频 4.20）。腺苷负荷 CMR 灌注显示中度近圆周状诱导性心肌灌注异常，超出可见的心肌瘢痕范围，特别是在间隔和心尖部（LAD 区域），此处相对无瘢痕（图 4.20，视频 4.21、4.22）。基底部前壁、基底至中部下壁、侧壁及心尖部侧壁出现心内膜下延迟增强。大多数这些节段的增强程度为 26%~50% 的透壁性，只有基底部前侧壁表现出近乎透壁性增强（图 4.21）。总之，CMR 显示所有三支冠状动脉供血区域都有广泛的心内膜下瘢痕和明显的叠加心肌缺血（在 LAD 区域最明显），只有一个心肌节段无活性（在左回旋支区域），这表明其他心肌节段进行冠状动脉血运重建成功后，功能恢复的可能性很高。

视频 4.20

视频 4.21

视频 4.22

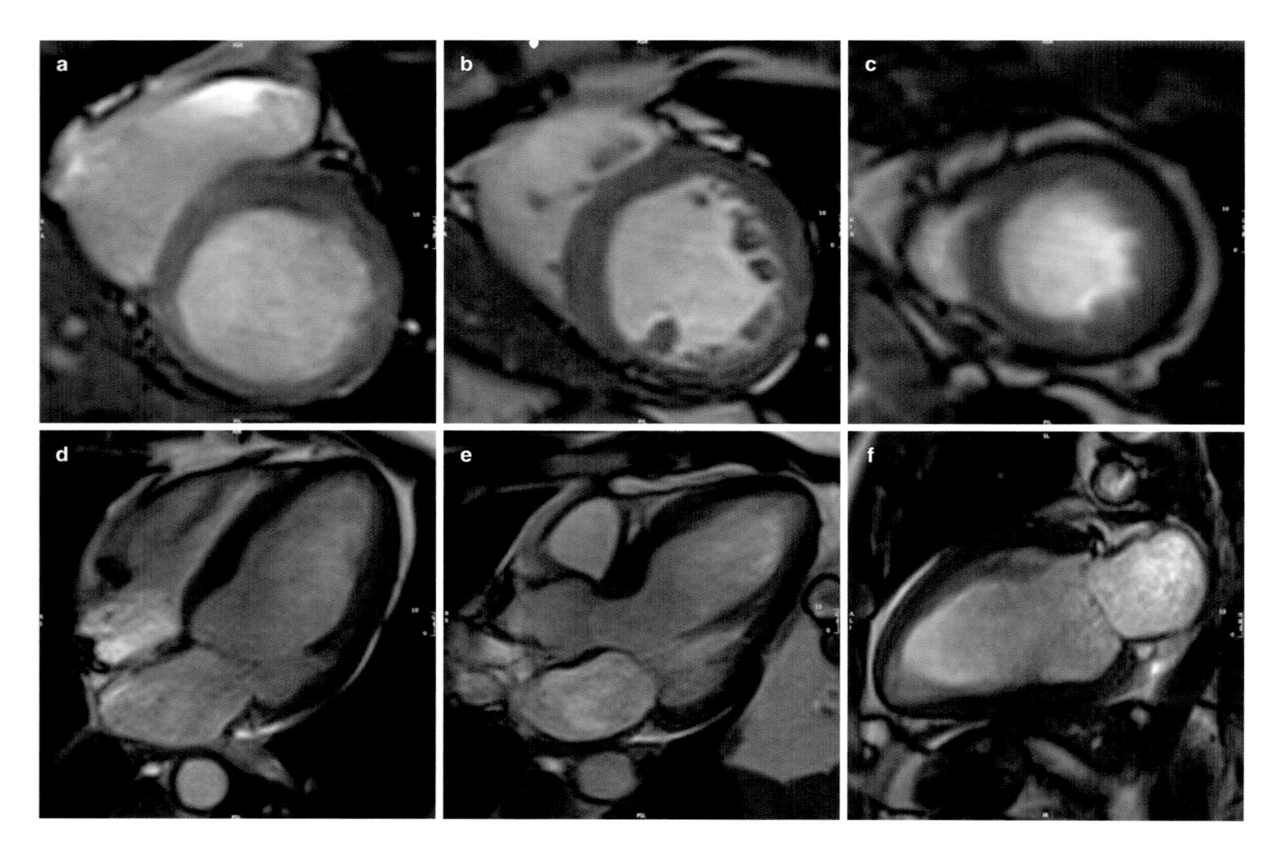

图 4.19　bSSFP 电影序列成像。短轴位基底部（a）、心中部（b）、心尖部（c），四腔心（d），三腔心（e），两腔心（f）

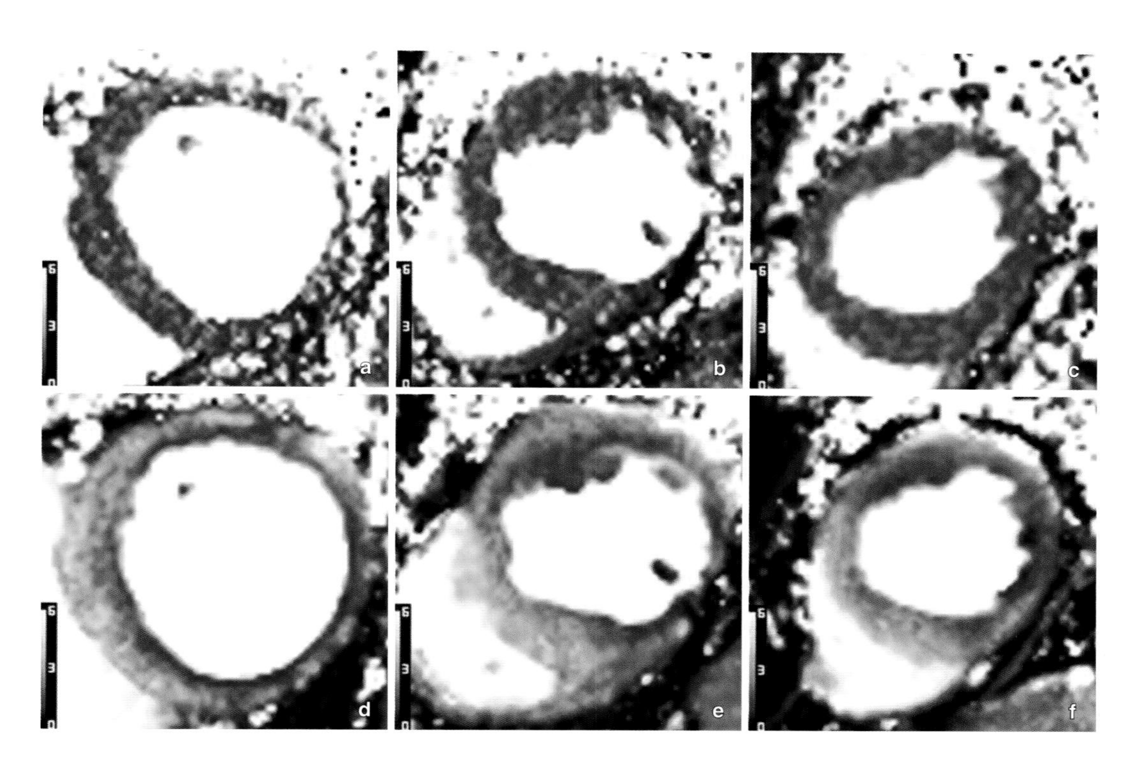

图 4.20　短轴位静息灌注，基底部（a）、心中部（b）、心尖部（c）；短轴位负荷灌注，基底部（d）、心中部（e）、心尖部（f）

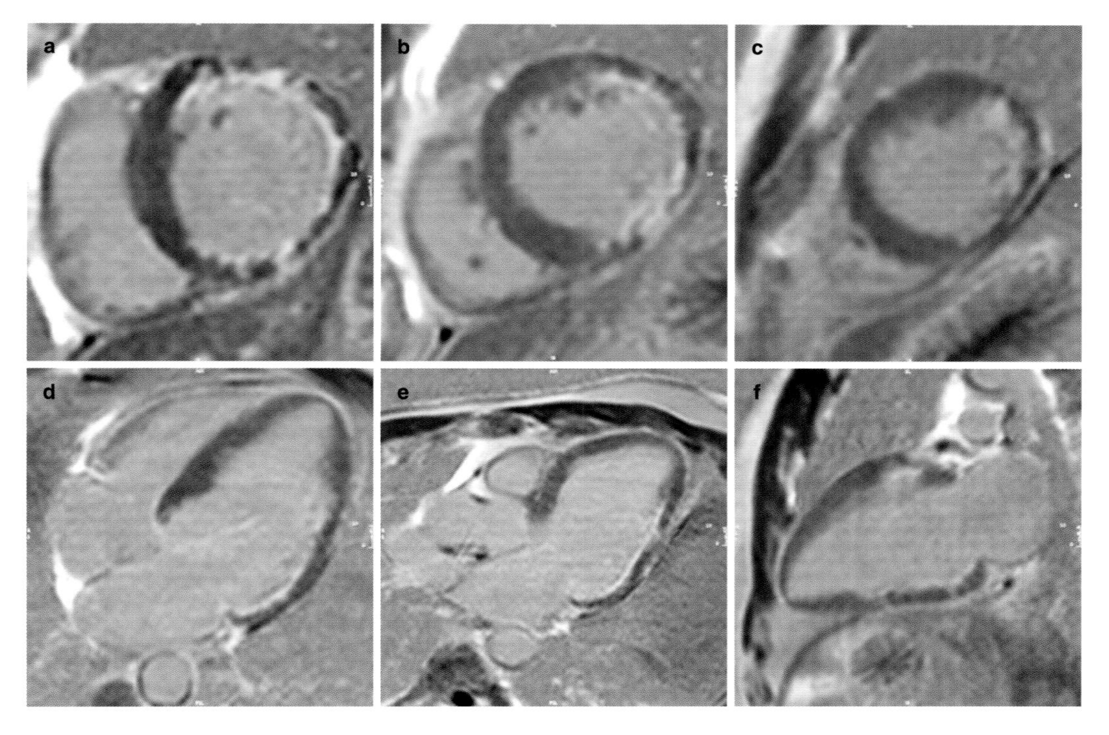

图 4.21　PSIR LGE 序列成像。短轴位基底部（a）、心中部（b）、心尖部（c），四腔心（d），三腔心（e），两腔心（f）

病例 8　冠状动脉微血管疾病

患者男，55 岁，既往高血压病史和吸烟史，因“急性胸痛”就诊于急诊科。在多次肌钙蛋白检测阴性和 CAG 正常后，进一步行负荷 CMR 灌注成像。bSSFP 电影序列成像显示 LV 大小正常，整体收缩功能轻度受损（LVEF 52%），但无静息状态下区域性室壁运动异常，LV 壁增厚（最厚处 15mm，位于中部下间隔壁）和 LV 质量增加，无 LVOT 流速增快，RV 大小正常，整体收缩功能轻微受损（RVEF 47%）（图 4.22a~c）。输注腺苷后，负荷灌注成像显示基底部和心室中部水平短暂的圆周状心内膜下灌注减低，负荷心肌血流量 MBF 1.8mL/(min·g）和心肌灌注储备值 MPR 1.3 证实了这一点（图 4.23，视频 4.23、4.24）。注射 GBCA 后，早期未见 LV 血栓或 MVO；晚期无延迟心肌增强（图 4.24）。初始 T1 和 ECV 值在正常范围内。总之，CMR 成像提示高血压心脏病。负荷灌注结果与 LV 肥厚时冠状动脉微血管疾病的程度一致，无特异性 HCM 征象。建议结合血压特征、临床表现和家族史进一步评估。

视频 4.23

视频 4.24

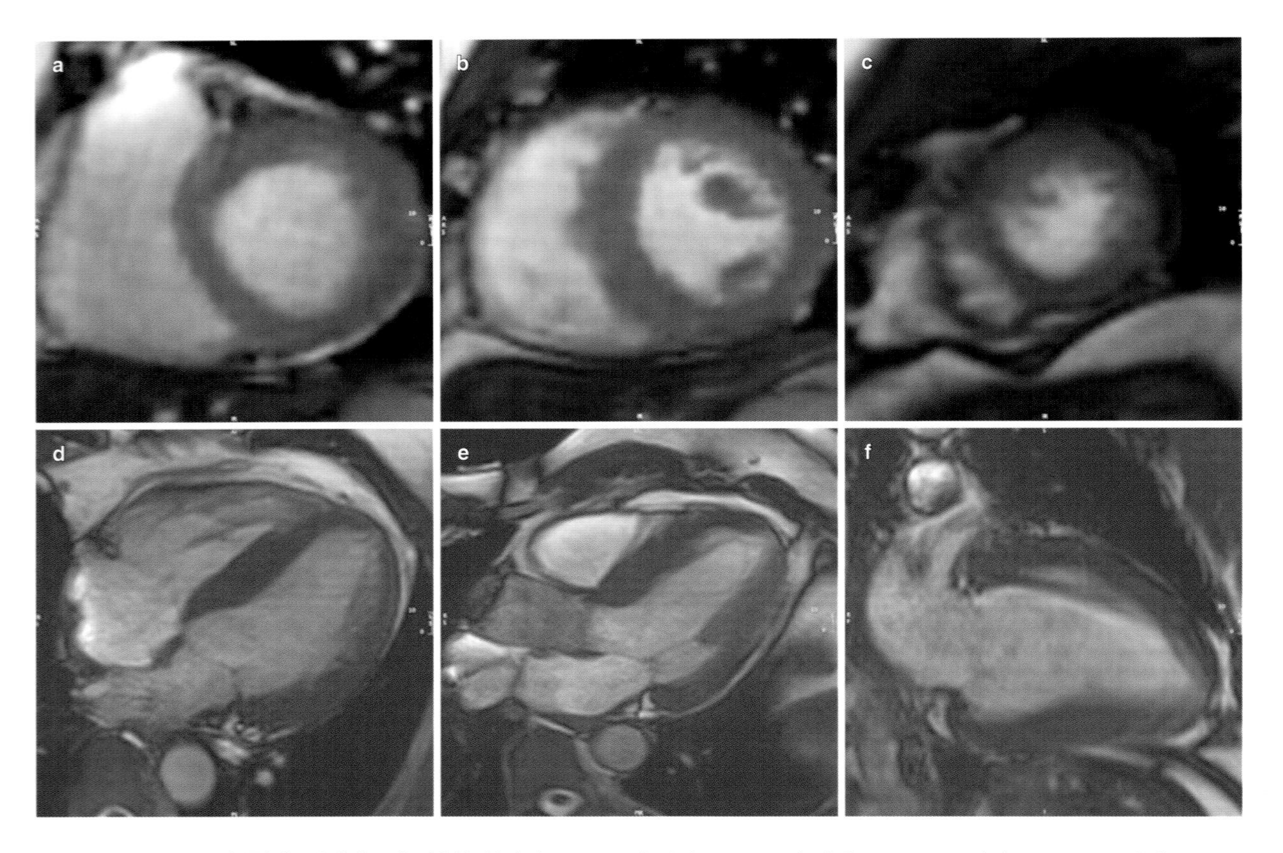

图 4.22　bSSFP 电影序列成像。短轴位基底部（a）、心中部（b）、心尖部（c），四腔心（d），三腔心（e），两腔心（f）

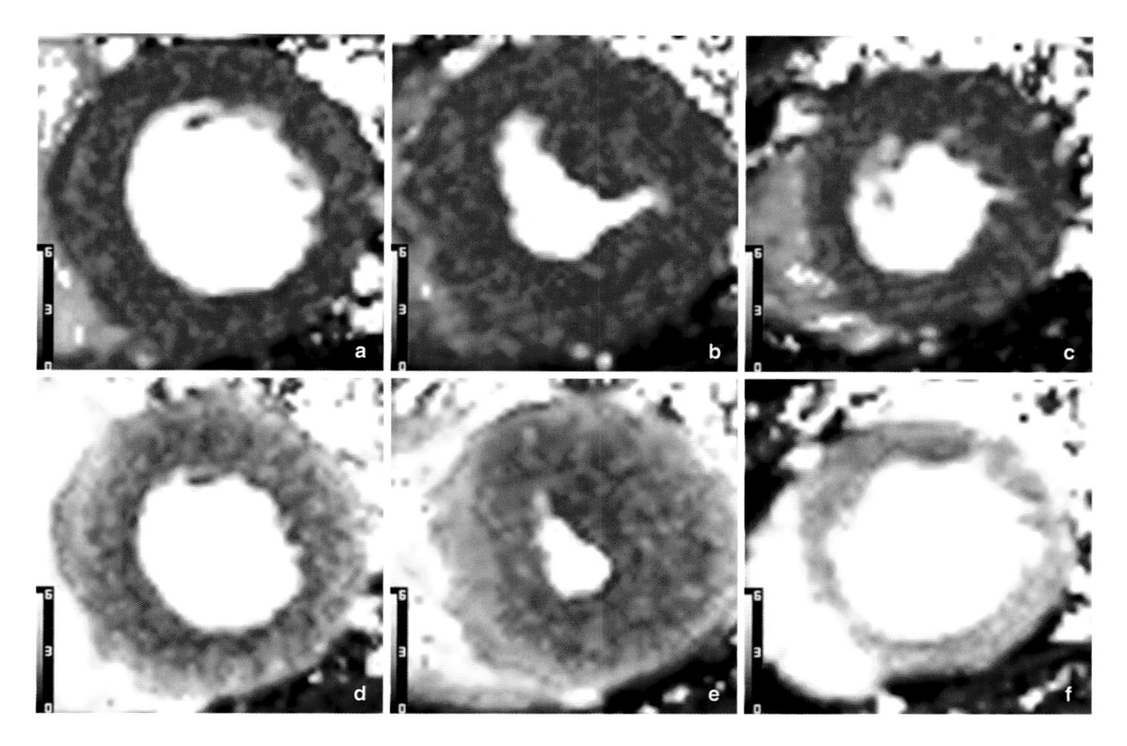

图 4.23 短轴位静息灌注，基底部（a）、心中部（b）、心尖部（c）；短轴位负荷灌注，基底部（d）、心中部（e）、心尖部（f）

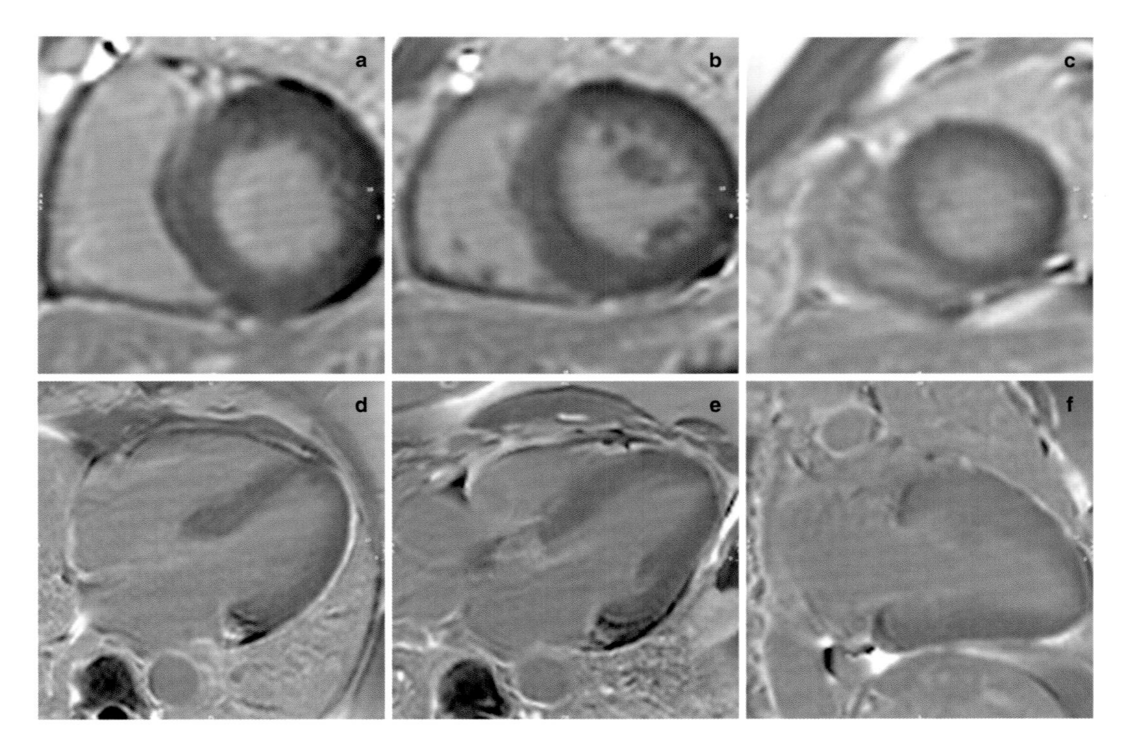

图 4.24 PSIR LGE 序列成像。短轴位基底部（a）、心中部（b）、心尖部（c），四腔心（d），三腔心（e），两腔心（f）

病例 9　冠状动脉阻塞性冠心病和冠状动脉微血管功能障碍

患者女，62 岁，因“非典型胸痛”就诊，既往高血压病史且血压控制不佳，超声心动图提示 LV 肥大。患者因 LAD 狭窄性病变接受药物治疗，此次就诊进一步行 CMR 灌注成像，以重新评估心肌缺血和梗死的程度。bSSFP 电影序列成像显示双心室大小和整体收缩功能正常，静息时无区域性室壁运动异常，LV 壁向心性增厚（中部下间隔壁最厚处 13mm），LV 质量增加（图 4.25a~c，视频 4.25）。腺苷输注 140μg/(kg·min）持续 3 分钟后，负荷灌注成像显示：①前壁和前间隔壁存在明显可诱导性灌注缺损；②负荷心肌血流量 MBF 1.6mL/(min·g）和心肌灌注储备值 MPR 1.2 证实更细微、弥漫性、圆周状心内膜下灌注减低（图 4.26，视频 4.26、4.27）。注射 GBCA 后，早期未见 LV 血栓或 MVO，晚期无心肌延迟增强（图 4.27a~f）。初始 T1 和 ECV 值在正常范围内。总之，CMR 成像提示：①高血压心脏病；② LAD 供血区域的可诱导性灌注缺损；③冠状动脉微血管功能障碍；④保留所有血管供血区域中的心肌活性。

视频 4.25

视频 4.26

视频 4.27

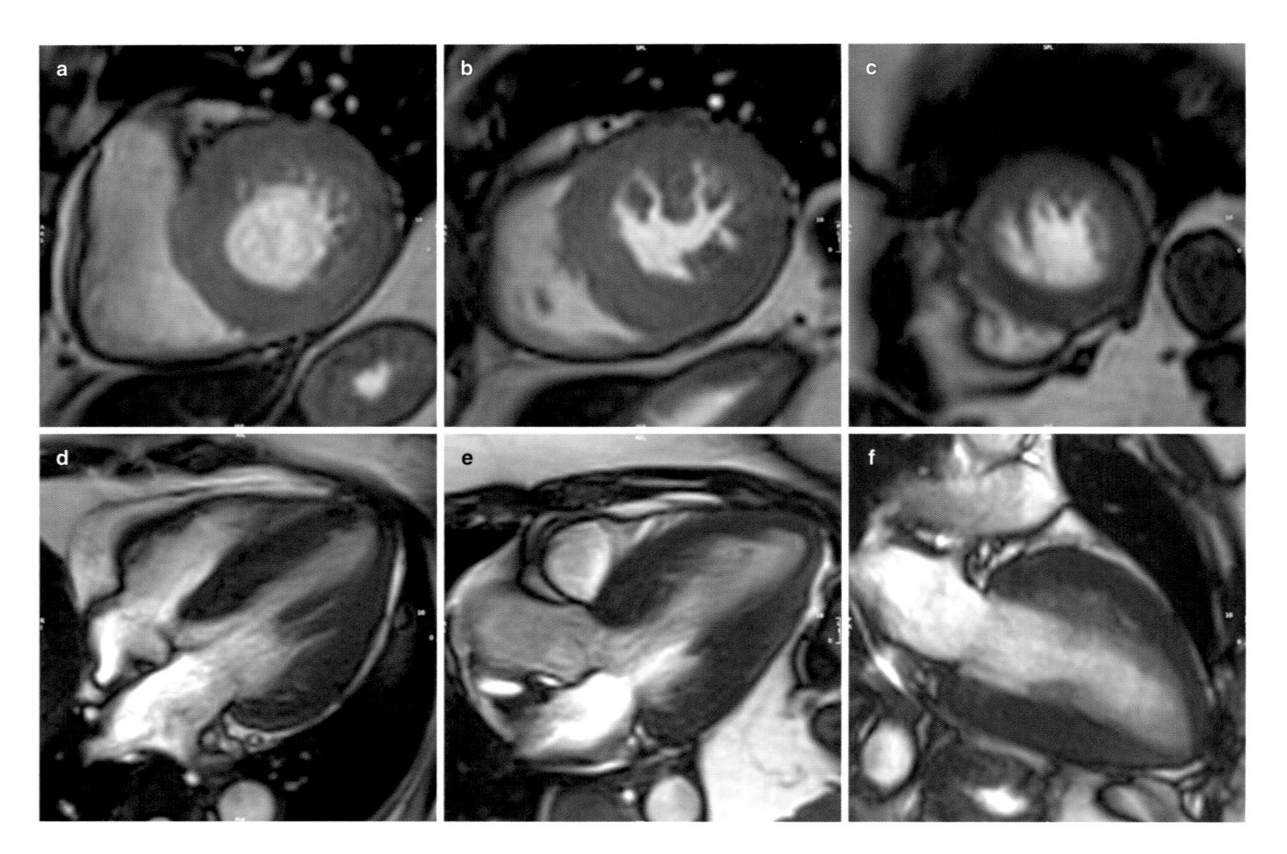

图 4.25　bSSFP 电影序列成像。短轴位基底部（a）、心中部（b）、心尖部（c），四腔心（d），三腔心（e），两腔心（f）

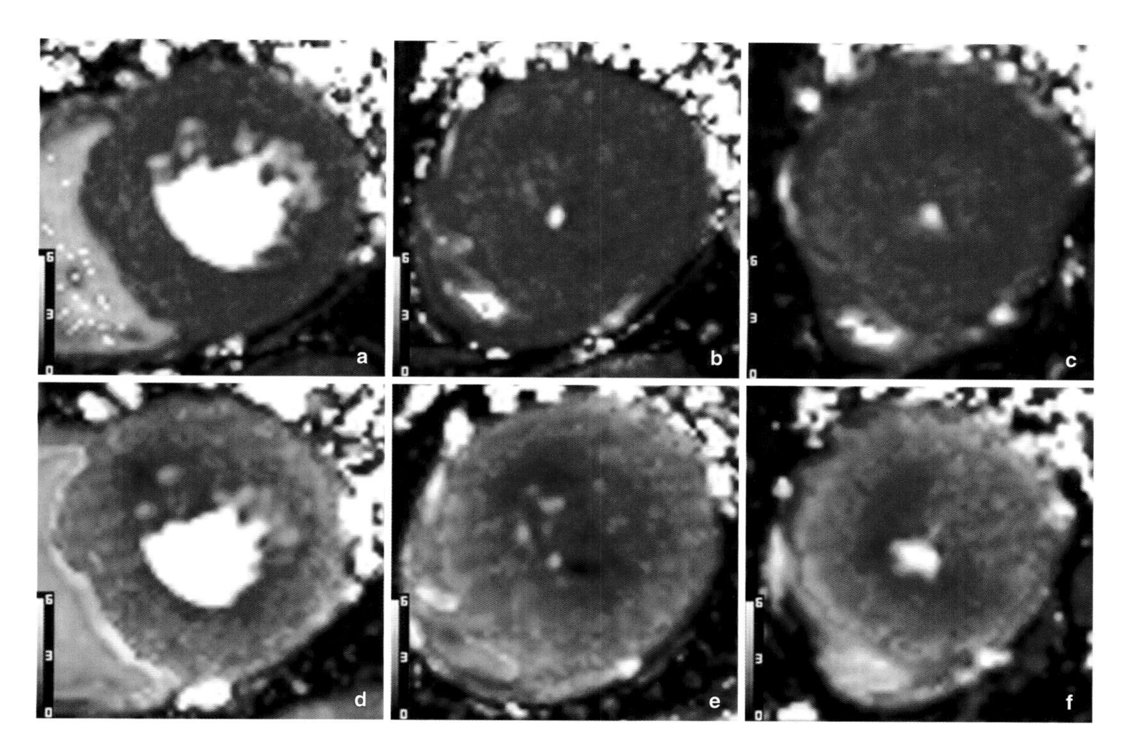

图 4.26　短轴位静息灌注，基底部（a）、心中部（b）、心尖部（c）；短轴位负荷灌注，基底部（d）、心中部（e）、心尖部（f）

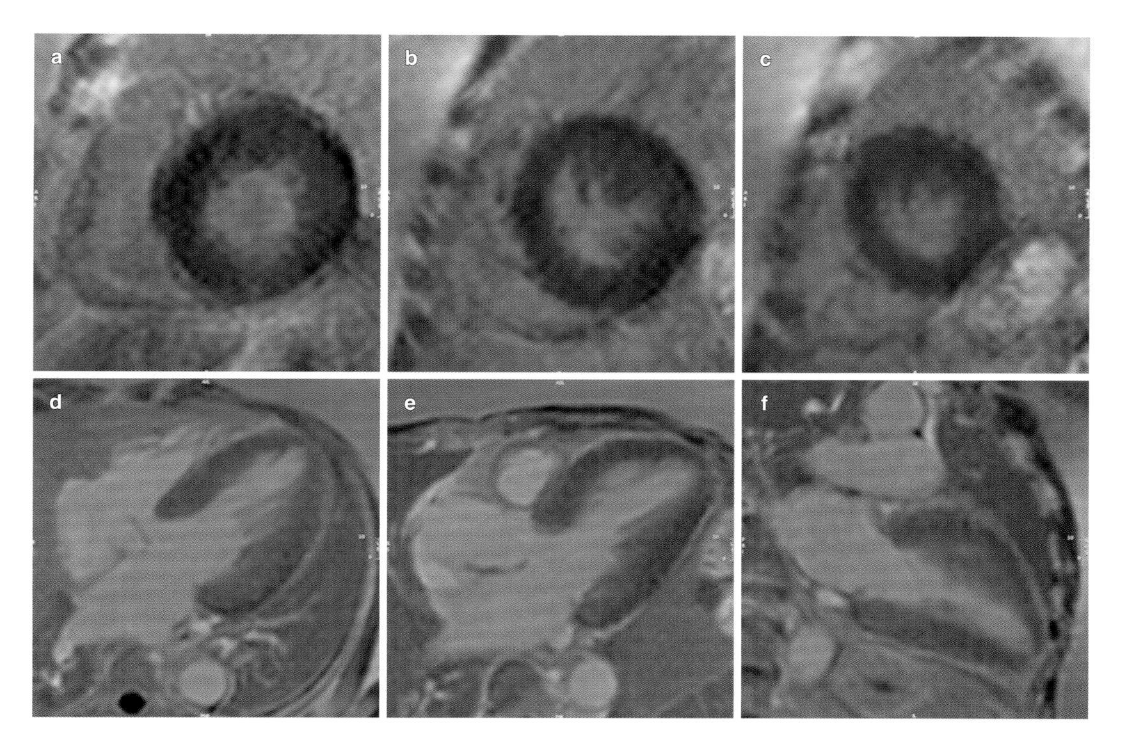

图 4.27　PSIR LGE 序列成像。短轴位基底部（a）、心中部（b）、心尖部（c），四腔心（d），三腔心（e），两腔心（f）

病例 10　肥厚型心肌病合并冠状动脉微血管功能障碍

患者男，46 岁，既往 HCM（MYBPC3 基因突变）病史，因“劳力性胸痛和反复不明原因晕厥”就诊。心电图无动态变化。bSSFP 电影序列成像显示中度（17mm）不对称室间隔肥厚（图 4.28a~c，视频 4.28），LV 功能亢进，二尖瓣收缩期前向运动，二尖瓣反流和 LVOT 血流速度增快。PSIR LGE 序列成像显示心肌肥大区域有轻度斑片状纤维化（图 4.28d~f）。静脉注射瑞加德松（400μg）后，负荷灌注成像显示可诱导性的圆周状灌注减低，主要涉及中部和心尖部，由负荷心肌血流量〔MBF 1.7mL/(min·g)〕和心肌灌注储备值（MPR 1.9）证实（图 4.29，视频 4.29、4.30）。CT CAG 显示冠状动脉通畅（图 4.30）。在 48 小时心电图监测中记录到频发的非持续性室性心动过速（non-sustained ventricular tachycardia，NSVT）后，患者开始服用 80mg 纳多洛尔，并植入 ICD。一年后，患者在睡眠中发生了恰当的 ICD 放电。非冠状动脉阻塞性缺血性疾病是 HCM 相关的疾病途径，小血管疾病和不良的微血管重构会损害心肌充血反应。微血管功能障碍在替代性纤维化区域更为普遍，且随着疾病严重程度的增加而恶化，但即使在表现正常的心肌中，灌注也可能异常，这表明其可能发生在疾病的早期。

视频 4.28

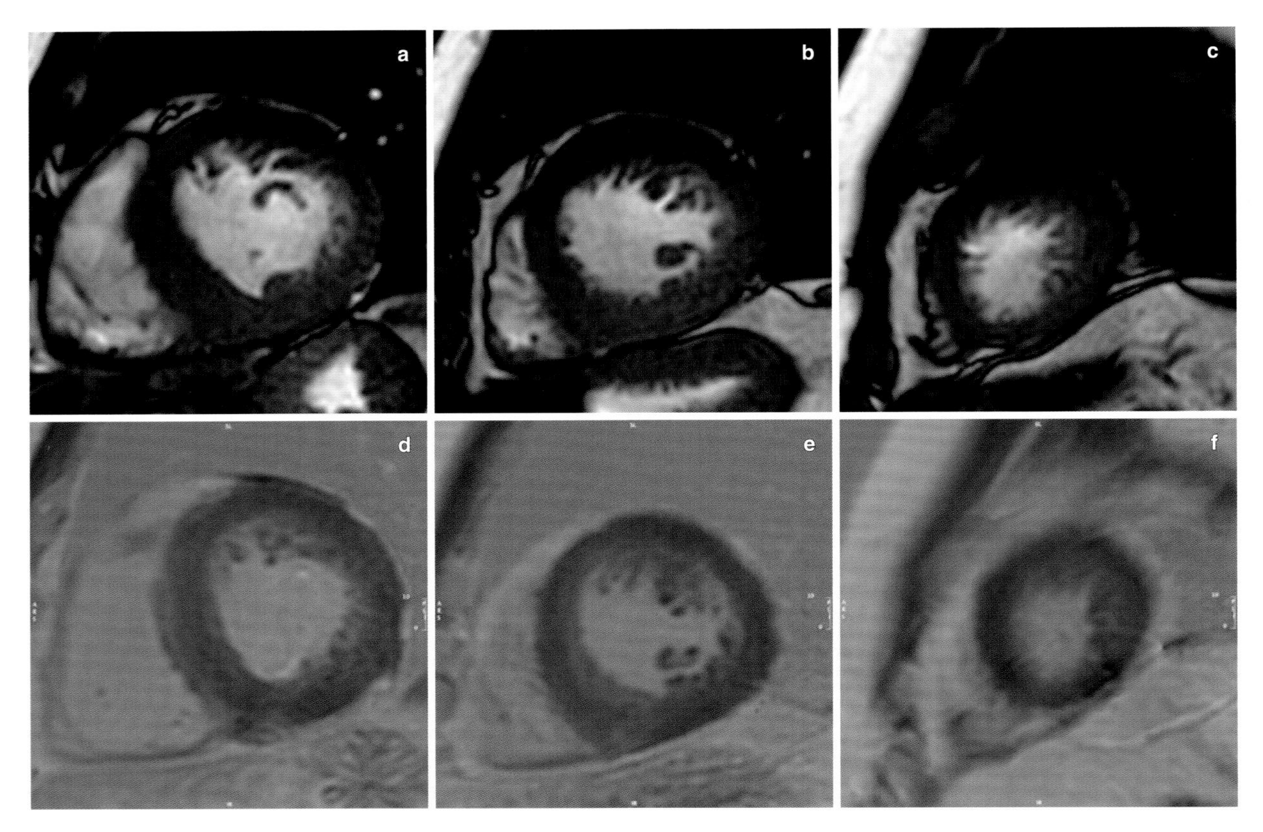

图 4.28　短轴位 bSSFP 序列成像，基底部（a）、心中部（b）、心尖部（c）；PSIR LGE 序列成像，基底部（d）、心中部（e）、心尖部（f）

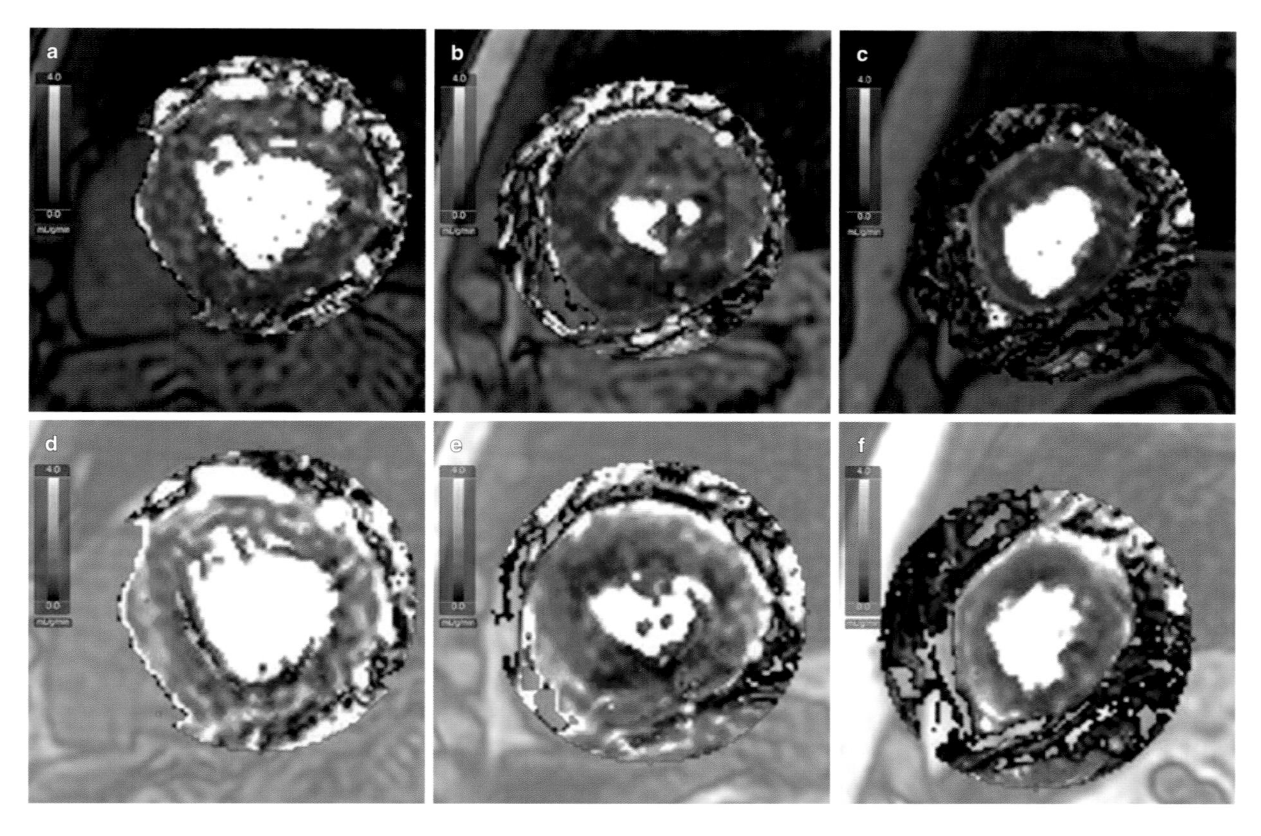

图 4.29　短轴位静息灌注，基底部（a）、心中部（b）、心尖部（c）；短轴位负荷灌注，基底部（d）、心中部（e）、心尖部（f）

视频 4.29

视频 4.30

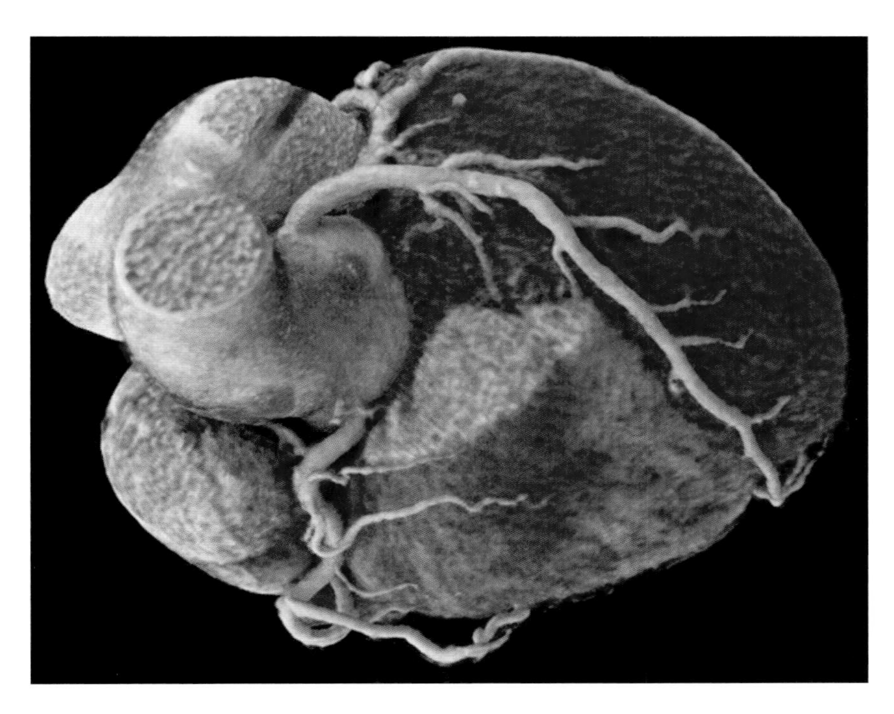

图 4.30　通过心脏计算机断层扫描血管造影显示通畅的冠状动脉

经验与教训

- 负荷 CMR 通常使用血管舒张剂（腺苷、瑞加德松或双嘧达莫）进行。在给予血管舒张剂后，将用作血流示踪剂的 GBCA 注射到外周静脉中，并在三个短轴平面上采集 T1W 动态负荷灌注图像（MOCO 序列中的自由呼吸期间）。造影剂进入正常（充血）灌注心肌节段比异常（血流受限）灌注心肌节段更快、更充分。在冠状动脉分布区域内，灌注缺损表现为沿心内膜下走行的 LGE 不匹配的低信号。根据灌注缺损的透壁性和持续性来定义可诱导性灌注缺损，并将其与同机定位的静息灌注和延迟增强节段进行比较，以识别缺血、梗死或非缺血区域。
- 黑边伪影是假阳性的常见原因，表现为短暂的心内膜下黑边，当造影剂充盈 LV 时更明显。静息状态下无黑边，而负荷状态下的典型伪影不应诊断为可诱导性灌注缺损，因为心率和基线对比度的变化可以改变负荷和静息灌注图像之间黑边伪影的外观和表现[18]。
- 对药物负荷反应的不足可能导致无法揭示诱导性灌注缺损，并导致灌注检查的假阴性报告，特别是在使用腺苷或双嘧达莫时。虽然心率反应和血压下降是充血反应的不良替代标志，但腺苷诱导的脾脏血管收缩导致的负荷期间脾脏信号强度降低（脾关闭征）是评估充血反应的有效标志。灌注 mapping 的负荷心肌血流峰值可用于确认负荷是否足够，并且在可行的情况下，应该是首选方法[19]。
- 传统的亮血 LGE 成像在梗死区域和正常心肌之间提供了极好的对比度。然而，心内膜下瘢痕与血液之间的对比度往往较差，心内膜下瘢痕模式的检测可能具有挑战性，在传统的 LGE 中可能被遗漏。各种黑血 LGE 方法已经被应用于增加瘢痕与血液的对比度以及改善心内膜下瘢痕的显著性，是一种很有前景的心肌梗死无创性评估新工具[20]。

小　结

负荷 CMR 可以准确和可重复地评估形态和功能，检测心肌缺血，并对心肌梗死和相关并发症进行详细成像，是评估疑似或已知缺血性心脏病患者的一线非侵入性功能研究。负荷 CMR 灌注绝对定量分析正在成为评估心肌血流的强大诊断工具，在整体心肌灌注储备减少的情况下，如在多支心外膜血管病变和冠状动脉微血管功能障碍中，显示出比定性评估更高的价值。鉴于负荷 CMR 的技术效率、生物安全性、成本效益和不亚于有创性的血流储备分数以指导临床治疗，预期负荷 CMR 将在评估已知或疑似慢性冠状动脉综合征患者方面发挥更突出的作用。

参考文献

[1] KNUUTI J，WIJNS W，SARASTE A，et al. 2019 ESC Guidelines for the diagnosis and management of chronic coronary syndromes. Eur Heart J，2020，41（3）：407-477.

[2] PONTONE G，DI CESARE E，CASTELLETTI S，et al. Appropriate use criteria for cardiovascular magnetic resonance imaging（CMR）：SIC-SIRM position paper part 1（ischemic and congenital heart diseases，cardio-oncology，cardiac masses and heart transplant）. Radiol Med，2021，126（3）：365-379.

[3] GREENWOOD JP，RIPLEY DP，BERRY C，et al. Effect of Care Guided by Cardiovascular Magnetic Resonance，Myocardial Perfusion Scintigraphy，or NICE Guidelines on Subsequent Unnecessary Angiography Rates：The CE-MARC 2 Randomized Clinical Trial. JAMA，2016，316（10）：1051-1060.

[4] NAGEL E，GREENWOOD JP，MCCANN GP，et al. Magnetic Resonance Perfusion or Fractional Flow Reserve in Coronary Disease. N Engl J Med，2019，380（25）：2418-2428.

[5] GE Y，PANDYA A，STEEL K，et al. Cost-Effectiveness Analysis of Stress Cardiovascular Magnetic Resonance Imaging for Stable Chest Pain Syndromes. JACC Cardiovasc Imaging，2020，13（7）：1505-1517.

[6] PATEL AR，SALERNO M，KWONG RY，et al. Stress Cardiac Magnetic Resonance Myocardial Perfusion Imaging：JACC Review Topic of the Week. J Am Coll Cardiol，2021，78（16）：1655-1668.

[7] GULATI M，LEVY PD，MUKHERJEE D，et al. 2021 AHA/ACC/ASE/CHEST/SAEM/SCCT/SCMR Guideline for the Evaluation and Diagnosis of Chest Pain：A Report of the American College of Cardiology/American Heart Association Joint Committee on Clinical Practice Guidelines. Circulation，2021，144（22）：e368-e454.

[8] PEZEL T，UNTERSEEH T，GAROT P，et al. Prognostic value of vasodilator stress perfusion cardiovascular magnetic resonance after inconclusive stress testing. J Cardiovasc Magn Reson，2021，23（1）：89.

[9] KRAMER CM，BARKHAUSEN J，BUCCIARELLI-DUCCI C，et al. Standardized cardiovascular magnetic resonance imaging（CMR）protocols：2020 update. J Cardiovasc Magn Reson，2020，22（1）：17.

[10] SHARRACK N，CHIRIBIRI A，SCHWITTER J，et al. How to do quantitative myocardial perfusion cardiovascular magnetic resonance. Eur Heart J Cardiovasc Imaging，2022，23（3）：315-318.

[11] KIM RJ，WU E，RAFAEL A，et al. The use of contrast-enhanced magnetic resonance imaging to identify reversible myocardial dysfunction. N Engl J Med，2000，343（20）：1445-1453.

[12] GEWIRTZ H，DILSIZIAN V. Myocardial Viability：Survival Mechanisms and Molecular Imaging Targets in Acute and Chronic Ischemia. Circ Res，2017，120（7）：1197–1212.

[13] VANOVERSCHELDE JL，MELIN JA. The pathophysiology of myocardial hibernation：current controversies and future directions. Prog Cardiovasc Dis，2001，43（5）：387–398.

[14] FELKER GM，SHAW LK，O'CONNOR CM. A standardized definition of ischemic cardiomyopathy for use in clinical research. J Am Coll Cardiol，2002，39（2）：210–218.

[15] ALMEIDA AG，CARPENTER JP，CAMELI M，et al. Multimodality imaging of myocardial viability：an expert consensus document from the European Association of Cardiovascular Imaging （EACVI）. Eur Heart J Cardiovasc Imaging，2021，22（8）：e97–e125.

[16] KIRTANE AJ. REVIVE–ing a Weak Heart – Details Matter. N Engl J Med，2022，387（15）：1426–1427.

[17] GARCIA MJ，KWONG RY，SCHERRER–CROSBIE M，et al. State of the Art：Imaging for Myocardial Viability：A Scientific Statement From the American Heart Association. Circ Cardiovasc Imaging，2020，13（7）：e000053.

[18] SCHULZ–MENGER J，BLUEMKE DA，BREMERICH J，et al. Standardized image interpretation and post–processing in cardiovascular magnetic resonance – 2020 update：Society for Cardiovascular Magnetic Resonance （SCMR）：Board of Trustees Task Force on Standardized Post–Processing. J Cardiovasc Magn Reson，2020，22（1）：19.

[19] KOTECHA T，MONTEAGUDO JM，MARTINEZ–NAHARRO A，et al. Quantitative cardiovascular magnetic resonance myocardial perfusion mapping to assess hyperaemic response to adenosine stress. Eur Heart J Cardiovasc Imaging，2021，22（3）：273–281.

[20] HOLTACKERS RJ，VAN DE HEYNING CM，CHIRIBIRI A，et al. Dark–blood late gadolinium enhancement cardiovascular magnetic resonance for improved detection of subendocardial scar：a review of current techniques. J Cardiovasc Magn Reson，2021，23（1）：96.

第五章　非缺血性扩张型心肌病

Andrea Barison，Stefano Figliozzi，Pier Giorgio Masci，Gianfranco Sinagra

公　婷　裴彩侠　译　邬小平　殷　茜　审

引　言

DCM 表现为 LV 扩张和收缩功能障碍，且无法用严重的 CAD 或异常负荷来解释[1]。目前 DCM 被认为是一类引起心肌损伤并导致 LV 扩张和功能障碍的异质性疾病的总称[2]，复杂的基因－环境相互作用使不同 DCM 病因在亚型之间相互重叠[1]，大约 40% 的患者有明确的遗传性原因[3]。目前，已有超过 50 种致病基因被证实（包括肌联蛋白、核纤层蛋白 A/C、肌节、细胞骨架和桥粒基因突变）与其他心肌病（如心律失常和肥厚型心肌病）相重叠。相反，环境因素在营养缺乏、心动过速、围产期、毒素、钴、铁、酒精和化疗诱发的 DCM 中起着重要作用。炎性 DCM 通常与结节病相关或继发于急性心肌炎。在所谓的特发性 DCM 中没有发现遗传或环境因素，这种类型占 DCM 病例的 30%[1]。

由于心力衰竭治疗的进展以及左心室逆向重构，虽然 DCM 患者的长期预后显著改善，但 DCM 的死亡率仍然不容忽视，致死原因主要是心力衰竭和 SCD[1]。这个问题部分反映了应用从临床检查、心电图和超声心动图衍生出来的一刀切方法来解决真正复杂和异质的人群。

超声心动图测得的 LVEF 历来被视为预测 SCD 的主要参数，但在纵向研究中表现不佳[4]。其他参数和生物标志物改进风险分层的能力已被质疑。因此，研究发现 RVEF 受损的 DCM 患者可从 ICD 治疗中获益[5]。此外，心肌纤维化是 DCM 常见的致病因素之一，与室性心律失常和泵功能受损有关[6]。已发现基因突变会影响双心室重构、心肌纤维化和不良临床结局的风险[1]。例如，与细丝蛋白 C 基因突变相关的 DCM 特征是心肌纤维化高负荷，室性心律失常、心搏骤停和心脏移植的发生率高[7]，而心动过速诱导的 DCM 心肌纤维化程度轻，显现出了良好的疾病病程和高概率的左心室逆向重构[1]。因此，基因型和表型可能共同决定 DCM 的危险分层并指导 DCM 患者的适当治疗。

在这种情况下，CMR 的优势解释了其成为 DCM 人群理想成像方式的原因。首先，CMR 是评估双心室容积、质量和 EF 的金标准[8]，显示出了比超声心动图更高的准确性和可重复性，被认为是首诊和随访时评估 LV 大小和功能的最佳成像方式，加之 CMR 兼具准确评估 RV 体积和功能的特点，能提供有前景的预后信息（RVEF）以及与致心律失常性右室心肌病和结节病的鉴别诊断要素[9]。其次，CMR 可以确定 LV 扩张和功能障碍的根本原因是缺血性心脏病，特别是在怀疑 DCM 的患者中 CMR 可以作为侵入性 CAG 的初步筛查，因为在药物性血管舒张作用下进行首过灌注可以提供缺血负荷信息，而延迟钆增强（LGE）测量心肌透壁范围可以检测心肌活力[9]，CMR 通过重复相位对比序列可以量化影响 DCM 临床病程的二尖瓣反流，其准确性和可重复性均高于超声心动图[10]。

最重要的是，CMR 具有表征心肌组织的独特能力，可对 DCM 患者进行病因诊断和风险分层。特别是 LGE 序列可检测 DCM 中发生的两种类型的心肌纤维化：①局灶性替代性纤维化，显示为心肌瘢痕区域，对应非缺血性 LGE（即室壁中层、心外膜下、斑片状）；②弥漫性间质纤维化，病理改变是胶原蛋白在细胞外均匀沉积，没有细胞死亡，在 LGE 成像中可表现为微弱的弥漫性高信号，尽管 T1 mapping 和 ECV mapping 可以更好地检测和量化弥漫性纤维化[9]。

30%~50% 的 DCM 患者[9]可见明显的室间隔壁中层 LGE，其与收缩力受损、室性心律失常以及对药物和心脏再同步化治疗反应不佳有关，与 LVEF 受损无关[11-12]。在 LVEF ＞ 40% 的 DCM 患者中，室间隔壁中层 LGE 与 SCD 或流产的 SCD 风险增加 9 倍相关[13]。LGE 的程度与药物治疗后 LVEF 的变化呈负相关[11]，在接受心脏再同步化治疗的 DCM 患者中，LGE 的存在可以指导 LV 导联远离瘢痕组织放置[14]。

欧洲心脏病学会最新发布指南建议 CMR 用于双心室容积、功能和组织特征的诊断评估，尤其是声窗差以及疑似浸润性、炎症性或代谢性疾病的患者（Ⅰ类，证据等级 C）[15]。另一方面，对于非缺血性心力衰竭和 LVEF 严重降低的患者（Ⅱ A，证据等级 A），建议植入 ICD，而关于将 LGE 用作患者心律失常风险分层的工具，目前尚无具体建议。此外，也没有提及初始 T1 mapping 和 ECV 作为 DCM 不良预后的有前景和独立的生物学标志物在 DCM 诊疗中的潜在临床作用[16-17]。

尽管存在大量重叠，但特定的 DCM 亚型可能表现出不同的 LGE 模式。终末期 HCM 及相关表型（如 Fabry 病、淀粉样变性等）均可导致 LV 扩张和功能障碍，DCM 通常表现为心肌节段异常增厚并伴有大面积 LGE，应在 DCM 鉴别诊断中予以考虑。

在细丝蛋白 C 和桥粒斑蛋白基因突变患者中发现了环状 LGE 模式，其与室性心律失常的高负荷相关[18]。除了传统的右室性致心律失常型心肌病外，“左室优势型”的特点表现为孤立的或主要是 LV 受累，伴有室壁中层或心外膜下 LGE，甚至没有 LV 室壁运动异常和出现 LV 扩张和功能障碍之前也是如此。在这些患者中，T1W 序列（有或没有脂肪饱和）或电影成像中的带状伪影（“墨水”征）也可证实心肌脂肪浸润。

在继发于肌营养不良（如杜氏肌肉营养不良症 /Becker 肌营养不良症）的 DCM 病例中，可检测到类似的 LV 中部侧壁心外膜下 LGE，可能伴有小面积脂肪浸润（如近端强直性肌营养不良）。

心肌炎症包括与LV扩张和功能障碍相关的几种疾病，如心肌炎、致心律失常性心肌病高热期、结节病、血管炎、心内膜纤维化和Chagas心肌病。常规T2W序列显示的心肌信号增高以及初始T1和T2 mapping序列显示的高心肌值均可发现活动性炎症，这些序列对心肌水肿都非常敏感；由于持续性心肌坏死和细胞外水肿增加，LGE也可能很明显。心肌水肿消退后，LGE可发现纤维化瘢痕，有时伴随在T1 mapping和电影成像（带状伪影或“墨水”征）上对应脂肪化生的组织异常[9]。心肌炎后DCM病例，常见LV下外侧壁心外膜下、室壁中层、斑片状LGE。在这种情况下，LGE的范围（和位置）会影响长期预后[19]，而T2成像出现高信号则表示残余炎症仍在持续。心脏结节病最常见的CMR表现是LV动脉瘤以及在T2（急性）或LGE（急性和慢性）序列上，于局灶性心肌增厚区域可见结节状壁中层高信号灶，心肌增厚通常累及LV基底部外侧壁和室间隔节段以及RV。Chagas病可能表现为DCM，其典型特征包括LV心尖部动脉瘤和下外侧壁LGE，但LGE模式可能多样。

据报道，在DCM患者中，即使没有CAD，缺血性LGE（心内膜下和透壁性）也是不可忽视的一部分，并且与较差的长期预后独立相关[20]。在某些病例中可能提示特定的潜在非缺血性病因。在血管炎患者中，心内膜下弥漫性水肿和（或）LGE与冠状动脉血供区域并不匹配。在心内膜纤维化的病例中，LGE图像的特征是心室尖部出现所谓的V征：心肌的三层外观、增厚的纤维化心内膜和覆盖的血栓。

初始T2*和T1 mapping可无创性检测铁过载情况（即地中海贫血、血色素沉着病、溶血性贫血、铁粒幼细胞性贫血），这些情况偶尔会导致类似DCM的表型[9]。

在此基础上，疑似DCM患者的CMR检查应包括电影图像、平扫T1 mapping和T2 mapping（如果有可能）、LGE图像和增强T1 mapping（如果有可能）。还可根据具体的临床表现增加和调整T1WI（伴或不伴有脂肪饱和）、T2* mapping、T2WI、负荷灌注和相位对比序列。

病例1 存在冬眠心肌的类似扩张型心肌病

患者男，62岁，存在多种心血管危险因素，因气短（NYHA Ⅲ－Ⅳ级）和失代偿性心力衰竭住院。超声心动图显示双心室扩张和功能障碍，伴弥漫性运动功能减退，符合DCM。CMR证实了严重的LV功能障碍（LVEF 30%）（图5.1，视频5.1、5.2），并伴有轻度心包积液（图5.1，黄色圆点）。注射造影剂后，在多支冠状动脉供血区域（图5.2，红色三角）和后乳头肌（图5.2，红色圆圈）可见心内膜下LGE。总体而言，这些结果表明该患者患有缺血性心肌病，仍具有大面积存活心肌，提示病因诊断（缺血性心肌病，而非特发性DCM）和治疗正确。随后进行了CAG，提示三支病变。完全血运重建后，患者的LVEF显著增加（6个月的随访超声心动图显示为47%），同时患者的症状也得到了显著改善（NYAH Ⅱ级）。

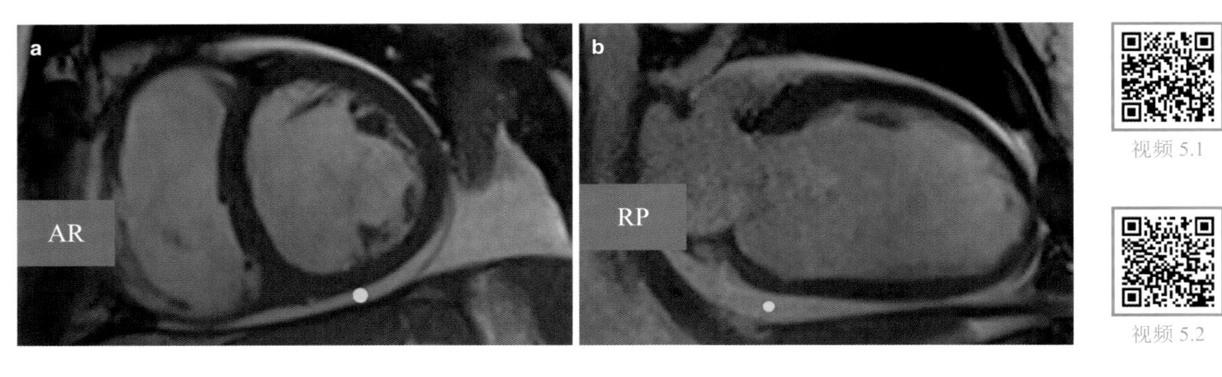

图 5.1 SSFP 电影序列成像。心中部短轴（a），两腔心长轴（b）

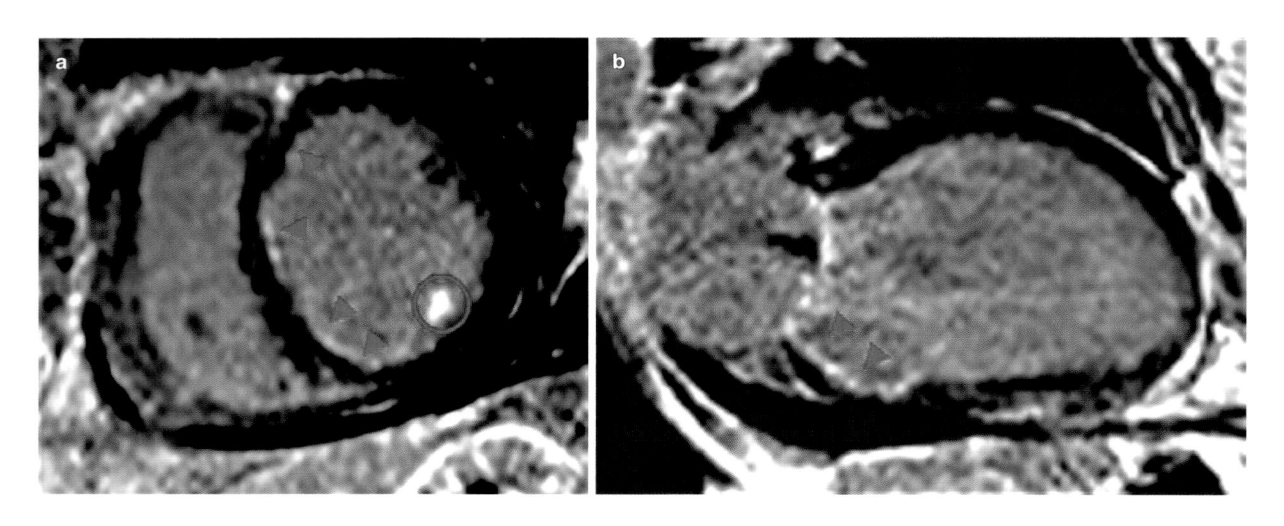

图 5.2 LGE 成像。心中部短轴（a），两腔心长轴（b）

病例 2 受磷蛋白基因突变

患者男，52 岁，因“晕厥”入院，有心力衰竭家族史。心电图显示 T 波倒置（图 5.3），24 小时动态心电图记录显示室性早搏（Lown 3 级），超声心动图显示 LV 收缩功能正常（LVEF 55%）。在排除缺血性心脏病后，行 CMR 检查，CMR 结果显示 LV 收缩功能处于临界状态，伴有心尖过度小梁化和运动功能减退（图 5.4，视频 5.3~5.6），还可见轻微的弥漫性 LGE 区域，尤其是在下外侧壁、室间隔和心尖部（图 5.5，白色箭头）。该患者开始服用 β 受体阻滞剂治疗，随访期间一直无症状。由于患者具有家族史，因而对其进行了基因分析，发现受磷蛋白基因发生了致病性突变。受磷蛋白通过调节肌浆网 Ca^{2+}-ATP 酶泵（SERCA2a）的活性，在钙平衡中发挥着关键作用。在扩张型、心律失常性或 HCM 患者中已经发现了几种受磷蛋白突变，典型特征包括低电压心电图、T 波倒置、心肌下外侧壁和心尖部瘢痕。

视频 5.3

视频 5.4

视频 5.5

视频 5.6

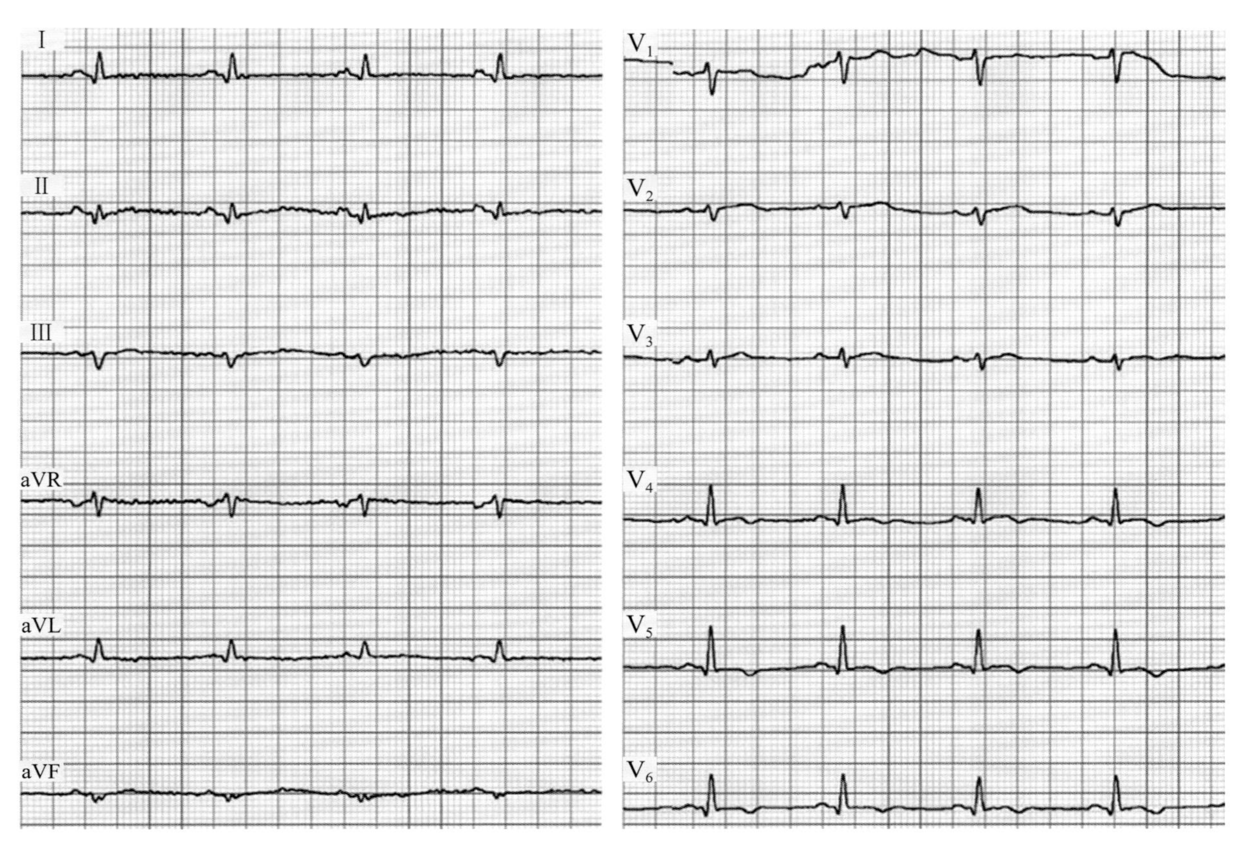

图 5.3 静息 12 导联心电图

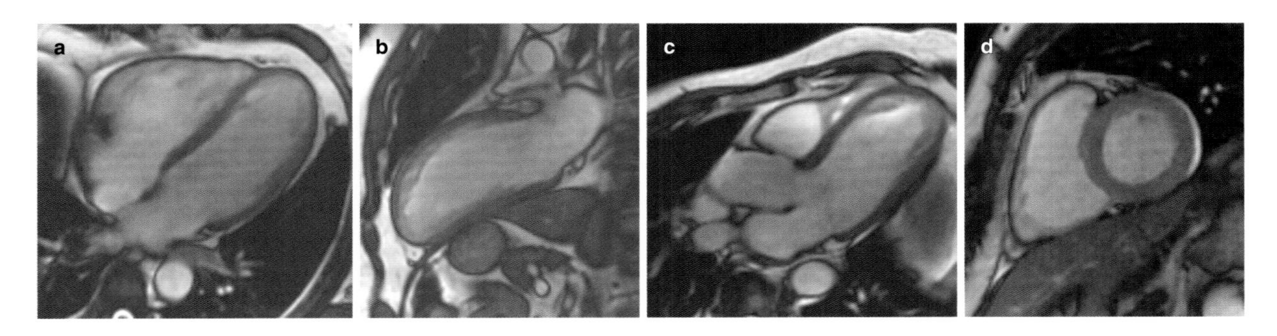

图 5.4 SSFP 电影序列成像。四腔心（a），两腔心（b），三腔心（c），短轴位（d）

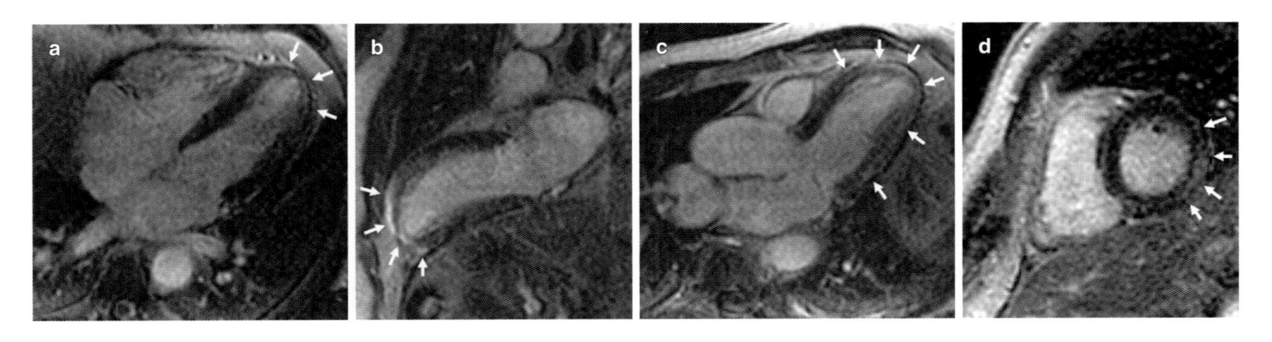

图 5.5 LGE 成像。四腔心（a），两腔心（b），三腔心（c），短轴位（d）

病例 3　特发性扩张型心肌病

患者 61 岁，既往无心血管病史，因“急性充血性心力衰竭”就诊。静息心电图显示窦性心律、左前分支传导阻滞（图 5.6），超声心动图检查发现 LV 严重扩大、收缩功能障碍。患者行侵入性 CAG，显示无心外膜冠状动脉病变。CMR 显示严重的 LV 扩张（LVEDVi 196mL/m^2）和功能障碍（LVEF 25%）。相反，RV 正常（RVEDVi 69mL/m^2，RVEF 54%）（图 5.7）。组织学特征显示基底部室间隔壁中层的 LGE（图 5.8，红色箭头）。该患者无心肌病家族史，在这例特发性 DCM 中未发现致病基因突变或外源性病因。

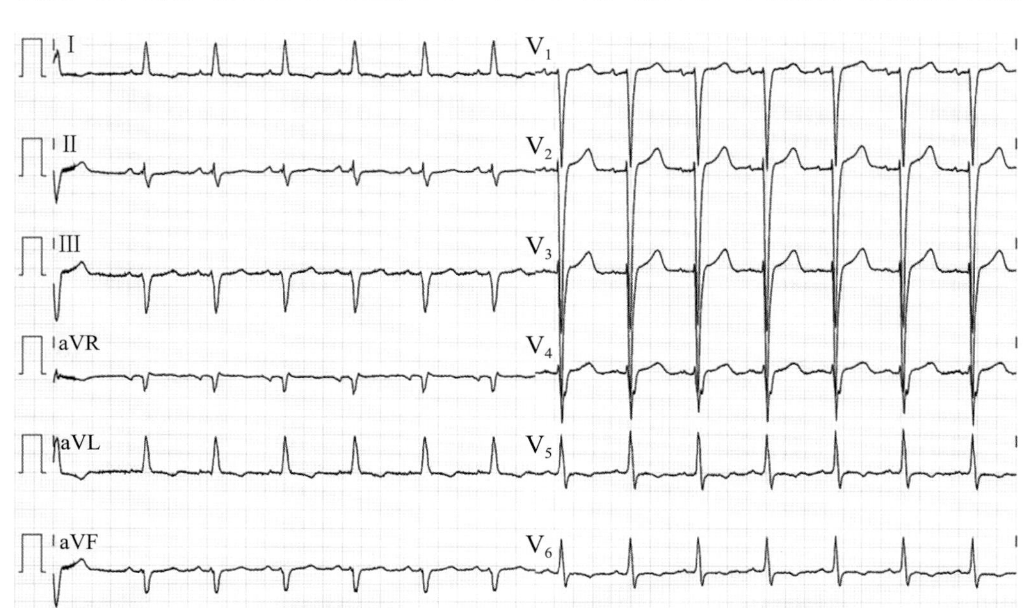

图 5.6　静息 12 导联心电图

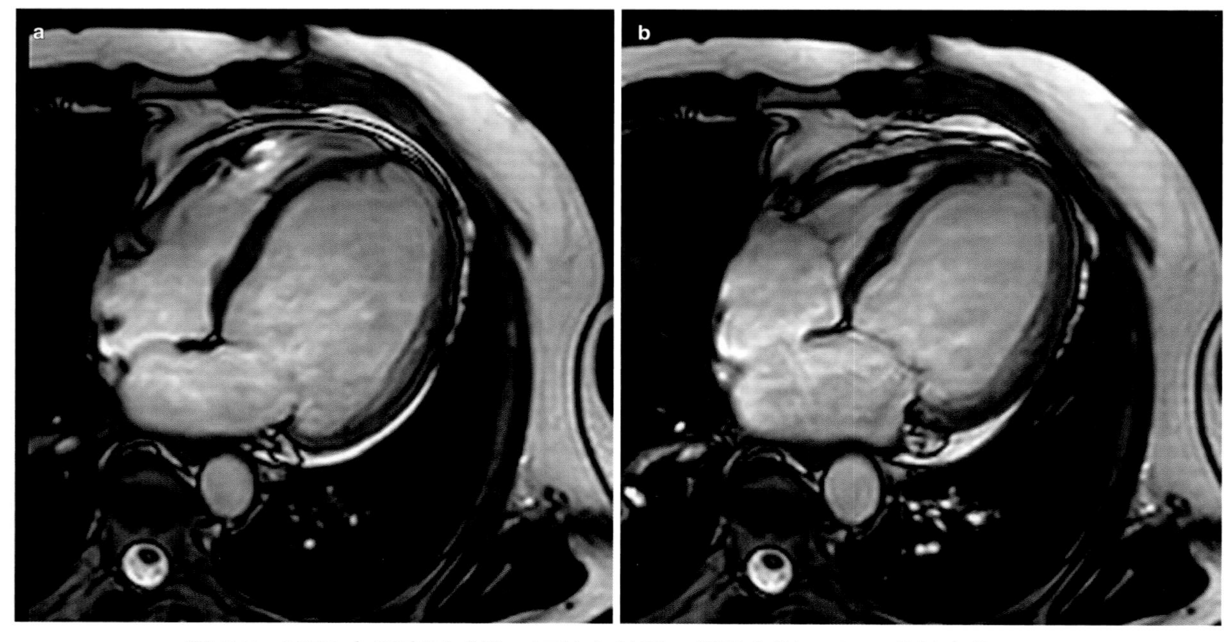

图 5.7　SSFP 电影序列成像，四腔心视图。舒张末期（a），收缩末期（b）

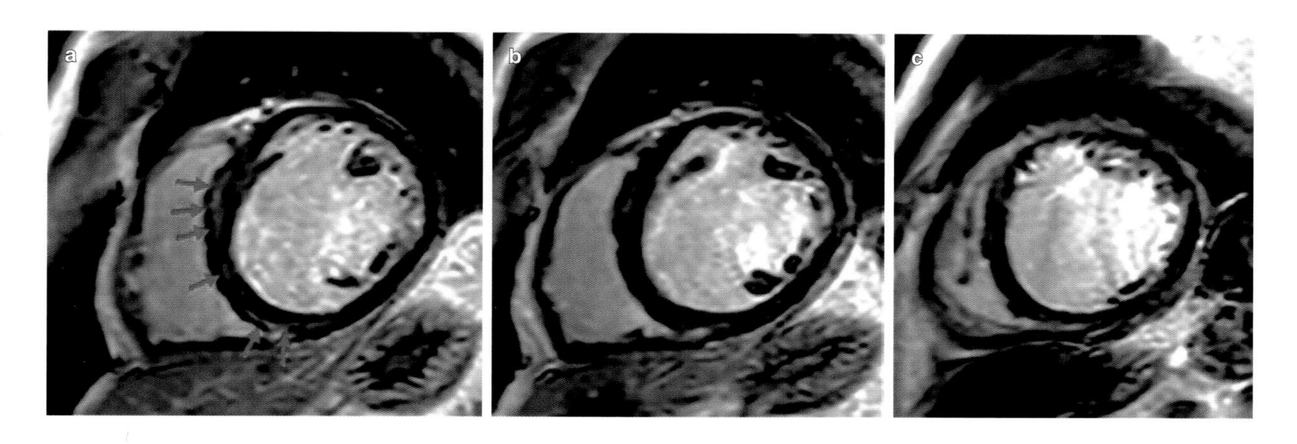

图 5.8　LGE 成像，短轴位。基底部（a），中部（b），心尖部（c）

病例 4　细丝蛋白 - C 基因突变

患者 58 岁，无症状，家族性心脏病病史不明确，在接受体育锻炼筛查行心电图检查时发现了完全性 LBBB（图 5.9），随后超声心动图检查显示 LV 严重扩张和收缩功能障碍（LVEF 20%）。患者随后接受CAG 检查，结果排除了明显的冠状动脉狭窄的可能。基因分析发现了致病性细丝蛋白 - C 基因的突变。CMR 证实存在严重的 LV 扩张和收缩功能障碍（LVEDVi 164mL/m^2，LVEF 28%），而 RV 的大小和功能正常（RVEDVi 72mL/m^2，RVEF 64%）（图 5.10）。同时，下壁和室间隔中层也存在 LGE（图 5.11，红色箭头）。

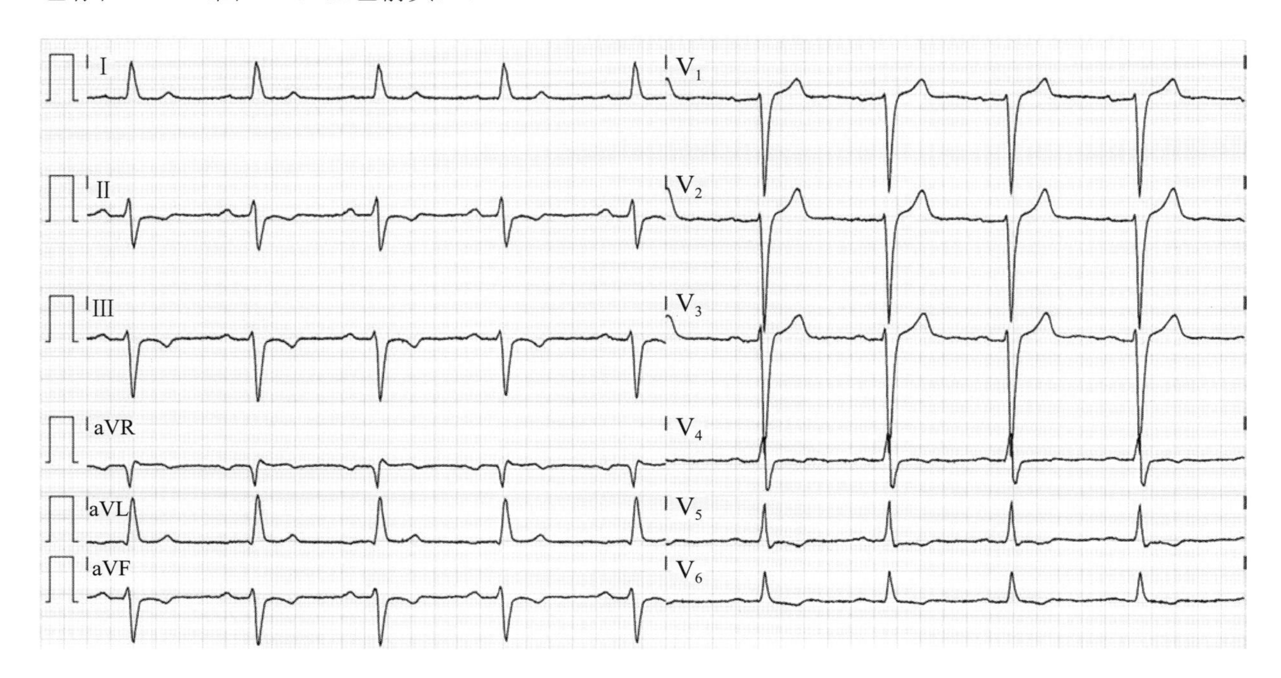

图 5.9　静息 12 导联心电图

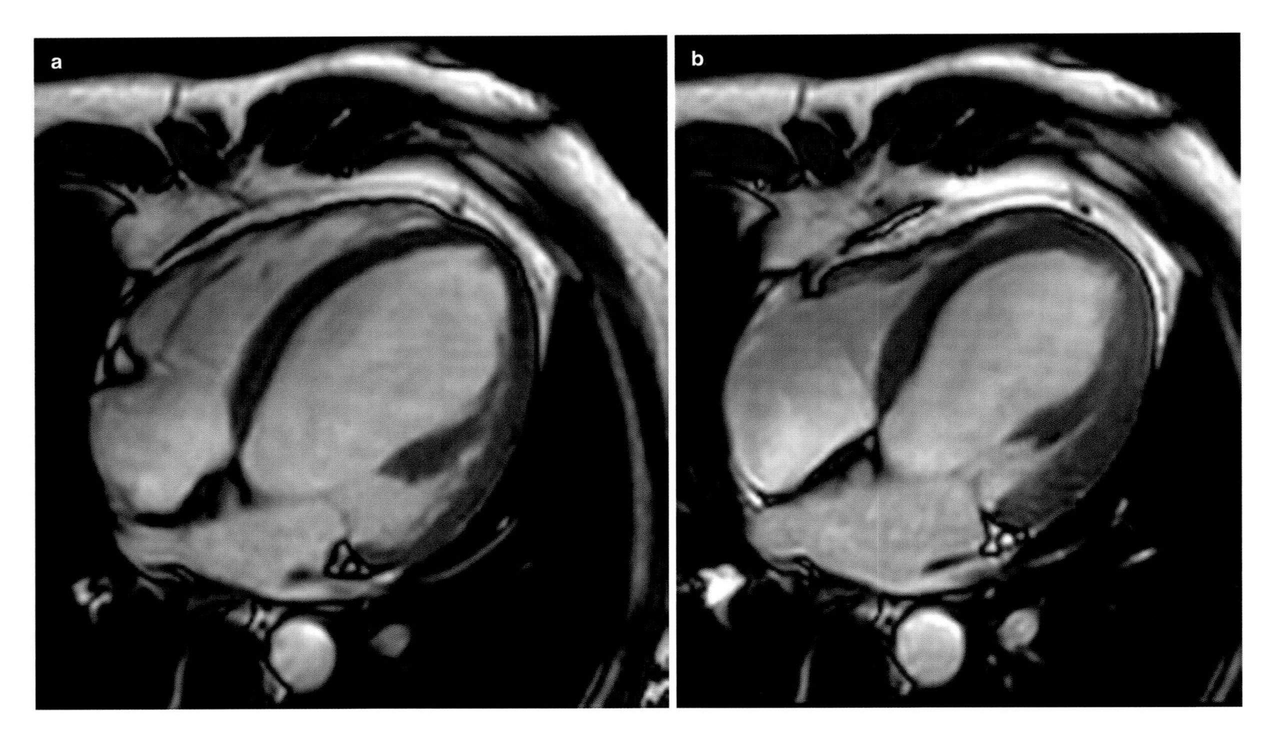

图 5.10　SSFP 电影序列成像，四腔心视图。舒张末期（a），收缩末期（b）

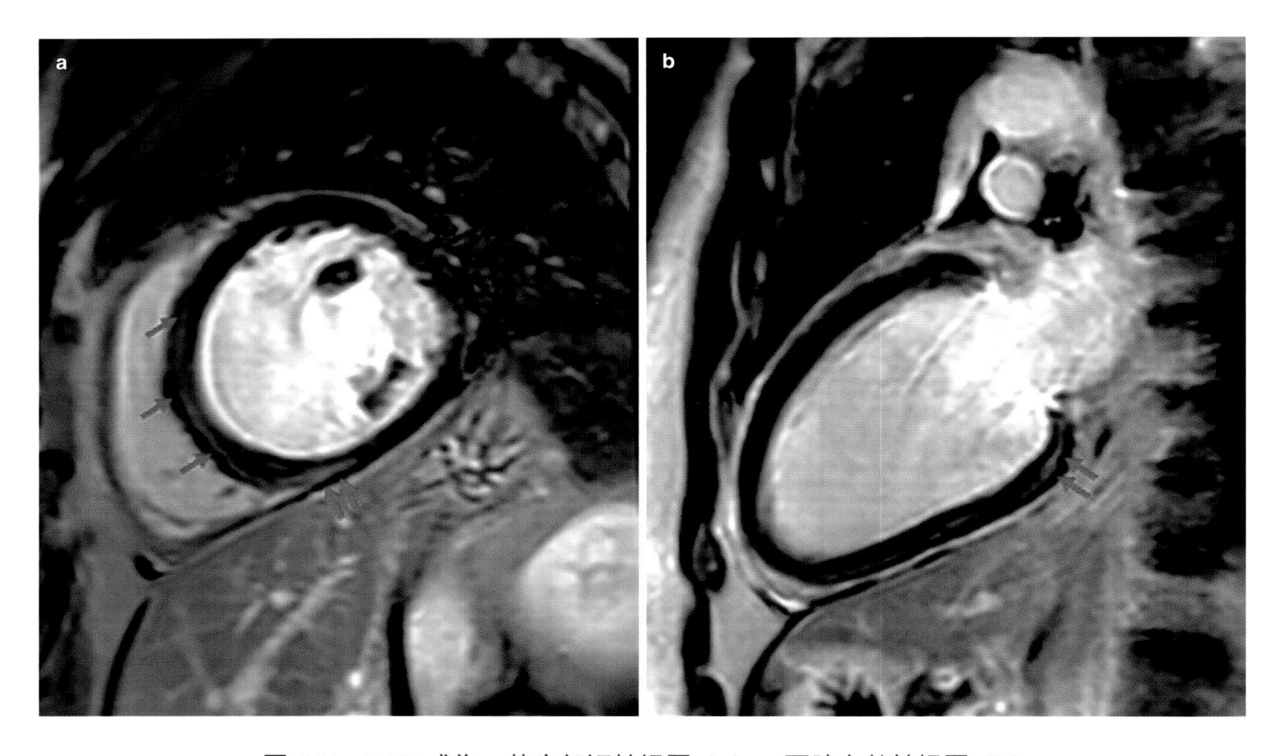

图 5.11　LGE 成像。基底部短轴视图（a），两腔心长轴视图（b）

病例 5 桥粒斑蛋白基因突变

患者 36 岁，无症状，在超声心动图检查时发现轻度 LV 收缩功能障碍（LVEF 45%），心电图显示频发室性早搏（QRS 波呈 RBBB 型、电轴右偏）（图 5.12），因此进一步行 CMR 检查。SSFP 电影序列成像证实 LV 扩大（LVEDVi 116mL/m^2）、收缩功能障碍（LVEF 42%），伴明显的过度小梁化和 LV 侧壁变薄（图 5.13，视频 5.7~5.9）。晚期钆增强图像显示弥漫性心外膜下纤维化（图 5.14，箭头），几乎累及所有 LV 节段，呈环状改变。在心脏 CT 排除 CAD 后，患者进行了基因检测，结果显示桥粒斑蛋白基因发生了错义突变。在 6 个月的随访中，超声心动图显示 LV 功能障碍进一步加重（LVEF 34%），尽管患者接受优化药物治疗后并无症状，但还是接受了 ICD 治疗。在后续随访中，患者除了在 ICD 植入 2 年后的一场足球比赛中发生过一次 ICD 恰当放电外，其余没有任何症状。

视频 5.7

视频 5.8

视频 5.9

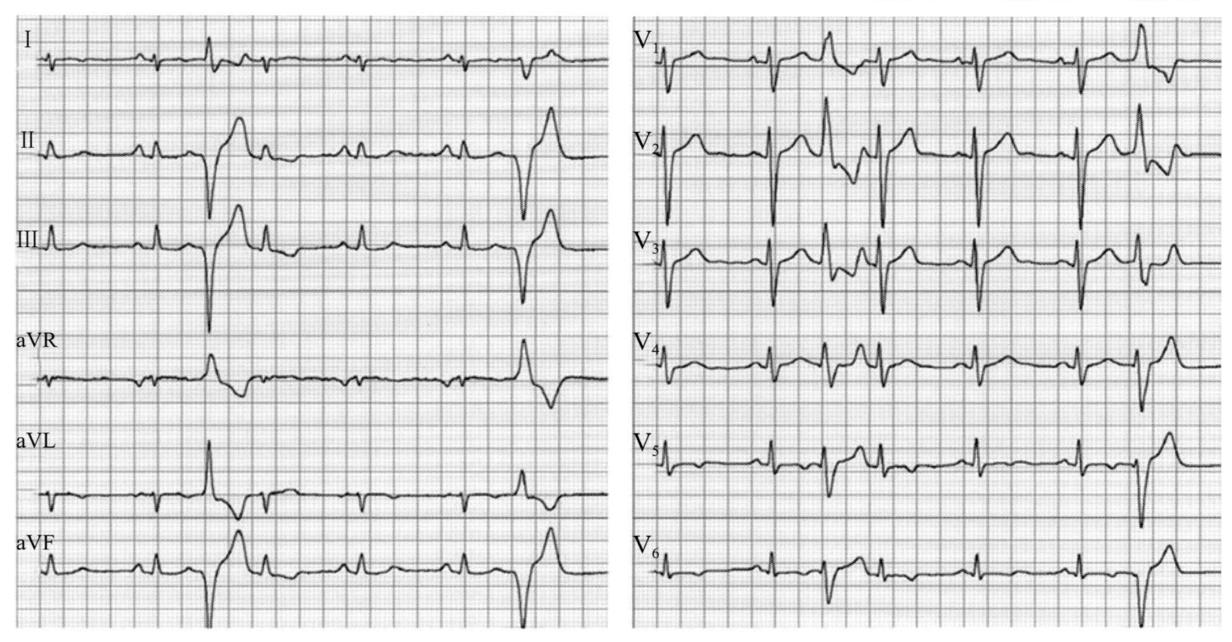

图 5.12 静息 12 导联心电图

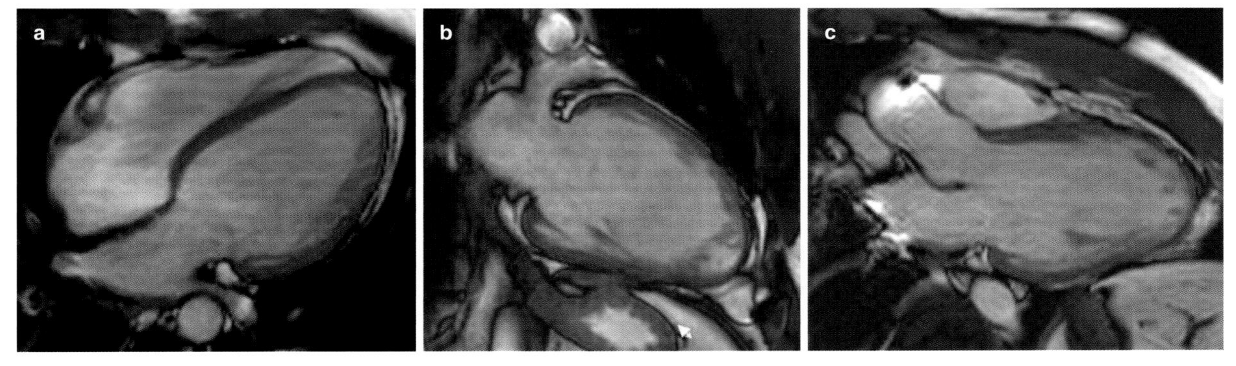

图 5.13 SSFP 电影序列成像。四腔心视图（a），两腔心视图（b），三腔心视图（c）

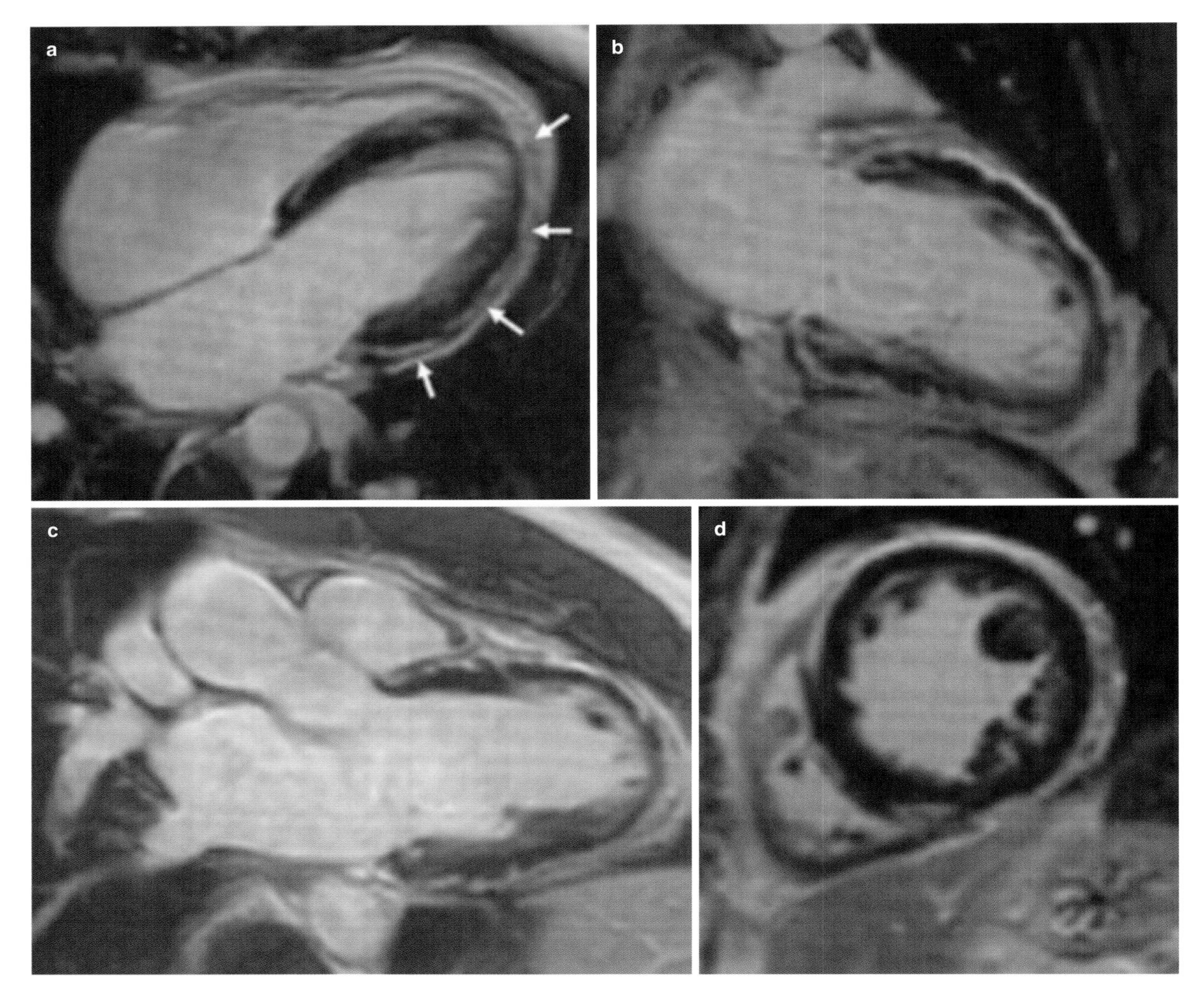

图 5.14　LGE 成像。四腔心视图（a），两腔心视图（b），三腔心视图（c），短轴视图（d）

病例 6　核纤层蛋白 A/C 基因突变

患者男，42 岁，无症状，因“频发性室性早搏（Lown 4a 级）”就诊。超声心动图显示 LV 收缩功能处于临界状态（LVEF 52%），心电图显示不完全性 RBBB，进而行 CMR 检查。CMR 显示患者存在轻度双心室扩大（LVEDVi 109mL/m^2，RVEDVi 114mL/m^2），收缩功能处于临界状态（LVEF 52%，RVEF 50%）（图 5.15），初始 T1 值正常（图 5.16）。这些征象可能与患者之前长期参加竞技体育活动有关。但 LV 外侧壁和 RV 游离壁基底部室壁运动减弱（视频 5.10~5.13），同时在 LV 下壁和外侧壁可见一些小条带状心外膜下伪影（“墨水”）（图 5.15，箭头）。对比增强成像显示 LV 下壁、外侧壁和心尖部（图 5.17，箭头）以及 RV 游离壁基底部（图 5.17，三角）存在广泛的 LGE。在随访期间，尽管患者接受了药物治疗，但仍出现了一些非持续性室性心律失常，基因检测证实了致病性的核纤层蛋白 A/C 基因突变。随后，患者植入了 ICD。

视频 5.10

视频 5.11

视频 5.12

视频 5.13

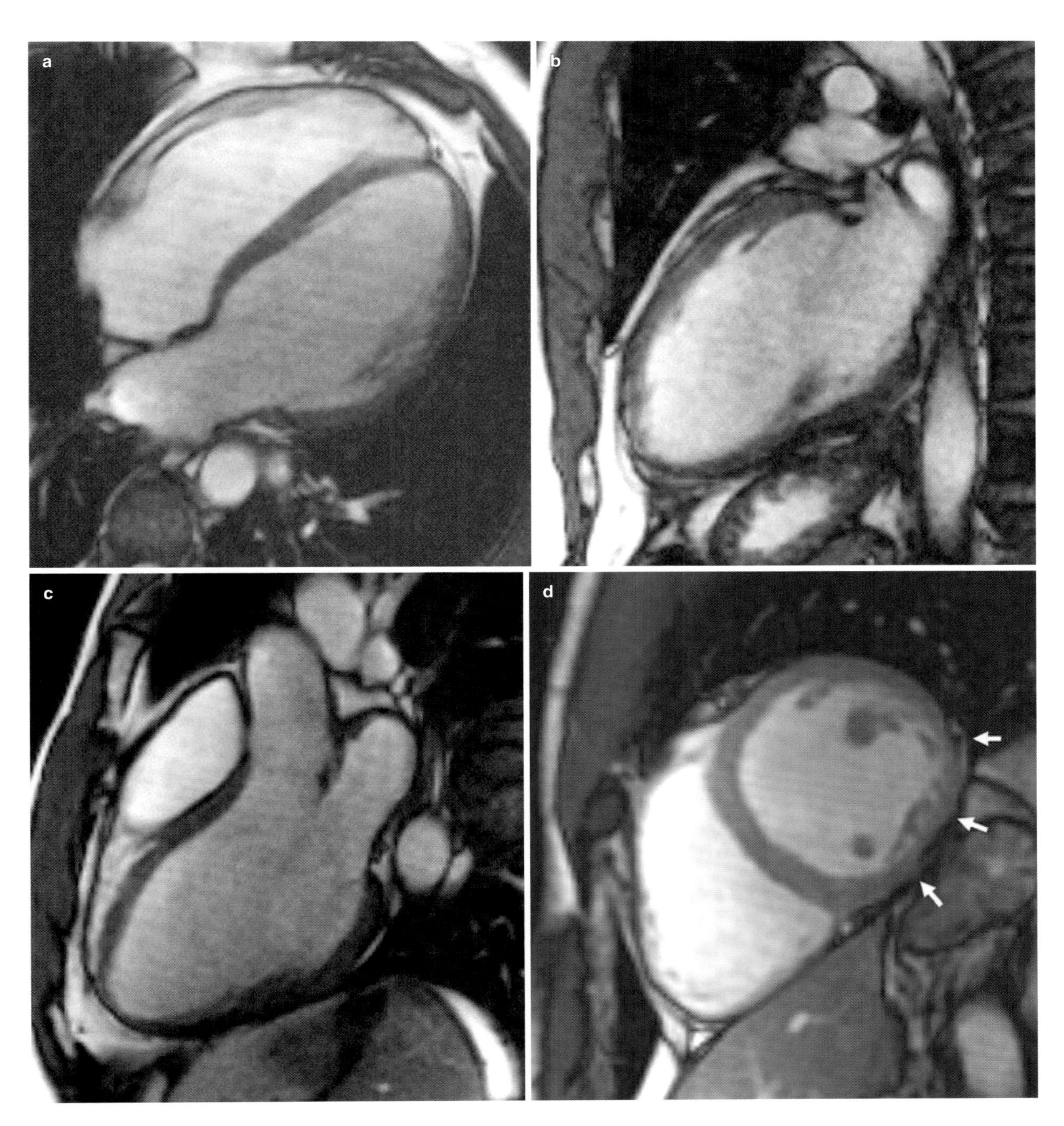

图 5.15 SSFP 电影序列成像。四腔心视图（a），两腔心视图（b），三腔心视图（c），短轴视图（d）

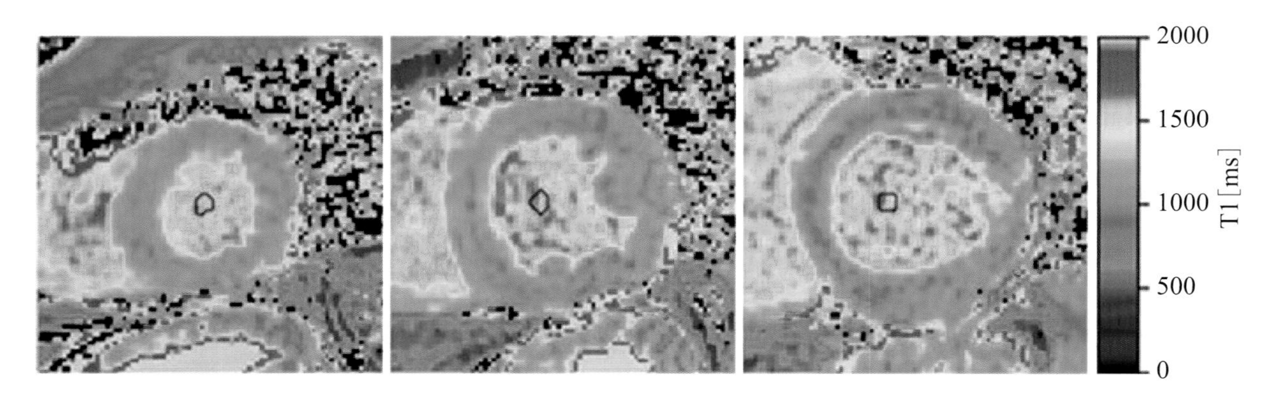

图 5.16 初始 T1 mapping

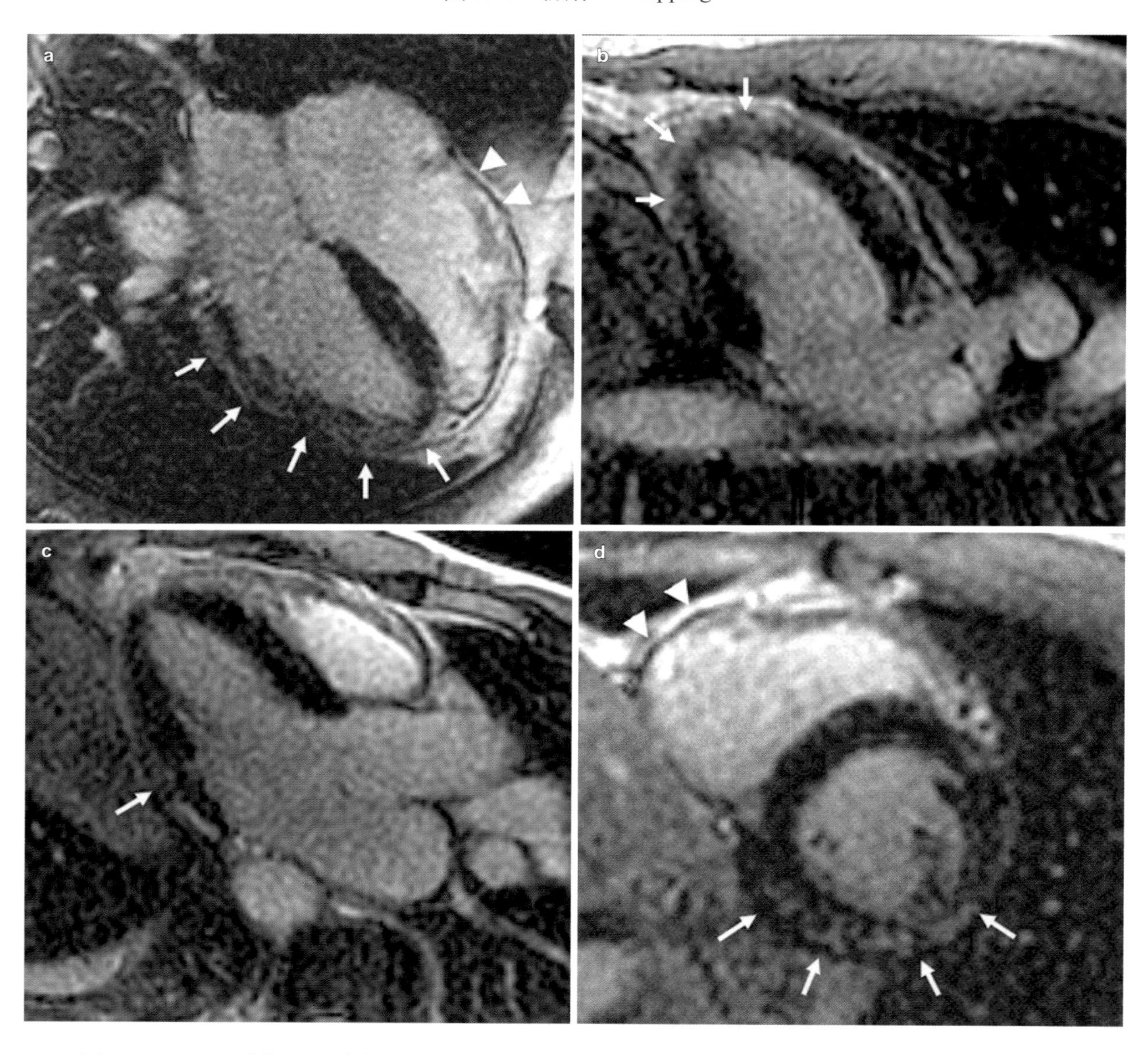

图 5.17 LGE 成像。四腔心视图（a），两腔心视图（b），三腔心视图（c），短轴视图（d）

病例 7　未分化结缔组织病

患者女，54 岁，既往未分化结缔组织病（雷诺现象、口腔溃疡、口干、干眼症和多关节炎）病史，意外发现 LV 收缩功能障碍（LVEF 35%）、心电图显示三支传导阻滞，CAG 结果正常，进而行 CMR。除了 LV 轻度扩大（LVEDVi 90mL/m^2）和中度收缩功能障碍（LVEF 36%）外（图 5.18a~c，视频 5.14），患者还有壁中层 LGE，累及几乎所有 LV 基底段的心肌（图 5.18d~f，箭头）。此外，患者还出现了部分肺静脉引流，左上肺静脉引流至左头臂静脉（图 5.19，箭头；视频 5.15、5.16）。相位对比成像中的肺 - 体血流比（Qp/Qs）为 1.3。在随访期间，尽管接受了优化的药物治疗，患者仍出现了进行性心力衰竭。3 年后，第二次随访 CMR 扫描显示患者 RV 扩大和轻度收缩功能障碍（RVEDVi 118mL/m^2，RVEF 48%），伴中度至重度三尖瓣反流，但 LV 功能仍处于稳定状态（LVEDVi 90mL/m^2，LVEF 35%）（图 5.20，视频 5.17）。患者接受了静脉给药治疗并植入心脏再同步治疗除颤器。此后 4 年多的随访中，仍因反复心力衰竭而多次住院，最终患者接受了心脏移植。

视频 5.14

视频 5.15

视频 5.16

视频 5.17

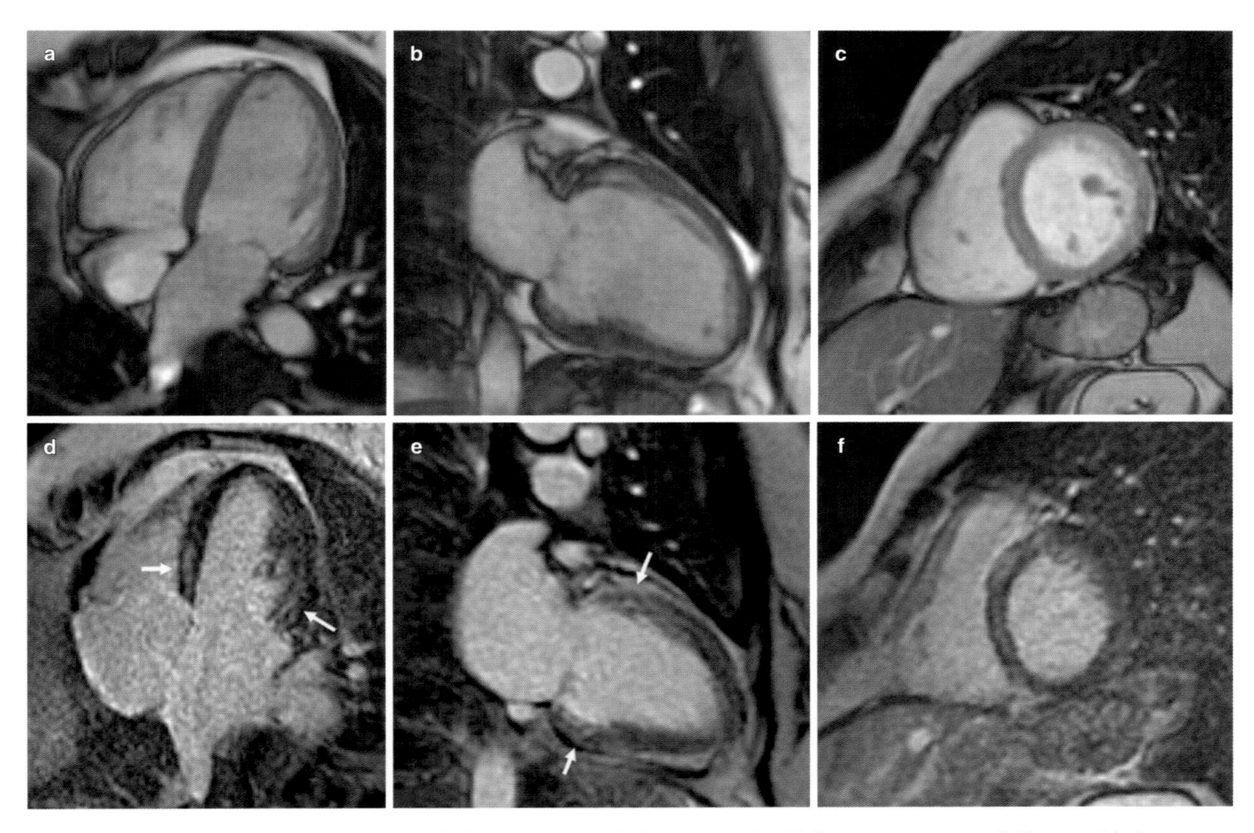

图 5.18　SSFP 电影序列成像，四腔心（a）、两腔心（b）、短轴位（c）；LGE 成像，四腔心（d）、两腔心（e）、短轴位（f）

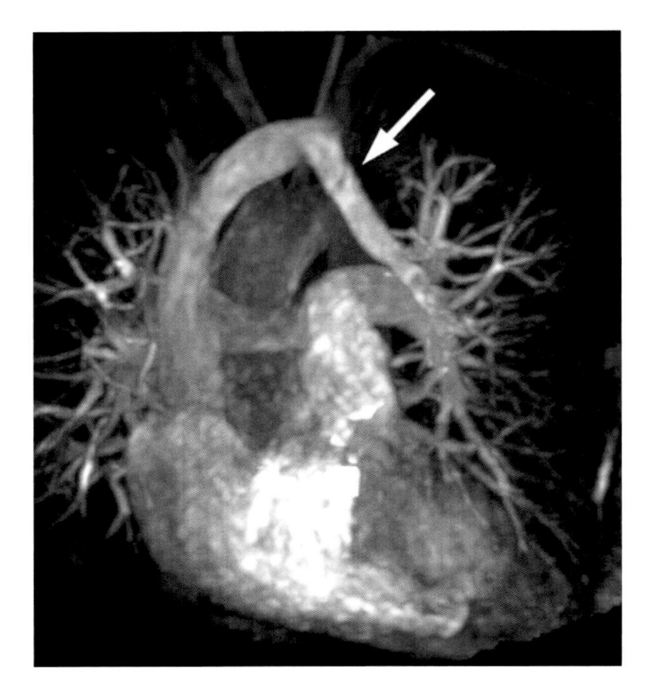

图 5.19　CE-MRA 三维重建显示左上肺静脉引流至左头臂静脉

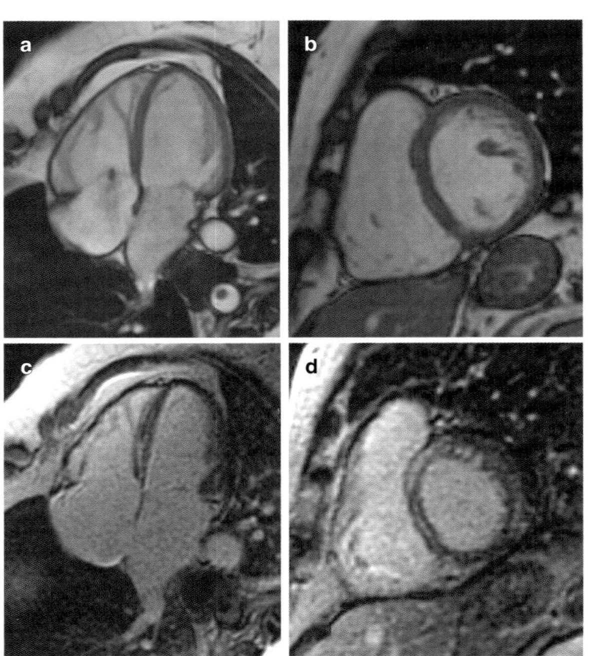

图 5.20　SSFP 电影序列成像，四腔心（a）、短轴位（b）；LGE 成像，四腔心（c）、短轴位（d）

病例 8　心内膜心肌纤维化

患者女，64 岁，既往无心血管病史，主诉为“运动后气短”。实验室检查显示白细胞增多、嗜酸性细胞计数增加、脑钠肽水平升高。胸部 X 线片显示心胸比增加、肺淤血和双侧胸膜腔积液。超声心动图发现 LV 扩大伴收缩和舒张功能障碍以及弥漫性运动减弱。在 CMR 中，电影图像显示心尖明显肥大（图 5.21a），而早期和晚期增强图像显示，分层的心尖血栓（图 5.21，黄色圆点）覆盖在心内膜强化的边缘上（图 5.21，红色箭头）。肿瘤和活动性感染性疾病被排除。影像学表现与心内膜纤维化一致，因此开始使用皮质类固醇和华法林进行治疗。

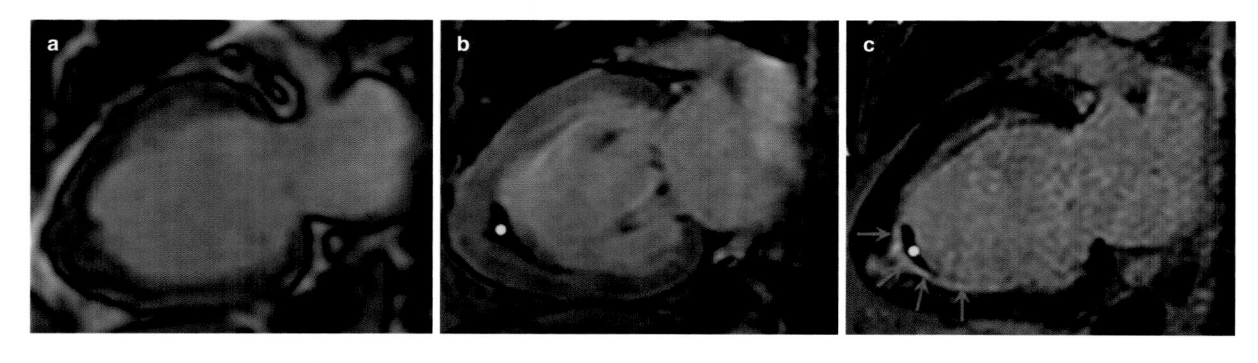

图 5.21　两腔心视图。SSFP 电影序列成像（a），早期增强（b），晚期增强（c）

病例 9 结节病

健康男性，48 岁，因“反复室性心律失常”而就诊。患者双心室功能正常且冠状动脉未见异常，遂接受经导管 LV 心肌射频消融术。5 年后，患者开始出现心力衰竭症状，LV 收缩功能减退（LVEF 40%），进一步行 CMR 检查。结果显示 LV 扩大（LVEDVi 120mL/m^2）、收缩功能障碍（LVEF 46%）和弥漫性室壁运动减低（图 5.22，视频 5.18~5.21），同时伴有中下壁、下外侧壁和前外侧壁局灶性心肌变薄和运动障碍（图 5.22，箭头），这与之前的 LV 消融区域一致。LGE 成像显示相应区域存在心内膜下透壁性瘢痕（缺血性模式）（图 5.23，白色箭头）。然而，室间隔、下壁、前壁和侧壁也出现了弥漫性壁中层强化（非缺血性模式）（图 5.23，黑色三角），提示潜在的非缺血性心肌病。T2W-STIR 序列显示 LV 侧壁轻度信号增高。增强后胸部轴位成像显示肺和纵隔内多发高信号结节（图 5.24，视频 5.22）。经正电子发射断层扫描（positron emission tomography，PET）成像和肺活检证实这些征象与心脏结节病一致。

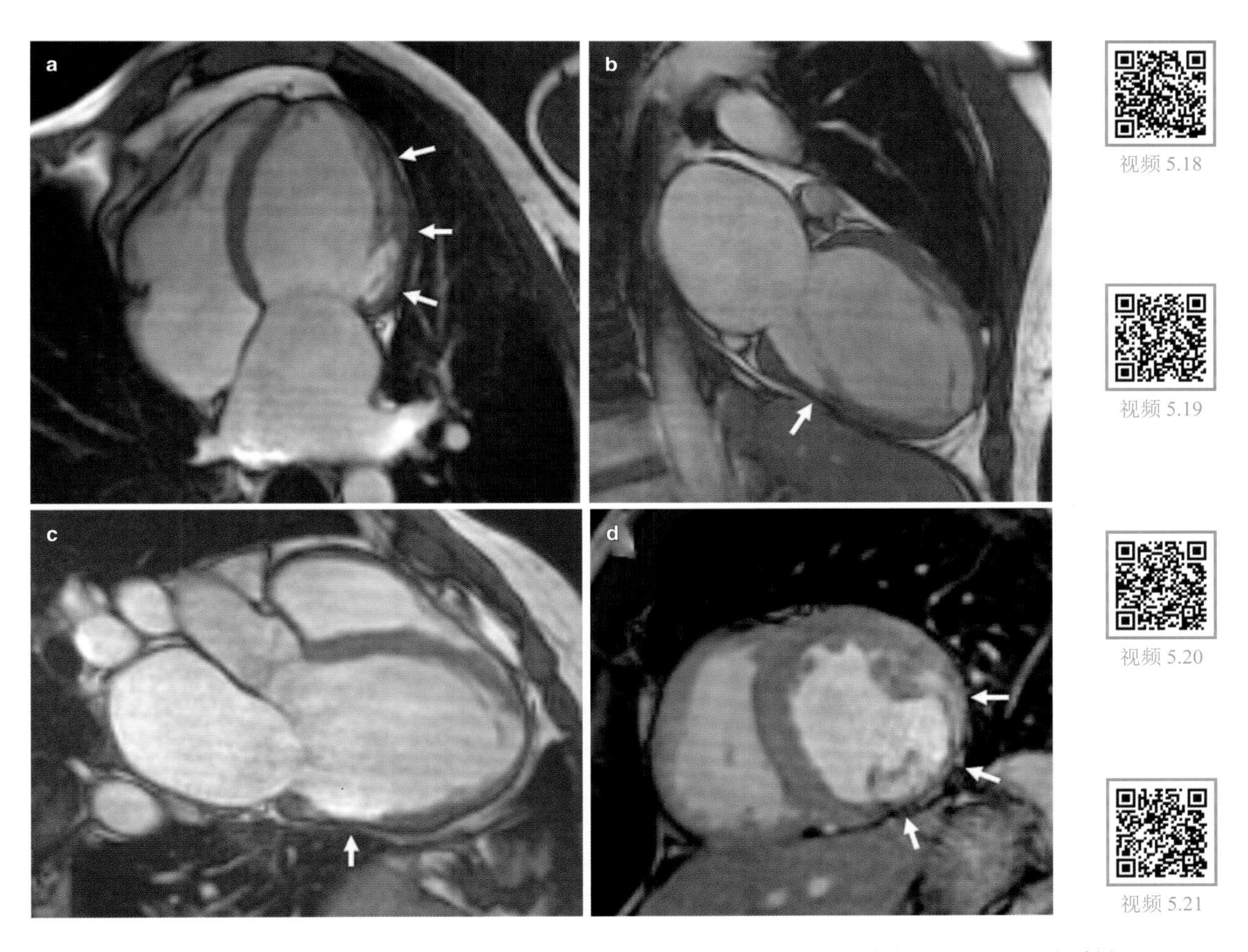

图 5.22 SSFP 电影序列成像。四腔心视图（a），两腔心视图（b），三腔心视图（c），短轴视图（d）

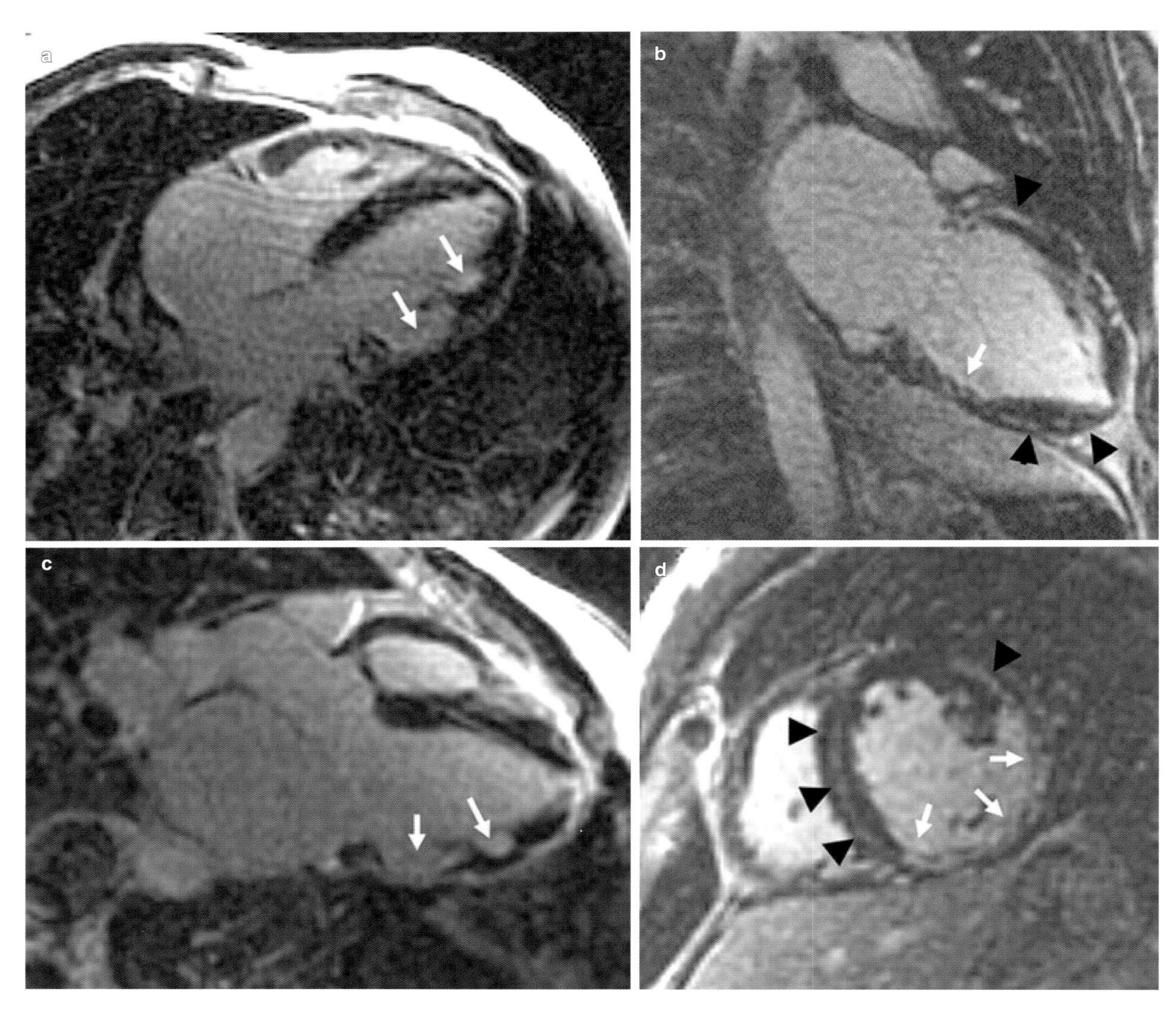

图 5.23　LGE 成像。四腔心视图（a），两腔心视图（b），三腔心视图（c），短轴视图（d）

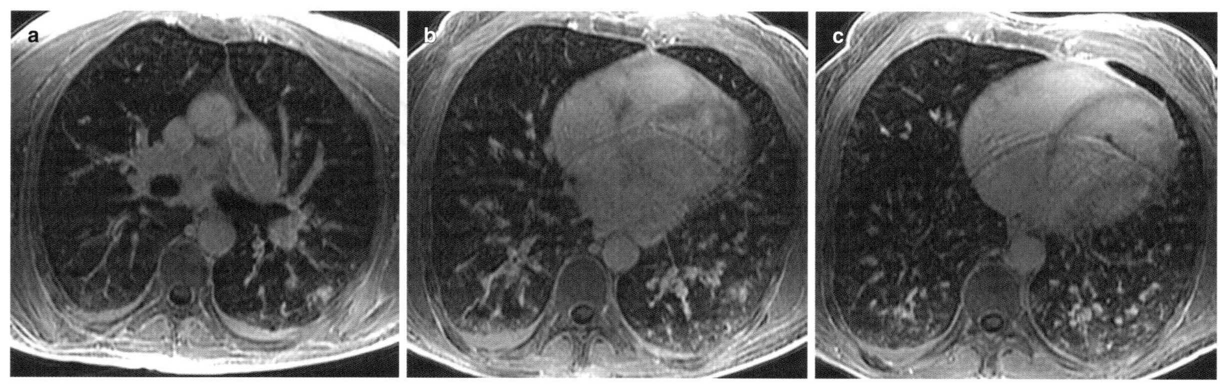

图 5.24　胸部造影对比后轴向成像。肺动脉分叉水平（a），主动脉瓣（b），下室间隔（c）

视频 5.22

病例 10　Becker 肌营养不良症

患者 35 岁，因“肌肉痛，肌酸激酶水平升高”诊断为 Becker 肌营养不良症（基因分析显示致病性肌营养不良蛋白突变呈阳性），并进一步行心脏评估。患者没有其他症状，心电图显示室性异位心律（图 5.25），超声心动图显示 LV 轻度扩大和收缩功能障碍，肌钙蛋白轻度升高。CMR 证实 LV 扩大（LVEDVi 134mL/m^2）、收缩功能障碍（LVEF 45%）和弥漫性运动功能减低（图 5.26，视频 5.23~5.26），合并中部下外侧壁心外膜下的局灶性“墨水”伪影（图 5.26，箭头），提示可能存在纤维脂肪化生。LGE 成像显示心外膜下有广泛的瘢痕（非缺血性模式），累及 LV 前外侧壁、下外侧壁、下壁和心尖部（图 5.27，箭头），与多发性心外膜下纤维化区域一致。随访中，患者在接受药物治疗（β 受体阻滞剂、ARB 和醛固酮受体拮抗剂）期间无症状；2 年后，超声心动图显示 LV 功能有所改善（LVEF 54%）。

视频 5.23

视频 5.24

视频 5.25

视频 5.26

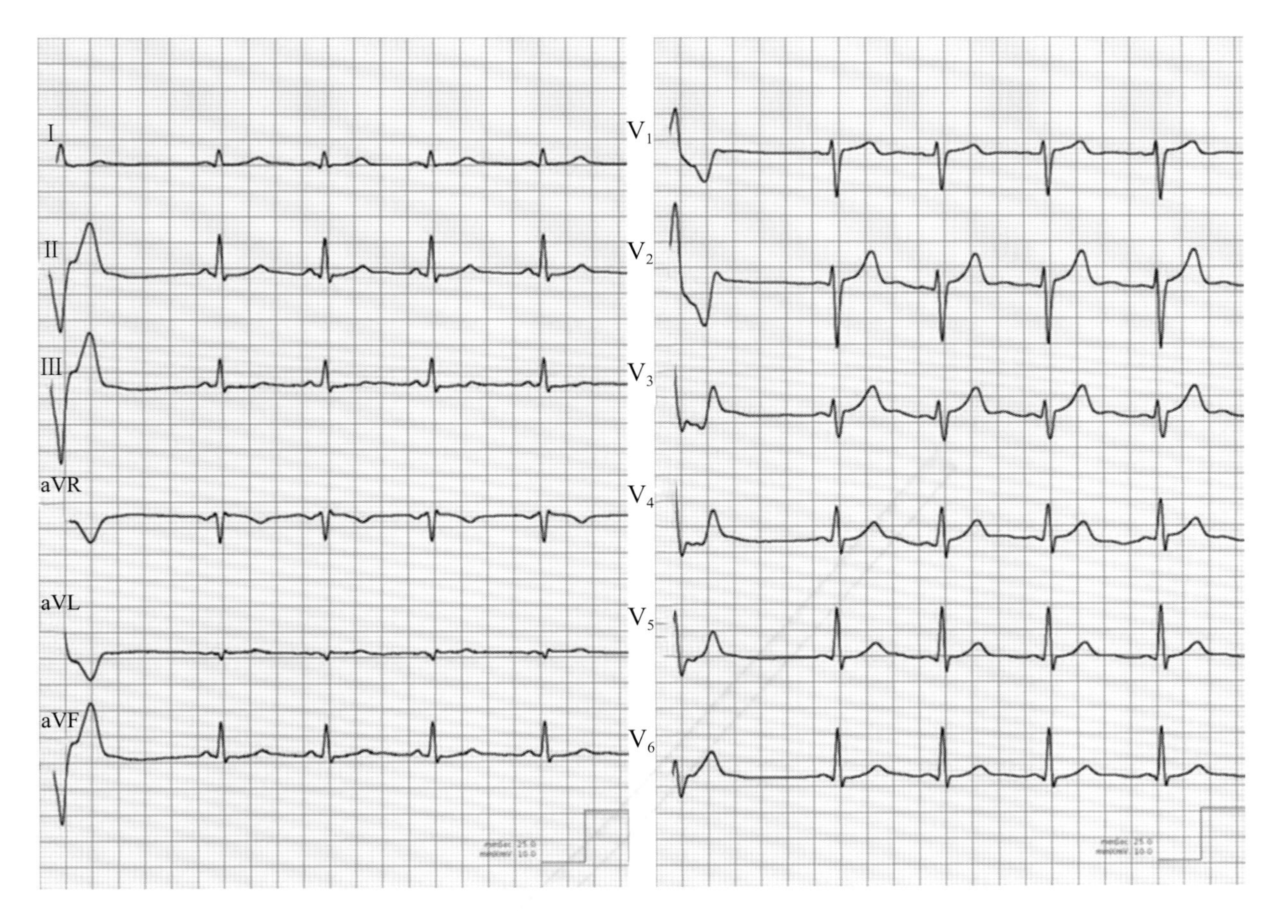

图 5.25　静息 12 导联心电图

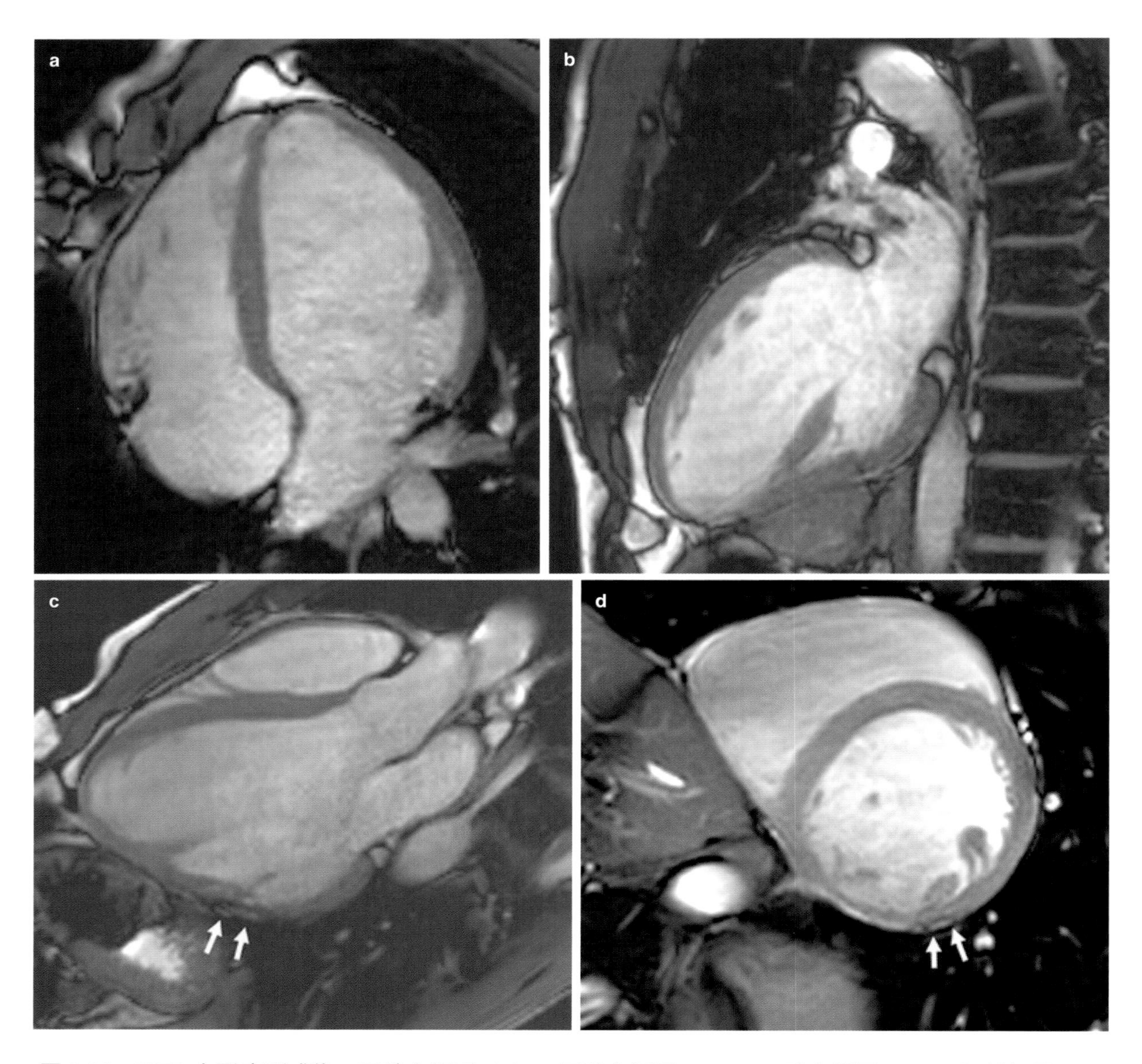

图 5.26　SSFP 电影序列成像。四腔心视图（a），两腔心视图（b），三腔心视图（c），短轴视图（d）

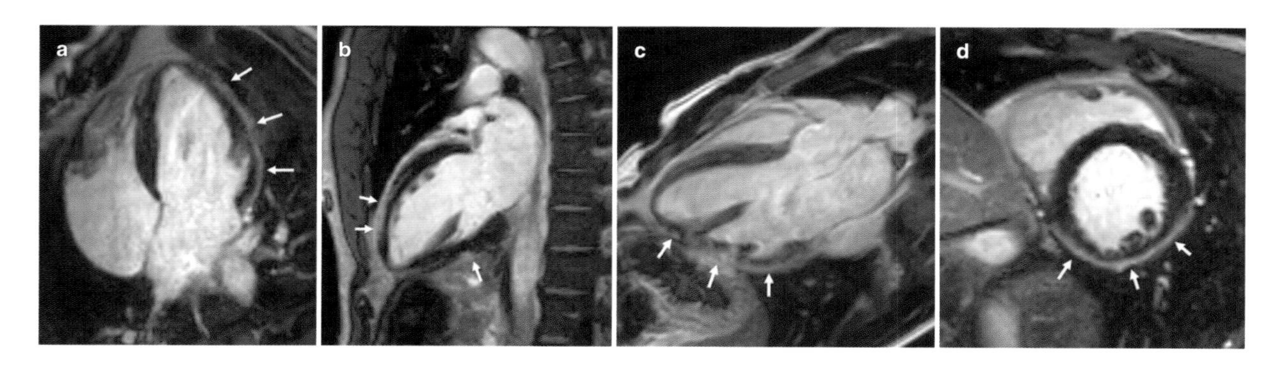

图 5.27　LGE 成像。四腔心视图（a），两腔心视图（b），三腔心视图（c），短轴视图（d）

经验与教训

- DCM 的特征是，在没有明显缺血或超负荷的情况下，LV 扩大和功能障碍。对怀疑 DCM 的病例，CMR 可以作为可疑 DCM 患者进行侵入性 CAG 的初步筛查，可提供相关心肌活性情况（即 LGE 的分布）和缺血负荷（即负荷－灌注 CMR）的数据。
- DCM 是导致 LV 扩大和功能障碍的一类异质性心肌病。不同的潜在病因反映了不同的心肌表型、风险分层和治疗反应的差异。DCM 可能与其他非缺血性心肌病重叠，包括 HCM 及相关表型（当存在不成比例的壁增厚时）。

小　结

DCM 是指由心肌疾病诱发并最终导致 LV 扩大和功能障碍的一类特殊疾病。近来人们逐渐认识到，不同的 DCM 病因意味着不同的表型，室性心律失常和 SCD 的风险以及对针对性疗法的反应差异，与 CMR 在此人群中的应用日益增长相平行。CMR 通过独特的无创性心肌组织特征检测，细化 DCM 表型，尤其是 CMR 能够检测心肌纤维化，这是一种公认的生物标志物，可以提示特定的病因，并指导优化患者治疗和风险分层，其效果优于 LVEF。因此，CMR 被认为是对可疑的 DCM 进行初步检查的关键步骤。通常有 1/3 的 DCM 患者会出现室间隔中层的晚期钆增强（LGE），其与心脏泵衰竭、SCD 和治疗反应不良的高风险性相关。LGE 的不同模式可能提示特定亚型的 DCM，包括重叠性疾病（如致心律失常性心肌病）。利用负荷灌注和水肿敏感性序列进行多参数评估，分别研究缺血性和活动性炎症，从而完善 CMR 对心肌组织特征的描述。最后，与超声心动图相比，CMR 在评估 LV 容积和射血功能方面具有更高的可重复性和准确性，使该技术成为评估药物治疗反应，以及及时调整和为 DCM 患者制订个体化临床决策的理想工具。

CMR 是提供 LV 大小和功能数据最精确的成像方式，可进行无创性心肌表型分析，包括通过 LGE 检测心肌纤维化。LGE 是一种有前景的生物标志物，在风险分层方面优于 LVEF，并为 DCM 亚型的鉴别诊断提供独特线索，优化了患者的治疗。

30%~50% 的 DCM 病例存在典型的室间隔中层 LGE。这类病例的特点包括泵功能衰竭、室性心律失常以及对优化的药物治疗和再同步治疗效果差。

环状 LGE 模式与遗传性 DCM 和恶性室性心律失常有关。

非典型 LGE 模式可以提示 DCM 的特定病因和亚型，包括一些重叠疾病（如心肌炎后遗症、致心律失常性心肌病、肌营养不良、结节病）。

LV 下外侧壁心外膜下 LGE 可见于各种潜在的 DCM，包括心肌炎后遗症、结节病、致心律失常性心肌病和肌营养不良。形态功能和组织特征、临床表现及家族史的补充对鉴别诊断至关重要。

初始 T1 mapping 和 ECV 的增加有可能成为有前景的、独立的不良预后的预测指标，但证据仍然有限。在进行 mapping 分析时，勾画感兴趣区应避开心肌壁边缘，这在较薄的心肌壁中可能具有挑战性。

水肿敏感性 CMR 序列（T2-STIR、T2 mapping）可揭示心肌炎并指导特异性治疗。

对于 RR 间期不规则或触发错误的患者，分段电影成像可能会出现明显的伪影；此外，通过常规多层短轴电影堆栈法测量 LV 容积和收缩功能可能会受心律失常或触发伪影的影响而导致容积测量不准确，严重低估 LV 收缩功能。

致　谢

感谢意大利 Trieste 大学心胸血管科 Antonio De Luca 博士提供了病例 3、病例 4 相关的 CMR 图像。

参考文献

[1] MERLO M，CANNATÀ A，GOBBO M，et al. Evolving concepts in dilated cardiomyopathy. Eur J Heart Fail，2018，20（2）：228-239.

[2] MERLO M，CANNATÀ A，SINAGRA G. Dilated Cardiomyopathy：A Paradigm of Revolution in Medicine. J Clin Med，2020，9（11）：3385.

[3] GIGLI M，MERLO M，GRAW SL，et al. Genetic Risk of Arrhythmic Phenotypes in Patients With Dilated Cardiomyopathy. J Am Coll Cardiol，2019，74（11）：1480-1490.

[4] KØBER L，THUNE JJ，NIELSEN JC，et al. Defibrillator Implantation in Patients with Nonischemic Systolic Heart Failure. N Engl J Med，2016，375（13）：1221-1230.

[5] ELMING MB，HAMMER-HANSEN S，VOGES I，et al. Right Ventricular Dysfunction and the Effect of Defibrillator Implantation in Patients With Nonischemic Systolic Heart Failure. Circ Arrhythm Electrophysiol，2019，12（3）：e007022.

[6] BARISON A，MASCI PG，EMDIN M. Fibrosis and mortality in patients with dilated cardiomyopathy.

JAMA，2013，309（24）：2547.

[7] CELEGHIN R，CIPRIANI A，BARIANI R，et al. Filamin-C variant-associated cardiomyopathy：A pooled analysis of individual patient data to evaluate the clinical profile and risk of sudden cardiac death. Heart Rhythm，2022，19（2）：235-243.

[8] VAHANIAN A，BEYERSDORF F，PRAZ F，et al. 2021 ESC/EACTS Guidelines for the management of valvular heart disease. Eur Heart J，2022，43（7）：561-632.

[9] MITROPOULOU P，GEORGIOPOULOS G，FIGLIOZZI S，et al. Multi-Modality Imaging in Dilated Cardiomyopathy：With a Focus on the Role of Cardiac Magnetic Resonance. Front Cardiovasc Med，2020，7：97.

[10] URETSKY S，GILLAM L，LANG R，et al. Discordance between echocardiography and MRI in the assessment of mitral regurgitation severity：a prospective multicenter trial. J Am Coll Cardiol，2015，65（11）：1078-1088.

[11] BARISON A，AIMO A，ORTALDA A，et al. Late gadolinium enhancement as a predictor of functional recovery，need for defibrillator implantation and prognosis in non-ischemic dilated cardiomyopathy. Int J Cardiol，2018，250：195-200.

[12] DI MARCO A，ANGUERA I，SCHMITT M，et al. Late Gadolinium Enhancement and the Risk for Ventricular Arrhythmias or Sudden Death in Dilated Cardiomyopathy：Systematic Review and Meta-Analysis. JACC Heart Fail，2017，5（1）：28-38.

[13] HALLIDAY BP，GULATI A，ALI A，et al. Association Between Midwall Late Gadolinium Enhancement and Sudden Cardiac Death in Patients With Dilated Cardiomyopathy and Mild and Moderate Left Ventricular Systolic Dysfunction. Circulation，2017，135（22）：2106-2115.

[14] LEYVA F，FOLEY PW，CHALIL S，et al. Cardiac resynchronization therapy guided by late gadolinium-enhancement cardiovascular magnetic resonance. J Cardiovasc Magn Reson，2011，13（1）：29.

[15] MCDONAGH TA，METRA M，ADAMO M，et al. 2021 ESC Guidelines for the diagnosis and treatment of acute and chronic heart failure. Eur Heart J，2021，42（36）：3599-3726.

[16] PUNTMANN VO，CARR-WHITE G，JABBOUR A，et al. T1-Mapping and Outcome in Nonischemic Cardiomyopathy：All-Cause Mortality and Heart Failure. JACC Cardiovasc Imaging，2016，9（1）：40-50.

[17] BARISON A，DEL TORTO A，CHIAPPINO S，et al. Prognostic significance of myocardial extracellular volume fraction in nonischaemic dilated cardiomyopathy. J Cardiovasc Med （Hagerstown），2015，16（10）：681-687.

[18] MUSER D，NUCIFORA G，MUSER D，et al. Prognostic Value of Nonischemic Ringlike Left Ventricu-

lar Scar in Patients With Apparently Idiopathic Nonsustained Ventricular Arrhythmias. Circulation，2021，143（14）：1359-1373.

[19] GEORGIOPOULOS G，FIGLIOZZI S，SANGUINETI F，et al. Prognostic Impact of Late Gadolinium Enhancement by Cardiovascular Magnetic Resonance in Myocarditis：A Systematic Review and Meta-Analysis. Circ Cardiovasc Imaging，2021，14（1）：e011492.

[20] DE ANGELIS G，DE LUCA A，MERLO M，et al. Prevalence and prognostic significance of ischemic late gadolinium enhancement pattern in non-ischemic dilated cardiomyopathy. Am Heart J，2022，246：117-124.

第六章　肥厚型心肌病

Giancarlo Todiere，Giovanni Quarta，Gherardo Finocchiaro，Roberto Pedrinelli

张　浪　薛永杰　译　高燕军　殷　茜　审

引　言

HCM 是以 LV 室壁增厚为特征，但需排除其他可引起心室壁增厚的心血管疾病、系统性疾病或代谢性疾病[1]。基因检测可以在多达 60% 的成年 HCM 患者中发现编码肌小节相关蛋白基因突变，而在 5%~10% 的病例中，该疾病是由代谢性、神经肌肉和浸润性疾病引起的，如心脏淀粉样变性和 Anderson-Fabry 病[1]。与致病基因阴性的 HCM 患者相比，致病基因阳性的 HCM 患者会发生更广泛的心肌纤维化[2]。

CMR 在 HCM 患者的临床评估中起着关键作用，是公认的量化心腔容积、心肌质量和 EF 的金标准[3]。此外，CMR 不仅可以检测出 LV 肥厚的不常见区域，如心尖部和侧壁（这些区域可能是超声心动图难以评估的），并且可以显示 LV 的形态学特征，如心肌隐窝、二尖瓣叶延长和乳头肌肥厚，这些都有助于支持诊断[4]。

由于这种成像技术具有独特的组织学表征能力，无论是否使用造影剂，都能提高诊断和预后评估的准确性，从而越来越引起人们的兴趣。因此，CMR 在 HCM 评估中的关键作用已被广泛接受[1]。

正如组织学研究所描述的那样，尽管所有形式的纤维化都可以在 HCM 中表现出来，但最常见的是替代性纤维化，其在体内可以通过 CMR LGE 检测到。以往对组织学和 CMR 的比较研究表明，LGE 显示的心肌瘢痕区域与小的壁内冠状动脉发育不良相关[5]。在高达 80% 的 HCM 患者中可出现 LGE，主要累及最肥厚的心肌节段。由于患者心肌瘢痕的发生率很高，因此 LGE 区域的定性评估是一个重要的标志，尤其是在诊断方面而非预后方面[6]。

CMR 通过获取长轴切面（至少包括两腔心、三腔心、四腔心切面）和短轴图像，通常没有层间隔，全面覆盖心室，可评估即使是节段性、局灶性的 LV 肥厚，包括心尖肥厚型 HCM，同时也评估心尖腔闭塞对心肌收缩功能的影响。

在 HCM 的临床疾病谱中，CMR 能够检测出 LV 心尖部室壁瘤，通常与 LV 中部梗阻有关，这与心力衰竭、持续性室性心律失常和血栓栓塞事件相关[1]。

CMR 已经证实二尖瓣异常是 HCM 的一种主要的表型表达，其特征是二尖瓣小叶延长和多个副乳头肌，这些都可能在很大程度上导致 LVOT 梗阻，并且致病基因阳性的患者可发生明显的肥大。

初始 T1 mapping 是一种基于测量心肌 T1 弛豫时间的技术，可以识别影响细胞内或细胞外间隙的病理性心肌改变[7]。

增强前 T1 mapping 的高值见于急性心肌梗死心肌水肿或心肌炎、淀粉样蛋白沉积等病理状态，也见于 HCM，而低值则与铁过载或糖鞘脂储存有关，这种技术在鉴别诊断“肌小节疾病”HCM 与肥厚性表型（如 Anderson-Fabry 病）[8] 和代谢性疾病（如 Danon 病，其特征是间隔壁 LGE 缺失）中起关键作用，但是这些罕见疾病的相关文献仍然有限[9]。

通过使用初始和增强后的 T1 mapping，可以评估 ECV。这在心脏淀粉样变性中尤为明显。在 HCM 中，在没有心肌水肿和淀粉样变性的情况下，ECV 的增加主要反映了胶原蛋白的增加。

运动员心脏的鉴别诊断常具有挑战性。运动员通常表现为 LV 质量和双心室容积增大（取决于运动类型），EF 正常，无显著的局灶性或弥漫性心肌纤维化（通过 LGE 和 T1 mapping 技术评估），而 ECV 值降低，主要是由心肌细胞大导致[10]。

T1 mapping 的主要限制是采用不同场强和品牌时会有较大差异，需要对特定的脉冲序列和场强进行临床应用验证[7]。

T2W 的 STIR 和新的 T2 mapping 图像也可用于检测心肌水肿的区域，还可用于区分类似 HCM 的炎症性心肌病（如心脏结节病）。在炎症性心肌病的急性期，CMR 通常会显示与室壁厚度增加相关的 T2 信号增高，但在随访扫描时可恢复正常。这有助于对有特定治疗方法的疾病进行特异性诊断（有时还需要心内膜心肌活检，endomyocardial biopsy，EMB），避免误诊为肌小节肥厚型 HCM，对患者及家属都有很显著的影响。

心脏肿瘤虽然罕见，但在鉴别诊断中也必须加以考虑。例如，在青少年中常见的心肌纤维瘤通常是局部的，可以引起类似于 HCM 的室性心律失常。显示心脏肿瘤的基本方法包括“黑血”、T2WI 在内的采集方案[11]。

其他涉及心脏的罕见疾病的诊断，如代谢性（糖原病）、线粒体心肌病和神经肌肉疾病（Friedreich 共济失调），也是 CMR 需要真正面临的挑战，因为这些疾病通常没有特异性的模式，在这些病例中，临床背景（临床病史、生物标志物、心电图、超声心动图、肌肉活检等）对于诊断至关重要。CMR 仍是这些患者预后评估的基本方法。

HCM 的另一个典型组织学标志是心肌排列紊乱。弥散张量 CMR 是一种新的成像技术，通过计算部分各向异性分数，可以检测和量化患者的心肌紊乱情况，为诊断和预后提供基本的信息。弥散张量 CMR 的主要局限性是扫描时间长，而且需要选择扫描期间能确保屏气一致的患者[12]。

多项研究证实，CMR（尤其是 LGE CMR）在许多心血管病的风险分层中发挥着关键作用。预防 SCD 对这些患者至关重要，而选择高风险患者作为植入 ICD 进行初级预防的候选者仍是一项临床挑战。

T2-STIR 图像上的高信号区可能继发于 HCM 的急性缺血性改变，一般与大面积 LGE、心肌损伤标志物（hs-cTn）增加和心室电不稳定性增高有关[13]。心肌纤维化的程度（LGE > LV 心肌质量的 10%~15%）已被证实与恶性室性心律失常密切相关[14-15]。在中危受试者，预防 SCD 的预后风险评分可与 LV 心肌 LGE 的程度评估相结合。

CMR 还可以检测灌注缺损，常见于 LV 肥厚和 LGE 数量较多的患者[16]。此外，基于延迟强化的定量分析的 LGE 离散图是心肌瘢痕异质性的标志，可能与室性心律失常的复发有关，可更好地进行 SCD 风险分层[17]。由于 HCM 纤维化呈进行性，因此指南推荐每 2 年复查一次 CMR[18]。

在其他肥厚性心肌表型中（如 Anderson-Fabry 病），LGE 的大小也与较差的临床预后有关，广泛的纤维化与酶替代疗法的疗效不佳有关。在这种情况下，ECV 可能有助于在未来监测酶替代疗法和陪伴疗法在这种代谢性疾病中的疗效[19]。

虽然心肌铁过载可以通过 T2*CMR 准确评估，但因铁过载很少能引起类似 HCM 的心肌肥厚，故应在适当的临床背景下考虑这一技术[20]。

病例 1　肥厚型心肌病合并 Brugada 波心电图

患者男，26 岁，有 SCD 家族史（曾祖父）和 HCM 家族史（祖父和父亲，后者植入 ICD 进行二级预防），因“胸痛”进而行心脏评估。超声心动图显示室间隔肥厚 14mm。进一步行 CMR 扫描，结果显示 LV 非对称性肥厚（室间隔最大厚度为 15mm，基底部下外侧壁为 9mm），室间隔下部有多个心肌隐窝，无 LGE（图 6.1）。24 小时动态心电图记录到少量室性早搏，无 NSVT。基因检测发现 *MYBPC*3 致病基因突变，建议定期随访。3 年后，患者 30 岁时检测到自发性 1 型 Brugada 波。经商议后，决定进行诱发心室颤动的电生理检查，并对患者植入 ICD 进行一级预防。经基因分析校正后，未检测到 Na 通道的致病性突变。

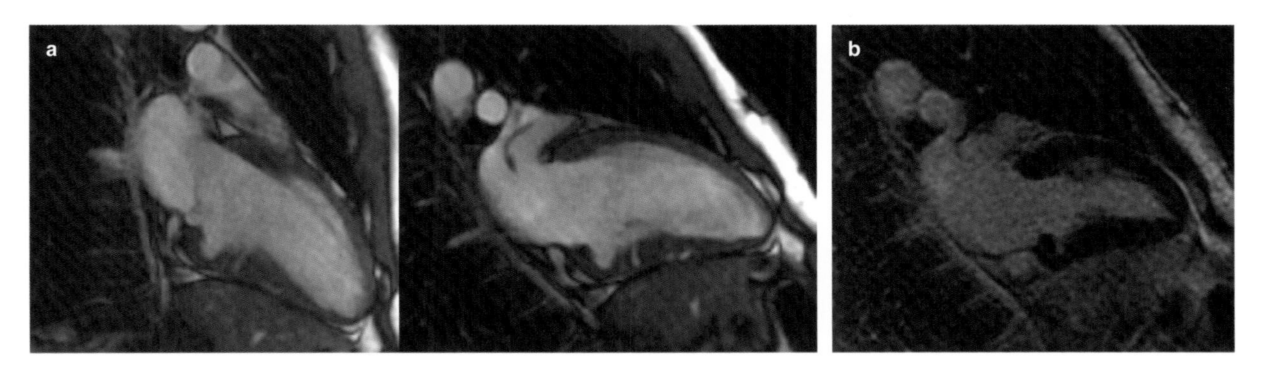

图 6.1　两腔心。SSFP 电影序列成像（a），LGE 成像（b）

病例 2　肥厚型心肌病合并心尖部室壁瘤

患者男，64 岁，有 SCD 家族史（曾祖母 25 岁去世，母亲 70 岁去世），既往有高脂血症及高血压病史，因“劳力性心绞痛”进行心脏评估。心电图显示 T 波倒置（图 6.2）。超声心动图显示 LV 严重肥厚伴心尖部受累，但无 LVOT 梗阻。24 小时动态心电图记录到短暂的 NSVT，CMR 显示 LV 收缩功能正常，室间隔肥厚（最大壁厚为 20mm）伴心尖部受累及心尖部室壁瘤，可见在室间隔中层及心尖部透壁性的心肌纤维化（图 6.3）。根据症状和形态学异常，患者进一步行 CAG，显示 RCA 严重狭窄伴斑块破溃，接受了血运重建治疗。基因检测证实 *MYBPC*3 基因（c772 G > A）有 1 个肌小节致病性基因突变，α- 半乳糖苷酶 A 基因未发现突变。2 年后，患者出现晕厥，动态心电图显示 NSVT，弥漫性心肌纤维化伴心尖部室壁瘤，进而植入 ICD。

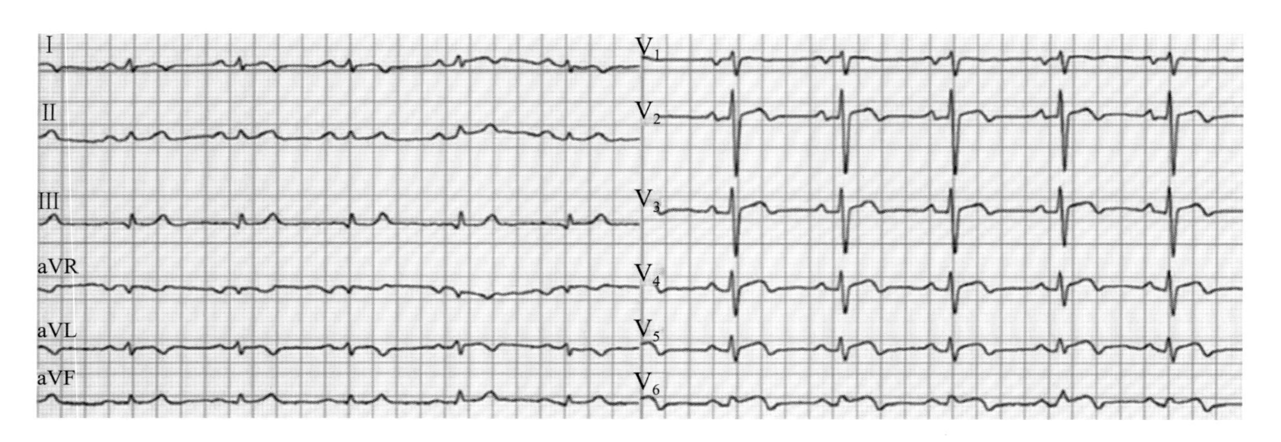

图 6.2　静息心电图

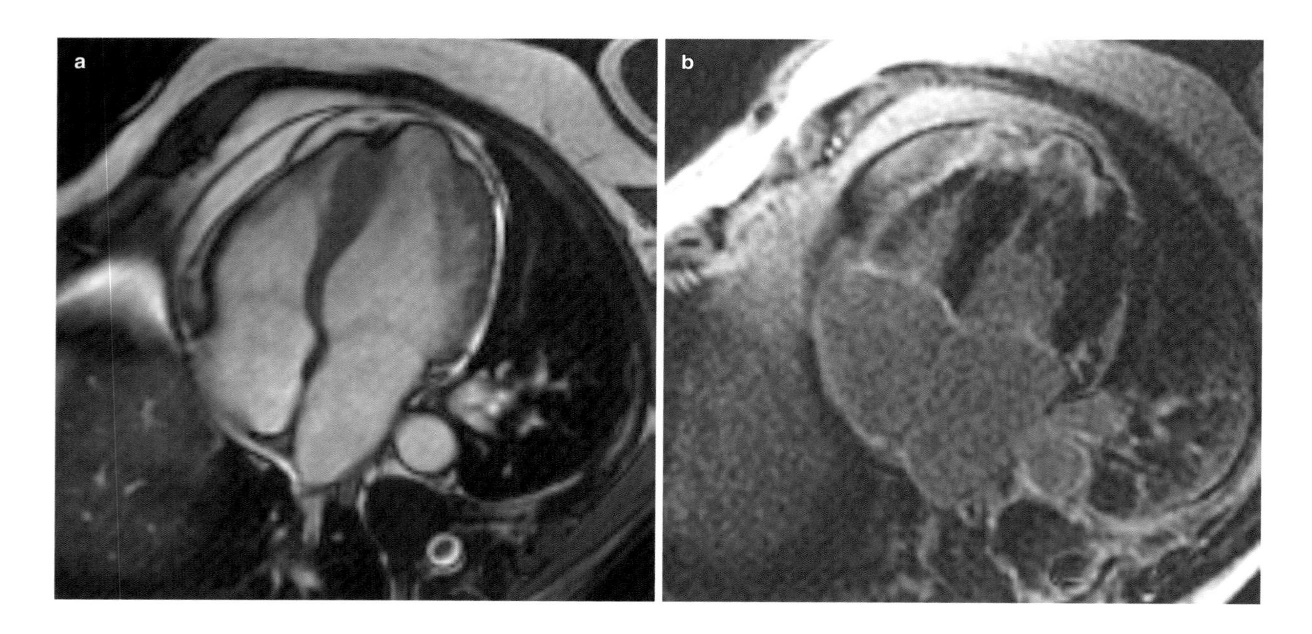

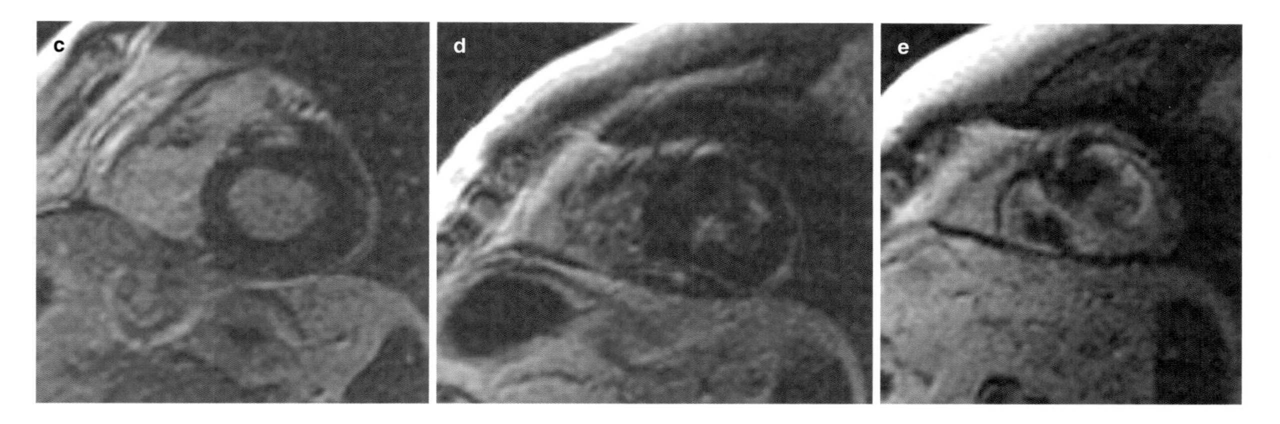

图 6.3　SSFP 电影序列成像，四腔心（a）；LGE 成像，四腔心（b）、短轴基底段（c）、中间段（d）、心尖段（e）

病例 3　Fabry 病

患者女，62 岁，因“剧烈胸痛”急诊入院。心电图显示快速性心房颤动、V_4~V_6 导联 T 波倒置，且肌钙蛋白升高。超声心动图发现 LV 向心性肥厚（14mm），LV 大小和心室功能正常（EF 56%）。CAG 正常。患者经 CMR 检查证实为向心性 LV 肥厚（图 6.4）。初始 T1 值降低（整体 T1 值 920ms，较低于参考范围 996ms），对应于图谱中的蓝色区域，提示鞘糖脂积累。初始 T1 值假性正常化存在于下外侧壁瘢痕中（初始 T1 966ms），对应于图中的绿色区域（图 6.4b，黑色箭头），与肌壁间 LGE 的下外侧区域相匹配（图 6.4c、d，白色箭头）。基因检测显示 α- 半乳糖苷酶 A 基因存在致病性 c334 C ＞ T（pArg112Cys）突变。

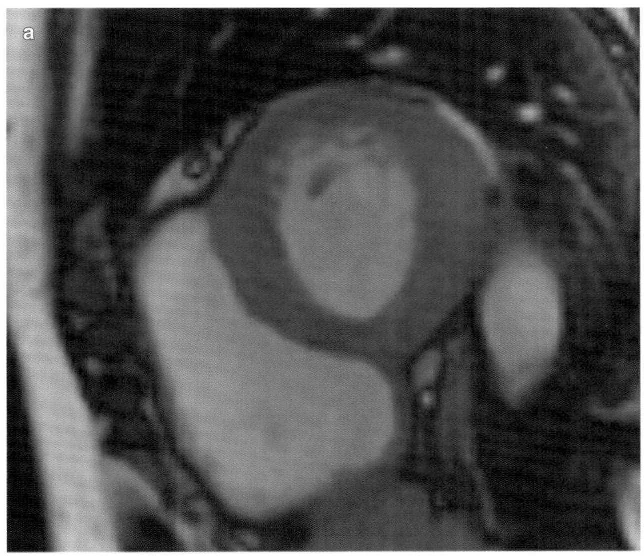

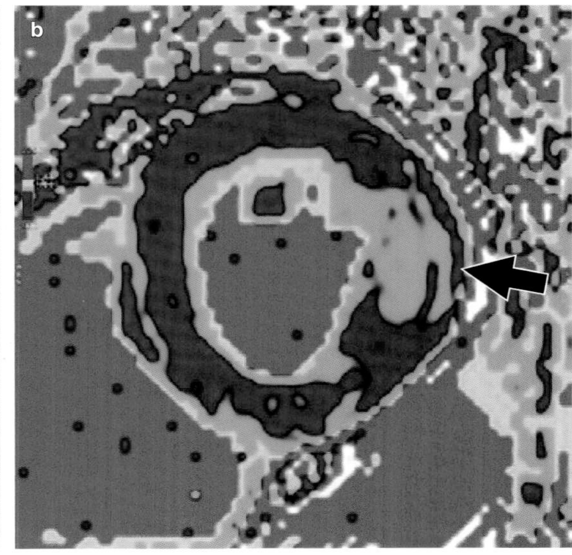

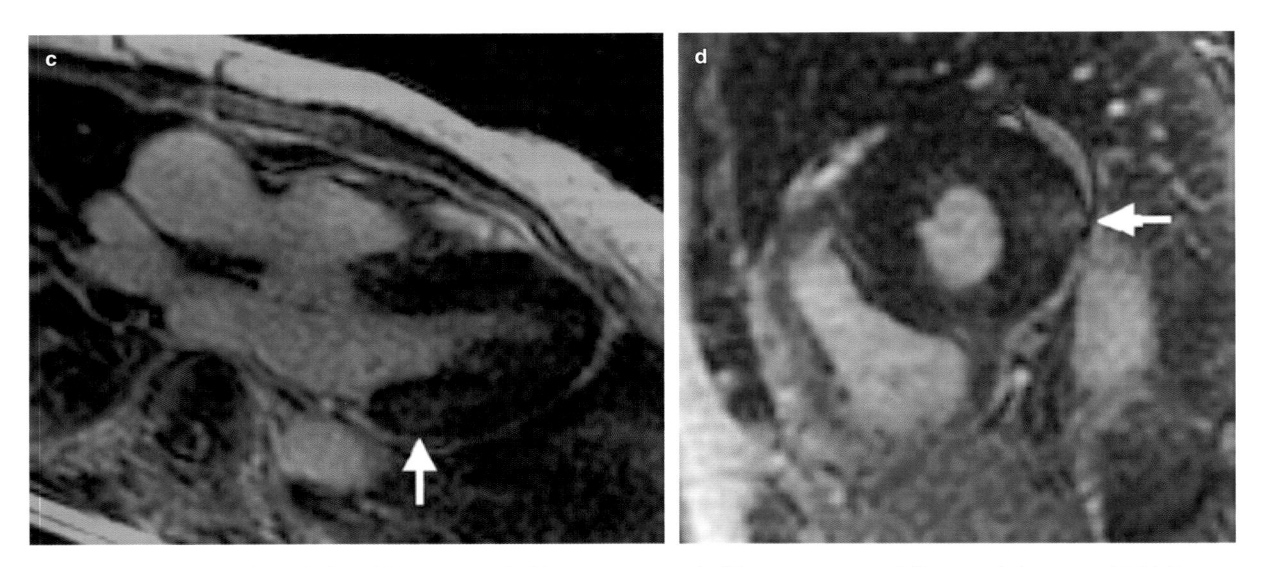

图 6.4　SSFP 电影序列成像短轴位（a）；初始 T1 mapping 短轴（b）；LGE 成像，三腔心（c）、短轴位（d）

病例 4　肥厚型心肌病合并早期老年性淀粉样变性

患者 80 岁，有严重的心血管病家族史，既往无高血压病史，因“劳力性呼吸困难心绞痛，服用 β 受体阻滞剂治疗”后进一步就诊。超声心动图检查显示 LV 功能轻度减低（LVEF 43%），LV 中度肥厚，二尖瓣中度反流。心电图显示前外侧导联 T 波倒置，伴有异位室性节律（图 6.5）。24 小时动态心电图记录到多次房性心动过速。CAG 显示第一锐缘支严重狭窄，并植入支架。为进一步检查其心肌肥厚情况行 CMR 扫描。SSFP 电影序列成像显示 LV 大小正常（LVEDVi 99mL/m^2），收缩功能中度减退（LVEF 36%）伴 LV 肥厚（室间隔厚度 20mm）及室间隔非缺血性 LGE（图 6.6）。hs-cTn（36.5ng/L）和 N 末端脑钠肽前体（N terminal pro B type natriuretic peptide，NT-proBNP）（2300ng/L）升高，且肾功能受损。随后的基因筛查显示 *MYBPC*3 基因突变（c2296 G > A），而 99m 锝 -3，3-二磷酸 -1，2- 丙二羧酸（99m technetium-3，3-diphosphono-1，2-propano dicarboxylic acid，^{99m}Tc-DPD）显像显示心肌摄取较弱（Perugini 评分 1 分），并在单光子发射断层扫描图像中得到证实，提示可能存在早期转甲状腺素蛋白淀粉样变性（图 6.7）。建议密切临床和影像学随访。

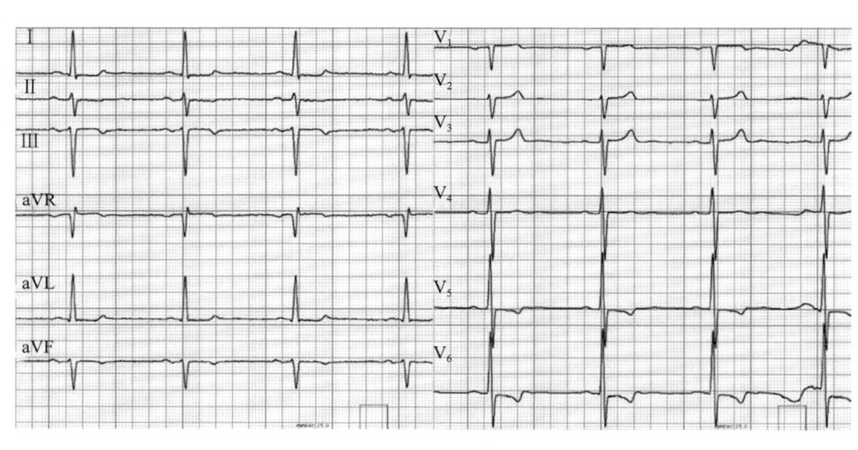

图 6.5　心电图

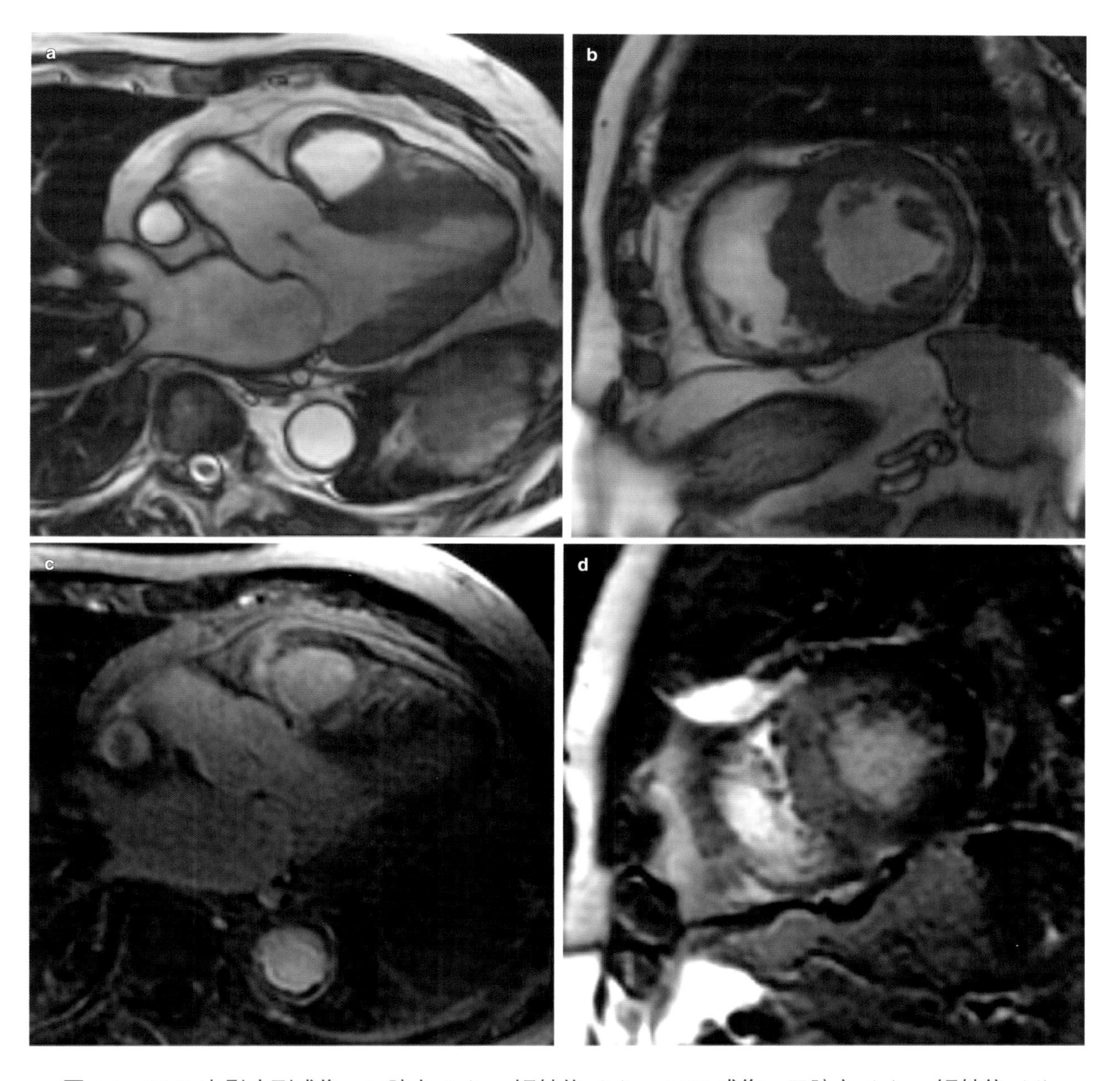

图 6.6 SSFP 电影序列成像，三腔心（a）、短轴位（b）；LGE 成像，三腔心（c）、短轴位（d）

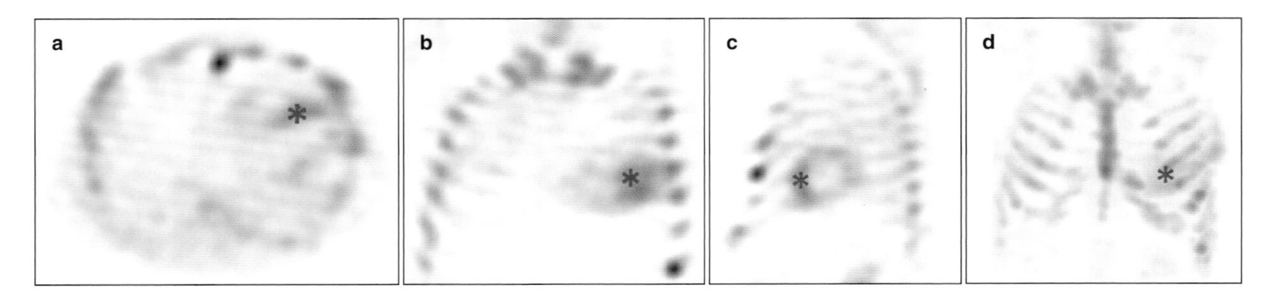

图 6.7 DPD 心肌轻度摄取（红色星点）。轴位图像（a），冠状位图像（b），矢状位图像（c），平面图像（d）

病例 5　肥厚型心肌病累及心尖部

患者女，62 岁，既往有未分类的心肌病和心房颤动家族史，心电图显示下壁导联和侧壁导联巨大的倒置 T 波，进而行 CMR。检查显示心尖部局限性肥厚（最大壁厚 16mm），LV 收缩功能正常（EF 66%），心尖部心肌节段出现轻度非缺血性 LGE（图 6.8，红色箭头）。

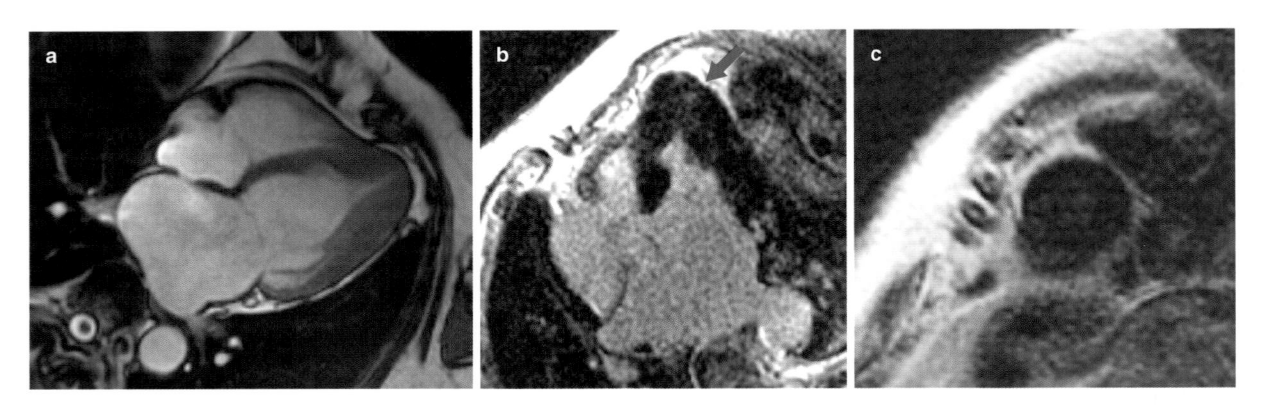

图 6.8　SSFP 电影序列成像，四腔心（a）；LGE 成像，四腔心（b）、短轴位心尖部（c）

病例 6　纤维化作为动态现象的肥厚型心肌病

患者男，40 岁，主要症状为“呼吸困难和心悸”，有 HCM 家族史，在进行级联遗传分析后，显示 *MYH7* 基因的家族性突变呈阳性。行超声心动图和 CMR 检查。发现室间隔反向肥厚（中部前壁最大室壁厚度 27mm，中部下壁最大室壁厚度 25mm）。检测到二尖瓣前叶的延长，并伴收缩期前向运动和副乳头肌；在室间隔、下壁和前壁发现弥漫性 LGE（图 6.9）。随后，患者被诊断为阻塞性 HCM。随访 6 年后，进行第二次 CMR 扫描（图 6.10）。比较两次检查的 LGE 范围（采用 6 SD 法），可以清楚地看到前壁和下壁心肌纤维化的增加，证实了疾病随着时间而进展。

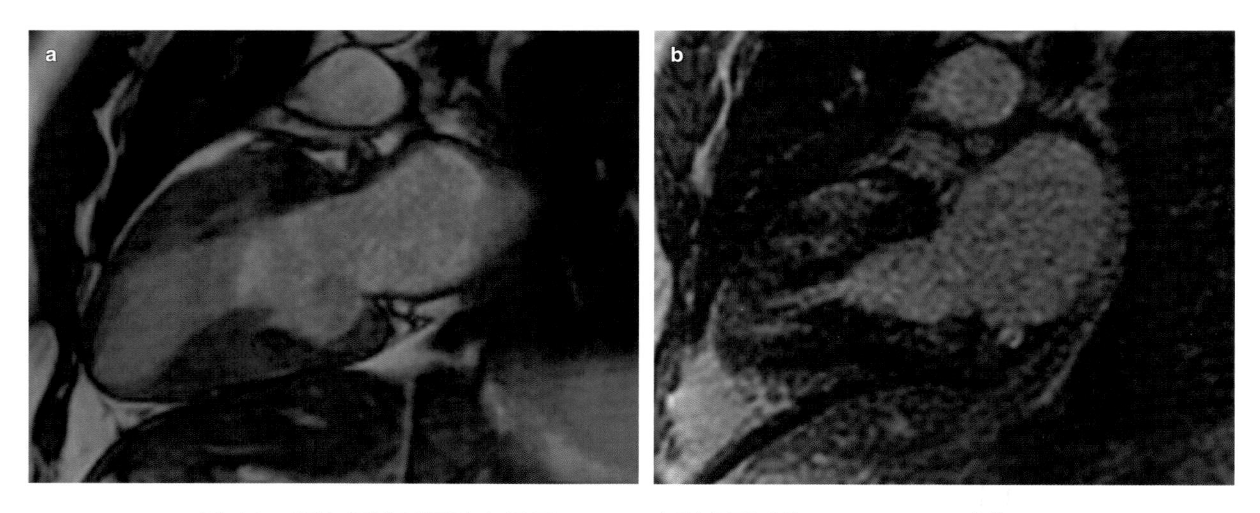

图 6.9　初次扫描时两腔心视图。SSFP 电影序列成像（a），LGE 成像（b）

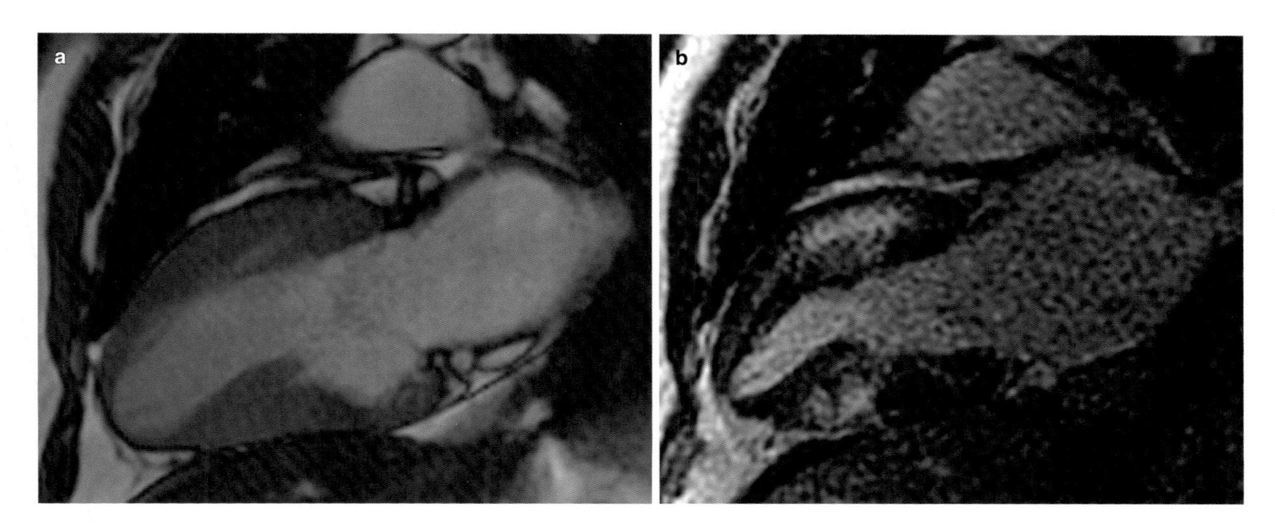

图 6.10 随访扫描时两腔心视图。SSFP 电影序列成像（a），LGE 成像（b）

病例 7 梗阻性肥厚型心肌病

患者女，70 岁，因“劳力性呼吸困难”行超声心动图检查，显示 LV 不对称性肥厚（最厚处 19mm），LVOT 梗阻（瓦氏动作后 LVOT 梯度峰值 80mmHg），LV 收缩功能亢进（EF 70%），左心房（left atrium，LA）扩大（胸骨旁直径 45mm），二尖瓣后环钙化 / 钙化坏死伴轻中度二尖瓣反流。进一步行 CMR 扫描，双心室容积和功能正常（LVEDVi 87mL/m^2，LVEF 79%），室间隔肥厚（18mm，LV 质量增加 81g/m^2），bSSFP 序列上可见继发于 LVOT 梗阻的主动脉瓣下信号缺失（图 6.11b，白色箭头；视频 6.1），二尖瓣钙化和中度二尖瓣反流（图 6.11a，红色箭头），没有明显的 LGE 区域（图 6.11）。基因分析证实 HCM 存在 2 个肌小节致病基因突变（*MYH*7 基因 c2348 G > A，*MYBPC*3 基因 c472 G > A）。24 小时动态心电图未见明显室性心律失常。患者服用 β 受体阻滞剂后症状明显改善，动态 LVOT 梯度减低（瓦氏动作后从 80mmHg 降至 40mmHg，静息值 16mmHg）。4 年后，患者出现心房颤动和药物难治性运动呼吸困难，超声心动图显示 LVOT 动态梯度再次恶化（静息值 65mmHg）和严重的二尖瓣反流。患者接受了二尖瓣成形术，临床症状明显改善。

视频 6.1

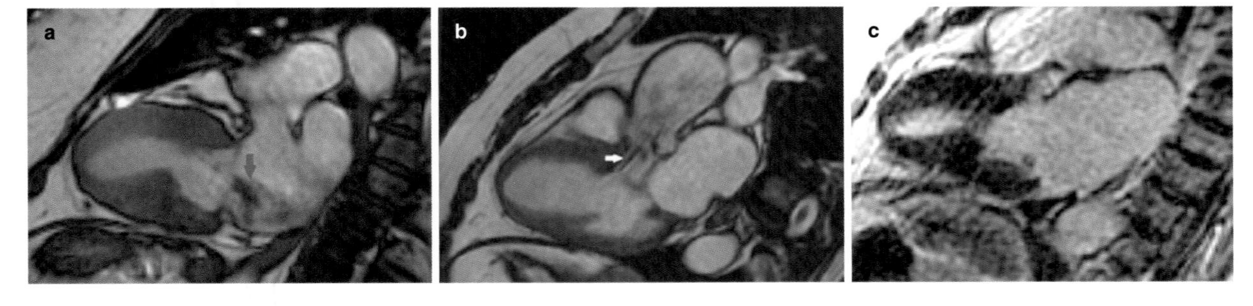

图 6.11 SSFP 电影序列成像，两腔心收缩期（a）、舒张期（b）；LGE 成像（c）

病例 8　肥厚型心肌病伴室性心律失常

患者男，59 岁，主诉“劳累性心绞痛和心悸”，既往房颤病史，有 SCD 家族史（祖父）。超声心动图显示室间隔肥厚（20mm），动态 LVOT 梯度峰值 38mmHg，给予 β 受体阻滞剂治疗后恢复正常。行 CMR 扫描，证实为不对称性室间隔肥厚（基底部前间隔最大厚度 23mm，基底部下外侧壁最大厚度 9mm）（图 6.12）。组织学特征显示心肌水肿区域局限在前壁和前间隔（图 6.13a），伴有弥漫性 LGE（采用 6 SD 定量法，占心肌质量的 22%），整体弥散评分较高（图 6.12b，图 6.13b~d）。24 小时动态心电图记录到部分 NSVT。基因检测发现致病性 *MYBPC*3 基因突变（c1090 G > A）。hs-cTn 水平较高（25ng/L）。患者 5 年恶性室性心律失常风险评分较高，约为 6.7%，故行 ICD 植入术进行一级预防。

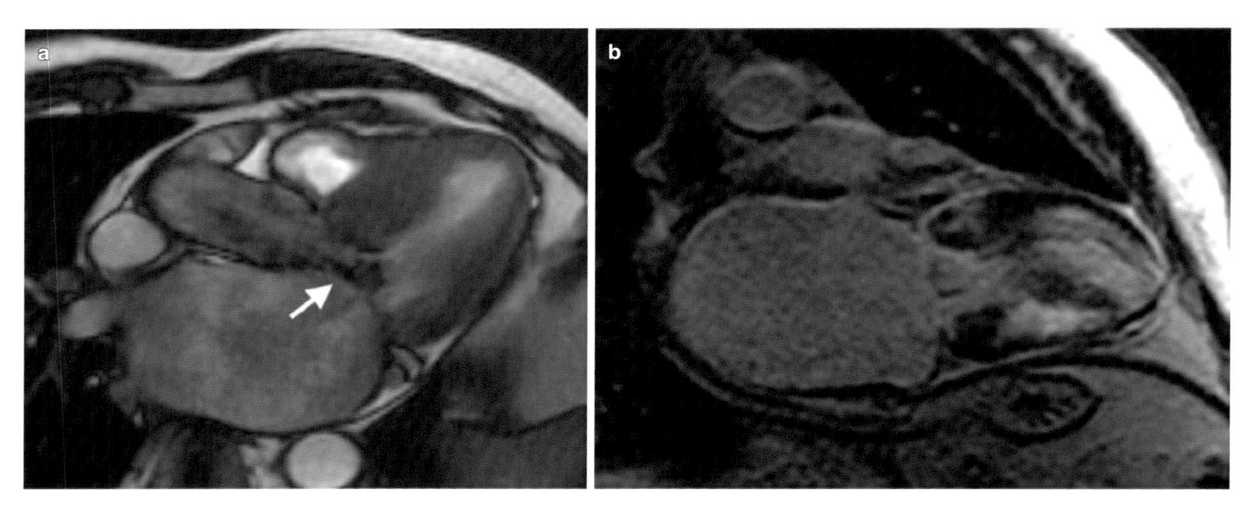

图 6.12　SSFP 电影序列成像三腔心（a），LGE 成像两腔心（b）

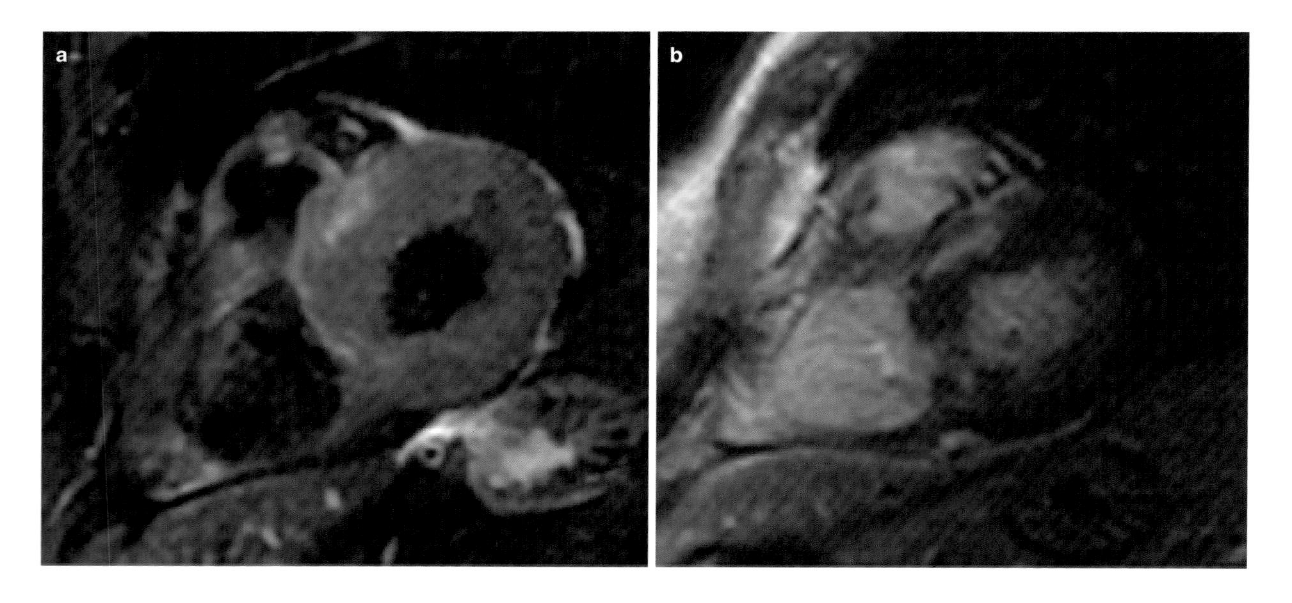

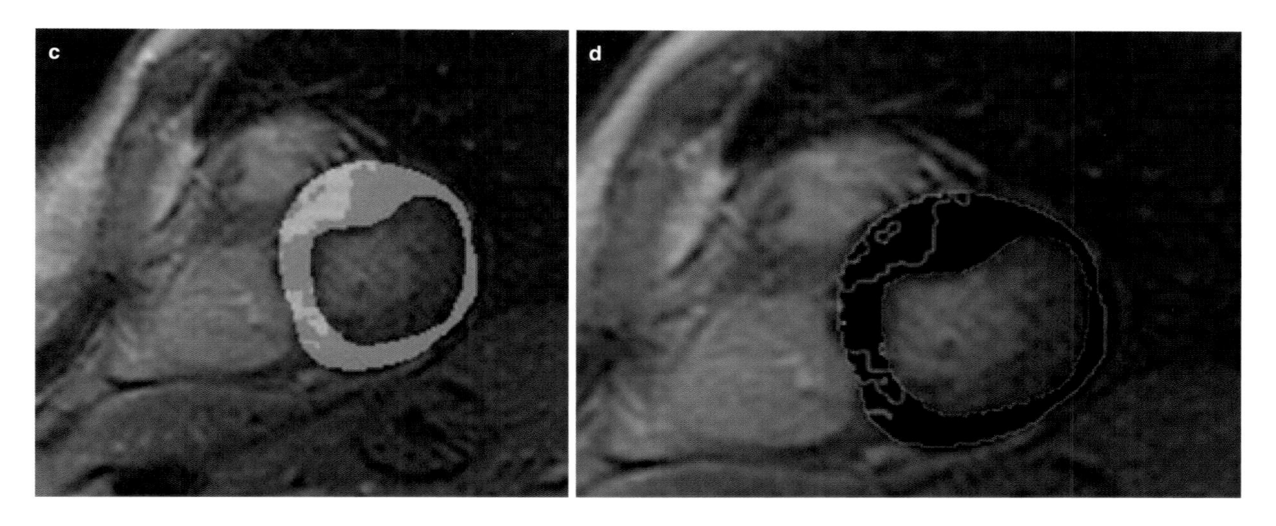

图 6.13 短轴 T2-STIR 成像显示水肿（a），LGE 成像显示纤维化（b），LGE 定量图（c），LGE 弥散图（d）

病例 9 心尖球形综合征类似心尖肥厚型心肌病

患者女，63 岁，因“剧烈心理应激反应出现胸痛、心悸”就诊。心电图显示侧壁导联 T 波倒置。炎症标志物阴性，而 hs-cTn 水平轻度升高（20ng/L），CAG 正常，疑似应激性心肌病而行 CMR 扫描。CMR 显示心尖肥厚（心尖部前壁最大室壁厚度为 15mm，远端 / 基底段室壁厚度比值＞ 1），心尖段运动减弱，LV 整体收缩功能正常（EF 65%）。T2-STIR 显示心尖段透壁性心肌水肿区，无 LGE（图 6.14）。6 个月后复查 CMR，心尖肥厚和心肌水肿消失（图 6.15）。这是 1 例 Tako-Tsubo 综合征类似心尖 HCM。

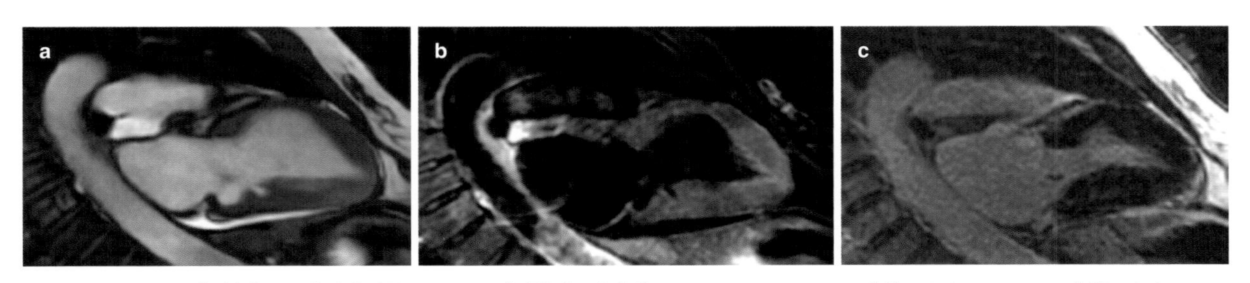

图 6.14 急性期两腔心视图。SSFP 电影序列成像（a），T2-STIR 成像（b），LGE 成像（c）

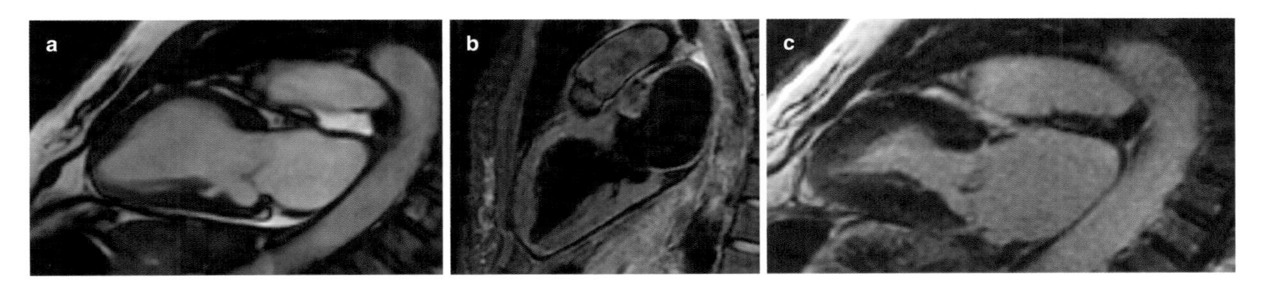

图 6.15 6 个月后两腔心视图。SSFP 电影序列成像（a），T2-STIR 成像（b），LGE 成像（c）

病例 10　肥厚型心肌病与假瘤 / 肿瘤

患者女，80 岁，因“胸痛”就诊，超声心动图显示 LV 非对称性肥厚，LVEF 正常（60%）。心电图显示胸前导联 T 波倒置。行 CMR 扫描。可见室间隔肥厚（最大壁厚 22mm），伴 LV 收缩功能正常（EF 69%），但没有 LVOT 加速 / 湍流（图 6.16）。在 bSSFP 序列和 T2-STIR 图像中，室间隔和下外侧壁检测到多个粗大的低信号椭圆形区域（图 6.16，箭头）。使用对比剂后，早期和晚期增强图像均显示一个带有高信号边界的低信号核心，与多个钙化坏死区域相吻合，类似 HCM（图 6.17）。建议进行密切的临床和影像学随访。

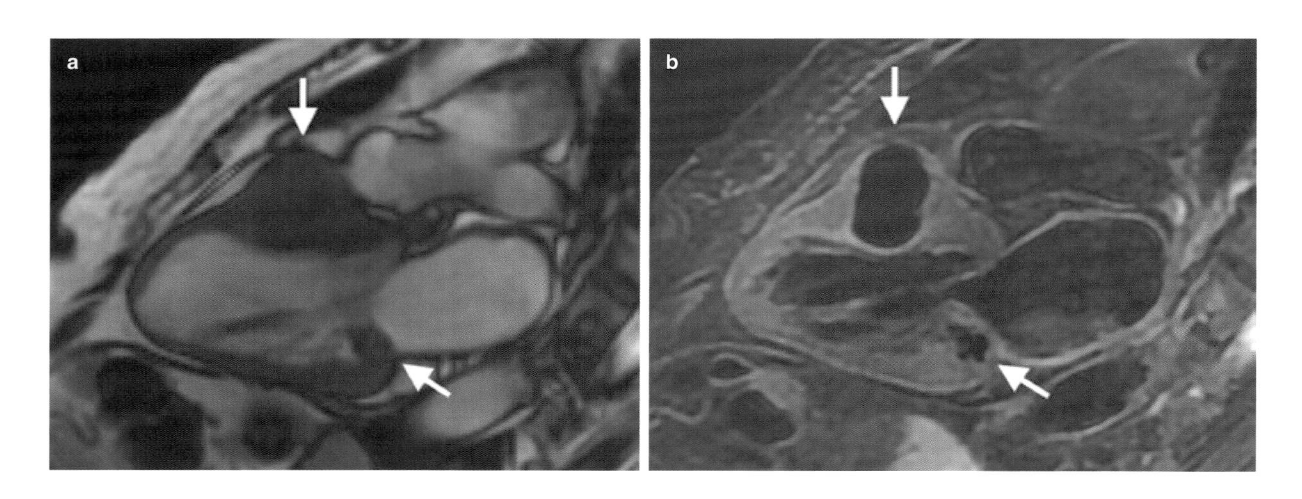

图 6.16　两腔心显示两个低信号肿块（箭头）。SSFP 电影序列成像（a），T2-STIR 成像（b）

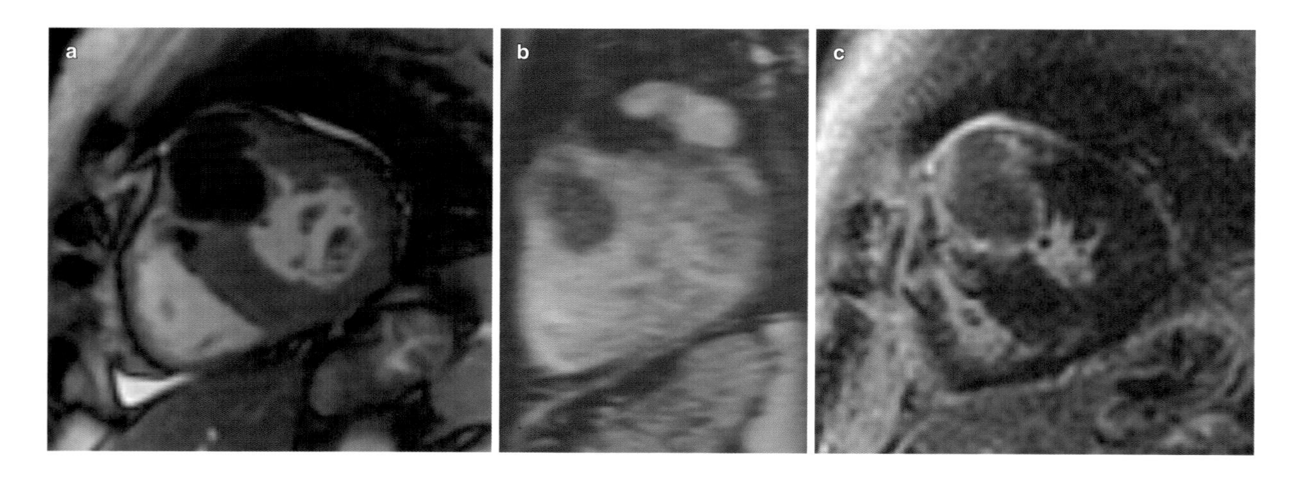

图 6.17　增强后短轴。SSFP 电影序列成像（a），早期增强 LAVA 序列成像（b），晚期增强成像（c）

经验与教训

- HCM 定义为与负荷不相称的 LV 肥厚，通常是由于肌小节基因突变所致，并可能与其他非缺血性心肌病（包括代谢性、神经肌肉性和浸润性疾病）重叠，CMR 诊断应结合临床。
- 作为一种 3D 技术，CMR 可以精确测量每一种类型的肥大，而不受超声心动图声窗的限制，除了配有 ICD/PM 和幽闭恐惧症的患者。
- CMR 可以准确评估每个心肌节段的几何形状和厚度，包括小的形态学异常（心肌隐窝、憩室、乳头状肌异常）和 RV 异常。
- 通过 T2W 序列（STIR 和 T2 mapping）、LGE 图像、初始 T1 和增强后 T1 mapping 进行组织特征描述是心肌肥厚鉴别诊断的基础。
- 在对比剂使用禁忌的患者中，从电影序列、T2WI 和初始 T1 mapping 中获得的形态学和组织学数据可能对排除某些肥厚型心肌病表型很重要。
- LGE 和 T1 mapping 是无创检测和量化 HCM 心肌纤维化的可靠技术。
- 即使 CMR 扫描有准确的血流评估技术，如 2D-flow 和 4D-flow，但超声心动图仍然是量化静息 / 动态 LVOT 梯度的金标准。
- 弥散张量 CMR 是一种新的成像技术，可以检测和量化 HCM 排列紊乱的心肌，遗憾的是这种技术需要较长的扫描时间，而且需要选择扫描期间能够保证屏气一致的患者。
- CMR 是一种无电离辐射成像技术，可以在一段时间内重复扫描，以评估可能的疾病进展及检测药物疗效。

小　结

目前，作为非缺血性心脏病患者心脏影像评估的基石之一，CMR 可以在三维空间内对心脏形态和功能进行准确和可重复的评估，不受声窗的限制。CMR 的附加值在于其独一无二的能力，即通过使用或不使用造影剂的序列，将形态和功能评估与极其精确的体内心肌组织特征描述结合起来。CMR 可以精确测量整体心肌质量以及 LV 各节段的几何形状和厚度，即使是非常小的形态异常（如心肌隐窝），也能通过 CMR 轻而易举地识别出来。采用不同的技术进行组织定性是心肌肥厚鉴别诊断的基础，包括浸润性、代谢性、炎症性心肌病和心脏肿瘤。LGE 在 HCM 患者中非常常见，在高达 80% 的 HCM 患者中可见，通常累及最肥厚的心肌节段。除了诊断信息外，CMR 还可以通过定量分析获得预后数据。心肌质量和 LGE 的大小程度与预后不良有关，据报道，LGE 定量评估是临床决定是否植入 ICD 初级预防的重要标志。新的 CMR 标志物，如心肌排列紊乱和瘢痕异质性，可能成为恶性室性心律失常的新危险因素。CMR 是一种无电离辐射成像技术，可以在一段时间内重复检查，并检测出有疾病进展风险的患者，包括心肌纤维化的进展，这可能预测心力衰竭和 SCD 的发生。最后，新的特异性药物已被证明可以显著改善 HCM 患者的症状，而 CMR 可能是检测这些药物疗效的基本方法。

参考文献

[1] Authors/Task Force members，ELLIOTT PM，ANASTASAKIS A，et al. 2014 ESC Guidelines on diagnosis and management of hypertrophic cardiomyopathy：the Task Force for the Diagnosis and Management of Hypertrophic Cardiomyopathy of the European Society of Cardiology（ESC）. Eur Heart J，2014，35(39)：2733-2779.

[2] NEUBAUER S，KOLM P，HO CY，et al. Distinct Subgroups in Hypertrophic Cardiomyopathy in the NHLBI HCM Registry. J Am Coll Cardiol，2019，74（19）：2333-2345.

[3] RAJAPPAN K，BELLENGER NG，ANDERSON L，PENNELL DJ. The role of cardiovascular magnetic resonance in heart failure. Eur J Heart Fail，2000，2（3）：241-252.

[4] MARON MS，MARON BJ，HARRIGAN C，et al. Hypertrophic cardiomyopathy phenotype revisited after 50 years with cardiovascular magnetic resonance. J Am Coll Cardiol，2009，54（3）：220-228.

[5] KWON DH，SMEDIRA NG，RODRIGUEZ ER，et al. Cardiac magnetic resonance detection of myocardial scarring in hypertrophic cardiomyopathy：correlation with histopathology and prevalence of ventricular tachycardia. J Am Coll Cardiol，2009，54（3）：242-249.

[6] Maron MS. Clinical utility of cardiovascular magnetic resonance in hypertrophic cardiomyopathy. J Cardiovasc Magn Reson，2012，14（1）：13.

[7] MESSROGHLI DR，MOON JC，FERREIRA VM，et al. Clinical recommendations for cardiovascular magnetic resonance mapping of T1，T2，T2* and extracellular volume：A consensus statement by the Society for Cardiovascular Magnetic Resonance （SCMR） endorsed by the European Association for Cardiovascular Imaging （EACVI）. J Cardiovasc Magn Reson，2017，19（1）：75.

[8] DE COBELLI F，ESPOSITO A，BELLONI E，et al. Delayed-enhanced cardiac MRI for differentiation of Fabry's disease from symmetric hypertrophic cardiomyopathy. AJR Am J Roentgenol，2009，192（3）：W97-W102.

[9] GRIGORATOS C，TODIERE G，BARISON A，et al. The Role of MRI in Prognostic Stratification of Cardiomyopathies. Curr Cardiol Rep，2020，22（8）：61.

[10] SWOBODA PP，MCDIARMID AK，ERHAYIEM B，et al. Assessing Myocardial Extracellular Volume by T1 Mapping to Distinguish Hypertrophic Cardiomyopathy From Athlete' s Heart. J Am Coll Cardiol，2016，67（18）：2189-2190.

[11] QUARTA G，AQUARO GD，PEDROTTI P，et al. Cardiovascular magnetic resonance imaging in hypertrophic cardiomyopathy：the importance of clinical context. Eur Heart J Cardiovasc Imaging，2018，19（6）：601-610.

[12] ARIGA R，TUNNICLIFFE EM，MANOHAR SG，et al. Identification of Myocardial Disarray in Patients With Hypertrophic Cardiomyopathy and Ventricular Arrhythmias. J Am Coll Cardiol，2019，73（20）：2493-2502.

[13] TODIERE G，PISCIELLA L，BARISON A，et al. Abnormal T2-STIR magnetic resonance in hypertrophic cardiomyopathy：a marker of advanced disease and electrical myocardial instability. PLoS One，2014，9（10）：e111366.

[14] CHAN RH，MARON BJ，OLIVOTTO I，et al. Prognostic value of quantitative contrast-enhanced cardiovascular magnetic resonance for the evaluation of sudden death risk in patients with hypertrophic cardiomyopathy. Circulation，2014，130（6）：484-495.

[15] TODIERE G，NUGARA C，GENTILE G，et al. Prognostic Role of Late Gadolinium Enhancement in Patients With Hypertrophic Cardiomyopathy and Low-to-Intermediate Sudden Cardiac Death Risk Score. Am J Cardiol，2019，124（8）：1286-1292.

[16] PETERSEN SE，JEROSCH-HEROLD M，HUDSMITH LE，et al. Evidence for microvascular dysfunction in hypertrophic cardiomyopathy：new insights from multiparametric magnetic resonance imaging. Circulation，2007，115（18）：2418-2425.

[17] AQUARO GD，GRIGORATOS C，BRACCO A，et al. Late Gadolinium Enhancement-Dispersion Mapping：A New Magnetic Resonance Imaging Technique to Assess Prognosis in Patients With Hypertrophic Cardiomyopathy and Low-Intermediate 5-Year Risk of Sudden Death. Circ Cardiovasc Imaging，2020，13（6）：e010489.

[18] TODIERE G，AQUARO GD，PIAGGI P，et al. Progression of myocardial fibrosis assessed with cardiac magnetic resonance in hypertrophic cardiomyopathy. J Am Coll Cardiol，2012，60（10）：922-929.

[19] NORDIN S，KOZOR R，VIJAPURAPU R，et al. Myocardial Storage，Inflammation，and Cardiac

Phenotype in Fabry Disease After One Year of Enzyme Replacement Therapy. Circ Cardiovasc Imaging，2019，12（12）：e009430.

[20] MAVROGENI S，PEPE A，LOMBARDI M. Evaluation of myocardial iron overload using cardiovascular magnetic resonance imaging. Hellenic J Cardiol，2011，52（5）：385-390.

第七章 心肌淀粉样变性

Aldostefano Porcari，Gianfranco Sinagra，Marianna Fontana，Silvia Pica

张 浪 苏林强 译 高燕军 殷 茜 审

引 言

心肌淀粉样变性（cardiac amyloidosis，CA）被认为是限制型心肌病的典型代表。CA 以前被认为是一种罕见的疾病，但现在却逐渐成为导致心力衰竭的一个易漏诊的病因[1]。目前研究证实有超过 30 种蛋白质可以引起淀粉样纤维，但几乎所有 CA 的临床病例都是由骨髓浆细胞异常增殖所致的单克隆免疫球蛋白轻链淀粉样变性（immunoglobulin light chain amyloidosis，AL）引起，或由肝脏合成的转甲状腺素蛋白淀粉样变性（transthyretin amyloidosis，ATTR）引起的（该蛋白质通常参与甲状腺激素和视黄醇结合蛋白的运输）[1]。ATTR 淀粉样变性分为遗传型（variant ATTR，vATTR）和非遗传型两种，前者由折叠错误的突变转甲状腺素蛋白（transthyretin，TTR）引起，后者由折叠错误的野生型 ATTR（wild-type ATTR，wtATTR）引起。根据现有数据，AL 淀粉样变性的发病率为每年每百万人 10~16 例[2]。在过去的几年中，对 wtATTR 淀粉样变性的认识呈指数增长[3]。直到最近，wtATTR 淀粉样变性还被认为是罕见病，目前的研究报道估计在一些人群中的发病率为 10%~16%，尤其是那些患有心力衰竭、心脏肥大、主动脉狭窄或腕管（carpal tunnel，CT）综合征的老年患者（> 80 岁）[3-4]。

在系统性淀粉样变性患者中，心脏是否受累以及受累程度是生存的主要决定性因素[1]。淀粉样蛋白在心脏中沉积会导致细胞外间隙扩大、心肌结构损害，继而导致收缩和舒张功能障碍[5]。心肌质量的增加导致了心室腔容积逐渐变小，以及舒张末期容积（即前负荷）固定不变。LVEF 被认为是评估该人群心脏收缩功能较差的一个指标，因为 LVEF 往往在终末期才出现变化。而用纵向应变量来评估心肌力学可更准确地评估心肌收缩情况。CA 患者的心肌收缩减弱，且纵向应变量的减少通常涉及心肌基底段和中段，而心尖段则不受影响，在参数纵向应变量极坐标图上呈现出特征性的牛眼图像[6-7]。由于心房壁的直接浸润会阻止心房的严重扩张，因此重度扩大并不常见，但无一例外都会出现双心房扩大。心房壁的浸润还与心房功能的逐渐丧失和僵硬度的增加有关，严重时可出现心房电机械分离[8]。因为低而固定的 SV 是疾病的特征，在这种情况下，心输出量严重依赖于心率的增加[9]。心脏ATTR淀粉样变性被认为是一种单纯浸润性疾病，而心脏AL淀粉样变性的病理生理学更为复杂，事实上AL淀粉样变性可造成心肌的双重损害，不仅包括淀粉样蛋白沉积对心肌的损伤，还包括循环中的淀粉样蛋白前体所产生的直接“毒性”效应，会导致心肌的氧化应激和线粒体损伤，是促进疾病进展的独立因子[10]。

通过超声心动图对心脏结构和功能变化进行评估，虽然可以大致鉴别心脏淀粉样蛋白浸润与其他表型的心肌肥厚，并能评估心脏受累的严重程度，但超声心动图不能提供结论性的诊断。一直以来，心脏活检都是诊断CA及其亚型的金标准。然而EMB的广泛应用受到以下因素的限制：①手术风险；②经验丰富的中心；③具备特定专业知识的病理学家来准确解释组织学检查结果[11-12]。

骨示踪闪烁成像和CMR等成像技术的重大进步改变了无创诊断CA的方法。J. D. Gillmore等进行的一项具有里程碑意义的研究为骨示踪闪烁成像无创诊断ATTR-CA的临床应用铺平了道路，该研究表明，在血清和尿液中单克隆蛋白阴性的情况下，心脏摄取的中高级别阳性预测值接近100%[13]。与超声心动图相比，CMR提供了关于心脏结构和功能的准确信息。最近的CMR研究揭示了CA的心肌肥厚模式。与HCM的不对称性室壁增厚相反，CA的典型表现是向心性对称性肥厚，但ATTR-CA最常见的表型却是不对称性肥厚（约占80%）[14]。然而，CMR在诊断CA中的关键优势在于其通过心肌组织特征描述提供组织成分信息的独特能力[15-16]。常用的细胞外GBCA可在细胞间隙中积聚，从而显示淀粉样纤维沉积导致的细胞外基质范围扩大[15]。CA在LGE成像上具有高度特征性的表现，早期表现为弥漫性心内膜下LGE，晚期表现为透壁性LGE，伴有心肌和血液信号同时归零的钆动力学异常[15]。但是由于心肌淀粉样蛋白沉积呈弥漫性，使得确定心肌的最佳零点变得更加困难，导致对LGE成像的解释具有挑战性[16]。传统的LGE成像是一种阈值或比较技术，需要专业操作人员对假定正常的心肌信号进行充分的归零处理。PSIR方法克服了这一局限性，因为PSIR重建总是使含有较少造影剂的心肌信号较低，从而突出了造影剂聚集的区域，降低了对操作者的依赖性[9]。由于LGE是一种非定量技术，限制了LGE在量化淀粉样蛋白负荷方面的作用。相反，T1 mapping无论是增强前（初始）还是增强后，均可定量测量心肌T1弛豫时间。初始心肌T1值在CA时升高，可跟踪收缩和舒张功能的标志物，并显示心脏淀粉样蛋白浸润的程度[17]。在一个单中心研究中，在预试验高概率的情况下，初始心肌T1值的升高与诊断CA的高准确性有关[15, 18]。然而，初始心肌的T1值是来自心肌间质和肌细胞的复合心肌信号，并不能完全区分（纤维化、水肿、淀粉样蛋白、肌细胞反应）潜在的过程。使用GBCA可以测量ECV，ECV是心脏淀粉样蛋白负荷的替代指标[9]，是一种早期疾病标志物，可以通过淀粉样蛋白浸润谱追踪疾病严重程度，并与两种类型的淀粉样变性的预后独立相关[19-20]。根据初步经验，ECV可追踪AL-CA和ATTR-CA的治疗效果[9]。

病例 1 野生型转甲状腺素蛋白心肌淀粉样变性

患者男，67 岁，既往行双腔 CT 减压术，因“心衰加重（NYHA III级）合并房颤”收入心内科。NT-proBNP 11 435 ng/L，血清肌钙蛋白 T 120ng/L。超声心动图高度提示 CA，进而行 CMR 检查。SSFP 电影序列成像显示双心室壁厚度（MWT 26mm）和心脏整体质量（171g/m^2）显著增加，SV 低（32mL/m^2），纵向应变功能受损（MAPSE 3mm，TAPSE 10mm）（MAPSE：mitral annular plane systolic excursion，二尖瓣环平面收缩期位移；TAPSE：tricuspid annular plane systolic excursion，三尖瓣环平面收缩期位移）。在组织表征上（图 7.1a~c），初始心肌 T1 值显著升高。可见双室弥漫透壁性 LGE 并 ECV 升高。^{99m}Tc-DPD 闪烁成像显示 2 级心脏摄取（图 7.1d、e），未发现单克隆蛋白。基因测序排除了 *TTR* 变异的存在。患者被诊断为 wtATTR-CA，开始服用氯苯唑酸。

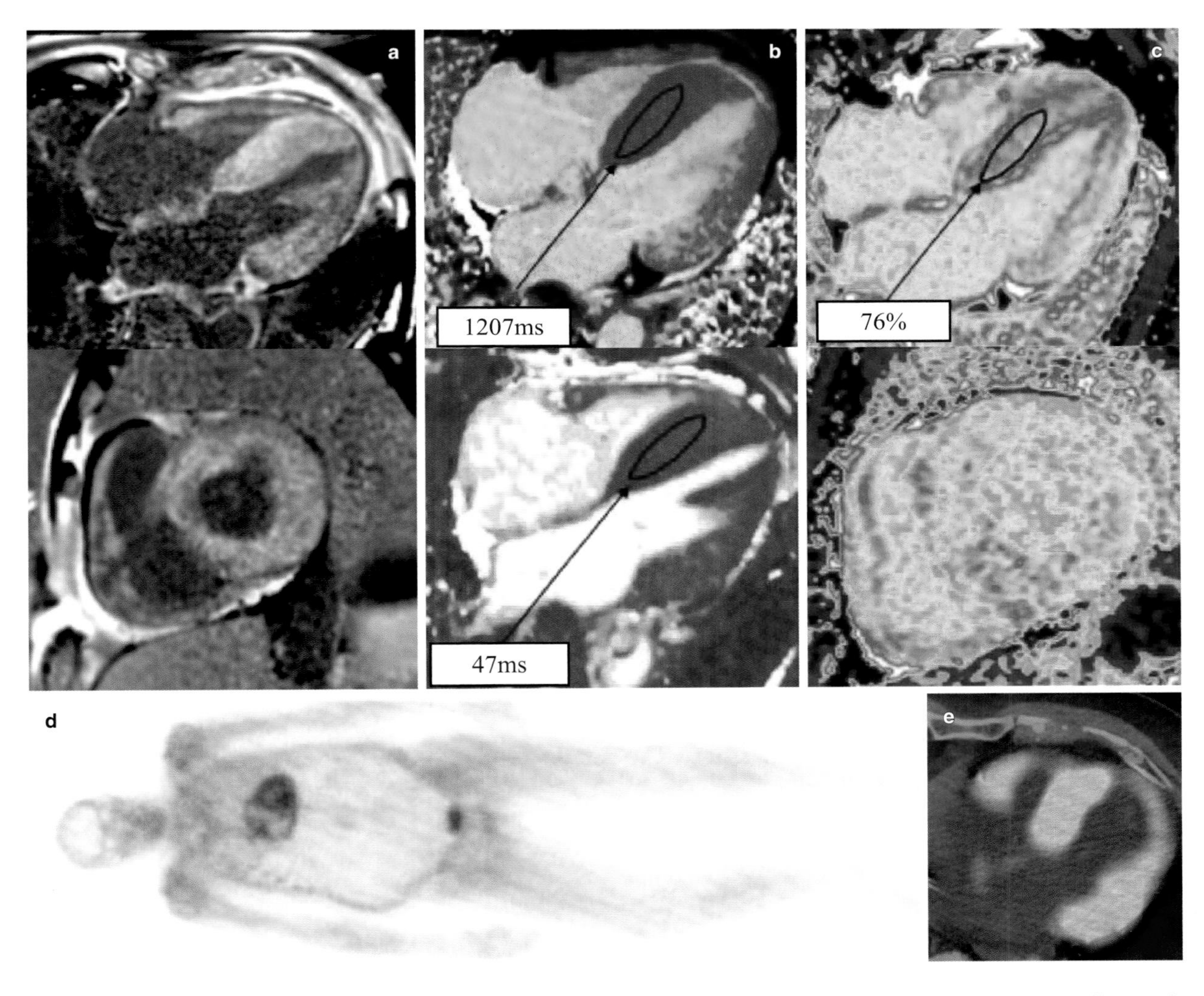

图 7.1 LGE 成像（a），T1、T2 mapping 成像（b），ECV mapping 成像（c），骨示踪闪烁扫描平面成像（d），SPECT 成像（e）

学习要点：这是一个典型CA病例，在无浆细胞异常（游离轻链正常，血、尿电泳及免疫固定阴性）的情况下，一个特征性的CMR表现和骨扫描显示的2级摄取足以确认CA的诊断，而不需要EMB。

病例2　遗传型转甲状腺素蛋白心肌淀粉样变性

患者男，63岁，有家族性淀粉样多神经病伴*TTR*变异体Ser77Tyr家族史，因“劳力性呼吸困难、先兆晕厥、轻度踝关节水肿3个月”就诊。既往有腰椎管狭窄及IgM-λ单克隆免疫球蛋白血症病史，曾行双腔CT减压术。超声心动图显示符合CA的特征，^{99m}Tc-DPD扫描显示1级心脏摄取（图7.2d、e），经单光子发射计算机断层扫描（single photon emission computed tomography，SPECT）/CT检查证实。SSFP电影序列成像显示双心室壁厚度（MWT 23mm）和LV质量（244g/m^2）显著增加，SV减少（LVSVi 36mL/m^2）和整体收缩功能差（LVEF 41%，TAPSE 9mm）（图7.2，视频7.1、7.2）。可见初始T1值临界和RV的透壁性LGE。骨髓活检显示5%~10%的浆细胞比例，无淀粉样变性证据。诊断为低度IgM-λ分泌型克隆性恶病质。EMB免疫化学呈*TTR*型淀粉样蛋白阳性。患者最终诊断为ATTR-CA相关的*TTR* S77Y变异，开始服用帕蒂西兰。

视频7.1

视频7.2

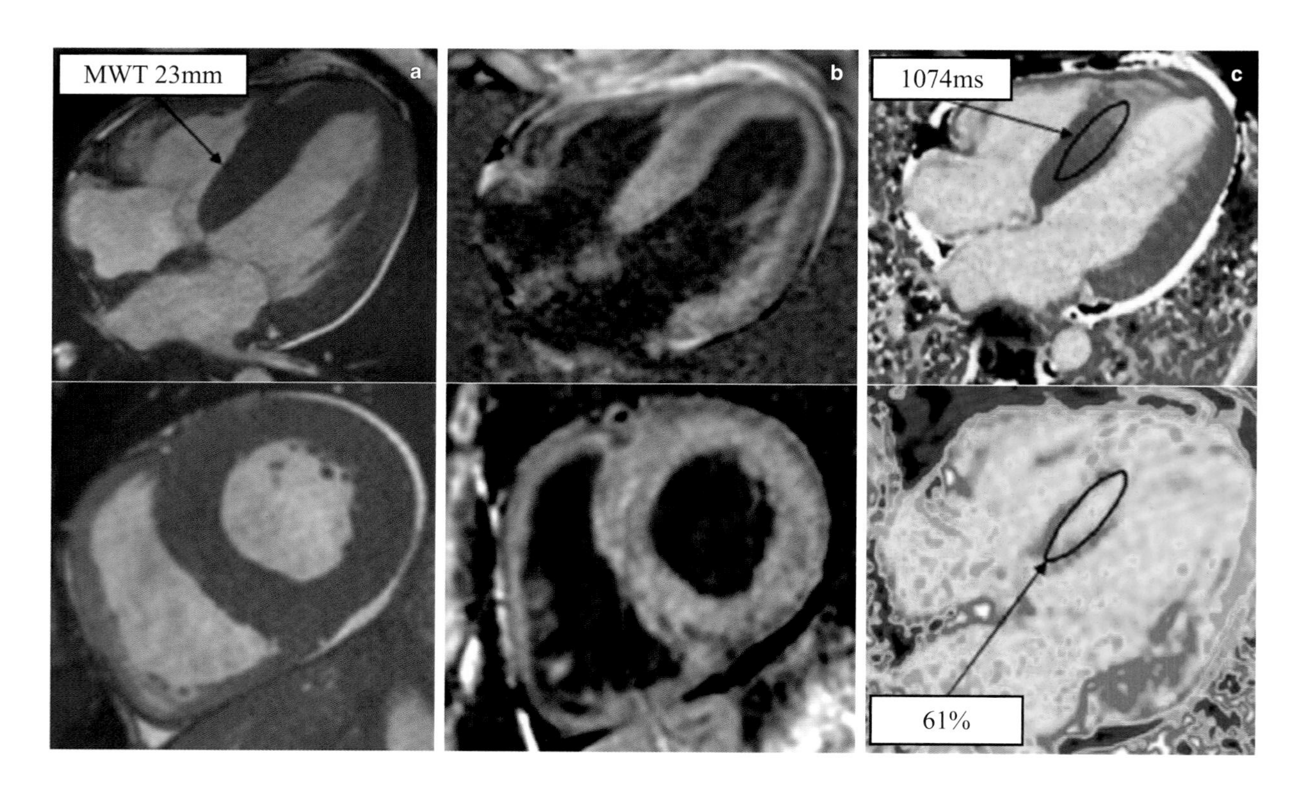

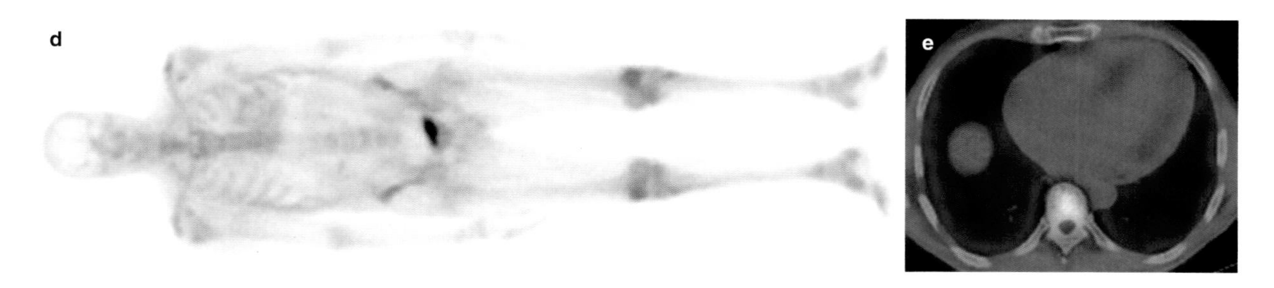

图 7.2　心脏摄取与 CMR 所示心脏受累程度之间存在差异。SSFP 电影序列成像（a），LGE 成像（b），初始心肌 T1 mapping 和 ECV mapping 成像（c），骨示踪闪烁扫描平面成像（d），SPECT 成像（e）

学习要点： S77Y TTR 变异相关的 ATTR 淀粉样变性已在文献中被证实为 *TTR* 变异之一，在骨显像上心脏摄取低或缺如。这些变异体中，CMR 对 CA 的诊断至关重要。

患者女，58 岁，有 ATTR 淀粉样变性伴 *TTR* T60A 变异型家族史，出现感觉性周围神经病和劳力性呼吸困难。基因检测证实存在 *TTR* T60A 变异体，^{99m}Tc-DPD 扫描显示 1 级心脏摄取，未检出单克隆蛋白（图 7.3d、e），因而行 CMR。超声心动图显示室壁厚度正常（MWT 9mm），双室收缩功能正常（LVEF 65%，TAPSE 22mm）。在 CMR 上（图 7.3a~c），初始 T1 值处在有可能诊断 CA 的中间范围内（1058ms）[18]，而 T2 值正常。增强后图像显示没有 LGE，ECV 升高（35%），符合早期 CA 的情况。患者于 2020 年开始服用帕蒂西兰。2 年后，患者对治疗的耐受性好，复查超声心动图、CMR 及 NT-proBNP（870ng/L）均保持稳定。

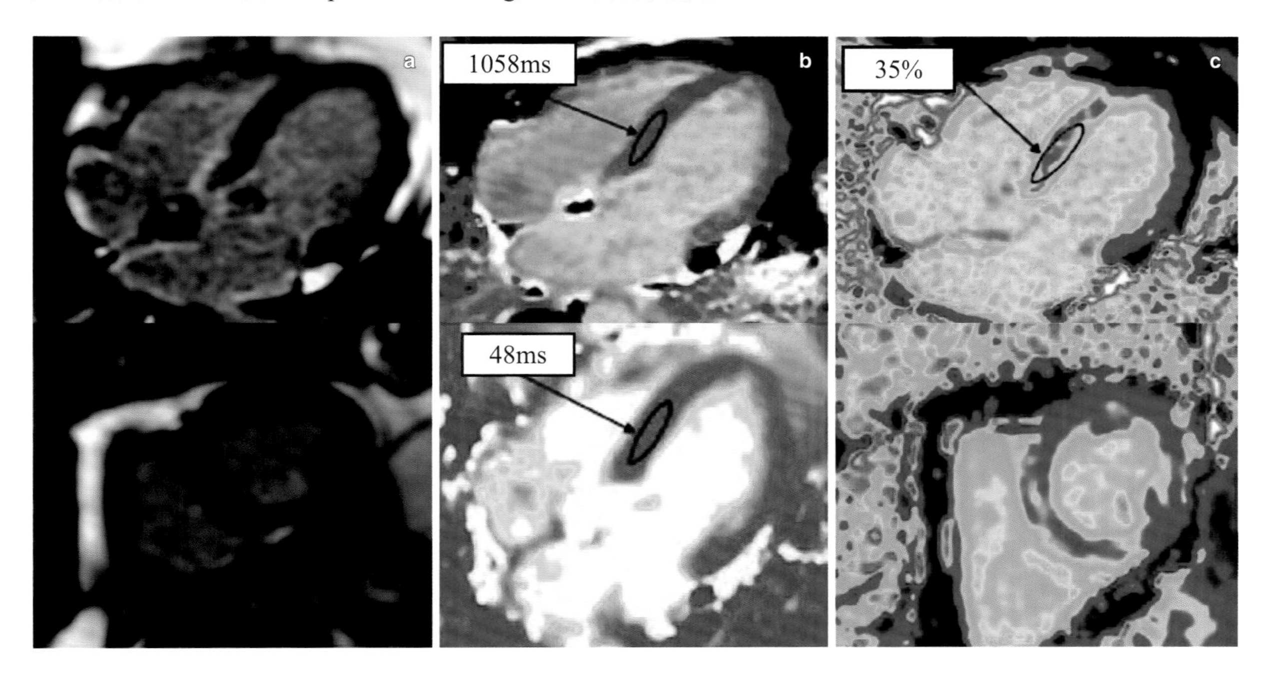

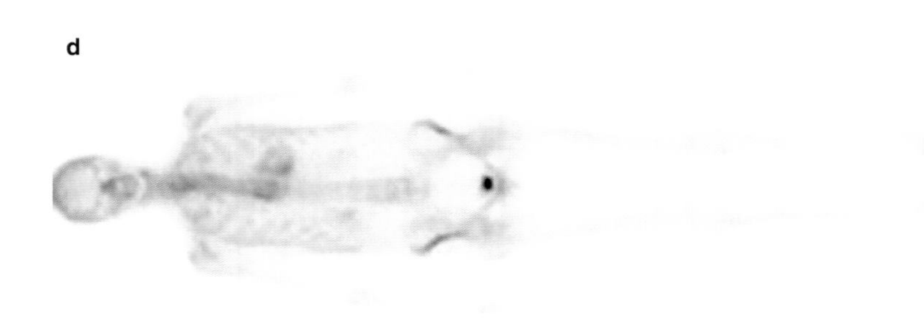

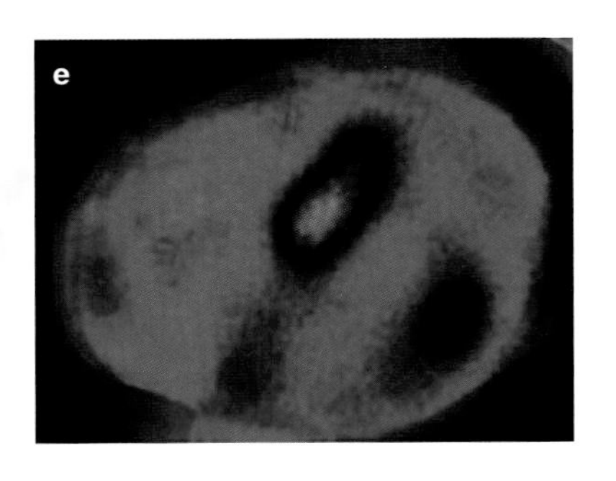

图 7.3　LGE 成像（a），初始心肌 T1、T2 mapping 成像（b），ECV mapping 成像（c），骨示踪闪烁平面成像（d），SPECT 成像（e）

学习要点：CMR 结合 T1 mapping 及 ECV 测量可用于评估 *TTR* 变异患者早期心脏淀粉样浸润情况。

病例 3　免疫球蛋白轻链心肌淀粉样变性

患者男，63 岁，近期出现“心力衰竭（NYHA Ⅱ级）”，超声心动图提示 CA，患者近期出现一次卒中。^{99m}Tc-DPD 显像示心脏无摄取，SPECT/CT 证实了这一点，进而行 CMR（图 7.4）。SSFP 电影序列成像显示双心室壁增厚（MWT 18mm），纵向应力降低（MAPSE 8mm，TAPSE 13mm）。初始 T1 值升高，T2 值升高至临界值。可见弥漫性透壁 LGE 和 ECV 增高。在早期钆增强图像上发现左心耳血栓，并开始抗凝治疗。血液检测显示存在两种副蛋白（IgG 和 IgM），血清 λ 轻链增加（192mg/L）。脂肪垫活检显示 AL 型淀粉样蛋白阳性，被诊断为系统性 AL 淀粉样变性，主要累及心脏。经过 5 个周期的环磷酰胺 - 硼替佐米 - 地塞米松（cyclophosphamide-bortezomib-dexamethasone，CyBorD）治疗后，患者血液学指标恢复正常，NT-proBNP 也显著降低（从 5630ng/L 降至 715ng/L）。

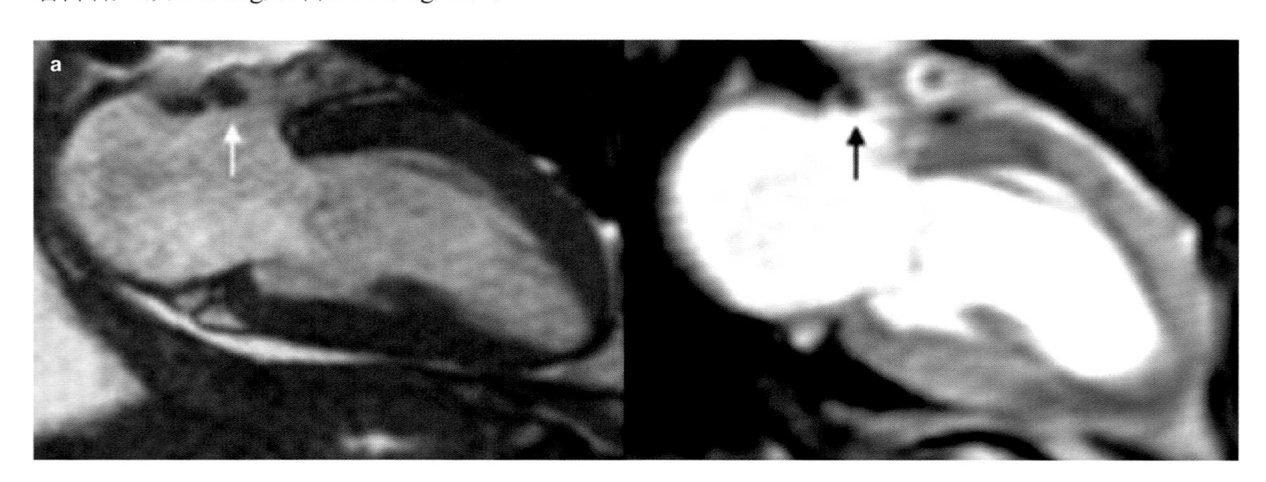

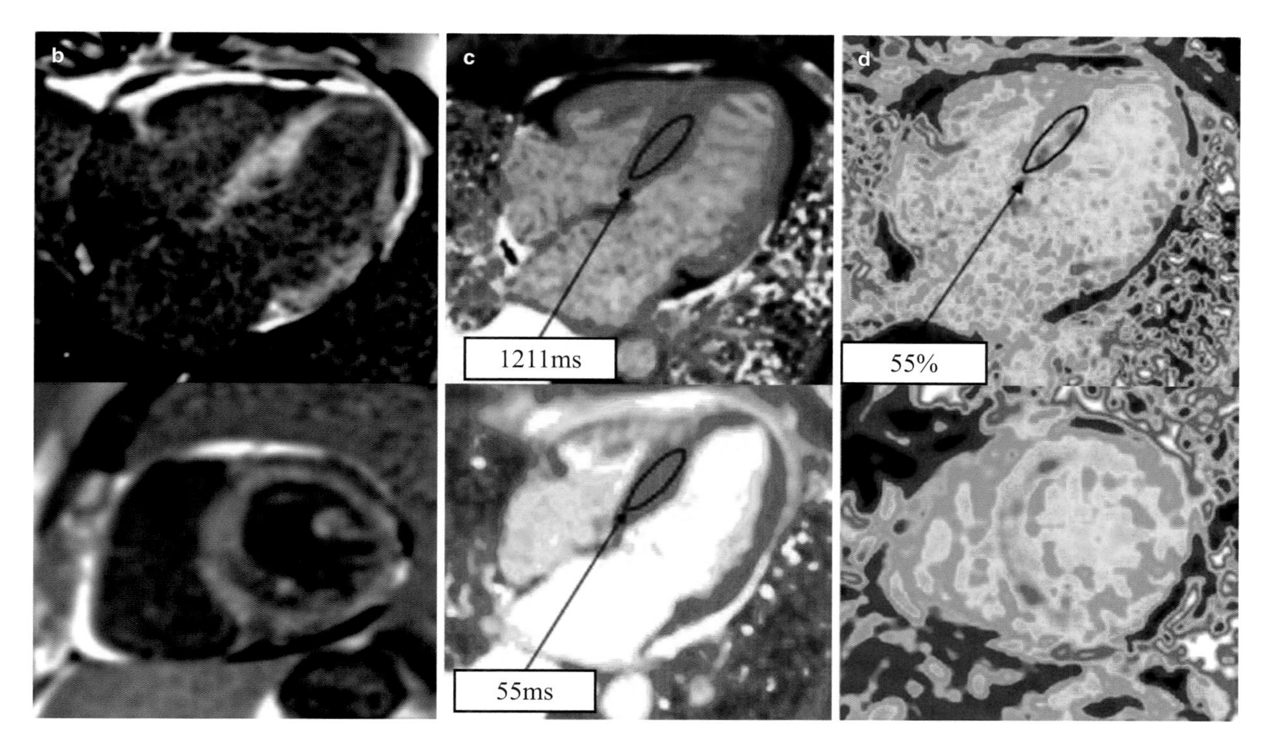

图 7.4　左心耳血栓的 EGE 成像（a，白色和黑色箭头），LGE 成像（b），初始心肌 T1、T2 mapping 成像（c），ECV mapping 成像（d）

学习要点：本病例是一个典型的心脏 AL 淀粉样变性，其结构、功能和组织特征均发生了特征性变化。本病例还说明了使用专用的左心耳早期钆增强图像 CMR 在识别血栓方面的潜力。

患者女，67 岁，因“IgA-λ 分泌型多发性骨髓瘤”行活检证实为肾脏 AL 淀粉样变性，进而行 CMR 评估是否存在心脏受累。心电图及超声心动图均正常。NT-proBNP 364pg/mL，游离轻链（free light chains，FLCs）正常。SSFP 电影序列成像显示双心室大小、室壁厚度及收缩功能正常，双房轻度扩张。在组织学表征中，T1 值轻度升高（正常值＜ 1100ms），T2 值正常（正常值＜ 55ms）（图 7.5b）。没有明显的 LGE（除了室间隔基底部轻微的壁中层 LGE 外），但发现 ECV 明显升高（40%）（图 7.5a、c）。CMR 结果与早期 CA 表现一致，患者开始 CyBorD 化疗。在 6 个周期后，虽然血清免疫球蛋白副蛋白水平有所改善，但蛋白尿却没有改善。患者接受了自体干细胞移植（autologous stem cell transplant，ASCT），血液学指标恢复正常，同时蛋白尿也得到了显著改善。CMR 随访显示 ECV 值逐渐降低至 33%。

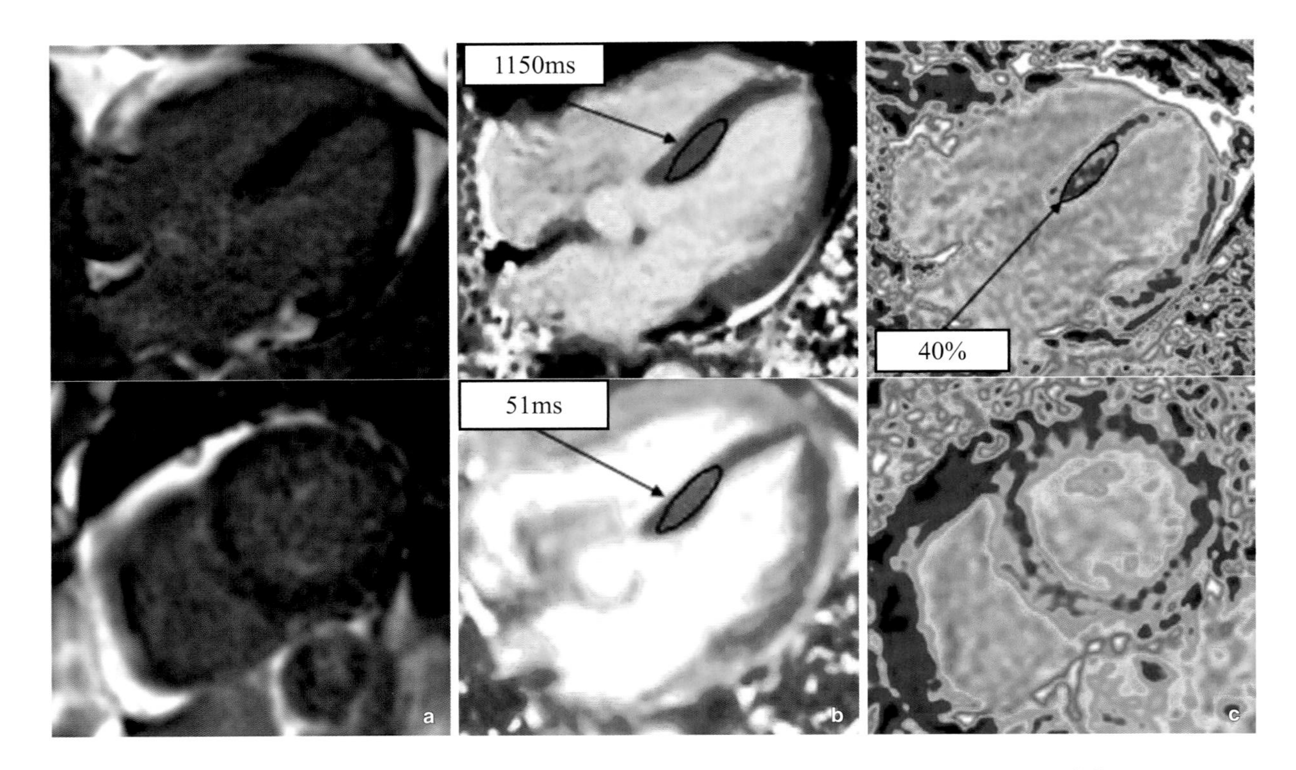

图 7.5 LGE 成像（a），初始心肌 T1 和 T2 mapping 成像（b），ECV mapping 成像（c）

学习要点：本病例显示，在系统性 AL 淀粉样变性患者中，CMR 的 ECV mapping（有时伴有轻微增加的初始 T1 值、心肌内细微的 LGE 区域）具有在心脏结构和功能发生改变之前识别早期心脏淀粉样浸润的潜力。

病例 4 多器官受累的系统性免疫球蛋白轻链淀粉样变性

患者女，61 岁，表现为大量蛋白尿、血清 IgG-λ 蛋白升高、气促、双侧踝关节水肿。肾脏和骨髓活检显示存在 AL 型淀粉样蛋白、浆细胞 9%。血清肌钙蛋白 T 水平升高（36mg/L）。心电图显示 Ⅰ 度房室传导阻滞，QRS 波电压正常。超声心动图提示 CA，进而行 CMR（图 7.6a、b）。SSFP 电影序列成像显示 LV 腔较小伴 LV 质量轻中度增加（99g/m^2）及室壁增厚（MWT 15mm）。LV 径向收缩正常（LVEF 61%），但 SV 减少（33mL/m^2），纵向功能（MAPSE 6mm）减低。同时还发现心包周围积液。心肌 T1 值升高，T2 正常高值，存在弥漫性双心室透壁性 LGE。作为系统性受累的标志，心脏、脾脏和肝脏的 ECV 显著增加（正常值＜ 30%）。相应地，血清淀粉样蛋白 P（serum amyloid P，SAP）扫描图像显示在肝脏、脾脏、肾脏和骨骼中存在大量的淀粉样蛋白负荷（SAP 扫描不能评估心脏受累情况）（图 7.6c）。患者开始接受 CyBorD 方案化疗。

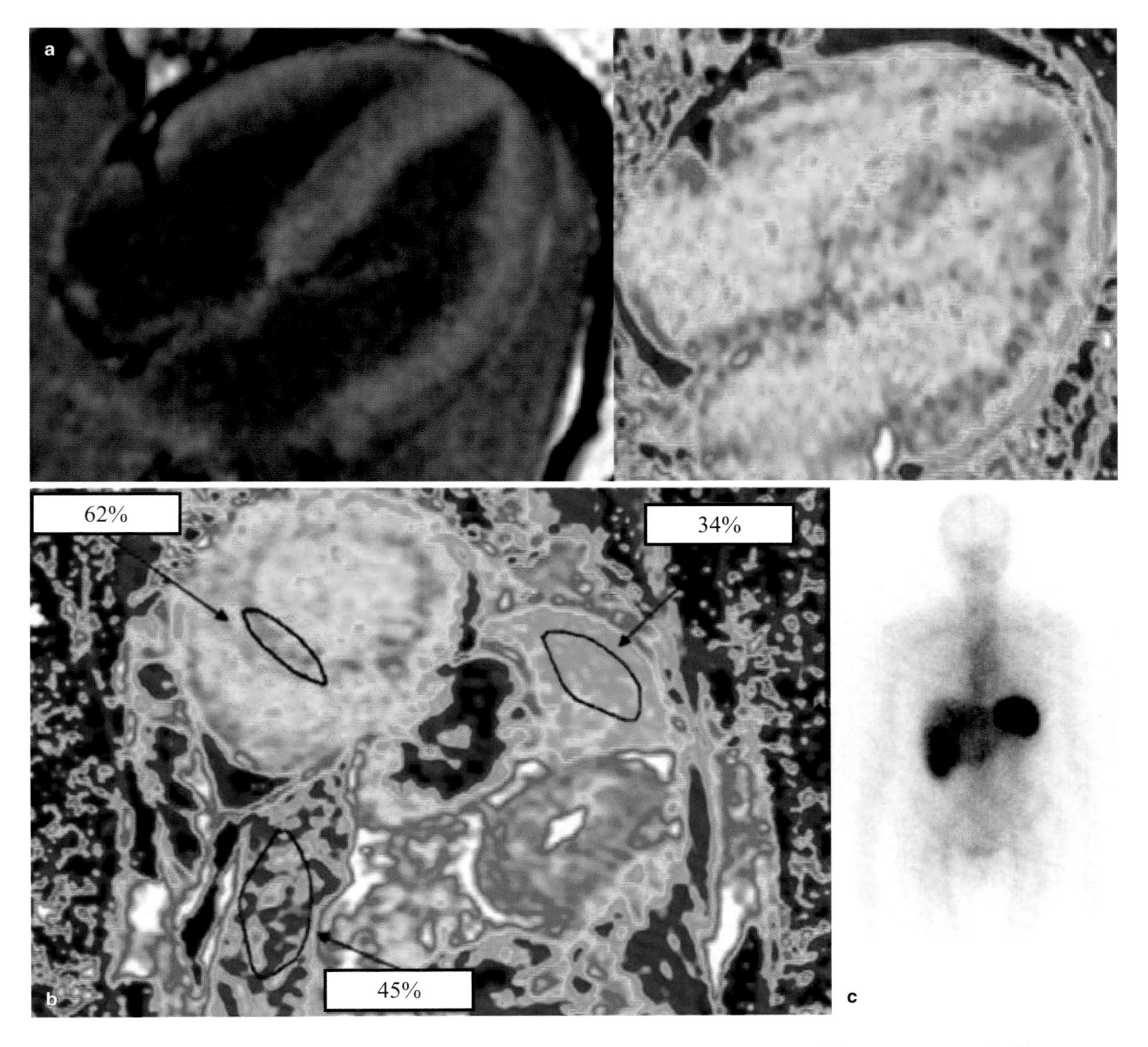

图 7.6 LGE 和 ECV mapping 成像（a），肝脏和脾脏的 ECV mapping 成像（b），SAP 扫描（c）

学习要点：本病例说明了系统性 AL 淀粉样变性中，CMR 识别淀粉样蛋白在心脏、肝脏和脾脏浸润的潜力。

病例 5 免疫球蛋白轻链心脏外淀粉样变性

患者男，69 岁，表现为进行性踝关节肿胀、大量蛋白尿，血清 IgG-λ 蛋白 3g/L。血清 FLCs 正常，但肾脏和骨髓活检显示存在 AL 淀粉样蛋白伴 λ 受限和多发性骨髓瘤。患者心电图及超声心动图正常，行 CMR 排除心脏受累（图 7.7a~c）。SSFP 电影序列成像显示双心室大小、质量和收缩功能正常。在组织学表征上，心肌初始 T1 值和 ECV 是正常的（1057ms 和 30%），没有 LGE。脾脏和肝脏 ECV 升高（正常值＜ 30%）。没有 CA 的证据。SAP 扫描显示肝脏和脾脏有中等程度的淀粉样蛋白负荷（图 7.7d）。患者开始接受 CyBorD 方案化疗（4 个周期），血液学指标恢复正常，蛋白尿和血清副蛋白水平改善。

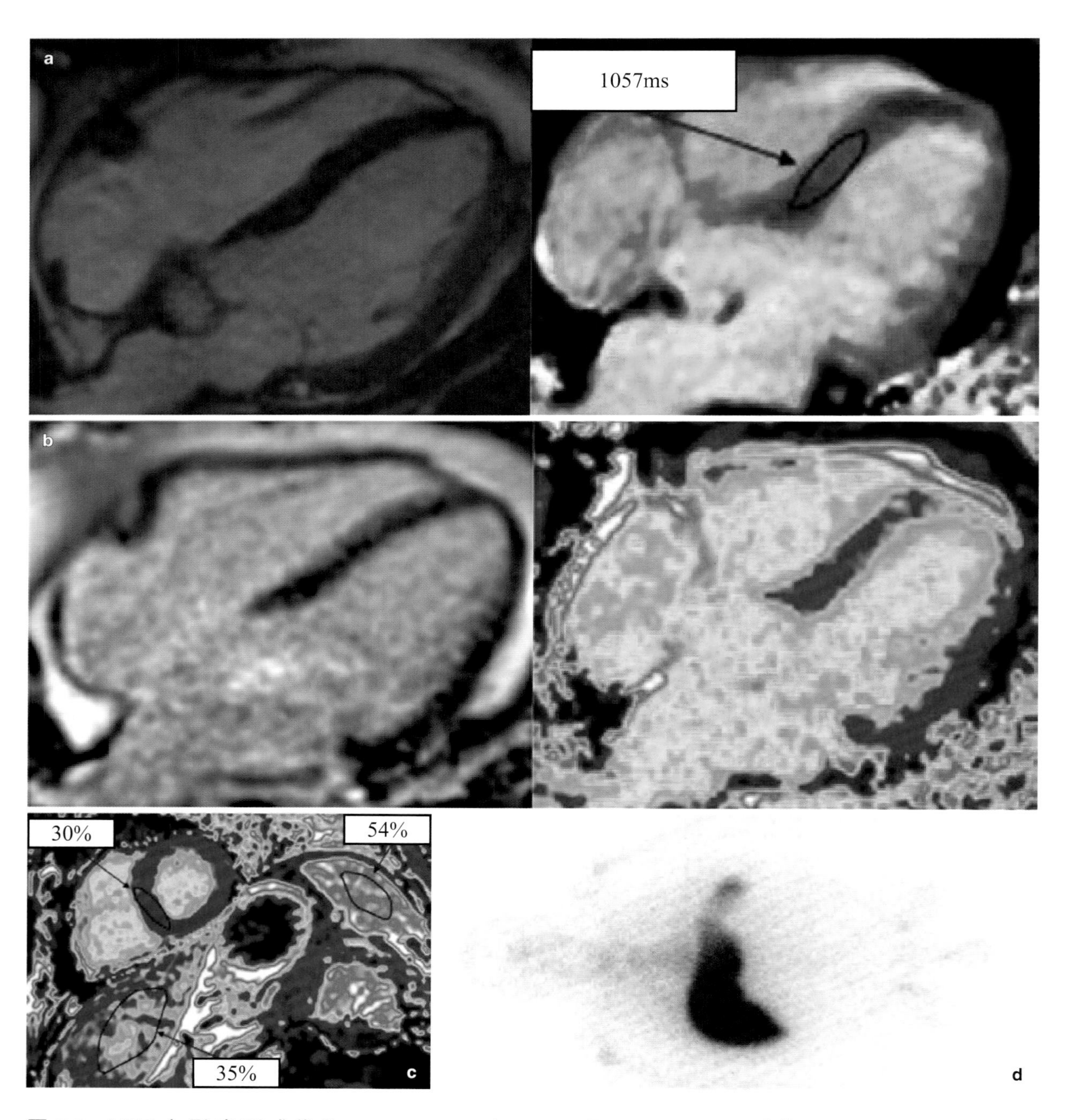

图 7.7　SSFP 电影序列成像和 T1 mapping（a），LGE 及 ECV mapping 成像（b），肝脏和脾脏的 ECV mapping 成像（c），SAP 扫描（d）

学习要点：本病例说明了系统性 AL 淀粉样变性中，CMR 识别淀粉样蛋白在心脏、肝脏和脾脏浸润的潜力。ECV mapping 在本例中提供了脾脏和肝脏受累的证据，但没有心脏受累的证据。

病例 6　免疫球蛋白轻链心肌淀粉样变性的治疗反应

患者女，67 岁，因“周围神经病累及上下肢，心衰加重伴外周水肿”于 2017 年行胆囊活检时发现淀粉样蛋白沉积。κFLCs 显著升高（3130mg/L），κ/λ 比值为 504，骨髓活检提示存在多发性骨髓瘤。心电图显示心房颤动，并开始抗凝治疗。超声心动图提示 CA，进而行 CMR（图 7.8a~c）。SSFP 电影序列成像显示轻度 LV 功能障碍（EF 52%），伴初始心肌 T1 值升高（1156ms），弥漫性双心室透壁性 LGE 和 ECV 显著升高（57%）。经过 4 个周期的 CyBorD 治疗，患者耐受良好，达到了完全的血液学缓解，并在 12 个月时复查 CMR（图 7.8d~f）。在组织学表征方面，初始心肌 T1 值和 ECV 值降低，最近一次扫描发现心内膜下分布的 LGE 显著改善。患者目前病情稳定，定期接受心脏科和血液科随访。

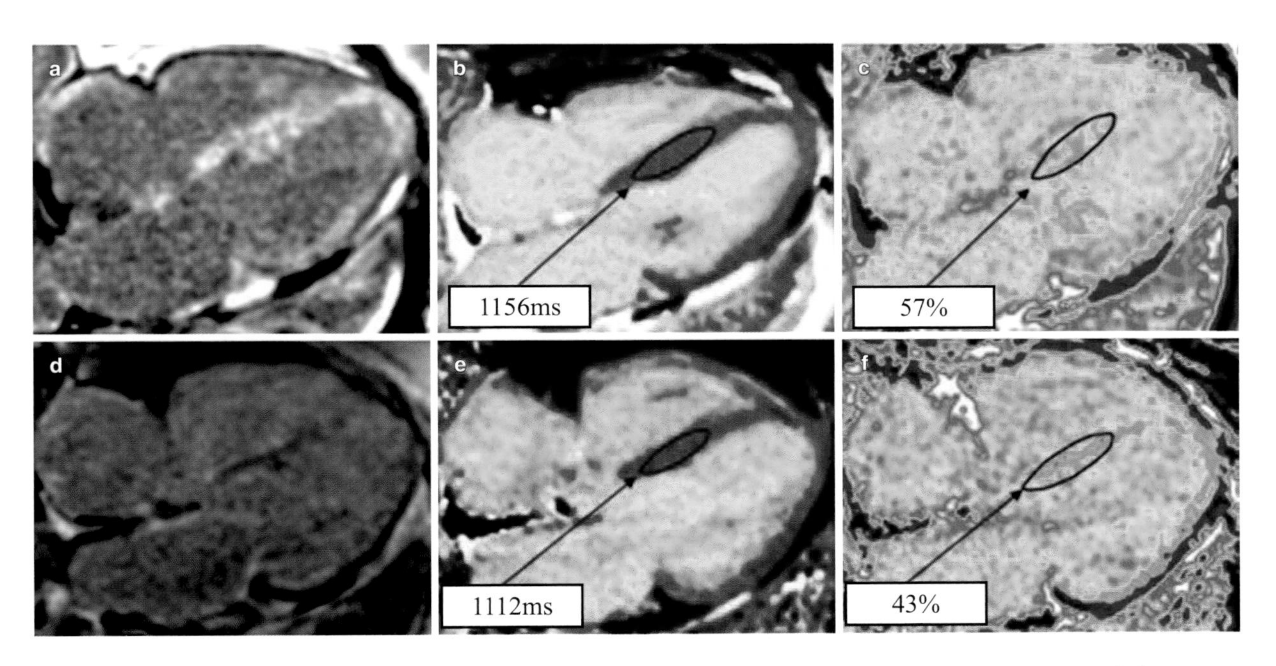

图 7.8　LGE 成像（a、d），初始心肌 T1 mapping、T2 mapping 成像（b、e），ECV mapping 成像（c、f）

学习要点：本病例说明 CMR 在利用组织学表征和 ECV 图追踪心脏疗效方面的潜力。

病例 7　遗传型 *AApo-A*Ⅰ心肌淀粉样变

患者女，50 岁，有 *AApo-A*Ⅰ Arg173Pro 突变相关的系统性淀粉样变性家族史，临床表现为便秘、易擦伤、声音嘶哑、呼吸困难。NT-proBNP 890ng/L，心电图显示心房颤动伴 QTc 间期延长。超声心动图高度提示 CA，^{99m}Tc-DPD 扫描显示 1 级心脏摄取（图 7.9d、e），并经 SPECT/CT 检查证实。随后行 CMR（图 7.9a~c）。SSFP 电影序列成像显示心室壁中度增厚（MWT 15mm），累及 RV，收缩功能（MAPSE 8mm，TAPSE 7mm）中度受损。心房壁增厚。初始 T1 和 T2 值升高，以及弥漫性心内膜下 LGE，延伸至 RV 和双侧心房。ECV 严重升高，提示心脏中很高的淀粉样蛋白负荷。基因测序证实患者亲属中存在 *AApo-A*Ⅰ Arg173Pro 突变。

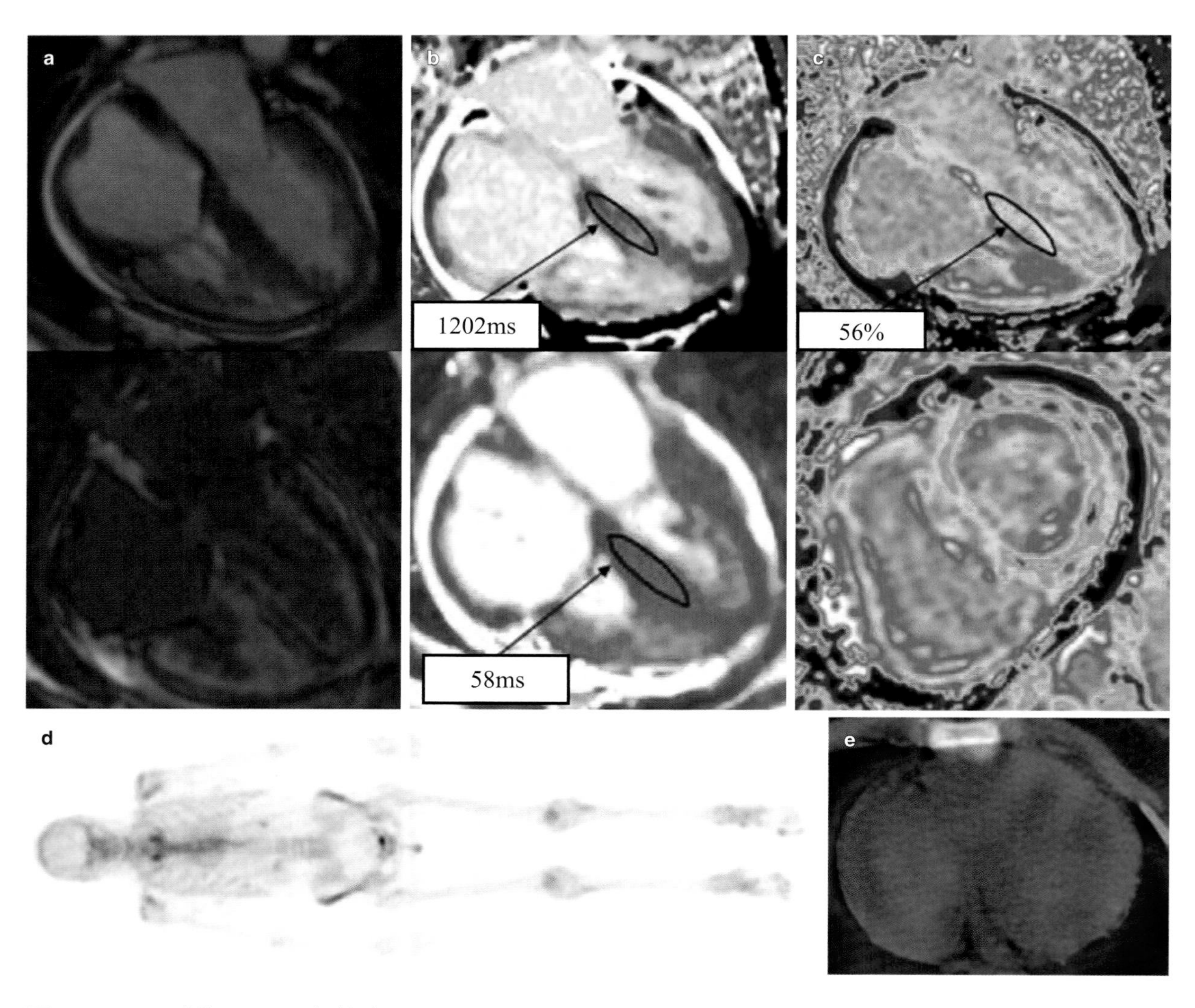

图 7.9　LGE 成像（a），初始心肌 T1、T2 mapping 成像（b），ECV mapping 成像（c），骨示踪闪烁扫描平面成像（d），SPECT 成像（e）

学习要点： 本病例说明了 CMR 在鉴别罕见类型 CA（如 *AApo-A*Ⅰ 淀粉样变性）中的重要作用。

病例 8 *AApo-A*Ⅳ心肌淀粉样变

患者男，72 岁，因“近期出现呼吸困难”就诊，既往因多支冠状动脉狭窄行冠状动脉旁路移植术，非蛋白尿慢性肾脏病III期。心电图显示 QRS 电压正常、三束支阻滞。超声心动图显示明显的向心性肥厚，心肌呈颗粒状闪烁样外观，限制性舒张功能障碍，双心室收缩功能正常。NT-proBNP 3400 pg/dL，怀疑为CA，行 CMR 检查（图 7.10a~c）。SSFP 电影序列成像显示 LV 壁增厚（MWT 21mm）和 LV 质量（156g/m^2）严重增加，功能受损（MAPSE 7mm，LVEF 52%）。初始心肌 T1（正常值＜1100ms）达正常高值，跨壁性 LGE 延伸至 RV。ECV 显著升高（63%）。^{99m}Tc-DPD 显像显示心脏摄取缺失（图 7.10d、e），经 SPECT/CT 证实，基因测序排除 TTR 和 *AApo-A*Ⅰ突变的可能性。未检测到克隆性疾病，进行 EMB 以确诊和评估潜在类型。免疫组织化学染色显示非特异性染色。蛋白质组学分析鉴定出 *AApo-A*Ⅳ淀粉样蛋白，患者被诊断为这种异常罕见的淀粉样变性。

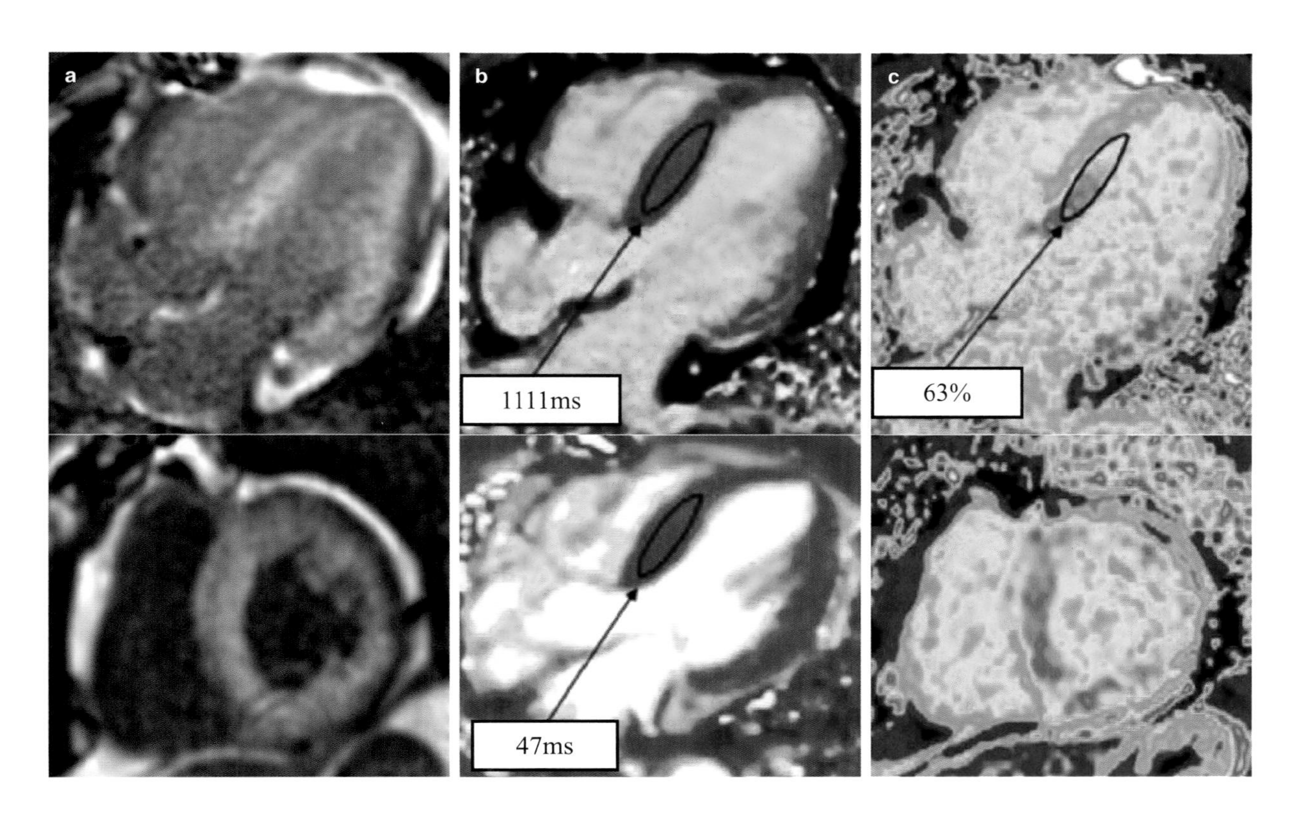

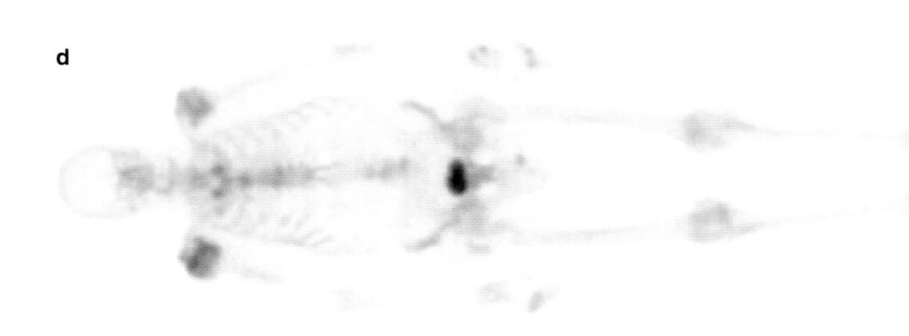

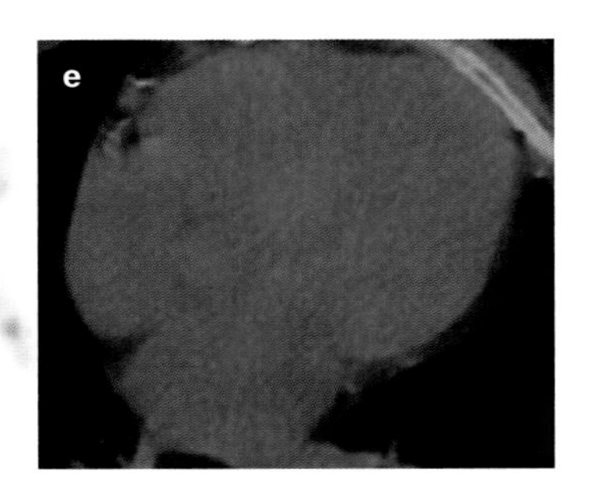

图 7.10 LGE 成像（a），初始心肌 T1、T2 mapping 成像（b），ECV mapping 成像（c），骨示踪闪烁扫描平面成像（d），SPECT 成像（e）

学习要点：本病例说明了 CMR 在识别 *AApo-A*Ⅳ淀粉样变性等 CA 罕见类型中的关键作用。

经验与教训

- 对于所有怀疑 CA 的患者，应考虑采用超声心动图、CMR 和骨扫描相结合的多模态成像方法。
- 超声心动图是心力衰竭患者的首选影像学检查方法，是提高 CA 初筛率的关键步骤。
- 在没有浆细胞恶性增生（游离轻链正常，血、尿电泳正常，免疫固定正常）的情况下，骨显像中 - 高度心脏摄取（Perugini 评分 2~3 分）对心脏 ATTR 淀粉样变性的特异性阳性预测值接近 100%。
- 要确诊 CA，必须排除其他肥厚表型的心肌病。在这一过程中，显示组织学特征的 CMR 起着至关重要的作用。
- 传统的 LGE 成像是一种阈值或比较技术，需要专业操作人员对正常心肌信号进行充分的抑制。这在淀粉样变性中可能具有挑战性，而这一问题可以通过使用 PSIR 序列部分性克服，所有怀疑 CA 的病例均应使用 PSIR LGE 序列成像技术。
- CMR 在诊断心肌 AL 淀粉样变性中具有重要作用，因为患有这种疾病的患者在骨显像上具有不同程度的心脏摄取。
- CMR 对于诊断罕见的 CA（如 *AApo-A*Ⅰ和 *AApo-A*Ⅳ）很重要，对于识别罕见 *TTR* 突变患者的心脏受累也至关重要，这些患者在骨显像上的心脏摄取低或无。
- CMR 的 T1 mapping 可以测量所有 CA 类型中淀粉样蛋白浸润的连续性。
- CMR 的 T1 mapping 可以评估 AL-CA 和 ATTR-CA 的治疗反应，并评估 CA 好转的证据。
- CMR 的 ECV mapping 可以一站式检测心脏、肝脏和脾脏中的淀粉样蛋白浸润。

小 结

淀粉样变性是一种逐渐被认识的心力衰竭的病因，其诊断和治疗方法正在迅速变化。超声心动图、CMR 和骨显像的联合应用是 CA 准确诊断和准确分型的关键。确诊 CA 后，分型对于开始适当的治疗至关重要，除影像学外，还常需要结合基因检测和组织学来确诊。

如今，随着已证明对患者生存有明显改善的疾病缓解性药物的发展，最难的临床挑战是如何在早期识别 CA。CMR 和骨扫描在早期疾病检测中具有至关重要的作用，CMR 可用于跟踪 AL-CA 和 ATTR-CA 随时间的变化。

参考文献

[1] PORCARI A，FONTANA M，GILLMORE JD. Transthyretin cardiac amyloidosis. Cardiovasc Res，2022，118（18）：3517-3535.

[2] QUOCK TP，YAN T，CHANG E，et al. Epidemiology of AL amyloidosis：a real-world study using US claims data. Blood Adv，2018，2（10）：1046-1053.

[3] PORCARI A，MERLO M，RAPEZZI C，et al. Transthyretin amyloid cardiomyopathy：An uncharted territory awaiting discovery. Eur J Intern Med，2020，82：7-15.

[4] PORCARI A，PAGURA L，LONGO F，et al. Prognostic significance of unexplained left ventricular hypertrophy in patients undergoing carpal tunnel surgery. ESC Heart Fail，2022，9（1）：751-760.

[5] PORCARI A，BUSSANI R，MERLO M，et al. Incidence and Characterization of Concealed Cardiac Amyloidosis Among Unselected Elderly Patients Undergoing Post-mortem Examination. Front Cardiovasc Med，2021，8：749523.

[6] MERLO M，PAGURA L，PORCARI A，et al. Unmasking the prevalence of amyloid cardiomyopathy in the real world：results from Phase 2 of the AC-TIVE study，an Italian nationwide survey. Eur J Heart Fail，2022，24（8）：1377-1386.

[7] BOLDRINI M，CAPPELLI F，CHACKO L，et al. Multiparametric Echocardiography Scores for the Diagnosis of Cardiac Amyloidosis. JACC Cardiovasc Imaging，2020，13（4）：909-920.

[8] BANDERA F，MARTONE R，CHACKO L，et al. Clinical Importance of Left Atrial Infiltration in Cardiac Transthyretin Amyloidosis. JACC Cardiovasc Imaging，2022，15（1）：17-29.

[9] MARTINEZ-NAHARRO A，BAKSI AJ，HAWKINS PN，et al. Diagnostic imaging of cardiac amyloidosis. Nat Rev Cardiol，2020，17（7）：413-426.

[10] BRENNER DA，JAIN M，PIMENTEL DR，et al. Human amyloidogenic light chains directly impair

cardiomyocyte function through an increase in cellular oxidant stress. Circ Res，2004，94（8）：1008-1010.

[11] SINAGRA G，PORCARI A，FABRIS E，et al. Standardizing the role of endomyocardial biopsy in current clinical practice worldwide. Eur J Heart Fail，2021，23（12）：1995-1998.

[12] PORCARI A，BAGGIO C，FABRIS E，et al. Endomyocardial biopsy in the clinical context：current indications and challenging scenarios. Heart Fail Rev，2023，28（1）：123-135.

[13] GILLMORE JD，MAURER MS，FALK RH，et al. Nonbiopsy Diagnosis of Cardiac Transthyretin Amyloidosis. Circulation，2016，133（24）：2404-2412.

[14] MARTINEZ-NAHARRO A，TREIBEL TA，ABDEL-GADIR A，et al. Magnetic Resonance in Transthyretin Cardiac Amyloidosis. J Am Coll Cardiol，2017，70（4）：466-477.

[15] FONTANA M，CHUNG R，HAWKINS PN，et al. Cardiovascular magnetic resonance for amyloidosis. Heart Fail Rev，2015，20（2）：133-144.

[16] FONTANA M，PICA S，REANT P，et al. Prognostic Value of Late Gadolinium Enhancement Cardiovascular Magnetic Resonance in Cardiac Amyloidosis. Circulation，2015，132（16）：1570-1579.

[17] FONTANA M，BANYPERSAD SM，TREIBEL TA，et al. Native T1 mapping in transthyretin amyloidosis. JACC Cardiovasc Imaging，2014，7（2）：157-165.

[18] BAGGIANO A，BOLDRINI M，MARTINEZ-NAHARRO A，et al. Noncontrast Magnetic Resonance for the Diagnosis of Cardiac Amyloidosis. JACC Cardiovasc Imaging，2020，13（1 Pt 1）：69-80.

[19] BANYPERSAD SM，FONTANA M，MAESTRINI V，et al. T1 mapping and survival in systemic light-chain amyloidosis. Eur Heart J，2015，36（4）：244-251.

[20] Martinez-Naharro A，Kotecha T，Norrington K，et al. Native T1 and Extracellular Volume in Transthyretin Amyloidosis. JACC Cardiovasc Imaging，2019，12（5）：810-819.

第八章　致心律失常性心肌病

Alberto Cipriani，Antonio De Luca，Antonio Curcio，Martina Perazzolo Marra

苏林强　韩　杨　赵　婧　译　高燕军　雷晓燕　审

引　言

致心律失常性心肌病（arrhythmogenic cardiomyopathy，ACM）是一种由基因决定的心肌疾病，以心肌组织被纤维-脂肪组织替代为特征，临床上与恶性室性心律失常和 SCD 相关[1-2]。ACM 最初被描述为一种主要累及 RV 的疾病，即致心律失常型右心室心肌病（arrhythmogenic right ventricular cardiomyopathy，ARVC），后来随着对双心室受累型及 LV 受累为主的变异表型认识的增加，使得致心律失常性心肌病的概念扩大，即一种潜在累及两个心室心肌的疾病[3]。

从一开始，CMR 在 ACM 的诊断中，无创性评估右心室心肌潜在的组织学变化或反映形态功能异常（即心室扩张、收缩功能障碍、室壁运动异常）的作用就被得到认可。最近发表的诊断 ACM 表型变异全谱的首个指南“Padua 标准”中[4]，CMR 变得更加重要。心肌组织异常（即心室纤维脂肪变性），已成为评估 LV 受累的必要条件。

根据已知的病史、心电图、超声心动图和心律失常表现，对怀疑 ACM 的患者，标准的 CMR 检查技术通常应包括评估是否存在形态-功能和组织异常，以及排除可能的表型。

标准扫描技术包括 bSSFP 电影序列成像，其可以非常精确地估计心室容量和功能，评估 RV 和 LV 的局部室壁运动，并且可重复和不受操作者影响。除了常规的心脏成像平面（如长轴和短轴），CMR 的多平面能力可实现专门的 RV 成像，用于评价超声心动图通常难以评估的区域（如 RV 流入道和流出道）。这一特点结合双心室壁良好的可视性，可以实现高灵敏度检测节段性室壁运动异常，包括 RV 运动不能、运动障碍（或膨出）以及 LV 运动减退（或运动不能）。T1WI 或 PDWI 有助于识别脂肪浸润，其与正常心肌的等信号相比呈高信号。然而，由于空间分辨率差和部分容积效应[5]，该技术的灵敏度和特异性受到限制，特别是对于 RV，由于 RV 壁较薄以及 RV 外层普遍存在心外膜脂肪组织（正常人），因此 RV 的心肌脂肪浸润较 LV 难检测[6-7]。在 ACM 中，不推荐常规使用 T2WI 来显示心肌水肿，除了儿科患者和桥粒蛋白基因突变携带者，这两类患者更易出现“急性期”表现（胸痛和肌钙蛋白升高）[8]。类似地，相位对比 CMR 图像是评估 ACM 患者心内和心外血流的可选方案。但在散发性 RV 扩张病例中，这些图像有助于排除左向右分流导致 RV 容量超负荷的先天性心脏病（congenital heart diseases，CHD）。ACM 病变的特征，即心室纤维－脂肪替代心肌的病灶，可以很容易地用 CMR 成像 LGE 技术检测出来。现有数据表明，LGE 与 EMB 在识别心肌纤维化方面高度一致[9]，这有助于识别 ACM 表型变异[4]，并为心律失常风险分层提供附加价值，特别是以 LV 受累为主型者[10]。LGE 评估 RV 病灶有一定困难，并受到个体病程和不同个体高度变异性的限制。然而，对于 RV，LGE 和室壁运动异常之间的比较有助于提高 ACM 诊断的准确性[11]。在 LV 受累时，LGE 通常累及 LV 游离壁的心外膜下层，且主要是下外侧区，伴或不伴室间隔受累[7]。有连续报道以特定基因型 LV 受累为主型者，在短轴视图上可见 LV 周向心外膜下受累的 LGE（所谓的环状模式）[12]。

在新的 CMR 技术中，T1 mapping 和 T2 mapping 在 ACM 患者中的应用仍然有限。相反的，特征追踪 CMR 最近引发了人们的特别关注，因其具有检测亚节段性室壁运动异常的潜在能力，有助于疾病隐匿期的早期诊断，在家族性成员和无症状基因携带者中作用更为明显[13]。

病例 1　伴持续性室性心动过速的致心律失常性右心室心肌病

患者男，60 岁，无异常家族史和既往病史，因长期心悸和头晕被送入急诊科。12 导联心电图显示持续性室性心动过速，伴有 LBBB，心率 180 次 /min。电复律后，窦性心律时的心电图显示 V_1~V_4 的 T 波倒置和 Epsilon 波。信号平均心电图显示晚期电位延长（图 8.1）。CMR 成像检查四腔心、轴位和短轴电影图像（视频 8.1~8.3）显示 RV 显著球形扩张，RV 游离壁变薄，EF 轻度至中度降低（RVEF 40%）。下壁和 RV 基底部游离壁局部明显运动障碍。T1WI 显示 RV 游离壁脂肪浸润（图 8.2a，黄色星号）。LGE 成像可见 RV 明显的透壁性 LGE（室壁运动异常的相同区域）（图 8.2b、c，红色箭头）。诊断为 RV 受累为主型致心律失常性心肌病，随后的基因检测显示为 *DSG* 基因变异。

视频 8.1

视频 8.2

视频 8.3

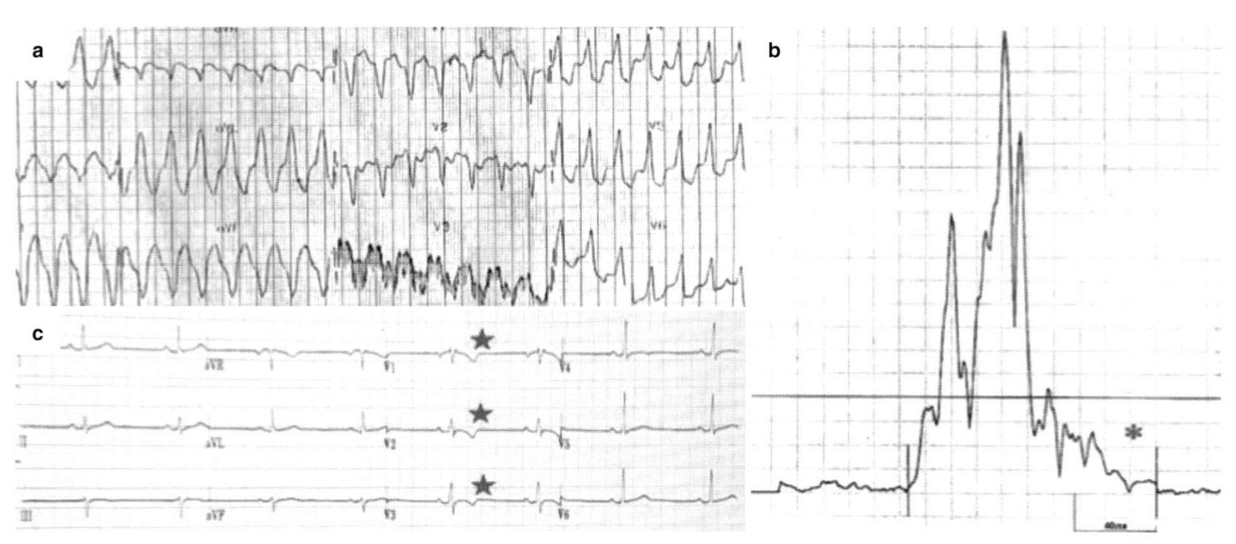

图 8.1　持续性室性心动过速条带（a），信号平均心电图（b），静息心电图（c）

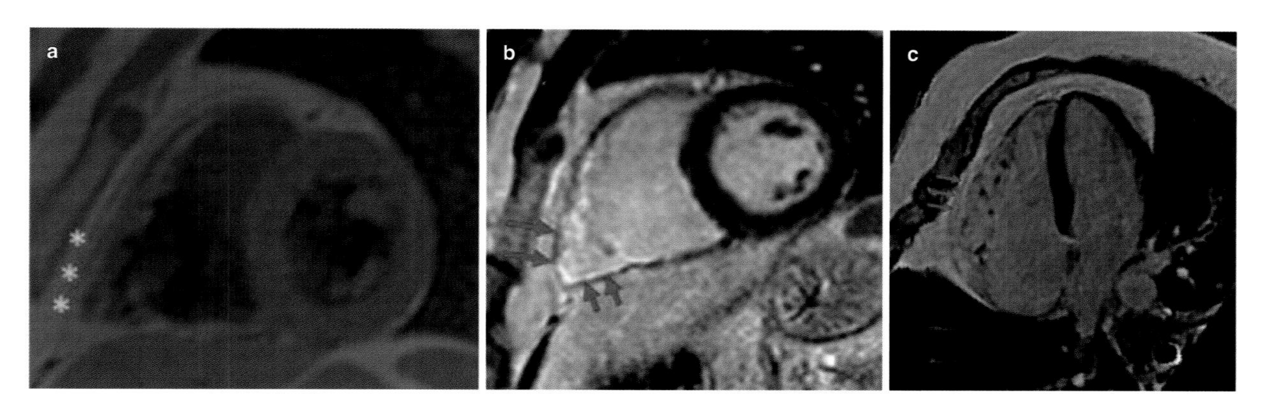

图 8.2　CMR 组织特征图像。T1WI 短轴图（a），LGE 成像短轴图（b）、四腔心图（c）

病例 2　双室性致心律失常性心肌病伴心力衰竭

患者男，66 岁，因“呼吸困难和胸痛”急诊心电图显示室性心动过速，即刻行电复律，心律稳定后（图 8.3a），患者被转移到导管室行急诊 CAG。尽管没有冠状动脉病变，但在重症监护监测期间，检测到非持续性单形性室性心动过速（图 8.3b），而超声心动图显示心脏功能轻微下降。患者又接受了 CMR 检查，显示 RV 局部膨出（图 8.4a、b，白色箭头），双心室扩张和收缩功能障碍（图 8.4c），以及 LV 侧壁明显变薄（图 8.4c，白色箭头；视频 8.4）。T2 抑脂序列可见 LV 下侧壁明显低信号区，表明有脂肪浸润（图 8.4d，白色箭头），增强扫描显示透壁 LGE 出现在 LV 侧壁的同一区域（图 8.4e，白色箭头），与 RVOT（图 8.4e，红色箭头）和三尖瓣周围 RV 区域（图 8.4f，红色箭头）的 LGE 相关。随后的电生理检查诱发出心室扑动（图 8.3c），患者在植入双腔 ICD 后出院。2 年后，患者再次入院行 ICD 电休克治疗，心电图（图 8.3d）显示 LV 起源室性早搏。尽管患者接受了最佳药物治疗，但超声心动图显示左心和右心收缩功能进行性恶化（图 8.3e、f），遂进行了心脏移植。

视频 8.4

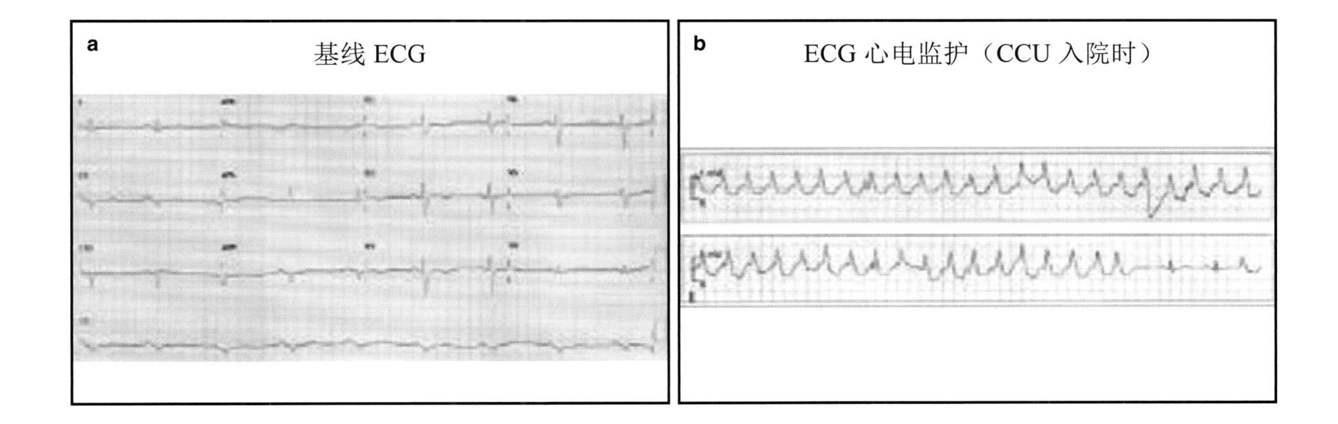

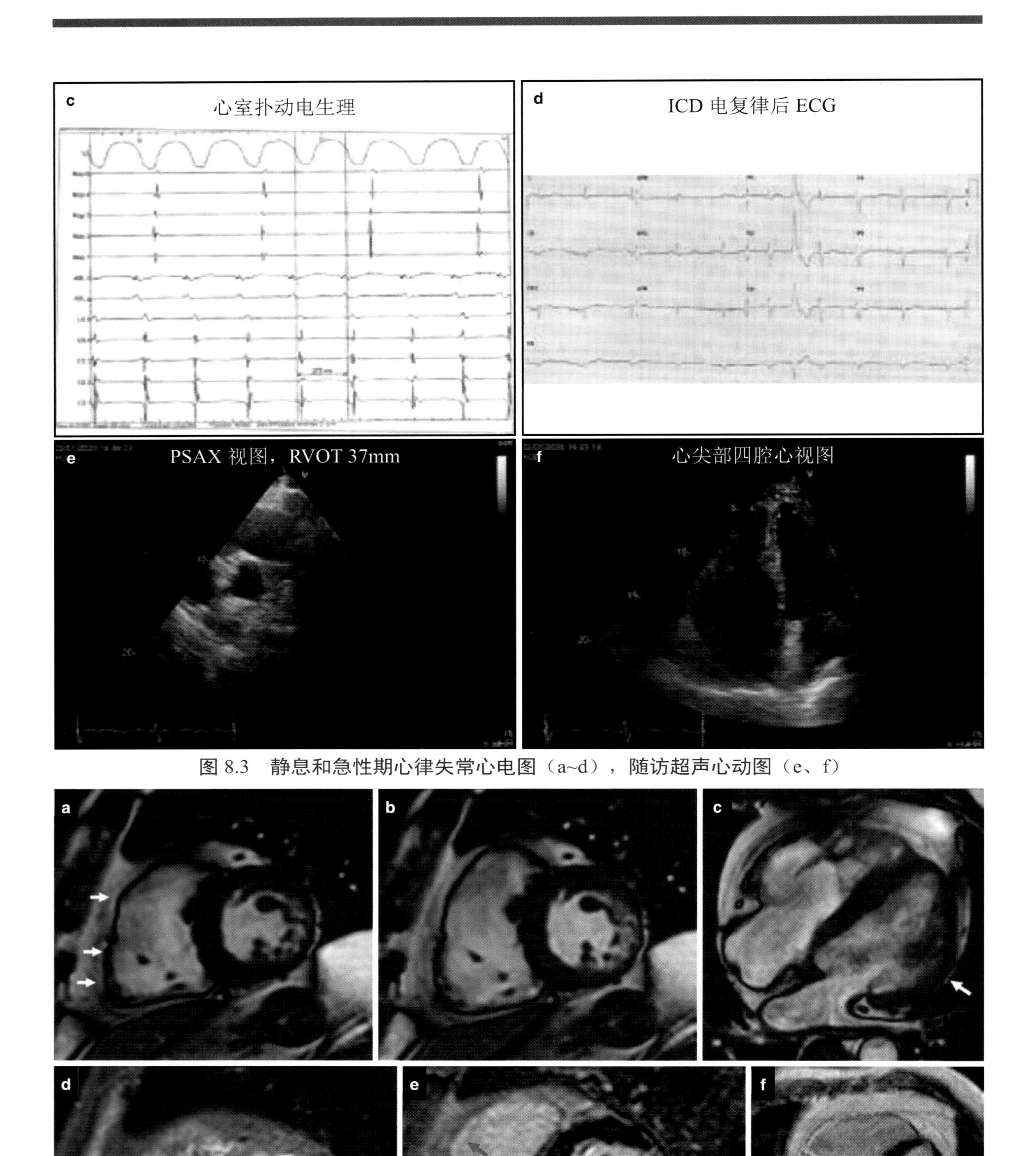

图 8.3　静息和急性期心律失常心电图（a~d），随访超声心动图（e、f）

图 8.4　CMR 组织特征图像。电影图像（a~c），T2 抑脂序列（d），LGE 成像（e、f）

病例 3　致心律失常性右心室心肌病伴心力衰竭

患者男，61 岁，因“胸痛和充血性心力衰竭”被转诊到急诊科，肌钙蛋白水平升高，胸片显示肺淤血，心电图显示 QRS 波低电压和不典型的 RBBB（图 8.5）。超声心动图显示 RV 显著增大，伴有严重功能障碍，无肺动脉高压，无心包积液，胸部 CT 排除了急性或慢性肺动脉栓塞。询问患者家族史，得知患者父亲在 41 岁时早发 SCD，此外，患者在年轻时出现过一次晕厥。尽管由于心力衰竭，呼吸运动对图像质量有显著的影响，但为了更好地评估 RV，仍然对患者进行了 CMR 检查。在电影图像上（图 8.6a~c，视频 8.5），RV 显著扩大（RVEDVi 180mL/m^2）和严重收缩功能障碍（RVEF 25%），RV 小梁化增加和室间隔增厚（图 8.6a，白色箭头），LVEF 轻度降低，同时显示右心房（right atrium，RA）巨大，血液瘀滞（图 8.6d，白色星号）。在增强后成像中，透壁 LGE 显示为一条白线，替代正常 RV 壁，通常位于 RVOT（图 8.6e，红色箭头），同时在垂直短轴图中得到证实（图 8.6f，红色箭头）。这些表现都提示 RV 受累为主的致心律失常性心肌病，这一结论在几天后尸检结果中得到了证实。Uhl 畸形主要表现为 RV 心肌完全缺失而致心内膜和心外膜黏附，但在该患者的心脏尸检中，RV 壁的心内膜和心外膜之间发现少量残存心肌，符合弥漫性 ARVC 特征。

视频 8.5

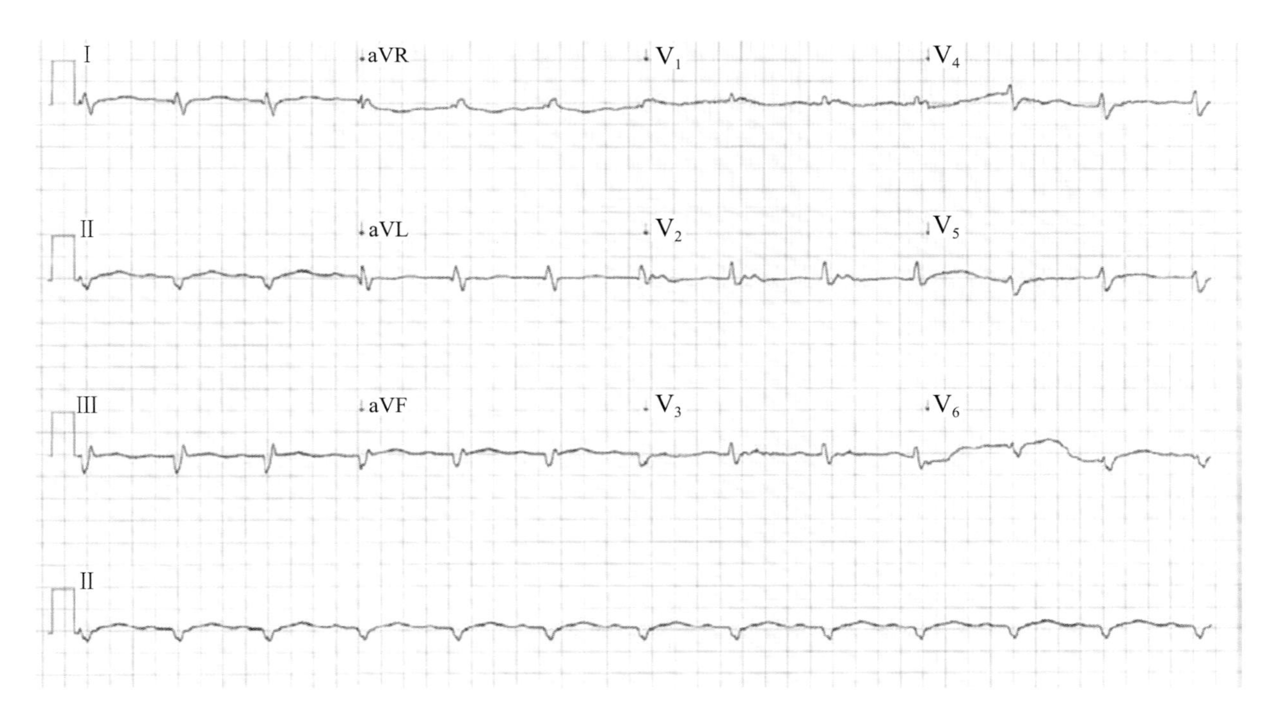

图 8.5　静息心电图

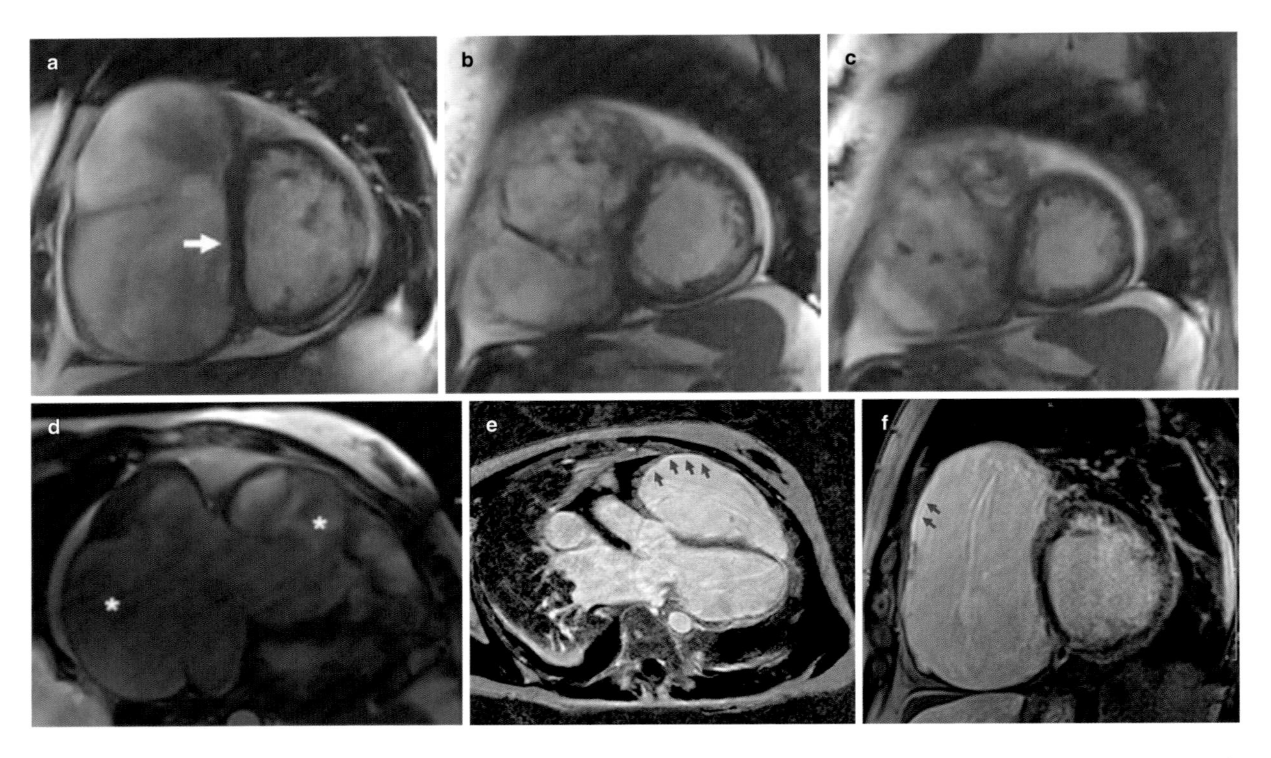

图 8.6 SSFP 电影序列成像。短轴位基底部（a）、中间部（b）、心尖部（c）；修正后的轴位右侧三腔心（d）；对比增强后成像，三腔心（e）、短轴位基底部（f）

病例 4　双室性致心律失常性心肌病伴心律失常发作

患者女，56 岁，在怀孕期间首次诊断为 ARVC，其母系有 SCD 家族史。心电图显示电轴左偏、不完全性 RBBB、下壁和侧壁导联 T 波倒置（图 8.7）。超声心动图显示 RV 运动异常，动态心电图显示频发室性早搏（4000/24 小时），并伴有成对性室性早搏。遗传分析显示 *DSP* 基因变异。患者在随访期间进行了 CMR 检查。电影成像显示 LV 大小正常，整体和局部收缩功能正常（视频 8.6~8.9）。LV 表现为心外膜轮廓不规则，可见多个区域的“墨水”伪影（即以薄低信号为边界的高信号区，周围环绕正常心肌），主要位于室间隔水平。这些区域在 PDW 黑血图像中呈高信号，与心肌内脂肪相一致（图 8.8a，红色星号）。RV 大小正常，游离壁呈室壁瘤样变形，全心收缩功能轻度降低（EF 46%）。注射对比剂后，多个区域观察到 LGE，包括心外膜下的 LV 游离壁、室间隔和 RV 游离壁（图 8.8b~e，红色星号）。这些表现符合双室性致心律失常性心肌病。

视频 8.6

视频 8.7

视频 8.8

视频 8.9

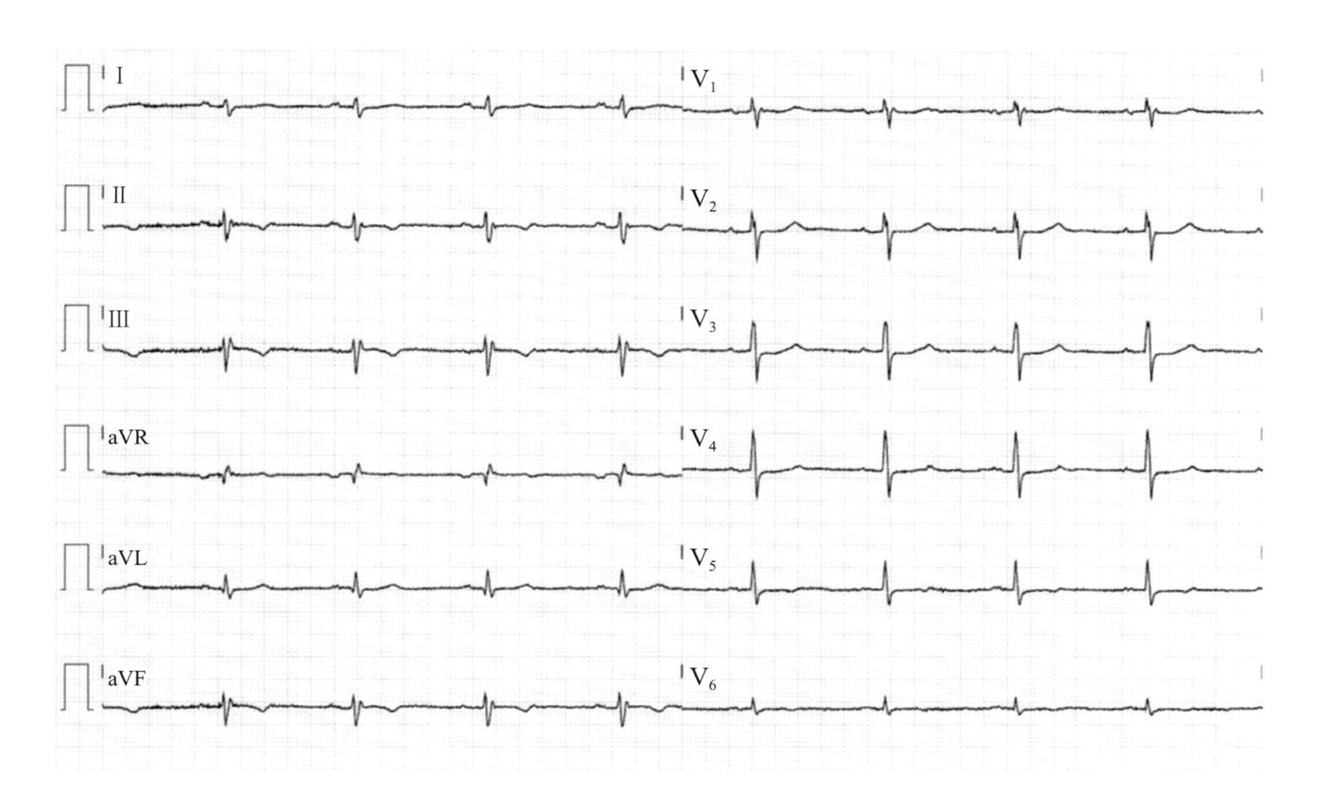

图 8.7　静息心电图

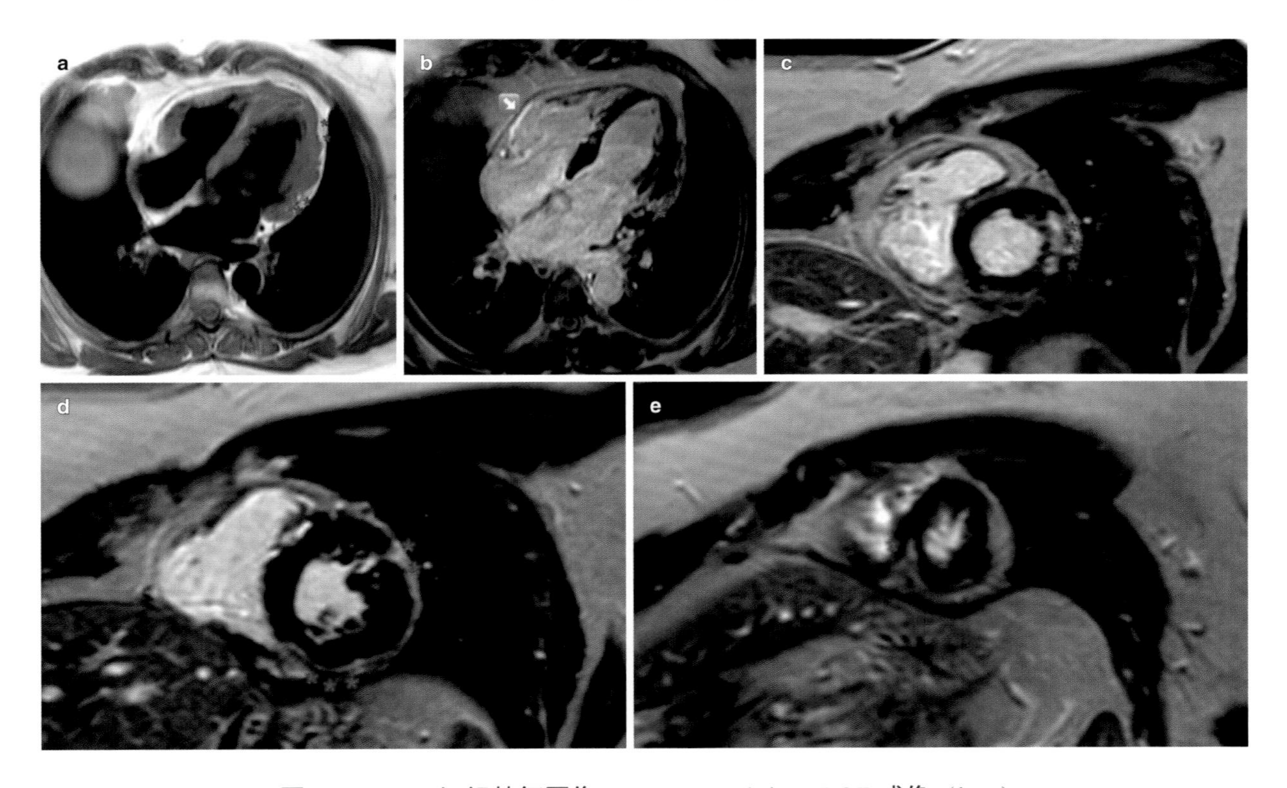

图 8.8　CMR 组织特征图像。T1 PDWI（a），LGE 成像（b~e）

病例 5　基因检测阴性以左心室受累为主的致心律失常性心肌病

患者女，55 岁，因“轻度心悸”行 CMR 检查，其母系有 ACM 和 SCD 家族史。常规心电图显示肢体导联低电压，无明显复极异常，两个 RBBB 型室性早搏（图 8.9）。24 小时动态心电图记录到多形性孤立性室性早搏。对所有已知疾病相关基因进行遗传分析，结果均为阴性。为明确诊断进一步行 CMR 检查。电影图像显示 LV 容积正常，收缩功能轻度减低，伴有下壁和下侧壁基底段至中间段的局部性运动减弱（图 8.10a~c，红色箭头；视频 8.10~8.12）。LV 相同节段心外膜轮廓不规则，小而尖的黑线，表示心肌壁内存在脂肪－肌肉界面，即所谓的“墨水”或“化学位移”伪影（图 8.10c，红色箭头）。RV 容量正常，局部和整体收缩功能正常，在 T1WI 上，下壁可见薄而亮的脂肪浸润信号，在室间隔心尖可见一个更小的脂肪浸润信号（图 8.10d~f，绿色箭头）。注射造影剂后，在下壁／下侧壁可见分布于心外膜下中层壁内明亮的 LGE 条纹（图 8.11a、b，黄色箭头）。对比增强后 T1 mapping 证实在相同的 LV 区域存在短 T1 信号（由于纤维脂肪替代）（图 8.11c，绿色箭头）。RV 壁未发现组织异常。尽管患者的基因检测呈阴性，但这些发现，加上家族史和室性心律失常的存在，符合 LV 累及为主型的心律失常性心肌病的诊断。

视频 8.10

视频 8.11

视频 8.12

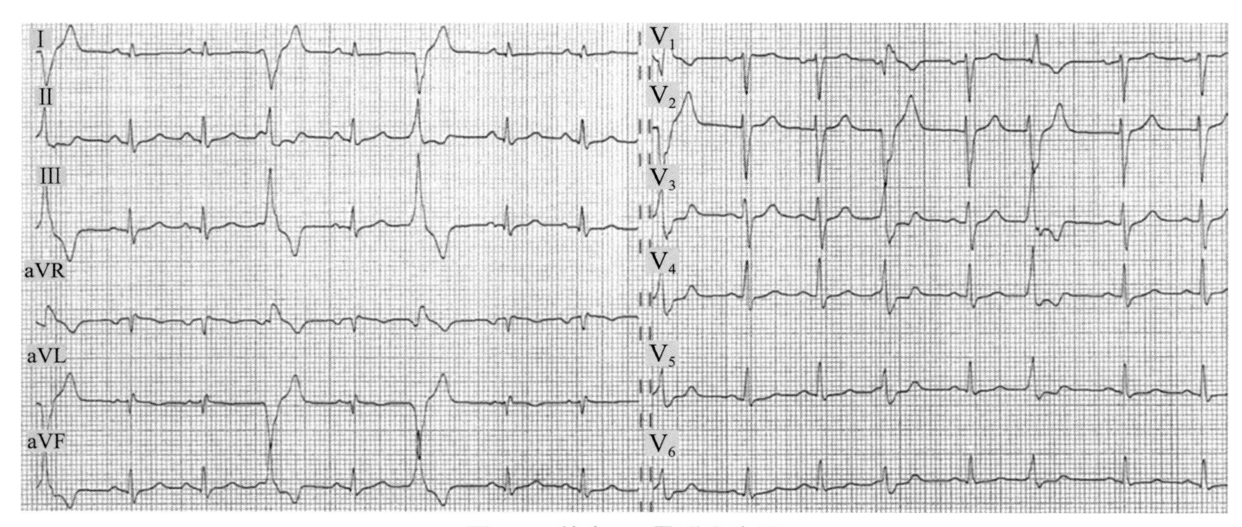

图 8.9　静息 12 导联心电图

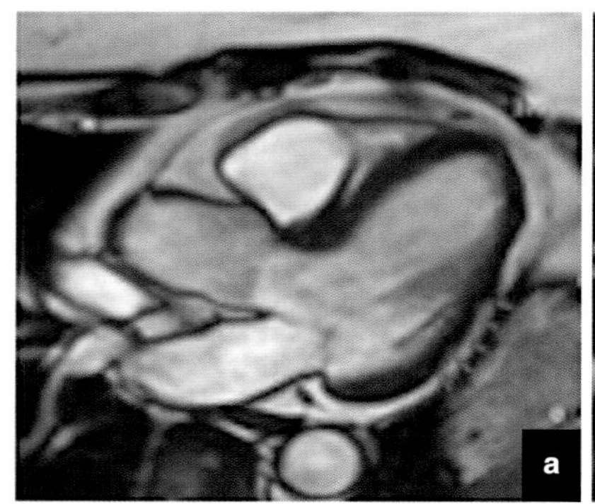

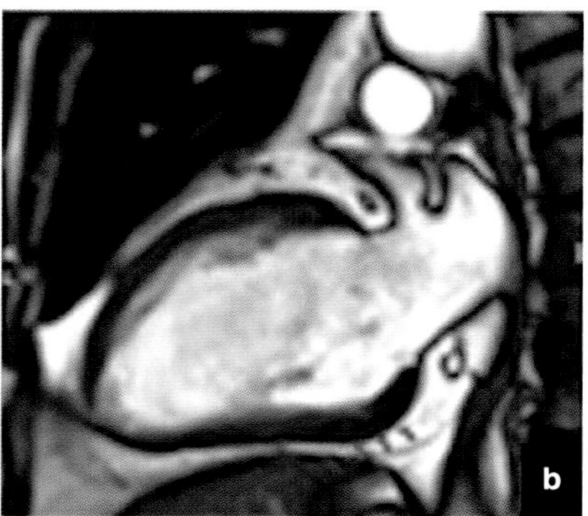

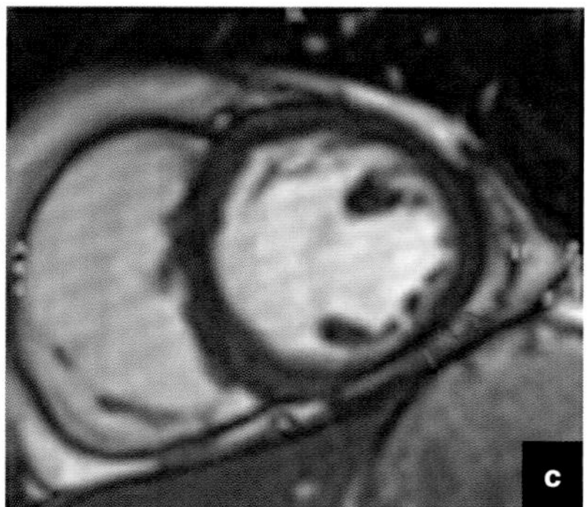

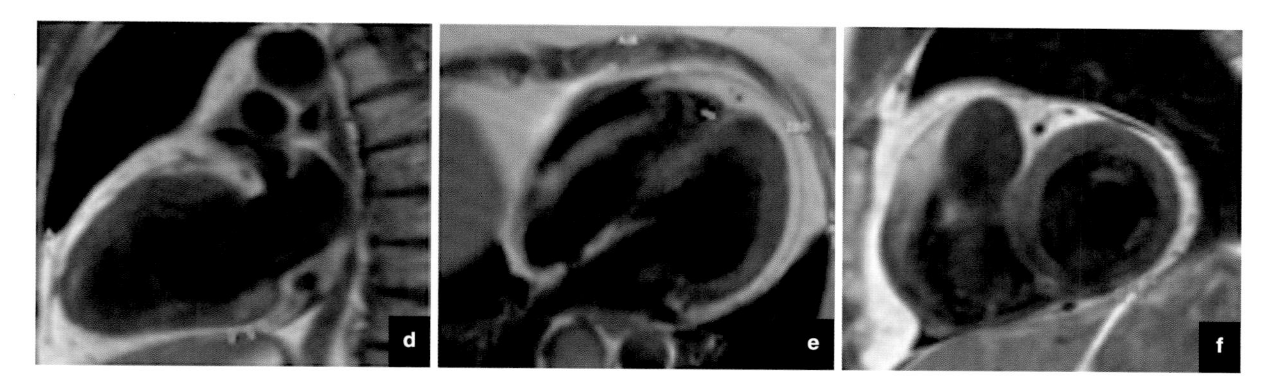

图 8.10　电影图像，三腔心（a）、两腔心（b）、短轴位（c）；CMR 组织特征图像，T1WI（d~f）

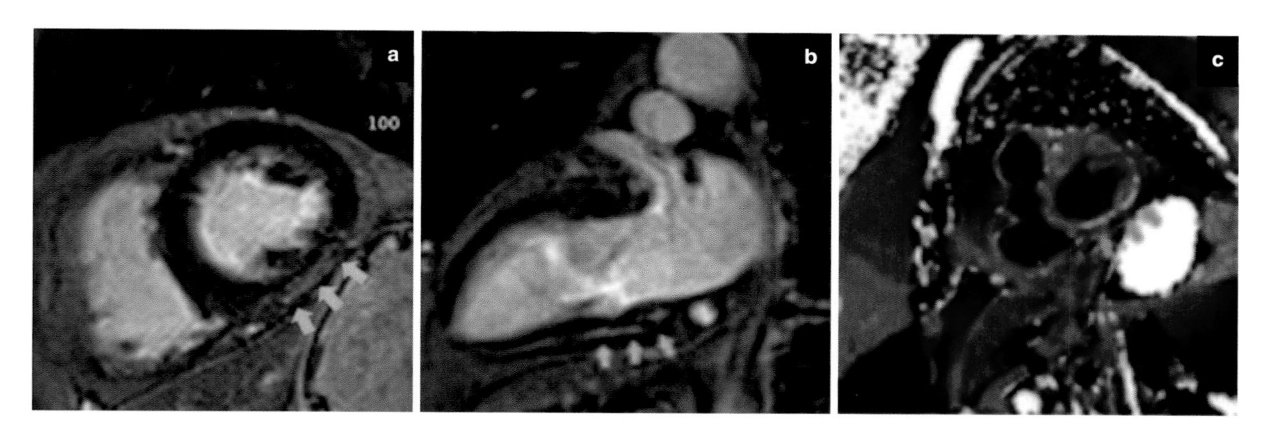

图 8.11　CMR 组织特征图像。LGE 图像（a~b），增强后 T1 mapping（c）

病例 6　左心室受累为主的致心律失常性心肌病伴心律失常

患者男，26 岁，足球运动员，因“孤立性室性早搏”就诊。常规心电图、超声心动图和负荷试验均未见异常。1 年后，患者因“先兆晕厥”被转到急诊科，急诊心电图显示单形性室性心动过速（图 8.12a），遂进行了紧急电复律。随后的心电图仅显示肢体导联轻度低电压（图 8.12b），而未见明显的缺血性改变。在住院期间，超声心动图显示轻度双心室扩大，EF 正常，无局部室壁运动异常，冠状动脉 CTA 未见异常，肌钙蛋白轻度增加。遂采用 CMR 以进行诊断性检查。电影成像显示双心室大小正常，同时局部和整体心脏功能正常。LGE 成像显示在 LV 侧壁可见心外膜下条形延迟强化（图 8.13a~i，红色箭头），垂直四腔心图像得到确认（图 8.13j，红色箭头）。T2 mapping 显示 T2 值增加（＞ 65ms）（图 8.13k，白色箭头），表明炎症细胞间含水量增加，这些 CMR 结果提示了炎症性心肌病。基因检测显示 *DSP* 中存在致病性变异。因此，所有的发现都指向 LV 受累为主型急性期 ACM。

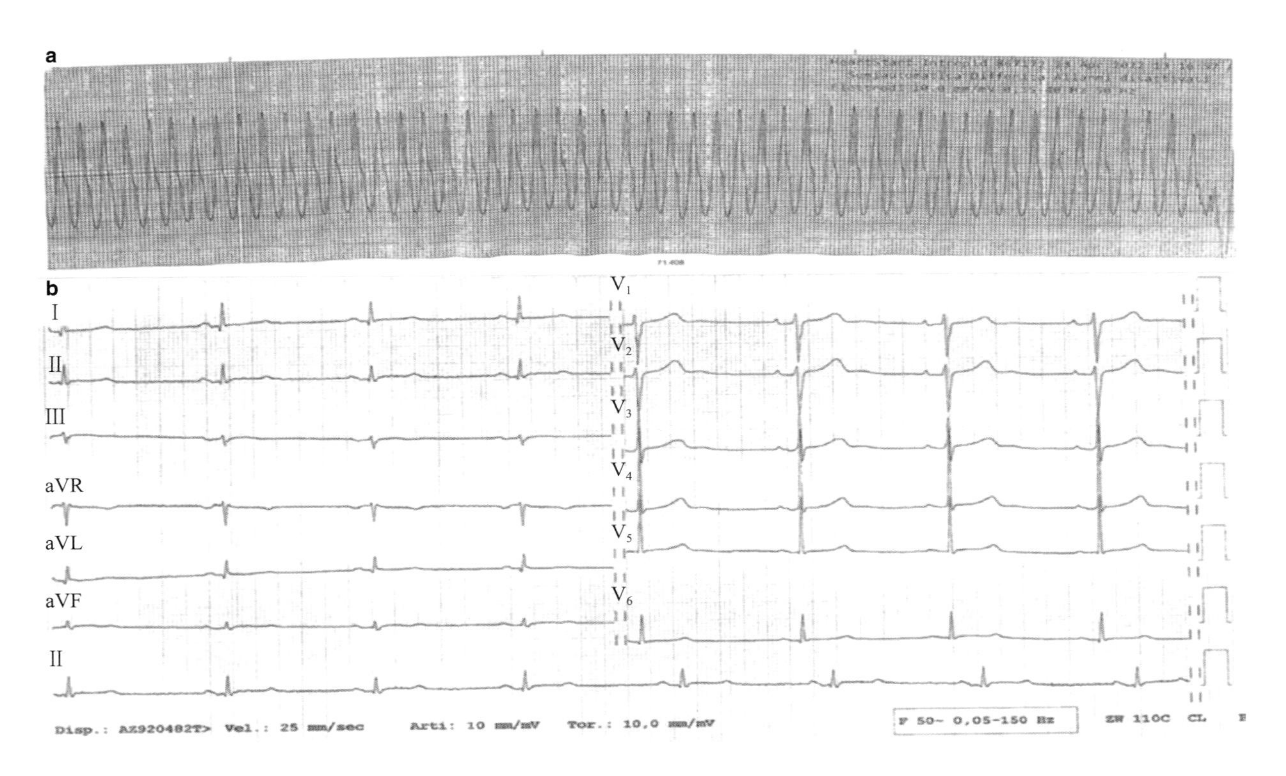

图 8.12　单形性室性心动过速（a），静息心电图（b）

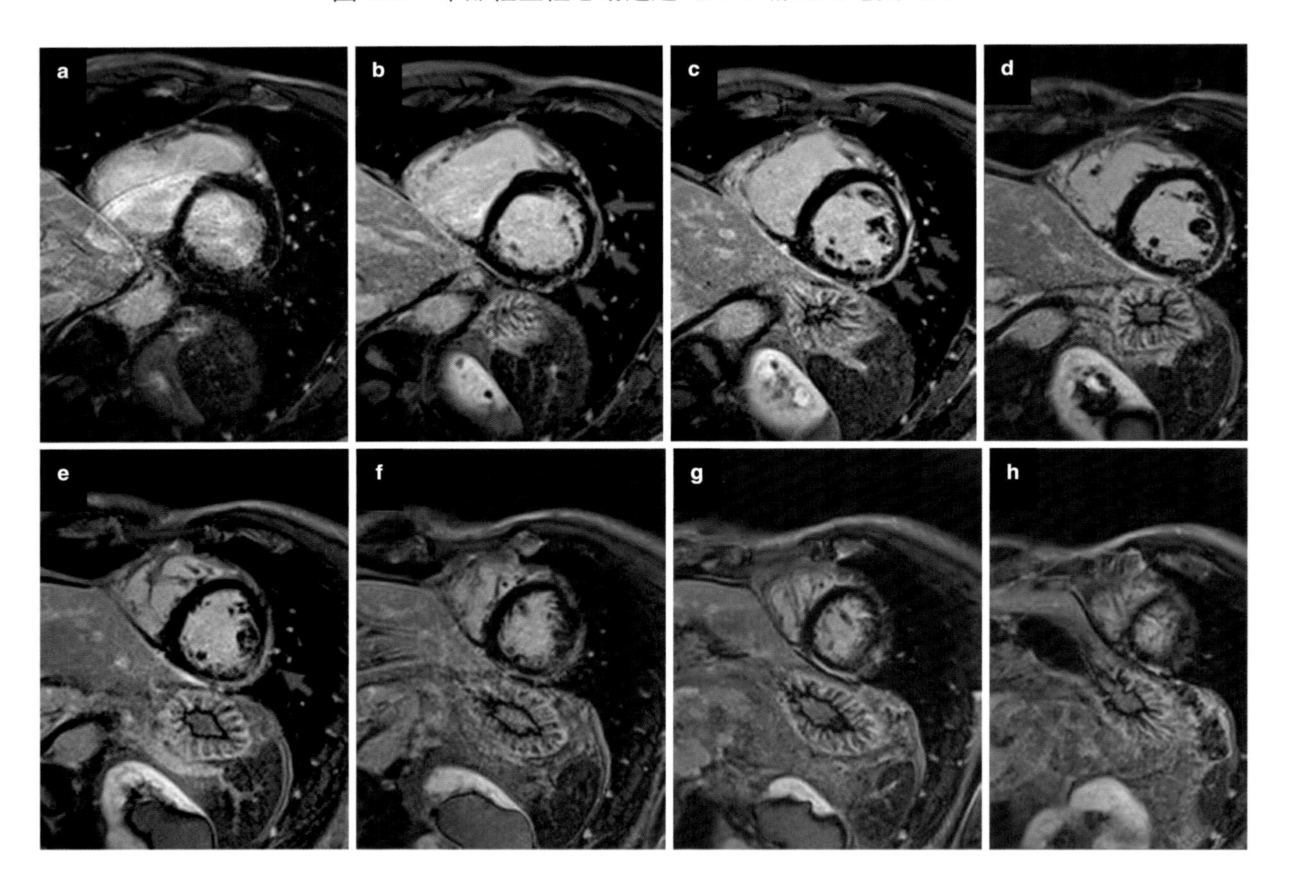

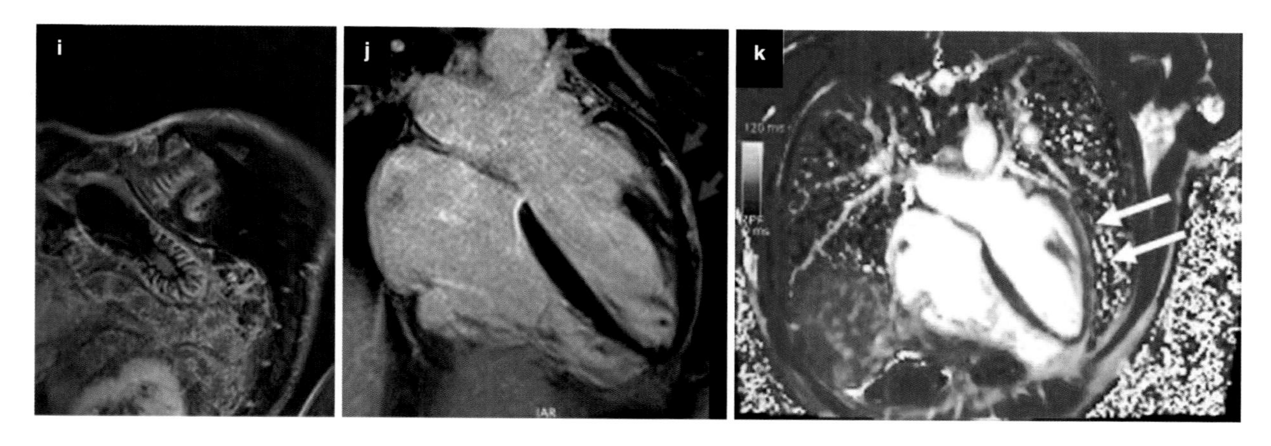

图 8.13　CMR 组织特征图像。增强后图像（红色箭头表示 LGE），短轴位（a~i）、垂直四腔心（j）；T2 mapping 心室图像（k，白色箭头表示水肿）

病例 7　伴胸痛症状以左心室受累为主的致心律失常性心肌病

患者男，30 岁，因“反复发作胸痛伴有肌钙蛋白轻度升高”就医。该患者母系有 SCD 和 ACM 家族史。心电图显示下壁导联和侧壁导联 T 波倒置（图 8.14）。冠状动脉 CTA 结果阴性。遗传分析显示患者与其母亲有相同的致病突变基因（*DSP*）。为明确诊断进行 CMR 检查。电影成像显示双心室大小正常，局部和整体收缩功能正常（视频 8.13~8.15）。T2WI 显示下壁信号强度增加，符合心肌水肿（图 8.15a~c，红色星号）。对比剂给药后获得的短轴电影图像显示，在相同的解剖位置信号增加，与充血一致（图 8.15d~f，红色星号），延迟成像显示 LV 下壁、后壁和侧壁信号增强，呈心外膜下分布并室间隔心肌受累（图 8.15g~i，红色星号）。3 年后随访时进行 CMR 检查显示 LV 下壁、后壁和侧壁脂肪替代征（图 8.16，红色星号）。

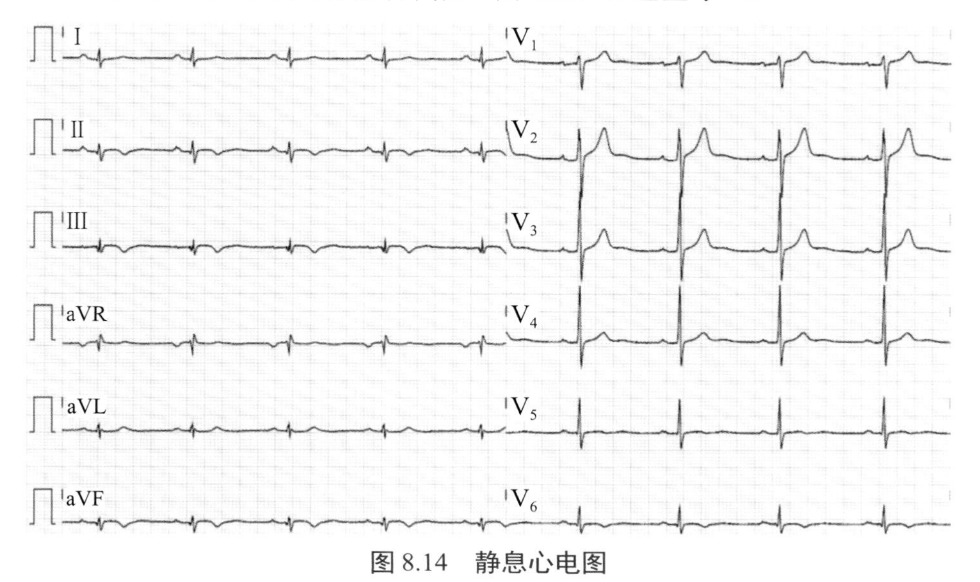

图 8.14　静息心电图

视频 8.13

视频 8.14

视频 8.15

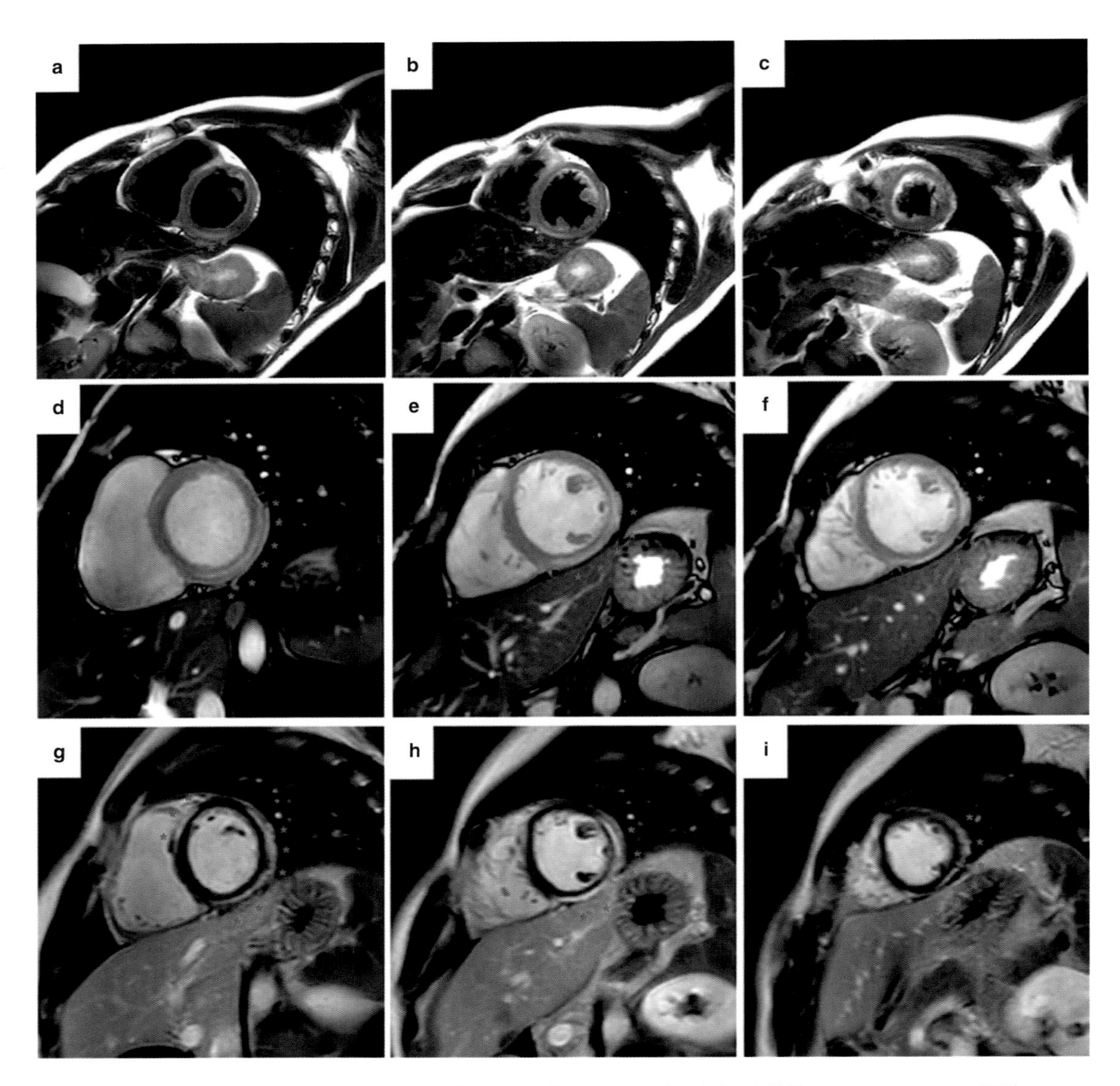

图 8.15　CMR 图像，T2WI（a~c），增强“早期”SSFP 电影序列成像（d~f），LGE 图像（g~i）

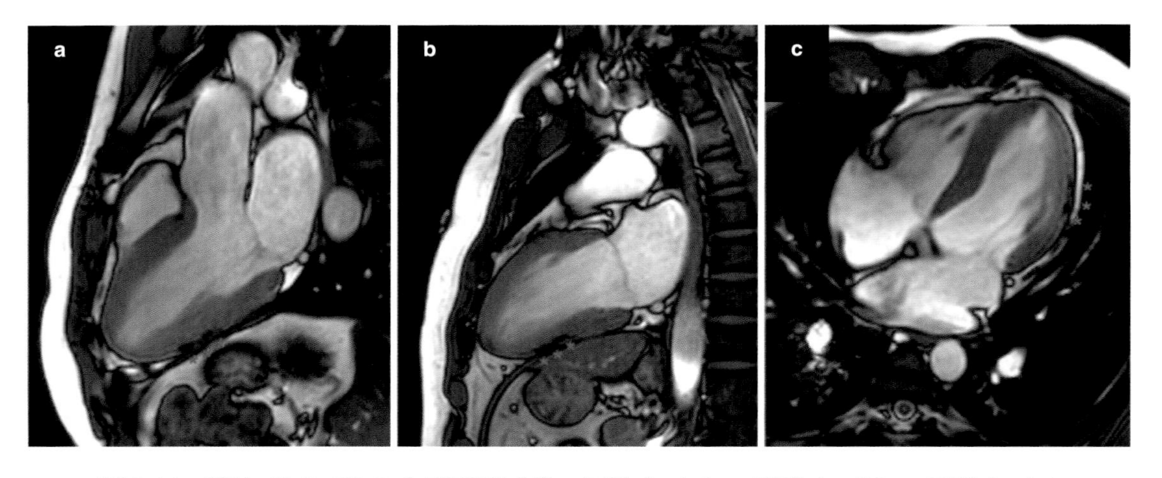

图 8.16　随访 CMR SSFP 电影序列成像，三腔心（a），两腔心（b），四腔心（c）

病例 8 致心律失常性心肌病表型：静脉窦缺损伴部分肺静脉引流

患者男，36 岁，因怀疑“ARVC”进行 CMR 检查。患者有缺血性心脏病家族史，儿时有支气管炎反复发作病史。青少年时期为足球运动员，选拔筛查呈阴性，体力活动时完全无症状。24 岁时发现收缩期杂音。静息心电图显示不完全 RBBB（图 8.17），超声心动图显示 RV 重度扩大，动态心电图和负荷试验未发现相关的心律失常。为了进一步证实 RV 扩大，进行了 CMR 检查，电影成像清楚显示 RV 增大（图 8.18a、b）。在 T1WI 中未发现脂肪浸润。相位对比成像显示肺输出量显著增加，分流指数（Qp/Qs）为 4。注射对比剂后，可见下连接部 LGE。根据血流分析结果，重复电影成像，重点关注房间隔和肺静脉。最终诊断为静脉窦缺损，左向右的心房分流，伴有部分肺静脉异位回流（图 8.18c~e），CT 也证实为上腔静脉的顶、前、后右上肺静脉引流（图 8.18f）。该病例强调了对于因 RV 扩大行 CMR 检查的患者，仔细评估房间隔、肺静脉引流和 Qp/Qs 指数的重要性。

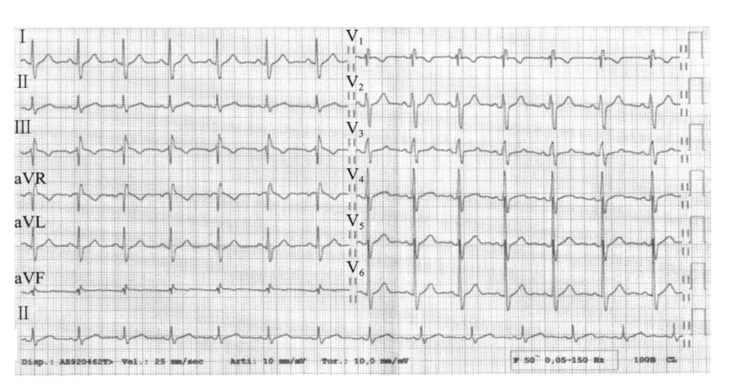

图 8.17 静息心电图

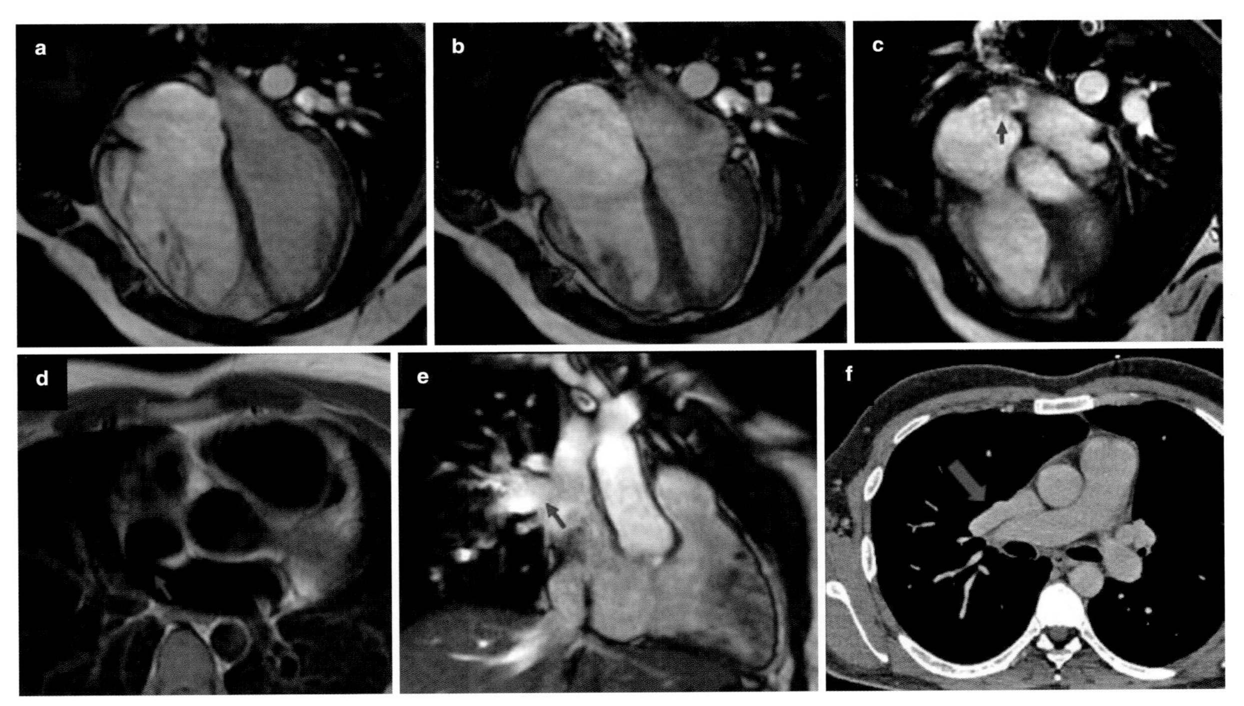

图 8.18 四腔心 bSSFP 序列成像，可见 RV 扩张，无室壁轮廓异常（箭头），舒张期（a）、收缩期（b）；静脉窦房间隔缺损（箭头），轴位 bSSFP 序列成像（c）、T1W SE 图像（d）；相应的上肺静脉引流到上腔静脉（箭头），RV 两腔心图像（e）、CTA 轴位图像（f）

病例 9　致心律失常性心肌病表型：心脏结节病

患者男，45 岁，因“晕厥和右大脑后动脉缺血性脑卒中”住院，主诉数月来反复心悸。在卒中单元住院期间，记录到一次持续性室性心动过速，呈 LBBB 型。常规心电图显示窦性心律伴完全性 RBBB（图 8.19），超声心动图显示 LV 大小和功能正常（RV 大小为上限），冠状动脉造影未发现冠状动脉病变。患者无 SCD 的家族史。CMR 电影显示 RV、LV 大小和功能正常，仅室间隔中部轻度增厚（13mm）（图 8.20，视频 8.16）。对比增强后图像显示，室间隔内出现非缺血性分布于壁中层明显 LGE（图 8.20a~j，白色箭头），在四腔长轴视图（图 8.20k，白色箭头）中也可得到证实。脂肪饱和 T2WI 未见明显的水肿和脂肪浸润。相反，在室间隔下段（即心脏结节病的典型部位）可见高信号强度 LGE（钩征）（图 8.20m~o，蓝色区域）。在 CMR 特征的基础上，怀疑心脏结节病，患者进行了全身 ^{18}F- 氟代脱氧葡萄糖（fluoro deoxy glucose，FDG）PET 检查，发现胸部淋巴结和心脏的 FDG 摄取异常。随后淋巴结活检结论为结节病。

视频 8.16

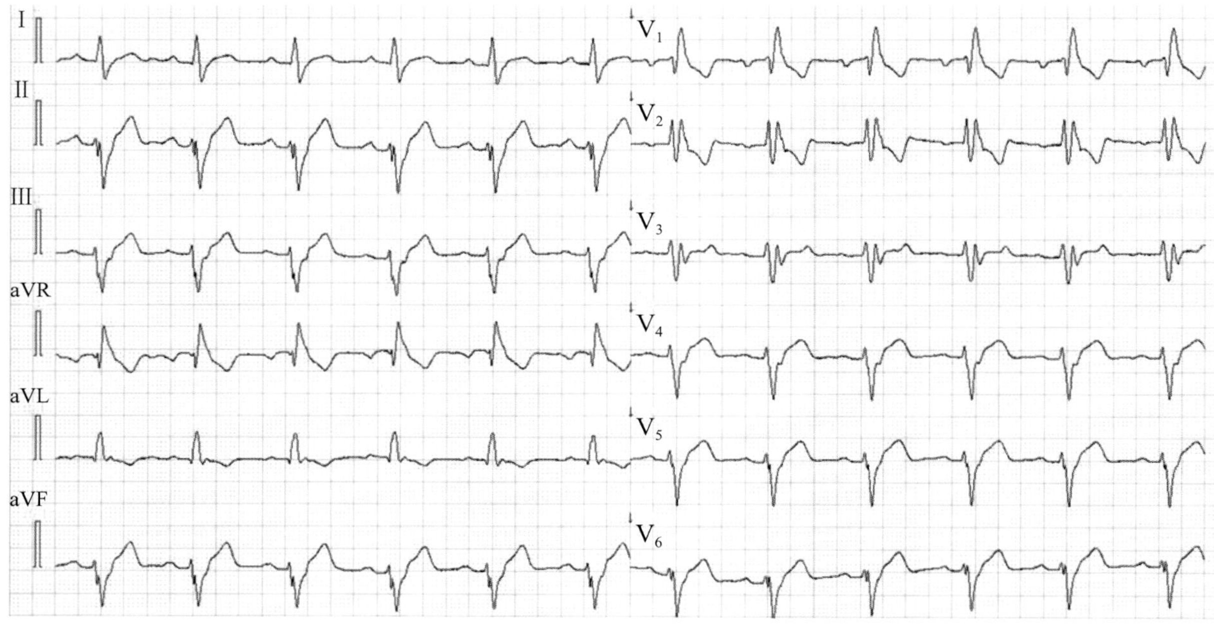

图 8.19　静息心电图

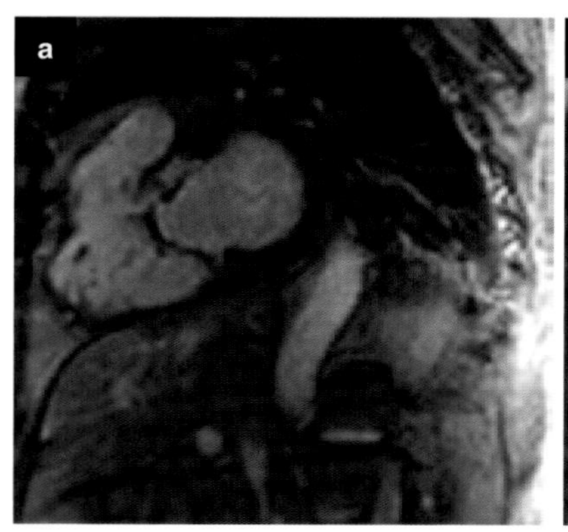

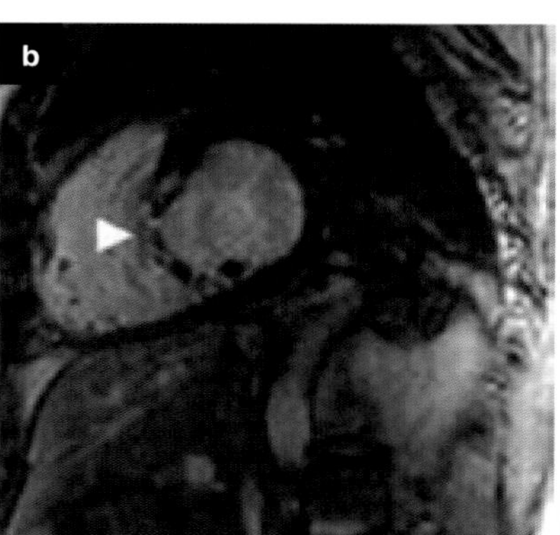

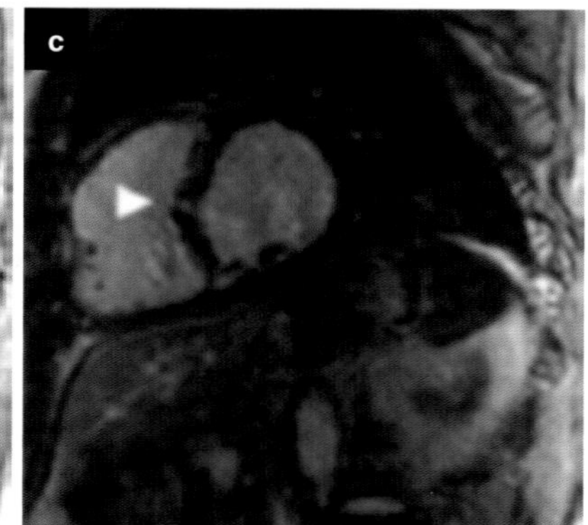

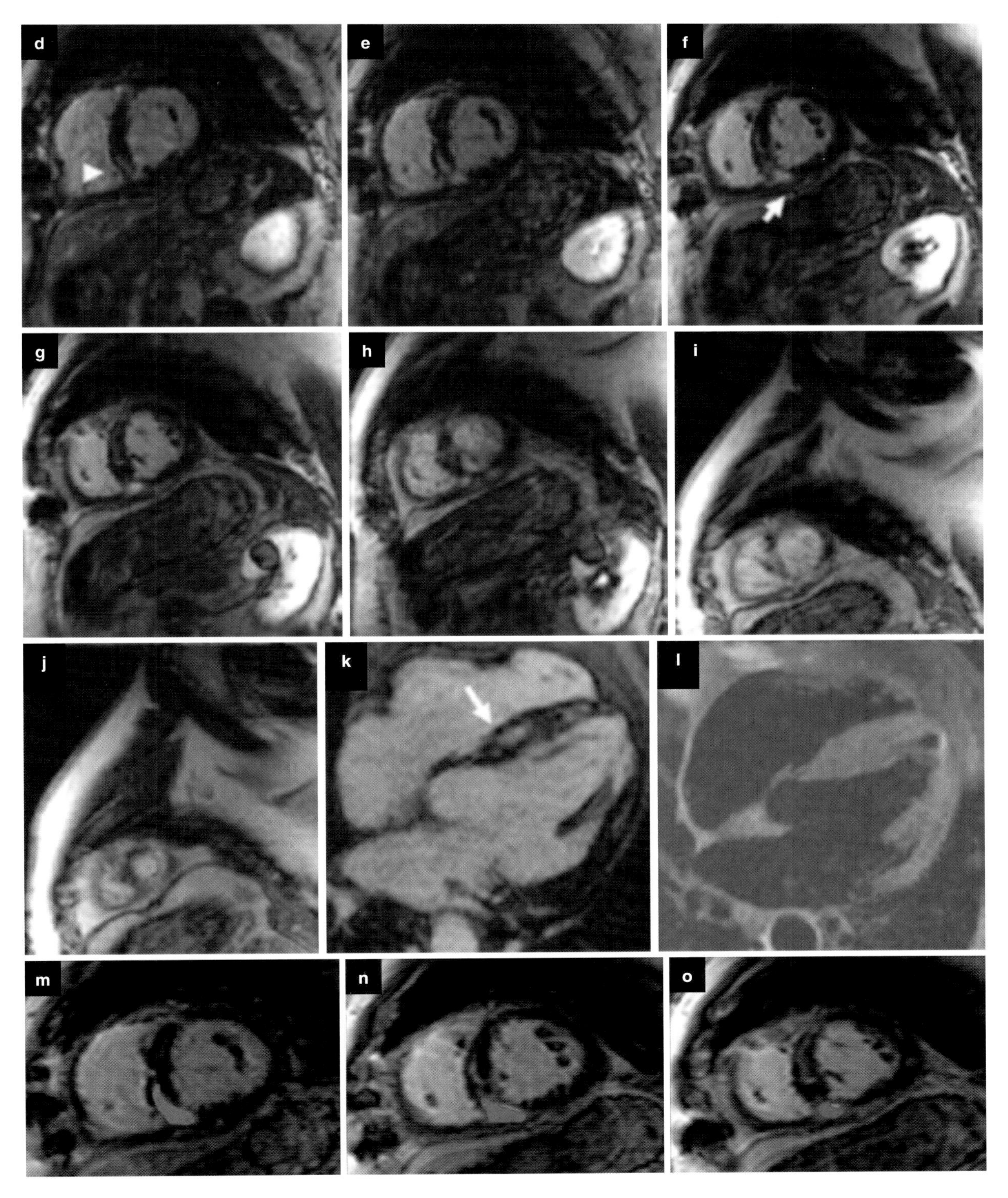

图 8.20 CMR 组织特征图像（增强图像，箭头表示 LGE）。短轴图像（a~j），垂直四腔心图像（k，证实 LGE），脂肪抑制四腔心图像（l），下室间隔“钩征”（m~o，蓝色区域）

病例 10　致心律失常性心肌病与脂肪心

患者女，65 岁，因“心悸”就诊。患者血压轻度升高，体重指数正常（BMI 24），有缺血性心脏病家族史。基础心电图显示 V_1~V_4 导联 T 波倒置（图 8.21），24 小时动态心电图显示频发的 LBBB 型室性早搏（＞ 10 000/24 小时）、电轴右偏，提示起源于 RVOT。超声心动图显示双心室大小和功能正常。心肌灌注显像排除了缺血性心脏病。为了评估潜在的心肌疾病，进行了 CMR 检查，电影成像显示双心室容量和功能正常，无局部室壁运动异常（图 8.22a、b，视频 8.17）。然而，在心尖部室间隔中发现被黑色边界包围的局灶性高信号，称为“墨水”伪影（墨水伪影的低信号带放大了脂肪的范围，使其轮廓清晰）（图 8.22a，红色箭头）。组织特征扫描 T1WI 显示大量的心外膜脂肪（图 8.22c、d），并确认心尖部室间隔中的局灶性脂肪点（图 8.22b，红色箭头）及房间隔脂肪瘤样肥厚（图 8.22b，白色箭头）。对比增强后，除了在下连接处的室间隔，余未检测到 LGE（图 8.22e、f）。这些形态功能的发现不能诊断其为致心律失常性心肌病，而应考虑为“脂肪心”。用氟卡尼成功控制了患者的心律失常。接下来的 9 年随访中，未发生心脏事件。

视频 8.17

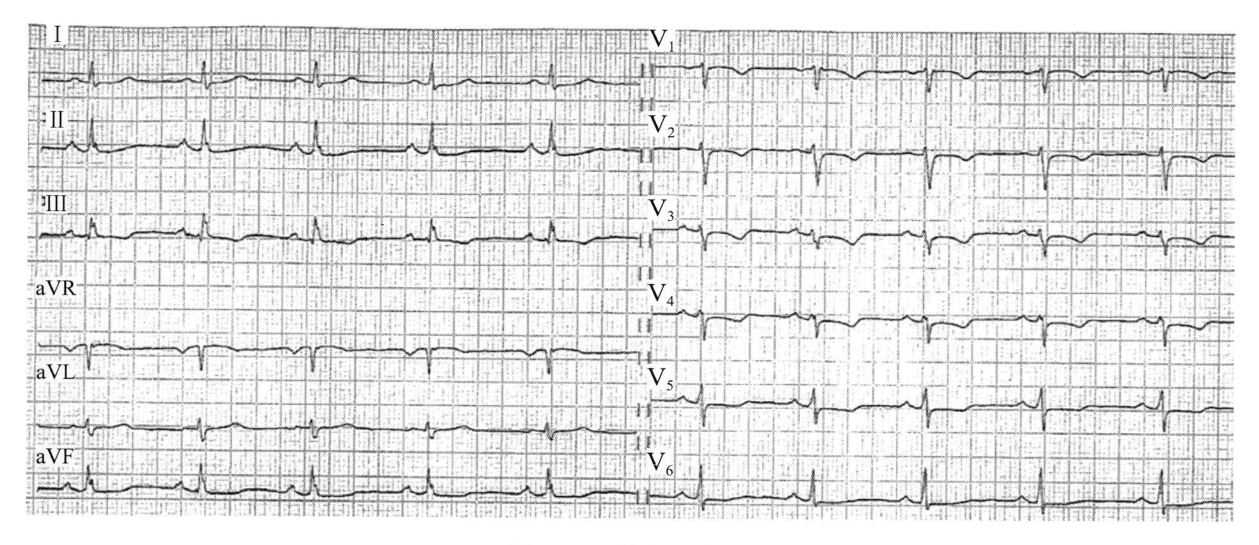

图 8.21　静息心电图

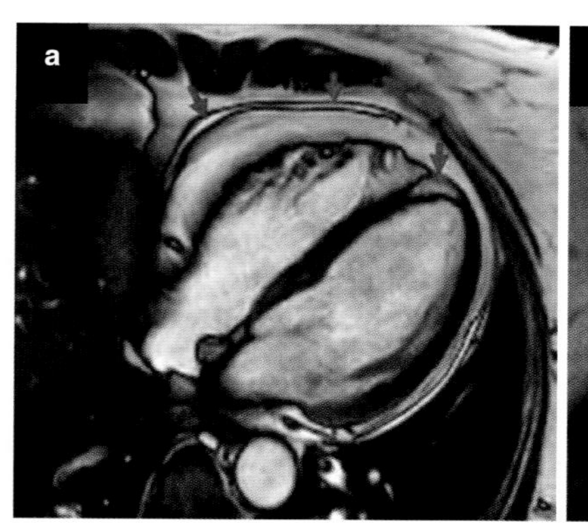

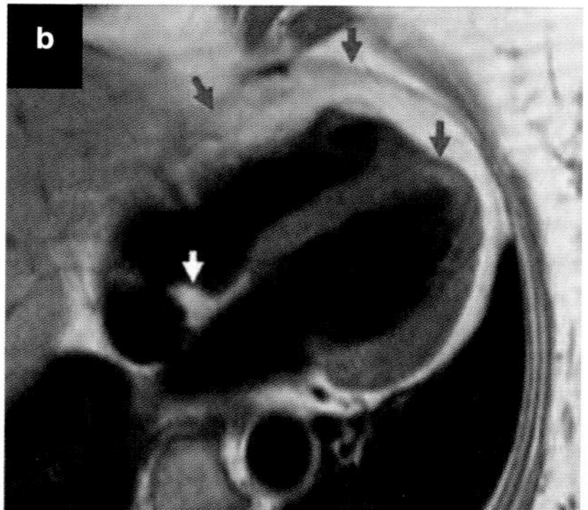

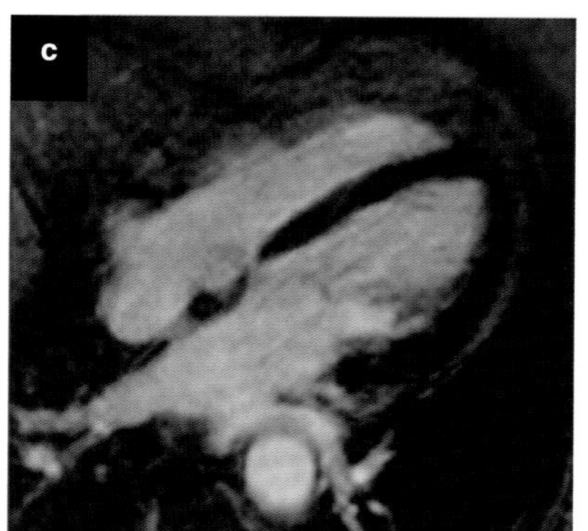

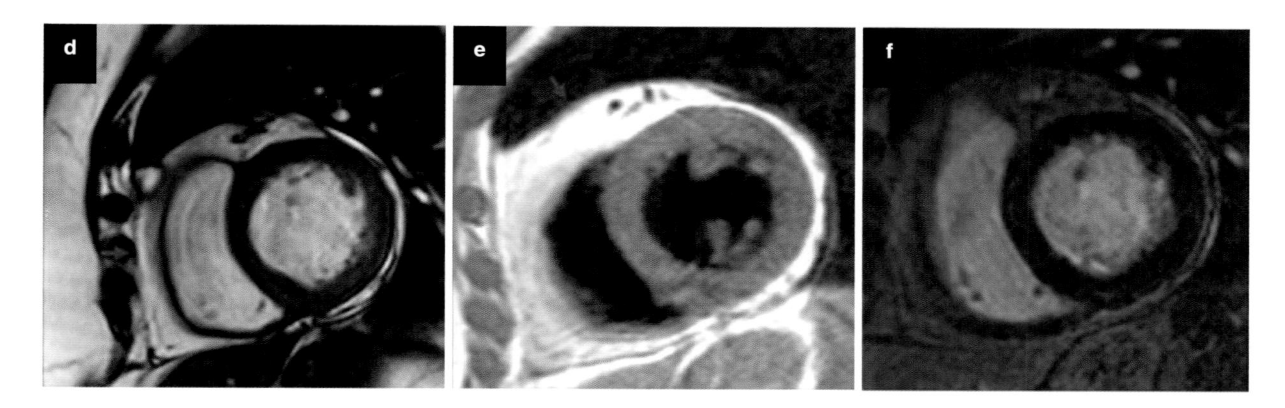

图 8.22 CMR 组织特征图像。电影图像，四腔心（a）、短轴位（b）；T1WI（c、d），晚期钆增强图像（e、f）

经验与教训

- 所有局部室壁运动异常应在一个以上的成像平面上进行确认，尽量为垂直方向，以克服跨平面的运动效应和部分容积效应。
- 虽然 RV 和 LV 容积的定量分析通常在短轴电影图像上进行，但为了更好地评估 RV 游离壁运动异常，也建议使用短轴电影图像。
- 建议在评估 RV 室壁运动时考虑误区，这些误区通常被解读为正常变异——心尖侧膨出（常见于节制带附着处附近）、心包结缔组织或胸部变形（即漏斗胸、心包发育不全）造成的 RV 运动障碍。
- 对于孤立的 RV 扩大，强烈建议使用肺动脉和体循环输出量分析的血流序列，以排除从左向右分流或 CHD。右侧瓣膜功能不全（如 Ebstein 畸形）、RV 心肌发育不全（如 Uhl 畸形）或室壁瘤 / 憩室等畸形也应排除在外。
- 所有组织异常（脂肪浸润 / 化生和 LGE）必须在几乎两个垂直的平面图像中进行确认，以提高其诊断特异性，并避免因部分容积效应导致的假阳性。
- 评估心肌脂肪浸润具有挑战性，尤其是在 RV。为了提高其准确性，建议使用聚焦于“墨水”（条带）伪影的电影图像，以及在多个平面中使用或不使用脂肪抑制的 T1WI。
- 心肌脂肪浸润不是 ACM 的充分形态学标志，因为其不是特异性的 CMR 参数。一定量的心肌内脂肪可以生理性地存在于 RV 前外侧和心尖区，并且可以随着年龄和体型增长而增加。必须与代谢紊乱和脂肪心进行鉴别诊断。
- 当与室壁运动异常相关时，所有组织异常（脂肪组织和 LGE）的特异性增加。另一方面，LV 的心外膜下 LGE/ 瘢痕可能不会导致任何室壁运动损伤。

- 为了区分 LV 心外膜疤痕和正常心外膜，应该考虑在使用造影剂后进行电影成像，脂肪饱和抑制 LGE、初始 T1 和 ECV 也可能有帮助。
- 如果运动员心脏重构涉及 RV，应该考虑在完全停止训练一段时间（4~6 个月）后重复 CMR，以避免高估小梁形成和容积。

小 结

在过去几十年的临床实践中，CMR 在所有心肌病研究中的作用显著增加。CMR 准确评估心脏运动异常、量化容积和功能、可视化和可解释心肌组织异常的能力，使其成为非缺血性心脏病诊断和风险分层的宝贵工具。CMR 可以使致心律失常性心肌病患者广泛获益，因为其可以通过显示 RV 和 LV 纤维脂肪病变来全面识别各种 ACM 的表型，而这些病变大多是其他成像方式无法检测到的。出于这个原因，国际 2020 诊断标准（4）强制性要求描述 ACM 的表型，排除表型和对患者进行风险分层，在很大程度上依赖于 CMR 的使用。这就需要医师积累长期审阅 CMR 图像的经验，才能熟悉 RV 变异，识别陷阱，鉴别生理与病理表现。

致 谢

感谢 Nicolò Martini、Francesca Graziano、Samuele Meneghin、Giulia Brunetti、Chiara Cappelletto 和 Maria Perotto 诸博士在 CMR 图像、视频检索和案例展示方面作出的杰出贡献。

参考文献

[1] CORRADO D，BASSO C，JUDGE DP. Arrhythmogenic Cardiomyopathy. Circ Res，2017，121（7）：784-802.

[2] CORRADO D，LINK MS，CALKINS H. Arrhythmogenic Right Ventricular Cardiomyopathy. N Engl J Med，2017，376（15）：1489-1490.

[3] CORRADO D，ZORZI A，CIPRIANI A，et al. Evolving Diagnostic Criteria for Arrhythmogenic Cardiomyopathy. J Am Heart Assoc，2021，10（18）：e021987.

[4] CORRADO D，PERAZZOLO MARRA M，ZORZI A，et al. Diagnosis of arrhythmogenic cardiomyopathy：The Padua criteria. Int J Cardiol，2020，319：106-114.

[5] KELLMAN P，HERNANDO D，SHAH S，et al. Multiecho dixon fat and water separation method for

detecting fibrofatty infiltration in the myocardium. Magn Reson Med，2009，61（1）：215-221.

[6] TANDRI H，CASTILLO E，FERRARI VA，et al. Magnetic resonance imaging of arrhythmogenic right ventricular dysplasia：sensitivity，specificity，and observer variability of fat detection versus functional analysis of the right ventricle. J Am Coll Cardiol，2006，48（11）：2277-2284.

[7] CIPRIANI A，BAUCE B，DE LAZZARI M，et al. Arrhythmogenic Right Ventricular Cardiomyopathy：Characterization of Left Ventricular Phenotype and Differential Diagnosis With Dilated Cardiomyopathy. J Am Heart Assoc，2020，9（5）：e014628.

[8] BARIANI R，CIPRIANI A，RIZZO S，et al. 'Hot phase' clinical presentation in arrhythmogenic cardiomyopathy. Europace，2021，23（6）：907-917.

[9] PERAZZOLO MARRA M，CIPRIANI A，RIZZO S，et al. Myocardial Tissue Characterization in Arrhythmogenic Cardiomyopathy：Comparison Between Endomyocardial Biopsy and Cardiac Magnetic Resonance. JACC Cardiovasc Imaging，2021，14（8）：1675-1678.

[10] AQUARO GD，DE LUCA A，CAPPELLETTO C，et al. Prognostic Value of Magnetic Resonance Phenotype in Patients With Arrhythmogenic Right Ventricular Cardiomyopathy. J Am Coll Cardiol，2020，75（22）：2753-2765.

[11] AQUARO GD，BARISON A，TODIERE G，et al. Usefulness of Combined Functional Assessment by Cardiac Magnetic Resonance and Tissue Characterization Versus Task Force Criteria for Diagnosis of Arrhythmogenic Right Ventricular Cardiomyopathy. Am J Cardiol，2016，118（11）：1730-1736.

[12] AUGUSTO JB，EIROS R，NAKOU E，et al. Dilated cardiomyopathy and arrhythmogenic left ventricular cardiomyopathy：a comprehensive genotype-imaging phenotype study. Eur Heart J Cardiovasc Imaging，2020，21（3）：326-336.

[13] MUSCOGIURI G，FUSINI L，RICCI F，et al. Additional diagnostic value of cardiac magnetic resonance feature tracking in patients with biopsy-proven arrhythmogenic cardiomyopathy. Int J Cardiol，2021，339：203-210.

第九章　隐窝、憩室和左心室心肌致密化不全

Daniele Andreini，Edoardo Conte，Francesca Garinei，Andrea Cardona

苏林强　韩　杨　赵　婧　译　高燕军　雷晓燕　审

引　言

一、左心室心肌致密化不全

左心室心肌致密化不全（left ventricular noncompaction，LVNC）是一种罕见的心肌疾病，以突出的 LV 肌小梁、与心室腔相通的深肌小梁间隙，以及心外膜下致密心肌薄弱为特征[1]。这种疾病通常无症状，但在某些情况下可能有临床症状，包括心力衰竭、恶性心律失常和系统性血栓栓塞事件。LVNC 是一种独立的心肌病还是不同类型心肌病共有的形态学特征尚不清楚[2]。LVNC 可以是孤立的，也可以与其他心肌病、CHD 和复杂综合征相关。LVNC 可能是家族性或散发性的[3]。慢性心室超负荷可导致散发性 LVNC[4]，而 LV 小梁形成受性别和种族的影响[5]。家族性 LVNC 的遗传基础仍处于研究阶段[2]。虽然目前还没有诊断 LVNC 的金标准，但心脏成像是目前可用的最好的诊断工具。

超声心动图和 CMR 是评估 LVNC 最常用的成像方式。超声心动图是诊断的首选工具[1]，而 CMR 增加了关于致密和非致密心肌的解剖和功能信息，以及使用 LGE 检测纤维化[6]。使用 CMR，按照 Petersen 标准对 LVNC 表型的识别是基于在舒张期测量的非致密（non-compacted，NC）与致密（compacted，C）心肌层厚度的比值。具体而言，是使用三个长轴（两腔、三腔和四腔）的电影图像，并选择具有最明显小梁的节段来测量垂直于致密心肌的厚度，然后计算 NC/C 心肌比值（比值＞2.3 用作 LVNC 的临界值）[7]。LV 非致密化心肌质量＞总质量的 20% 是另一个诊断标准[8]。在 2016 年，一项包括 113 例 LVNC 患者的前瞻性、多中心研究表明，CMR 为超声心动图和 CMR 达到 LVNC 阳性标准的患者提供了重要的长期预后信息，区分了心脏事件高发生率的患者和预后良好的患者[9]。检测到 LV 纤维化是预后不良的一个可靠的独立预测因子。此外，LV 扩大和 LVEF 降低的患者，被归类为 DCM 样的表型，心血管事件发生率较高，而无 DCM 特征和（或）心肌 LGE 的患者在 4 年随访中表现出良好的预后，无心血管事件发生[9]。与这些发现一致的是，最近一项包括 1251 例 LVNC 患者的荟萃分析显示，LVEF 正常及 CMR 检测 LGE 阴性的患者没有不良心脏事

件的发生[10]。2021年，一项观察性、回顾性、纵向、多中心队列研究纳入了585例符合LVNC超声心动图标准的患者（75%的病例CMR被证实），中位随访时间为5.1年[11]，38%的患者出现MACE事件，其中心力衰竭和室性心律失常最为常见。年龄、男性、LVEF、TTN变异体（变异体根据基因的分子功能分为肌节）和复杂基因型是主要的预测因素。一方面，LGE在收缩功能障碍患者中更常见，并且即使调整了LVEF，也与较差的预后相关。另一方面，心电图正常、收缩功能正常、无LGE、家族筛查阴性的患者在长期随访中没有出现MACE事件[11]。

二、左心室憩室和室壁瘤

心脏憩室一般描述为先天性膨出，其包含心脏壁的所有三层（心内膜、心肌和心包），并显示出与相应心腔的同步收缩性。LV憩室是一种罕见的先天性异常，据报道，在成人接受常规心导管插入术的患者中仅有0.26%出现LV憩室。70%的LV憩室患者伴有中线胸腹缺陷或其他先天性心脏畸形，其余30%的患者没有其他先天性缺陷。LV憩室通常伴有严重的并发症，如全身血栓栓塞、心脏破裂、心力衰竭、心律失常和SCD，因此手术切除通常是首选治疗方法[12]。

LV憩室分为肌型和纤维型两种类型。肌型是收缩性的，起源于LV心尖、下壁或后壁。相反，纤维型是不可收缩的，起源于LV底部，多将其归为先天性室壁瘤。区分先天性憩室（肌型膨出）和先天性室壁瘤（纤维型膨出）的重要依据是与主腔的狭窄连接和（或）在收缩期存在从憩室到心室的血流[13]。

真性室壁瘤和假性室壁瘤定义为心脏外突，其表现为局部室壁运动异常（更常见的是运动障碍），并在收缩期出现反常的膨出扩张。获得性LV室壁瘤最常见的原因是心肌梗死，但在极少数情况下，即使是有心肌炎病史的患者也可能导致LV室壁瘤[14]。真正的获得性室壁瘤主要由纤维组织组成，在纤维组织中可以识别原始壁的所有成分，通常这些室壁瘤有很宽的基底部。虽然这种情况并不常见，但在最初的2~3周，室壁瘤可能会破裂。然而，慢性室壁瘤破裂的可能性很小。手术切除的主要指征包括充血性心力衰竭、心绞痛、血栓栓塞并发症，以及作为室性心律失常的辅助治疗。

获得性假性室壁瘤或假性室壁瘤是心室壁破裂之后血肿被粘连心包包裹的结果。血肿通常机化为纤维组织，但是瘤体没有心脏壁的成分。与室壁瘤囊体的宽度相比，瘤体通常出现一个狭窄的颈部。手术修复是首选的治疗方法[14]。

罕见的第三种获得性LV室壁瘤（有时包括在假性室壁瘤中），即心外膜下室壁瘤是心肌不完全破裂的结果。一般来说，心内膜和心内膜下的结构由于心肌梗死区域的出血性断裂而中断，从而形成由残余心外膜组成的憩室。连接室壁瘤和LV的颈部通常很小。由于无论瘤体壁成分或发展阶段如何，心外膜下室壁瘤都有自发破裂的倾向，因此其是一种外科急症[14]。

三、心肌隐窝

心肌隐窝是致密的 LV 心肌内充满血液的陷窝，以前也被称为裂缝或裂隙[15]。虽然在早期的报道中，隐窝首先在 HCM 病例中被发现，但随后在多种心脏病以及正常对照受试者中也有被报道。隐窝从心内膜向内延伸，内衬以盲袋结束的心内膜。目前隐窝的临床意义不明确，通常认为是一种良性的形态变异，尽管在诊断为 HCM 及基因型阳性 / 表型阴性的 HCM 患者中，隐窝可能更常见，数量也更多。

目前对隐窝没有标准定义，通常被定义为结构异常，即窄而深、充满血液、在舒张期延伸到致密心肌壁厚的 50% 以上，垂直于心内膜边缘，并在收缩期有次全或完全闭塞迹象的陷窝[16]。与心脏憩室不同，心肌隐窝不超出心外膜边界。

病例 1　左心室心肌致密化不全合并 Ebstein 畸形

患者男，55 岁，因“轻到中度呼吸困难”行 TTE 检查，发现双心室小梁增加。CMR 检查证实了严重的 LV 小梁化，符合 LVNC 的 CMR 诊断标准：① Petersen 的 NC/C ＞ 2.3:1（本例为 3.4:1）；② Jacquier 的肌小梁质量＞ LV 总质量的 20%（本例为 38%）（图 9.1a、b）。此外，间隔三尖瓣叶的顶部移位明显，达到 Ebstein 畸形的标准（二尖瓣和三尖瓣附着点之间的距离＞ 8mm/m^2）（图 9.1b、c）。有趣的是，室间隔中层壁可见非缺血性晚期钆增强（图 9.2，a、d 为短轴视图，b、c 为长轴视图）。目前诊断为 LVNC 合并 CHD，该患者仍在接受临床随访。

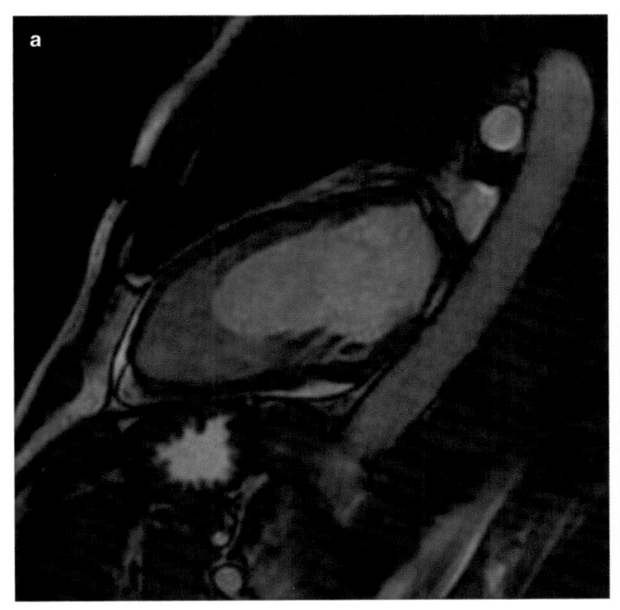

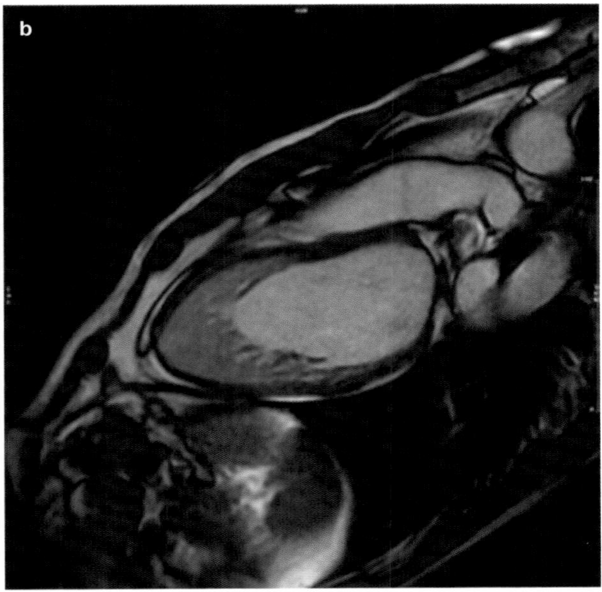

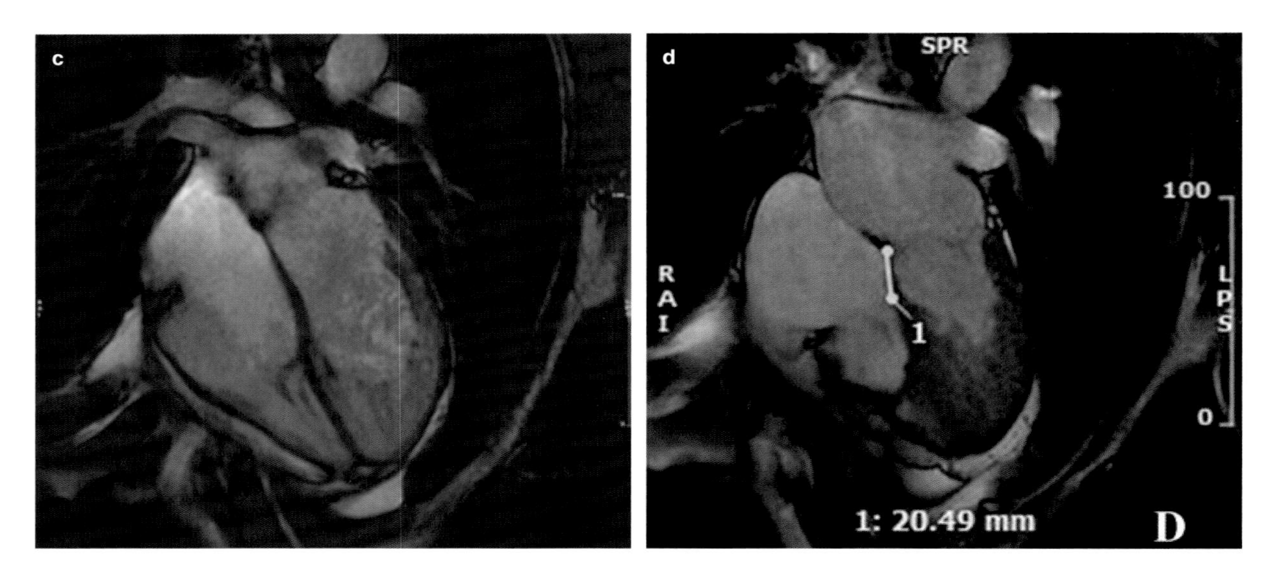

图 9.1　CMR 电影图像

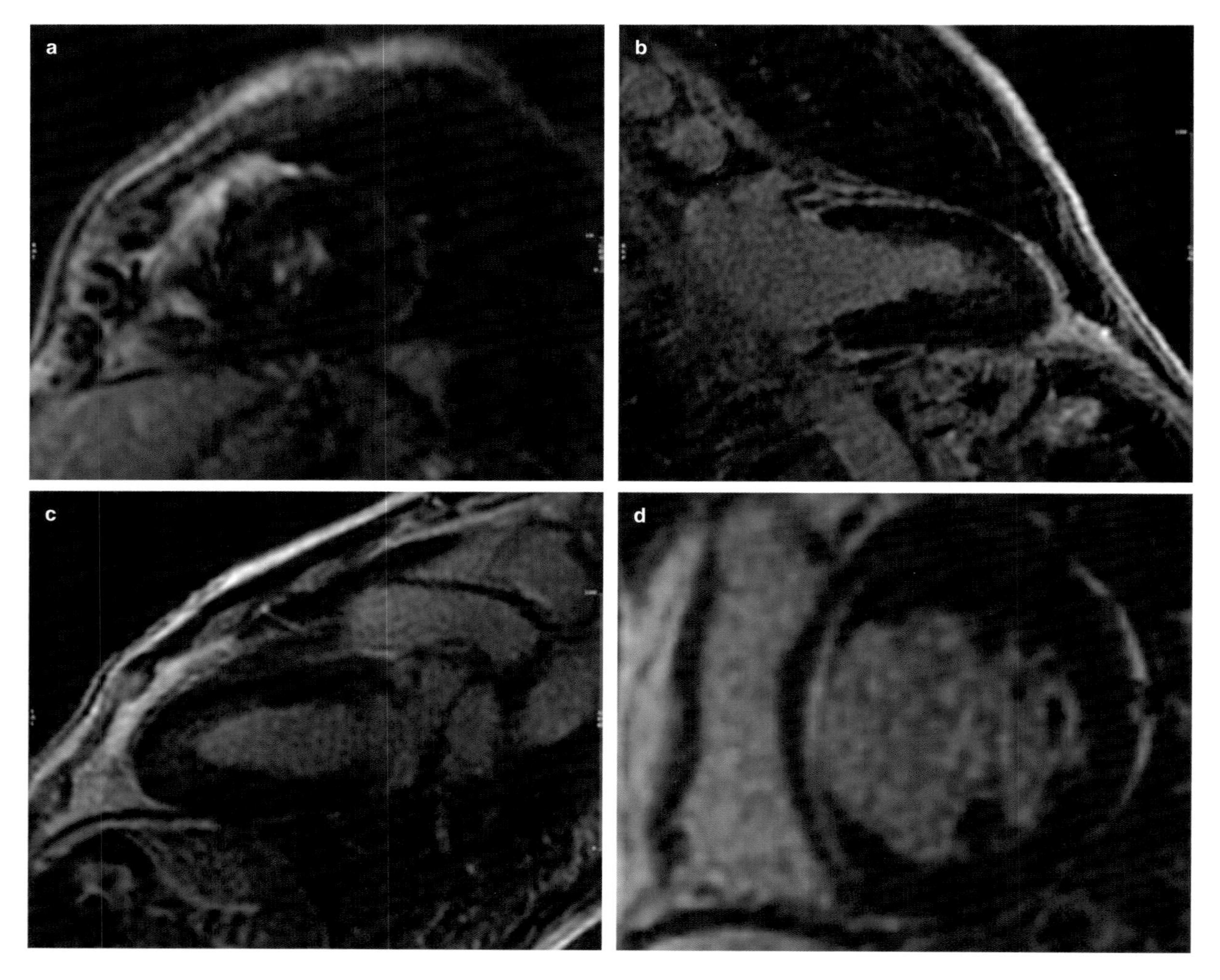

图 9.2　CMR LGE 图像

病例 2　左心室心肌致密化不全伴非缺血性纤维化

患者男，57 岁，因“心悸”接受心脏病学评估。动态心电图显示 24 小时内 9000 次室性早搏，但没有复杂的室性心律失常。负荷心电图显示基线时 V_5~V_6 导联 T 波倒置，在运动过程中恢复正常，没有发现负荷诱导的室性心律失常。TTE 显示心尖运动障碍。CMR 显示心室过度小梁化达到 LVNC 的诊断标准：① Petersen 标准 NC/C 比值＞ 2.3:1（本例为 3.2:1）；② Jacquier 标准肌小梁质量＞左心室总质量的 20%（本例为 32%）（图 9.3a~c）。LVEF 和 RVEF 均正常。LGE 图像显示室间隔中层壁阳性分布（非缺血型），这支持了 LVNC 合并心肌病的诊断（图 9.3d）。

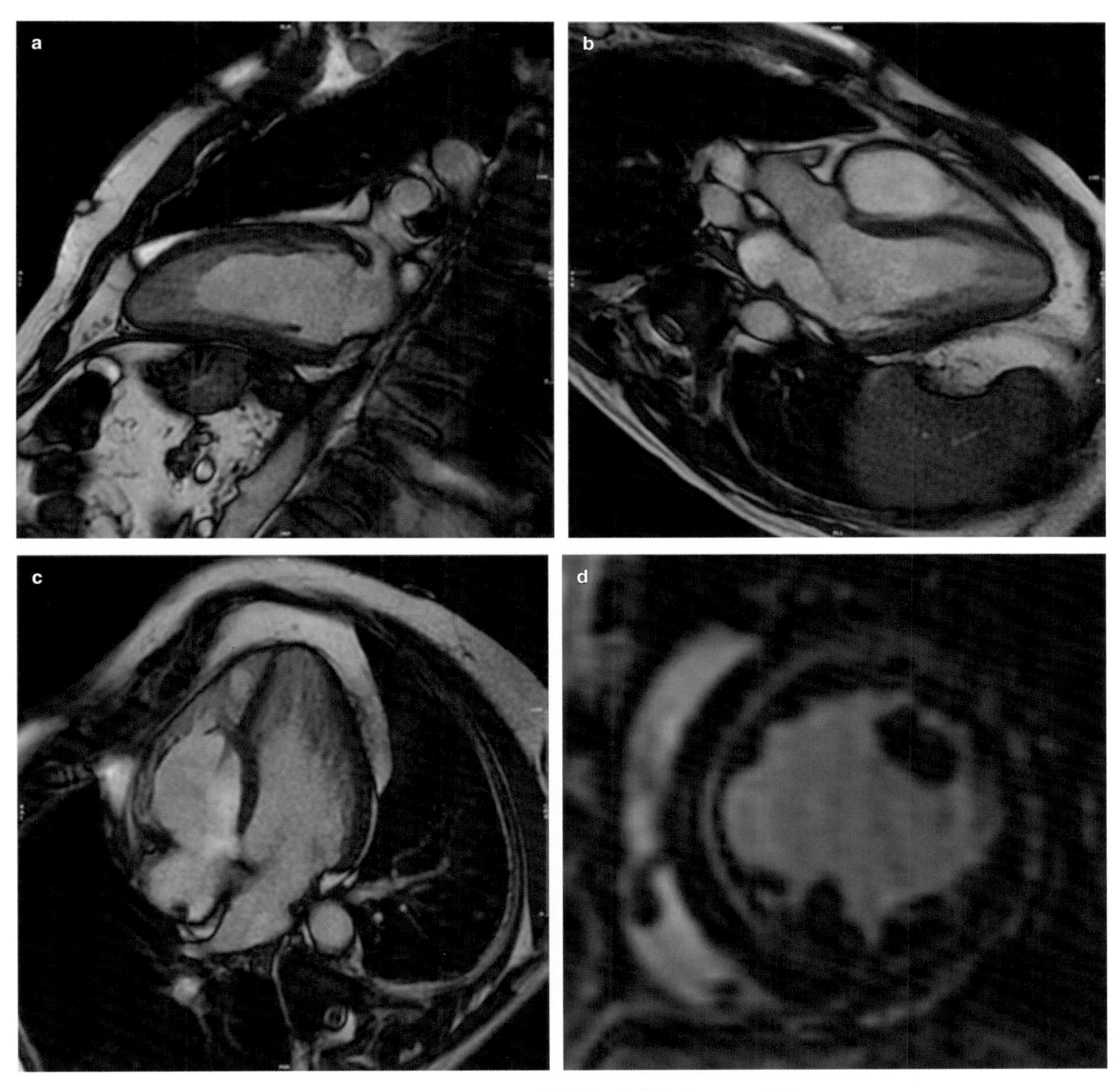

图 9.3　CMR bSSFP 电影序列成像和 LGE 图像

病例 3　先天性憩室

患者女，54 岁，动态心电图显示 NSVT，TTE 检查正常，CMR 检查显示室间隔内有先天性憩室（图 9.4a、b），并伴有持续性收缩期收缩。LVEF 和 RVEF 均正常。在 LGE 成像中没有发现任何分流迹象（Qp/Qs=1），也没有明显的心肌纤维化（图 9.4c、d）。有趣的是检测到后内侧乳头肌位于心尖。这些特殊的发现能够将这种情况与心肌瘢痕引起的室壁变薄区分开来。

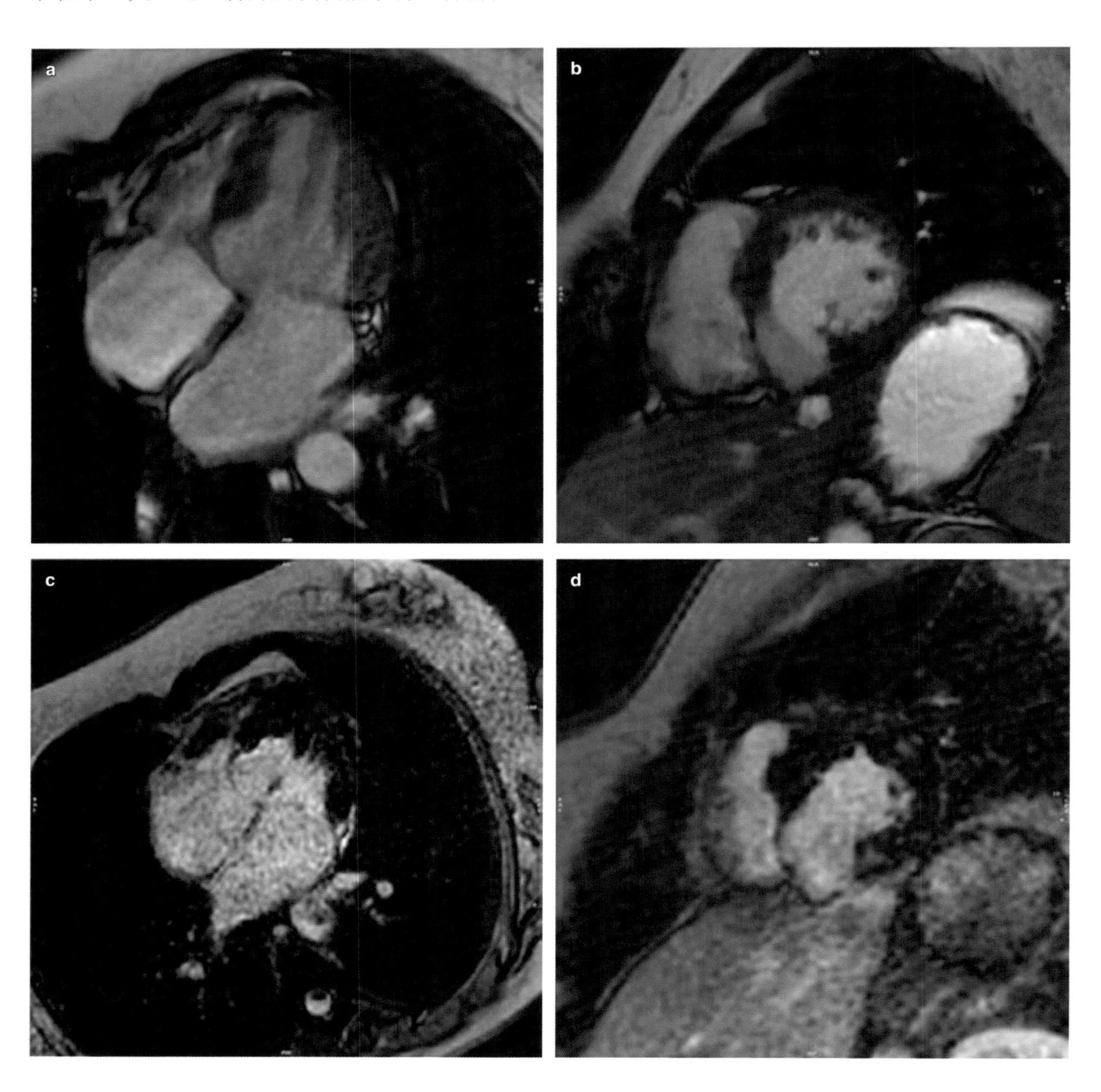

图 9.4　CMR bSSFP 电影序列成像和 LGE 图像

患者女，79岁，无明显临床症状，TTE偶然发现疑似室间隔缺损（ventricular septal defect，VSD），彩色多普勒未见明确分流。CMR检查长轴（图9.5a、b）和短轴（图9.5c、d）视图显示室间隔中部先天性憩室。LVEF和RVEF均正常。没有明显的心室内分流迹象（Qp/Qs=1）。所有这些发现，加上伴有室间隔膨出的收缩期持续性收缩，最终诊断为憩室。

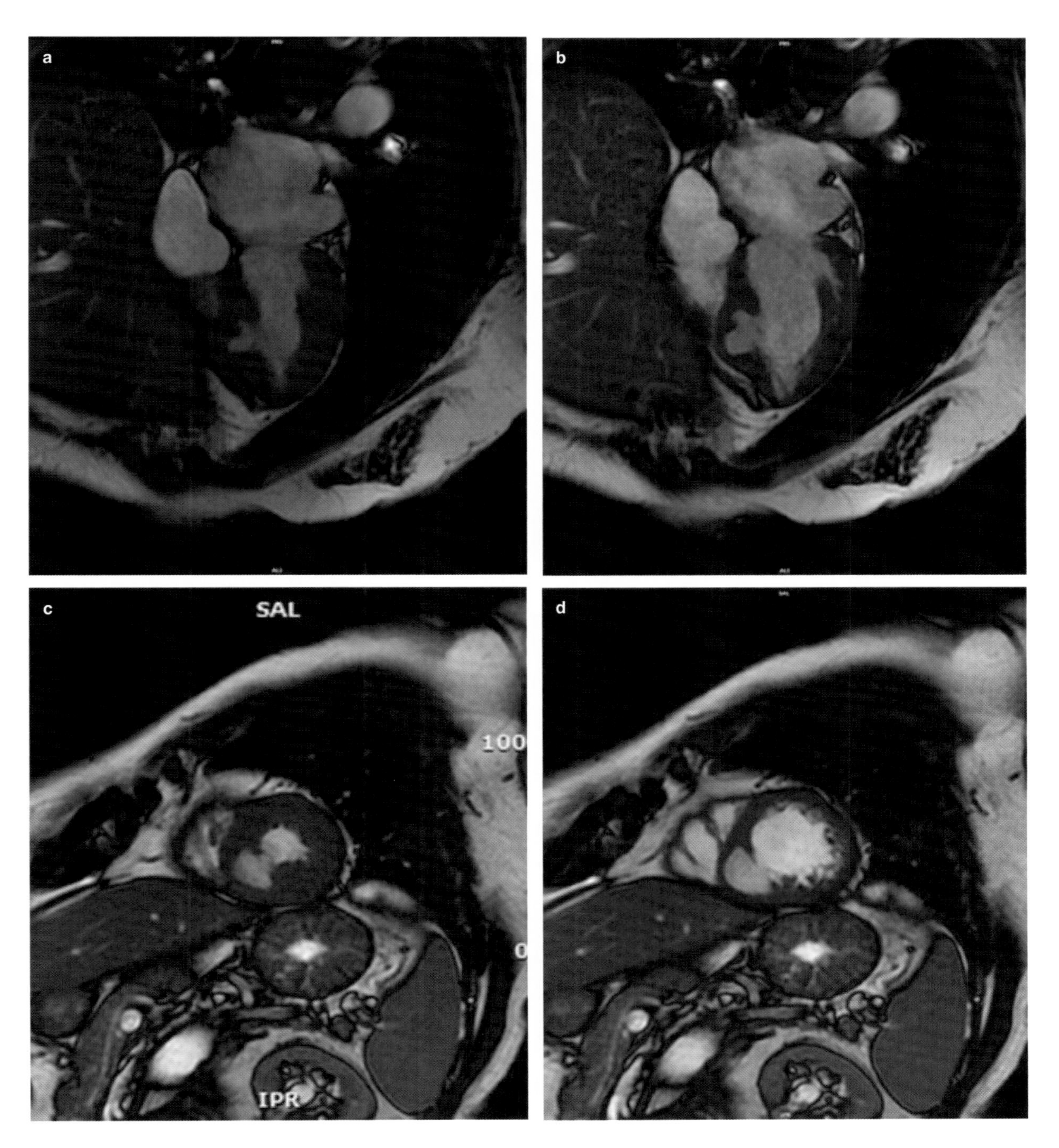

图9.5　CMR bSSFP 电影序列成像

病例 4　先天性室壁瘤

患者男，19 岁，无临床症状，静息心电图显示 T 波倒置，TTE 显示 LV 下壁局灶性运动障碍。CMR 检查显示为 LV 下壁先天性室壁瘤（图 9.6a、b）。LVEF 和 RVEF 正常。尽管变薄的心肌出现局部运动障碍，但在 LGE 成像中没有明显的心肌纤维化（图 9.6c、d）。这一特殊发现能够将这种状况与由于心肌瘢痕引起的壁变薄（例如心梗后室壁瘤）相区别。

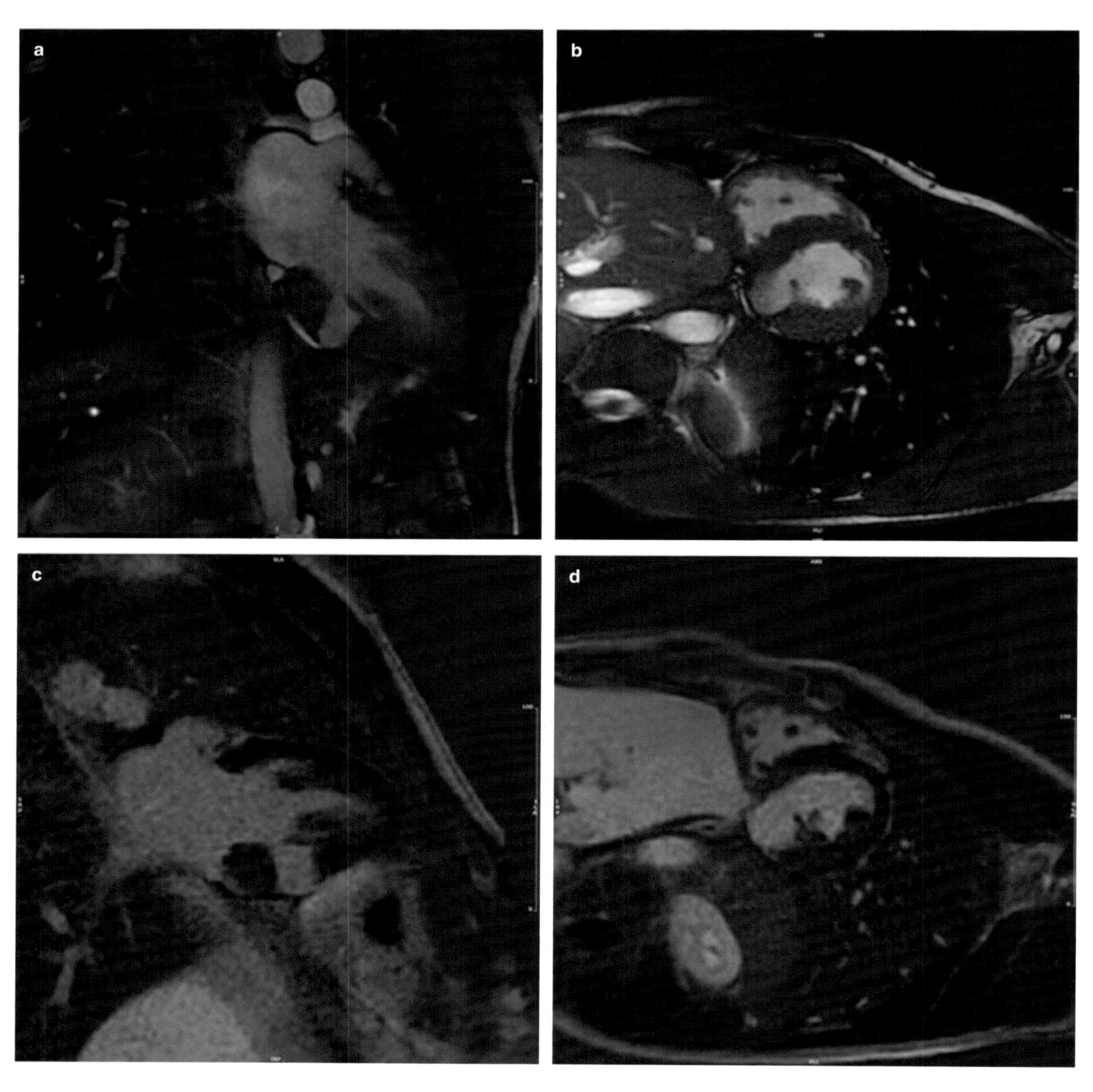

图 9.6　CMR bSSFP 电影序列成像和 LGE 图像

病例 5　锯齿状心肌病

患者男，51 岁，运动员，既往有孤立性室性早搏史，过去曾多次行 TTE 检查，提示 LVNC 合并 HCM 表型，并提示存在 VSD。CMR 图像显示室间隔内有多个隐窝，可能与儿童期小的肌型 VSD 的自然闭合有关。LVEF 和 RVEF 正常。总的来说，这种表型也可以归类为锯齿状心肌病，代表了罕见的 LVNC 形式（图 9.7、图 9.8）。

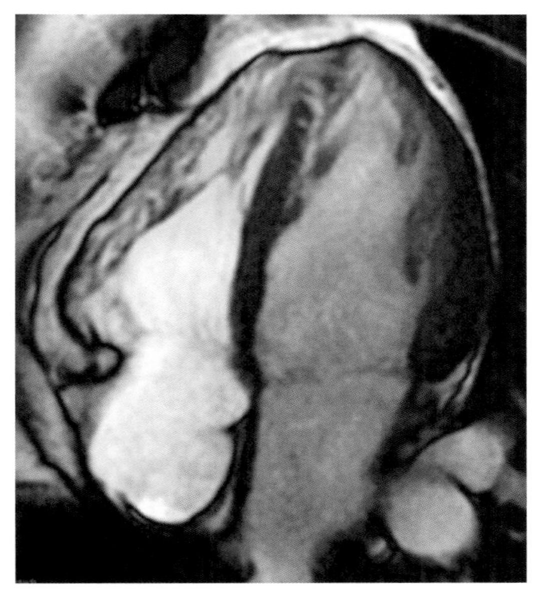

图 9.7　CMR bSSFP 电影序列成像

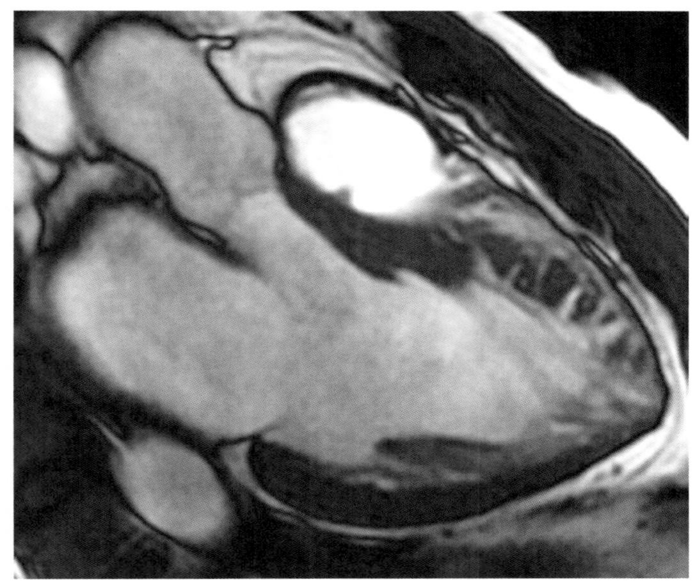

图 9.8　CMR bSSFP 电影序列成像

病例 6　心室隐窝

患者男，50 岁，在进行竞技体育活动运动过程中出现电轴左偏的室性早搏（单发及成对）（图 9.9）。平时无临床症状，超声心动图正常（LVEF 56%）。CMR SSFP 电影序列成像显示偏心性重构和心室容量轻度增加（LVEDVi 113mL/m^2，RVEDVi 104mL/m^2），收缩功能正常（LVEF 56%，RVEF 63%）。SSFP 电影序列成像的两腔心和短轴视图中记录了心肌的深度内陷，这与室间隔中后部和下壁连接点之间延伸并穿过整个壁厚的心肌隐窝一致（图 9.10，箭头）。没有节段性室壁运动异常和收缩期隐窝几乎完全闭塞的迹象（图 9.10）。LGE 图像显示，在邻近心肌隐窝的基底段下壁和中间段侧壁水平中层壁存在斑片状非缺血性病因的心肌纤维化区域（图 9.11，细箭头指向血池信号增强的心肌隐窝，粗箭头表示心肌纤维化）。

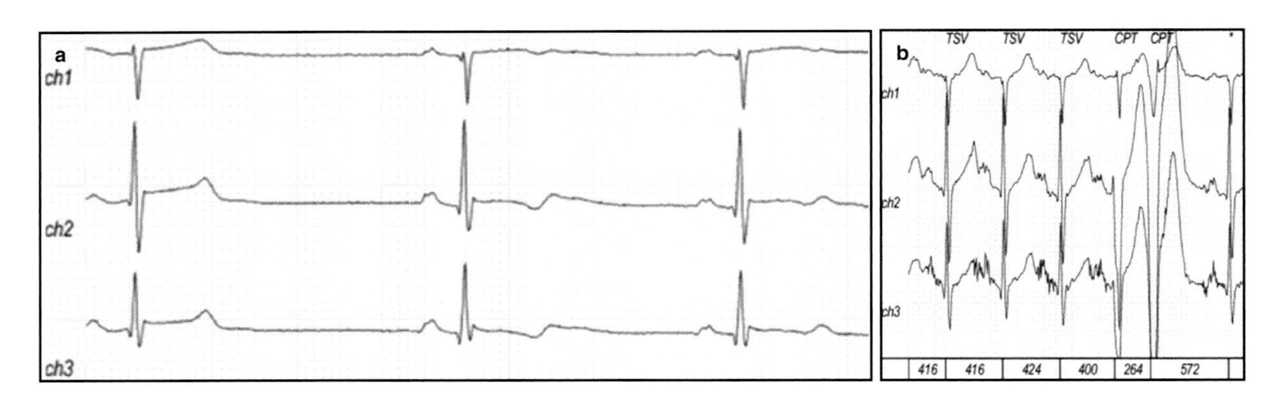

图 9.9 静息心电图（a），运动心电图（b）

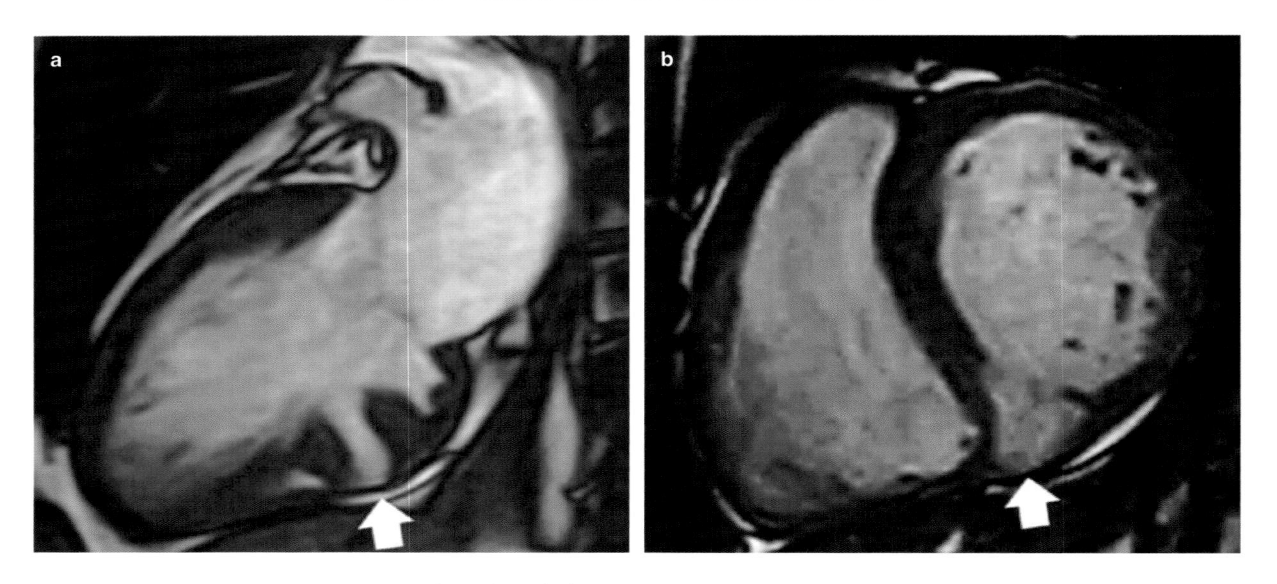

图 9.10 SSFP 电影序列成像。两腔心视图（a），短轴位视图（b）

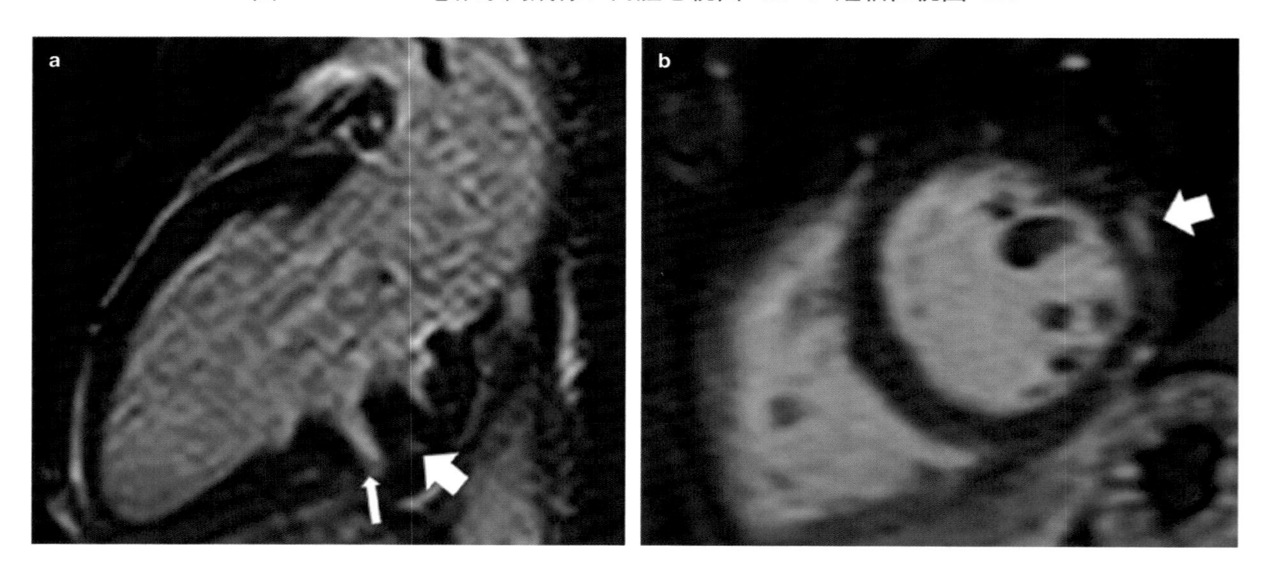

图 9.11 LGE 成像。两腔心视图（a），短轴位视图（b）

病例 7　左心室心肌致密化不全合并扩张型心肌病伴多区域纤维化

患者男，53 岁，因“劳力性呼吸困难加重”入院。超声心动图显示偏心性心脏重构和 LV 收缩功能降低，CAG 显示非阻塞性冠心病，遂进行 CMR 检查以明确心肌病的病因。SSFP 电影序列成像显示 LV 扩张，伴有轻度收缩功能障碍（LVEDVi 112mL/m^2，LVEF 42%）以及中间段和心尖段明显的小梁形成。在 SSFP 电影序列成像中，测量得到舒张末期三腔心、四腔心、两腔心纵切面视图 NC/C 比值＞ 2.3（最大 2.9），符合 LVNC 的 Petersen 标准（图 9.12，红线代表小梁的测量值，黄线代表致密心肌）。非致密心肌质量＞ LV 质量的 20%，这也符合 LVNC CMR 的 Jacquier 标准（图 9.13，黄线代表致密心肌，红线代表非致密心肌）（编者按：应为“绿线代表致密心肌”）。延迟成像显示中层壁多个斑片状和线形非缺血性病因的纤维化区域（图 9.14）。CMR 表现与 LVNC 和 DCM 之间的重叠表型一致，随后经阳性基因检测证实。

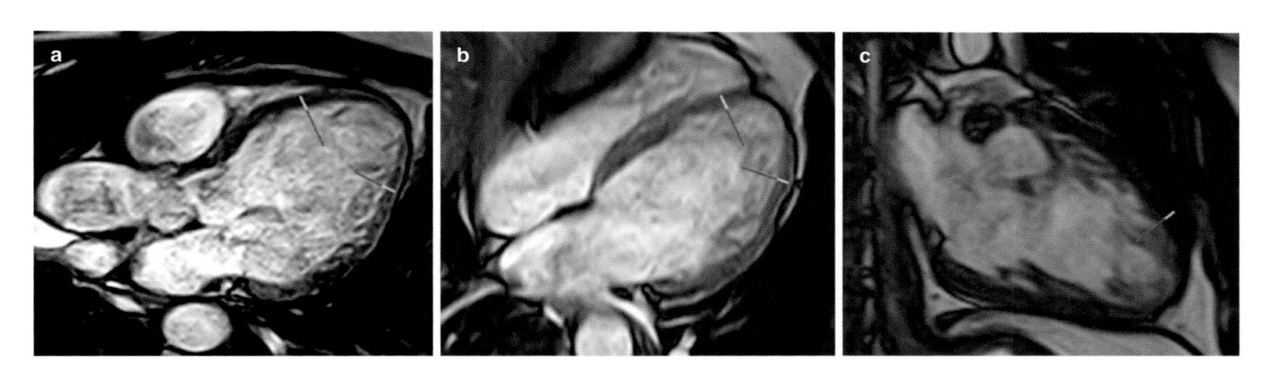

图 9.12　SSFP 电影序列成像。三腔心（a），四腔心（b），两腔心（c）

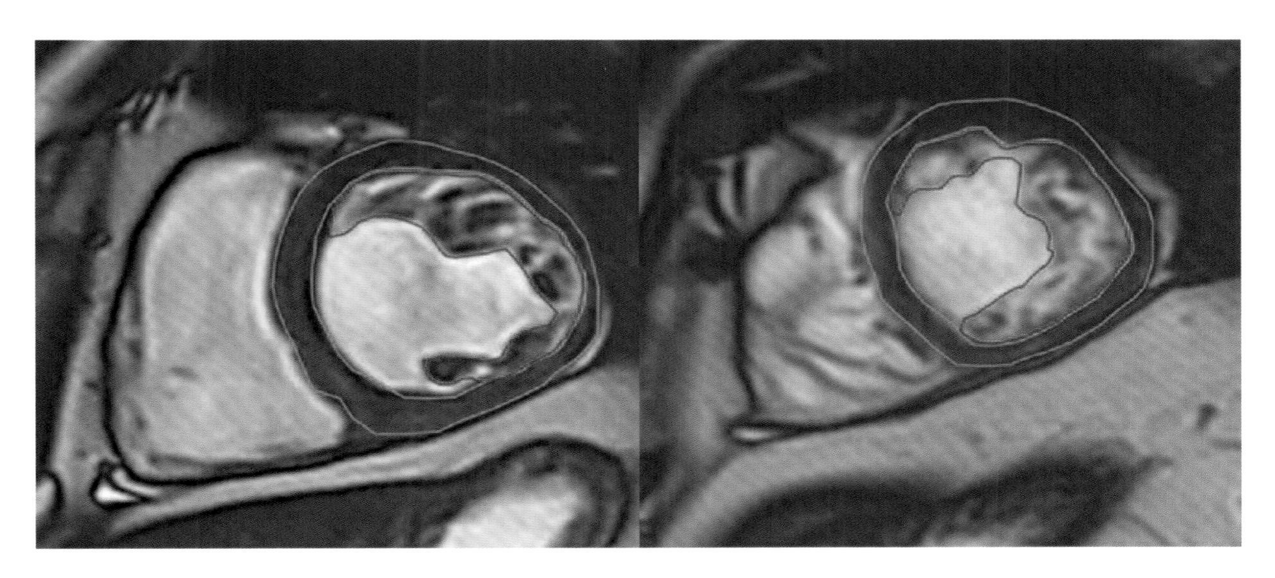

图 9.13　短轴层面 SSFP 电影序列成像。致密心肌，非致密心肌

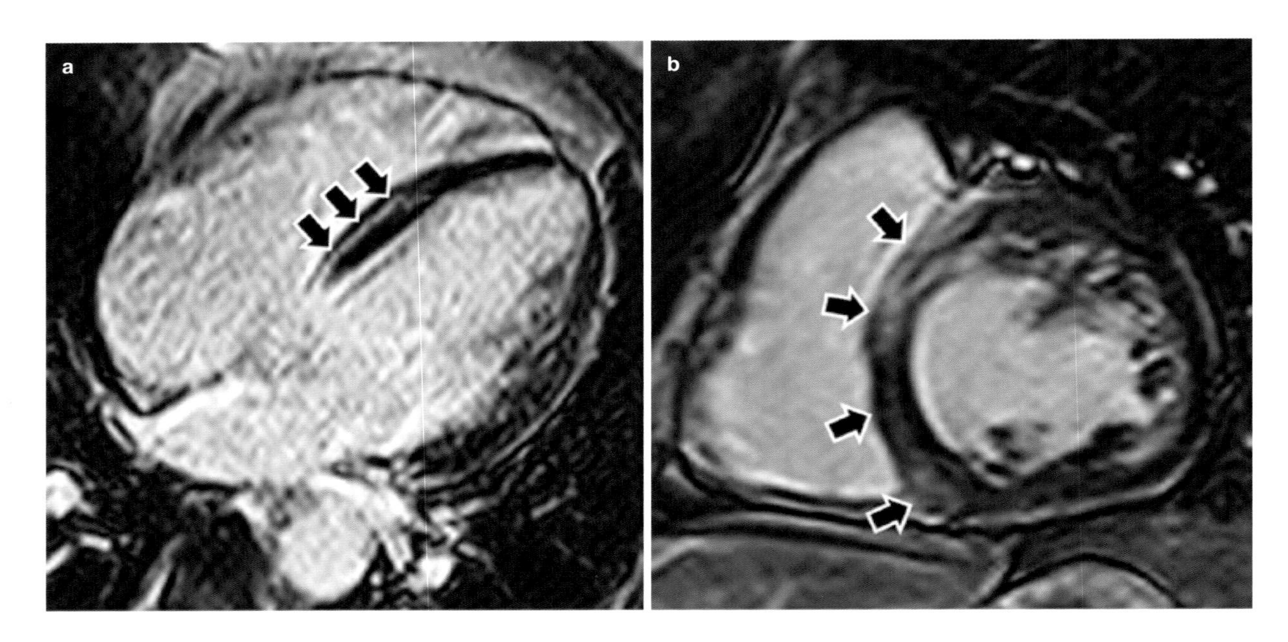

图 9.14 LGE 成像。四腔心（a），短轴位（b）

病例 8 左心室心肌致密化不全合并肥厚型心肌病

患者男，55 岁，非洲裔，因“劳力性呼吸困难”接受心脏病门诊评估。心电图显示胸前导联 T 波倒置（图 9.15）。超声心动图显示室壁厚度增加，怀疑为 HCM，因此进行 CMR 检查。延迟增强成像记录了多个节段中层壁斑片状显著心肌纤维化的区域（图 9.16，箭头）。SSFP 电影序列成像显示主要涉及室间隔的非对称性肥厚（图 9.17，白线测量最大壁厚为 22mm），无证据表明 LVOT 阻塞或二尖瓣叶 / 弦的收缩期前向运动（systolic anterior motion，SAM），LVEF 轻度降低（46%）。此外，显著的小梁化累及中间段和心尖段，符合 LVNC 的 Petersen 诊断标准，测量到舒张末期四腔心、两腔心和三腔心纵向视图中的 NC/C 心肌比值＞ 2.3（图 9.17，红线代表小梁测量值，黄线代表致密心肌）。这些发现都表明了 LVNC 和 HCM 之间的重叠表型，随后通过基因检测确诊。

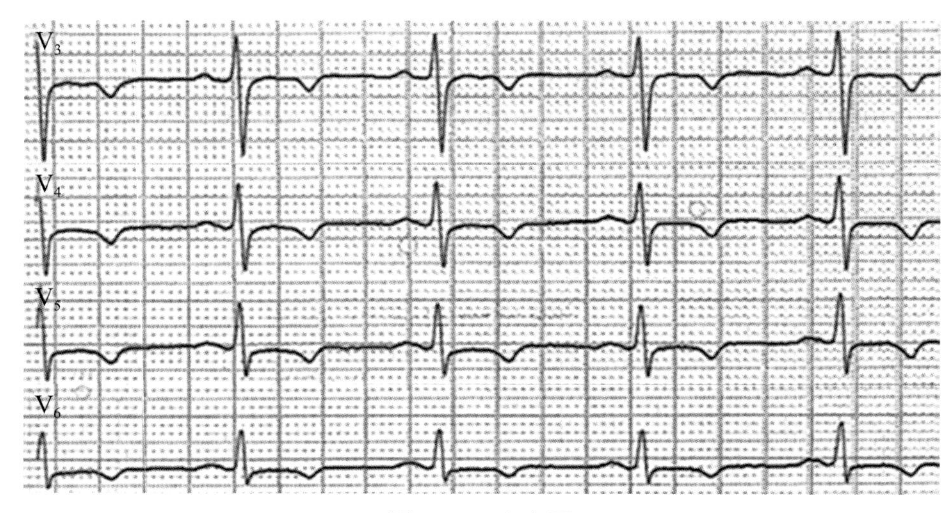

图 9.15 心电图

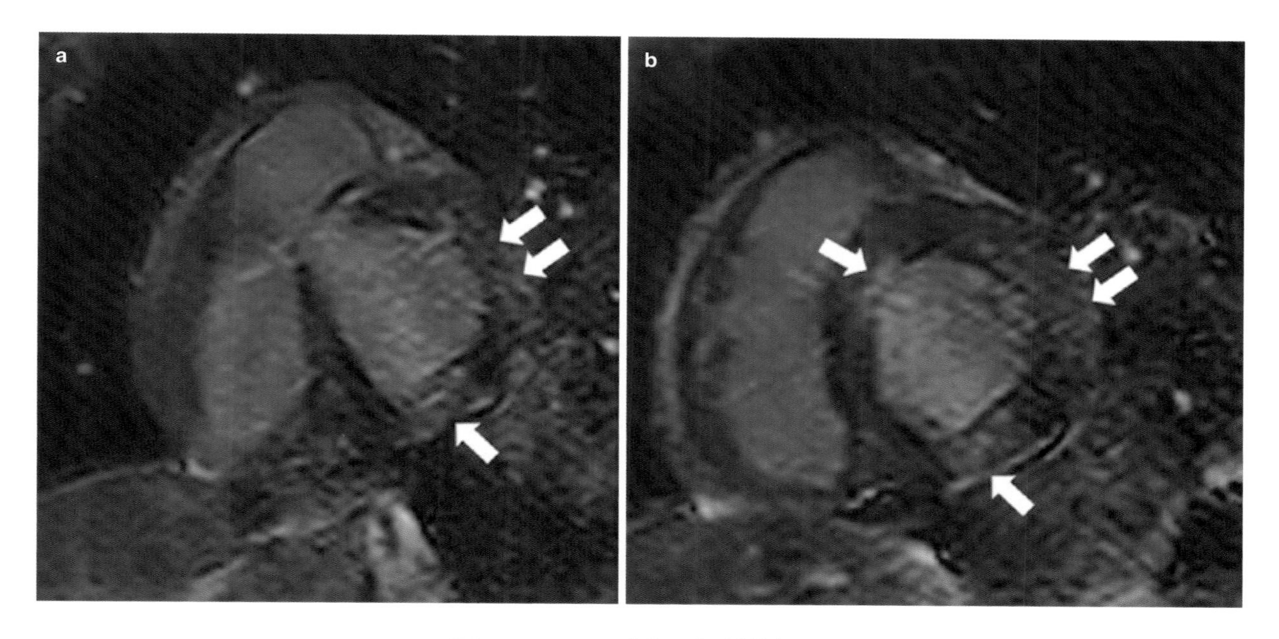

图 9.16 LGE 成像，短轴位视图

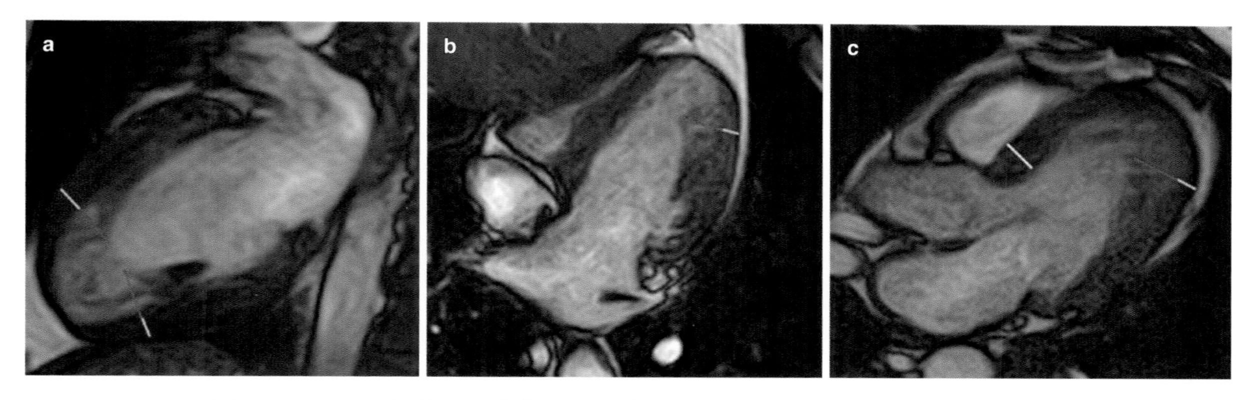

图 9.17 SSFP 电影序列成像。两腔心（a），四腔心（b），三腔心（c）

病例 9 先天性与后天性左心室心尖室壁瘤

患者 76 岁，因“高血压和风心病二尖瓣反流”进一步行心脏病学评估。心电图未见明显异常（图 9.18a）。由于超声心动图质量欠佳而进行 CMR 以评估二尖瓣反流的程度。SSFP 电影序列成像显示收缩功能和容积正常，轻到中度二尖瓣反流（LVEDVi 101mL/m^2，LVEF 55%）。在两腔心和离轴四腔心电影图像中，在 LV 心尖还偶然发现了一个边界清晰的圆形室壁瘤，大小为 28mm×25mm（图 9.19a、b，箭头）。3D 应变分析显示，除了室壁瘤有明显的收缩期膨出外，所有心肌节段收缩均正常（图 9.19c，箭头表示收缩期偏移）。

患者男，41 岁，有明显冠心病家族史，因近期出现“前壁心肌梗死、心室扩大和收缩功能下降”而接受了心脏病学评估。心电图显示陈旧性前壁心肌梗死（图 9.18b）。SSFP 电影序列成像显示 LV 明显扩大和收缩功能轻度降低，继发于 LAD 灌注区域室壁运动异常（LVEDVi 147mL/m^2，LVEF 41%）。LV 心尖室壁瘤，瘤体内有低信号影（图 9.20，箭头）。在延迟增强成像中，LAD 供血的整个区域有一个明显的缺血性透壁瘢痕，并证实 LV 室壁瘤内有血栓形成（图 9.20，箭头指向心肌瘢痕，星号表示血栓形成）。

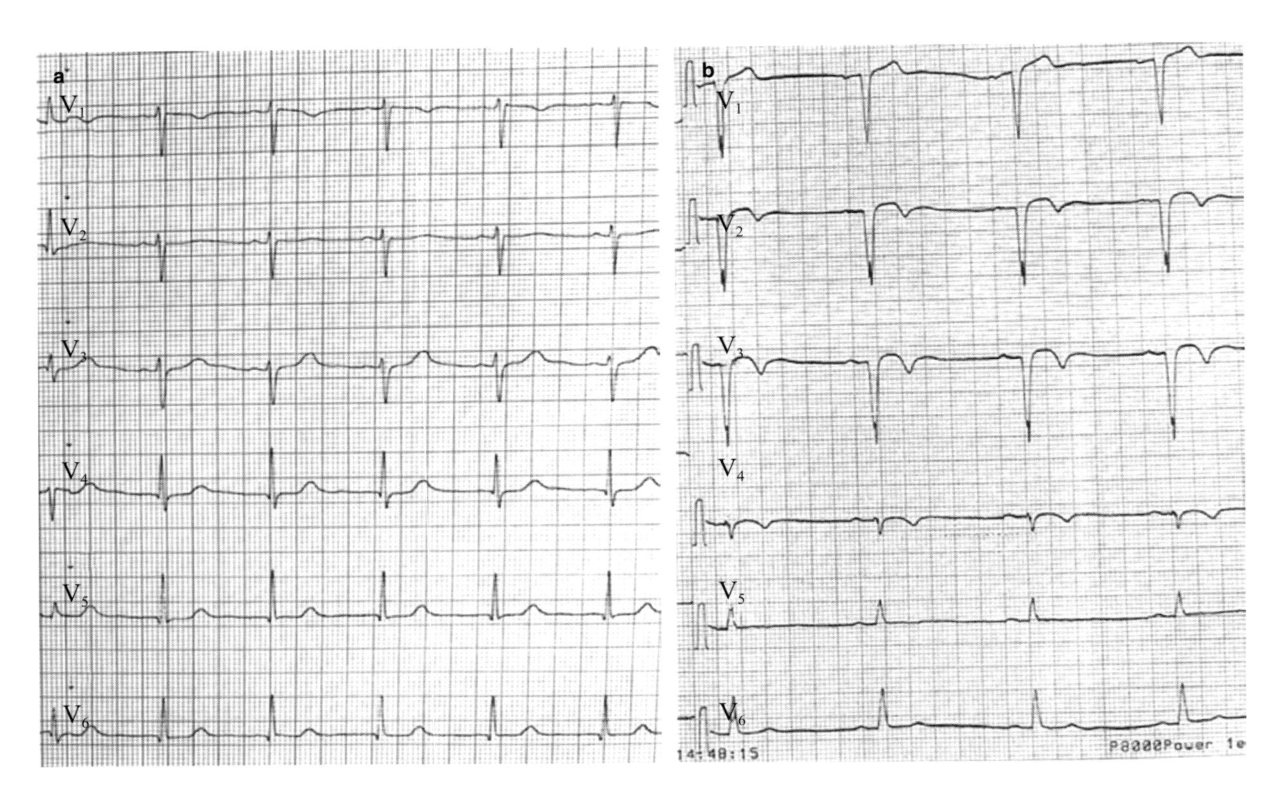

图 9.18　心电图（胸前导联）。先天性 LV 室壁瘤（a），缺血后 LV 室壁瘤（b）

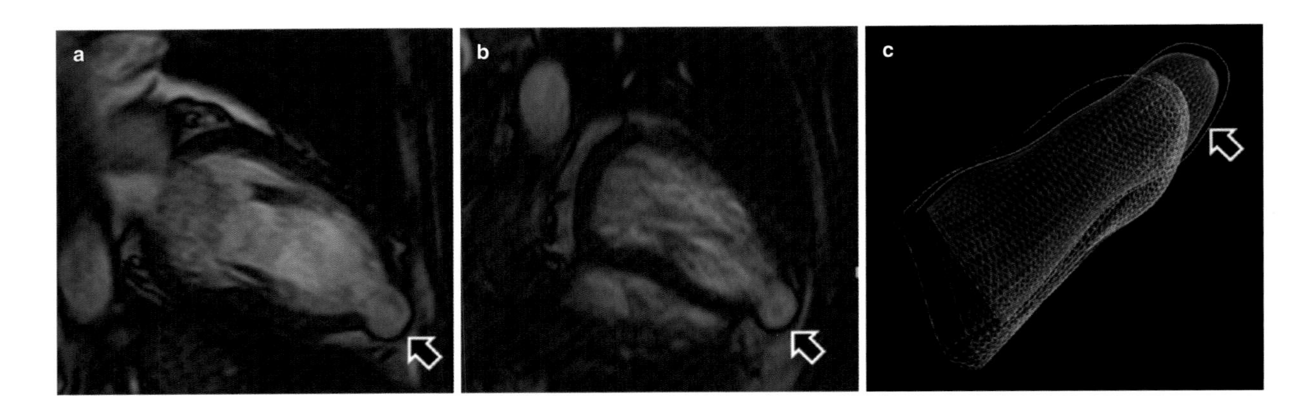

图 9.19　SSFP 电影序列成像。两腔心（a），离轴四腔心（b），3D 应变（c）

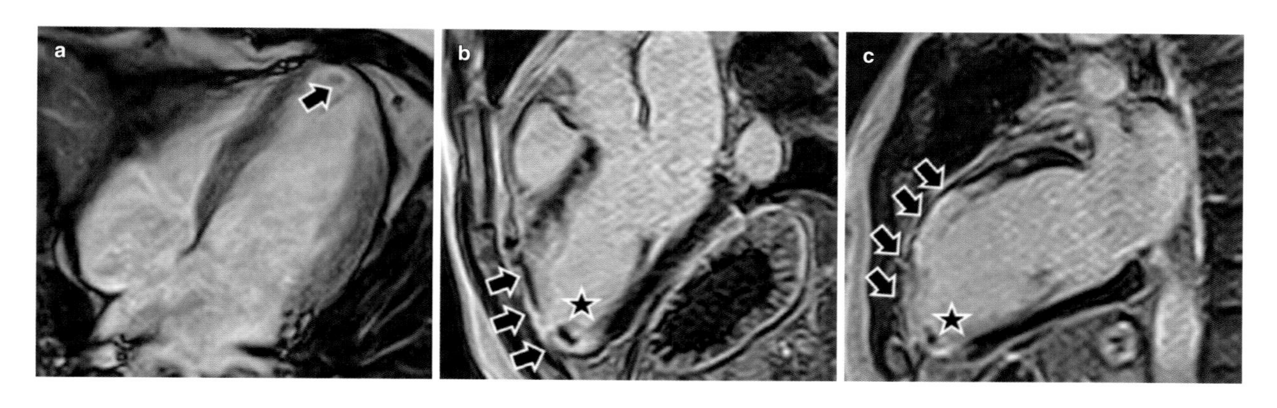

图 9.20 SSFP 电影序列成像，四腔心（a）；LGE 成像，三腔心（b）、两腔心（c）

经验与教训

- 在符合 CMR 标准的 LVNC 患者中，LV 纤维化是预后不良的可靠独立预测因素；此外，LV 扩张、LVEF 和 LVSV 降低的患者，被归类为 DCM 样的表型，心血管事件发生率较高。
- 在符合 CMR 标准的 LVNC 患者中，心电图正常、收缩功能正常、无 LGE 和家族筛查阴性与心血管不良事件的低发生率相关。
- 70% 的 LV 憩室患者伴有胸腹中线缺陷或其他先天性心脏畸形，而其余 30% 的患者无其他先天性缺陷。
- LV 憩室是肌肉收缩性外膨出，通常起源于 LV 心尖部、下壁或后壁，而室壁瘤则是纤维性的，表现为运动不能 / 运动障碍性外膨出。
- 心肌隐窝是 LV 致密心肌内充满血液的陷窝，以前也被称为裂缝或裂隙。
- 隐窝虽然没有标准定义，但通常被定义为结构异常，即窄而深、充满血液、在舒张期延伸到相邻正常致密心肌壁厚的 50% 以上，垂直于心内膜边缘，并在收缩期有次全或完全闭塞迹象的陷窝。
- 目前隐窝的临床意义不明确，通常认为是一种良性的形态变异，尽管其在 HCM 患者、HCM 患者的一级亲属和高血压 CM 患者中明显更常见。

小　结

CMR 被认为是解剖评估非致密化心室肌和识别心肌隐窝或憩室的金标准。由于这些疾病都是罕见的，为了不误诊和漏诊这些罕见的临床疾病，需要专业性评估来进行适当的评估和临床管理。在这方面，CMR 能够提供心肌组织特征，识别与心血管预后相关的心肌纤维化。准确识别心血管事件发生概率较高的患者，对于确定罕见的解剖模式至关重要，这种解剖模式既可在心肌病患者中存在，也可在无任何明确心脏结构疾病的患者中发现。此外，CMR 能够准确识别可能与 LVNC 或 LV 室壁瘤相关的 LV 血栓形成，其识别具有极其重要的临床意义。最后，应该强调的是，CMR 检查结果应与全面的临床评估综合考虑，包括监测用来识别室性心律失常的心电图和运动心电图试验，这对患者的精确预后分层至关重要。

参考文献

[1] JENNI R，OECHSLIN EN，VAN DER LOO B. Isolated ventricular non-compaction of the myocardium in adults. Hear，2007，93（1）：11-15.

[2] ARBUSTINI E，WEIDEMANN F，HALL JL. Left ventricular noncompaction：a distinct cardiomyopathy or a trait shared by different cardiac diseases?. J Am Coll Cardiol，2014，64（17）：1840-1850.

[3] ZARAGOZA MV，ARBUSTINI E，NARULA J. Noncompaction of the left ventricle：primary cardiomyopathy with an elusive genetic etiology. Curr Opin Pediatr，2007，19（6）：619-627.

[4] GATI S，CHANDRA N，BENNETT RL，et al. Increased left ventricular trabeculation in highly trained athletes：do we need more stringent criteria for the diagnosis of left ventricular non-compaction in athletes?. Heart，2013，99（6）：401-408.

[5] CAPTUR G，ZEMRAK F，MUTHURANGU V，et al. Fractal Analysis of Myocardial Trabeculations in 2547 Study Participants：Multi-Ethnic Study of Atherosclerosis. Radiology，2015，277（3）：707-715.

[6] NUCIFORA G，AQUARO GD，PINGITORE A. Myocardial fibrosis in isolated left ventricular non-compaction and its relation to disease severity. Eur J Heart Fail，2011，13（2）：170-176.

[7] PETERSEN SE，SELVANAYAGAM JB，WIESMANN F，et al. Left ventricular non-compaction：insights from cardiovascular magnetic resonance imaging. J Am Coll Cardiol，2005，46（1）：101-105.

[8] JACQUIER A，THUNY F，JOP B，et al. Measurement of trabeculated left ventricular mass using cardiac magnetic resonance imaging in the diagnosis of left ventricular non-compaction. Eur Heart J，2010，31（9）：1098-1104.

[9] ANDREINI D，PONTONE G，BOGAERT J，et al. Long-Term Prognostic Value of Cardiac Magnetic Resonance in Left Ventricle Noncompaction：A Prospective Multicenter Study. J Am Coll Cardiol，2016，68（20）：2166-2181.

[10] GRIGORATOS C，BARISON A，IVANOV A，et al. Meta-Analysis of the Prognostic Role of Late Gadolinium Enhancement and Global Systolic Impairment in Left Ventricular Noncompaction. JACC Car-

diovasc Imaging，2019，12（11 Pt 1）：2141-2151.

[11] CASAS G，LIMERES J，ORISTRELL G，et al. Clinical Risk Prediction in Patients With Left Ventricular Myocardial Noncompaction. J Am Coll Cardiol，2021，78（7）：643-662.

[12] TAKAHASHI M，NISHIKIMI T，TAMANO K，et al. Multiple left ventricular diverticula detected by second harmonic imaging：a case report. Circ J，2003，67（11）：972-974.

[13] CHANG CH. Total correction of a syndrome consisting of left ventricular diverticulum，atrial septal defect，tetralogy of Fallot and midline thoracoabdominal defect. Cardiovasc Dis，1974，1（2）：105-108.

[14] BUNCH TJ，OH JK，CLICK RL. Subepicardial aneurysm of the left ventricle. J Am Soc Echocardiogr，2003，16（12）：1318-1321.

[15] CHILD N，MUHR T，SAMMUT E，et al. Prevalence of myocardial crypts in a large retrospective cohort study by cardiovascular magnetic resonance. J Cardiovasc Magn Reson，2014，16（1）：66.

[16] EROL C，KOPLAY M，OLCAY A，et al. Congenital left ventricular wall abnormalities in adults detected by gated cardiac multidetector computed tomography：clefts，aneurysms，diverticula and terminology problems. Eur J Radiol，2012，81（11）：3276-3281.

第十章　铁过载性心肌病

Alessia Pepe，Paola Sormani，Antonella Meloni，Camilla Torlasco

韩　杨　苏林强　赵　婧　译　高燕军　雷晓燕　审

引　言

铁过载性心肌病（iron overload cardiomyopathy，IOC）是心肌中铁质沉积过量而引起的一种继发性心肌病。长期的铁过载（iron overload，IO）会产生细胞毒性并引起相应的器官损伤和衰竭。原发性 IO 是由一种基因缺陷引起的潜在疾病，该缺陷改变了参与铁吸收调节的蛋白质。常见的继发性 IO 主要与遗传性贫血如血红蛋白病（地中海贫血和镰状细胞病）或获得性贫血（即骨髓增生异常综合征、白血病、干细胞移植、慢性肾脏疾病）相关的高肠外铁给药有关。另外，与继发性 IO 相关的原因还包括慢性肝病、Friedreich 共济失调以及极端饮食摄入行为 [1]。

IOC 分为扩张型和限制型两种类型。扩张型以 LV 心肌重构导致的 LV 扩张和 LVEF 降低为主要表现，而限制型的特点是 LV 舒张功能障碍，伴 LV 充盈受限、LVEF 正常、肺动脉高压以及继发性 RV 扩张 [2]。在临床上，由贫血造成的高心输出量心肌铁过载患病率高，因此扩张型常见。

心肌铁过载（myocardial iron overload，MIO）的定量检测是 IOC 患者诊断和治疗的基础。迄今为止，CMR 是定量和无创评估 MIO 的唯一技术。心肌铁沉积的存在会导致局部微观磁场不均匀，减少纵向、横向弛豫时间。在 1.5T 场强的条件下利用 T2* 技术定量评估心脏铁沉积是目前较为主流的技术 [3]。在单个层面上进行分析时，常通过测量室间隔的 T2* 值来代表整个心脏的 T2* 值 [4]。通过识别与临床终点相关的早期铁分布的异质性和优先模式，多层面可以对整个 LV 进行全局和节段分析 [5-6]。在 3T 场强的条件下，仅限于室间隔中部的 T2* 定量值是可行的，并且可重复。节段性的心肌 T2* 分析由于明显的磁敏感伪影而受到挑战，但由于心脏存在较大的伪影，这使得多层面下分析 T2* 值的误差较大 [7]，因此，在 1.5T 场强下利用 T2* 技术定量检测心脏铁过载是可重复的，可应用于不同的检查中 [8]。针对健康受试者和人体活检的验证结果清楚地表明，20ms 是非常保守和普遍接受的临界值（无铁沉积心肌真实 T2* 临界值约＞ 30ms）[9]。CMR T2* 技术彻底改变了 IO 患者的临床管理模式。在以往的临床观察中发现，重型地中海贫血患者存活率的提高主要归因于临床中采用了 CMR T2* 技术[10]，其可以指导临床医生定制铁螯合疗法来阻止或消除铁沉积并评估疗效。除此之外，心脏的 T2* 值能够早期判断患者发生心力衰竭的风险以及是否需要强化铁螯合治疗方案，具有一定的预测价值[6]。因此，建议可以使用一站式磁共振 T2* 技术对肝脏和胰腺铁沉积进行定量检测[4, 11]，通过这种方式，还可以考虑根据螯合剂对不同器官的特定作用来调整治疗方案。

CMR T2* 技术的主要局限性在于其对轻度或早期 MIO 相关变化的灵敏度较低，T1 mapping 技术的出现刚好可以弥补这一不足[12-13]。相较于 T2* 技术，T1 mapping 技术具有更高的灵敏度，T1 mapping 技术可以检测出心肌中少量的铁沉积，特别是对于铁蛋白形式的铁质。由于心肌铁沉积的不均匀性，强烈建议通过节段性分析 T1 mapping 来定量铁含量。然而，由于心肌脂肪和纤维化会影响 T1 值，因此，初始 T1 对 MIO 检测的特异性不如 T2* 技术高。

CMR 可以通过 LGE 对比成像技术特异性地检测替代性纤维化，并根据增强扫描前后的 T1 值精确计算出 ECV 来评估弥漫性心肌纤维化。心肌替代性纤维化在成人重型地中海贫血患者中是比较常见的，由于临床管理模式的改进，MIO 患病率降低，如今其已成为有关心力衰竭及其他并发症的最强 CMR 预测因子[6]。替代性心肌纤维化并发症（如糖尿病或丙型肝炎病毒感染）多见于成人，在没有该并发症的重型地中海贫血儿童中，心肌铁与替代性心肌纤维之间存在显著联系[14]。此外，最新研究表明，与健康受试者相比，既往有 MIO 的重型地中海贫血患者 CMR 的 ECV 值显著增加[15]。这些结果似乎也证实了 MIO 可能在心肌替代性纤维化的病理生理过程中起着关键作用。

对于 MIO 检测，心肌初始 T1 mapping 优于 T2 mapping。在 MIO 降低或正常的患者中，铁可能不是影响 T2 值的主要因素，其影响可能被炎症所抵消，T2 mapping 可以避开 T2WI 的所有局限性，为血色素沉着症患者的亚临床心肌受累提供额外观察视角。事实上，这些患者对感染的易感性增加，而感染则是心肌炎最常见的原因[16]。

除了组织特征外，双心室体积和功能评估对于检测心肌损伤也至关重要，在没有心肌铁沉积证据的情况下，大量血色素沉着症患者表现出心脏功能障碍[17]。由于具有较高的准确性和可重复性，CMR 已成为量化双心室功能参数的金标准。但无论如何，都建议对贫血患者制订适当的“正常”参考值，避免因以心腔扩张和功能超常为特征的高输出状态而被误诊为心肌病[18]。

常规采集的心脏电影序列图像还可用于致密化不全（non-compaction，NC）的形态学评价标准，并通过 CMR 应变特征追踪技术（feature tracking，FT）量化心肌应变能力。由于慢性贫血会导致不良的心肌重构，因此强烈建议应用平面形态学标准来提高 LV NC 诊断的特异性，并将 NC 与过度小梁化相鉴别[19]。更重要的用途在于 FT-CMR 能够评估 MIO 和其他因素对收缩力的影响。在一次连续检查之中，FT-CMR 可以深入识别无症状患者病情的快速恶化情况[20]。

病例 1 重型地中海贫血

患者 28 岁，重型地中海贫血合并严重心脏铁过载（T2* 6.3ms，T1 mapping 420ms，正常值 918~1038ms），CMR 扫描显示 LV 体积增加（LVEDV 144mL，LVEDVi 110mL/m^2），收缩功能降低（LVEF 52%）（图 10.1a~c）。在加强铁螯合治疗方案（从单用去铁胺到联合去铁胺和地拉罗司）后，12 个月的随访扫描显示，铁过载显著减少（T2* 12ms，T1 mapping 650ms），这与 LV 体积减小（LVEDV 107mL，LVEDVi 82mL/m^2）、收缩功能改善（LVEF 64%）有关（图 10.1d~f，视频 10.1）。这是一个有效清除心脏铁质的个体化铁螯合疗法的范例，对心脏功能恢复具有一定的积极影响。

视频 10.1

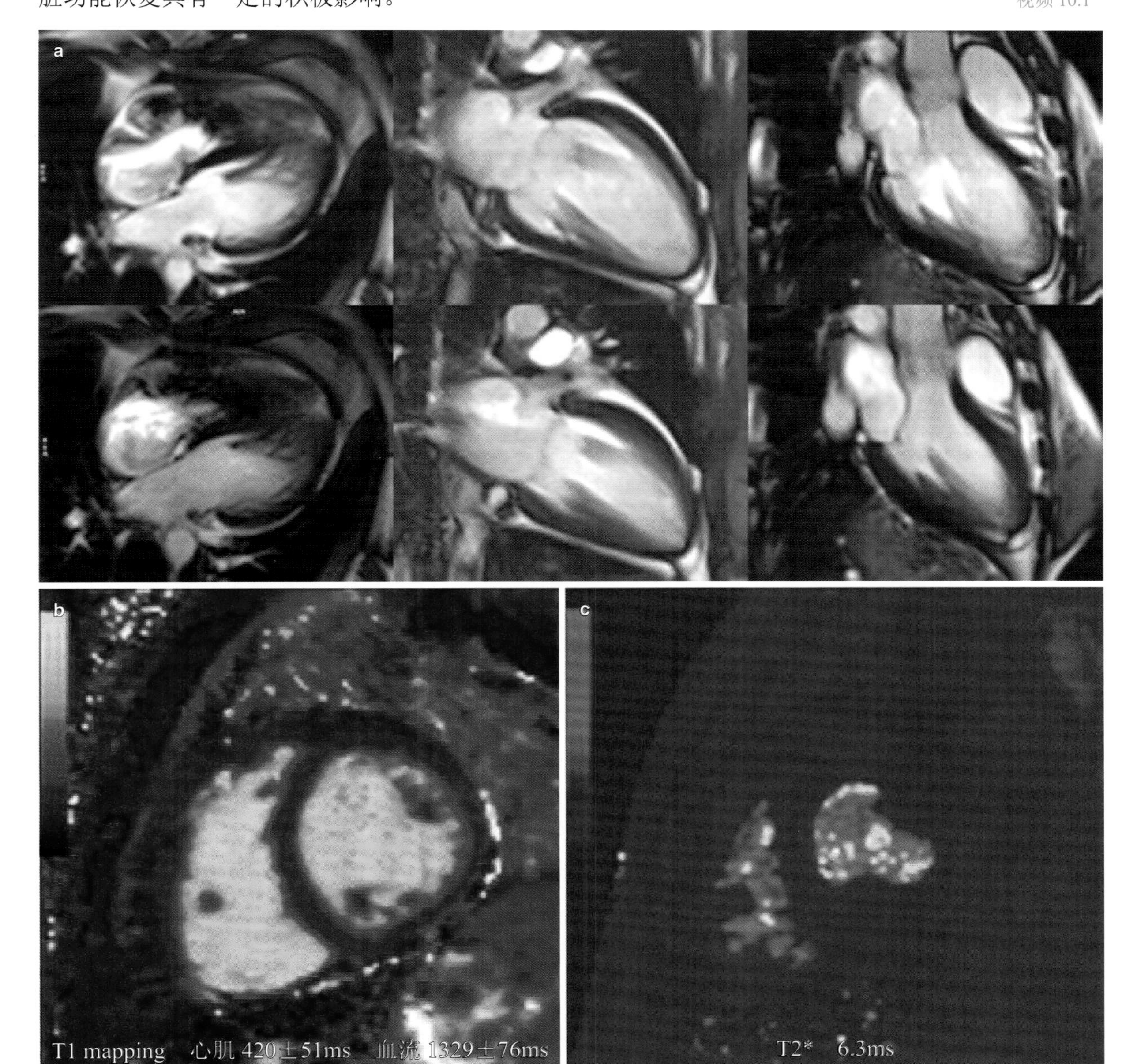

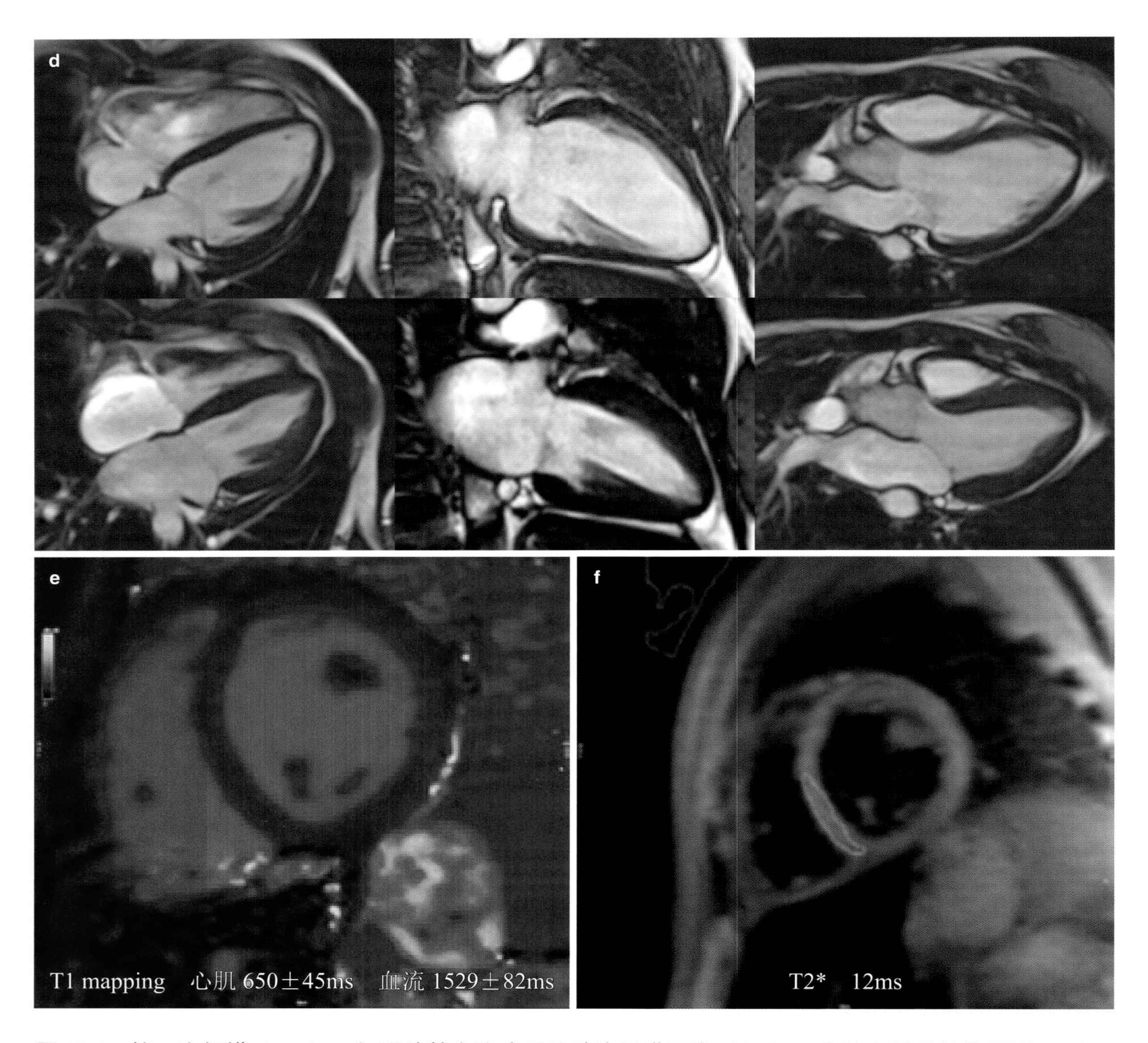

图 10.1 第一次扫描（a~c），加强铁螯合治疗后的随访扫描图像（d~f）。心脏电影长轴位视图，a 和 d 图上排为舒张期、下排为收缩期；LV 中部短轴位视图，T1 mapping 采用改良 Lock-Locker IR（MOLLI 序列）（b、e）、T2*mapping 序列（c）、T2* 黑血序列（f）

病例 2 中间型地中海贫血

患者 23 岁，中间型地中海贫血者，需要反复输血，每 2 年进行一次常规 CMR 扫描，SFFP 电影序列成像显示 LV 大小正常（LVEDV 135mL，LVEDVi 84mL/m^2），收缩功能正常低值（LVEF 59%，GLS 16.5%）（图 10.2，视频 10.2）。室间隔中部 T2* 显示正常值（T2* 27ms 表明没有发生铁过载），而初始 T1 mapping 值（MOLLI 序列）却出现了降低（885ms，

视频 10.2

正常值 918~1038ms），表明心肌存在轻度的铁过载（图 10.3）。这个病例证明 T1 mapping 对 MIO 检测具有更高的敏感性。

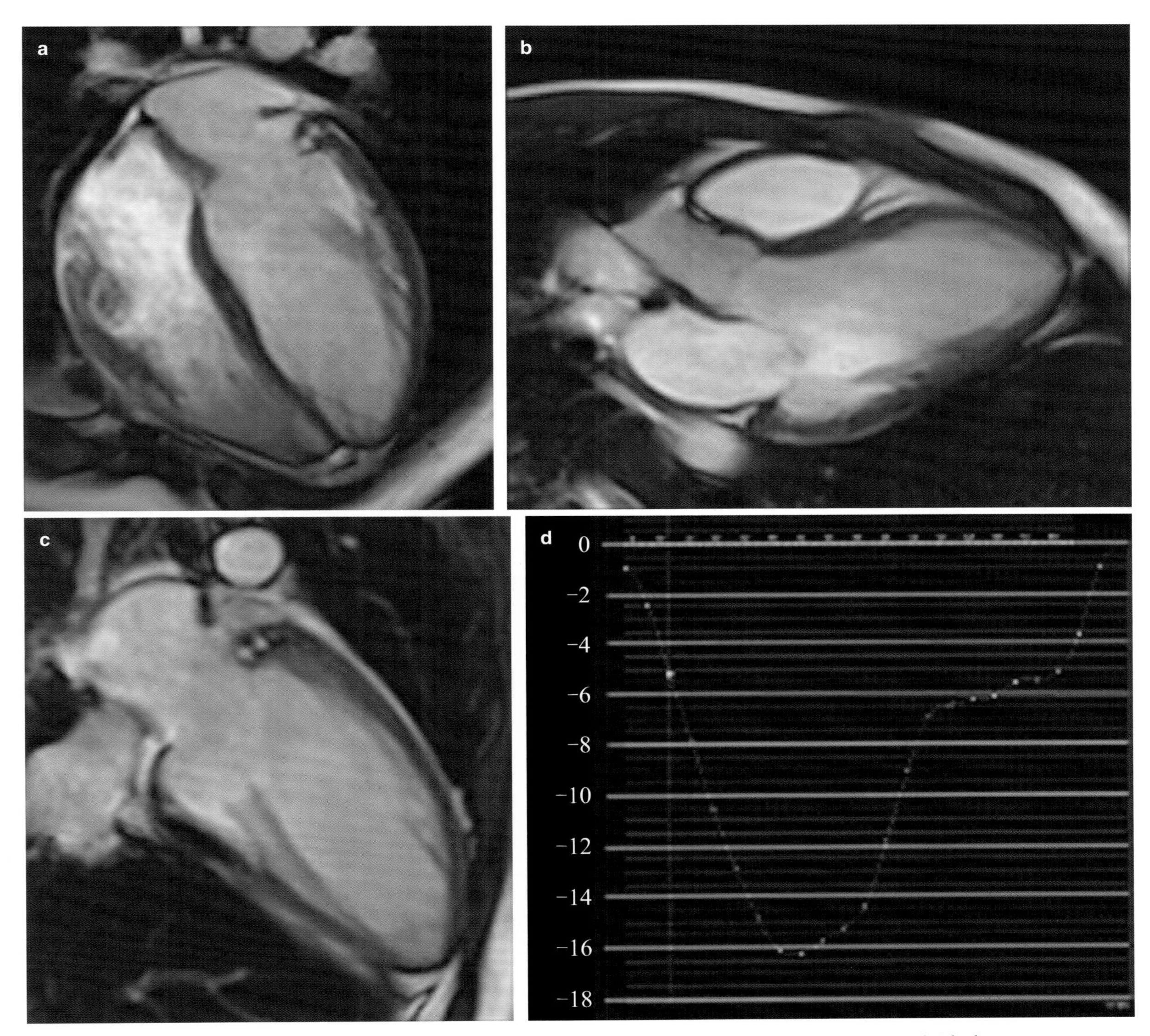

图 10.2　四腔心视图（a），三腔心视图（b），两腔心视图（c），整体纵向应变（d）

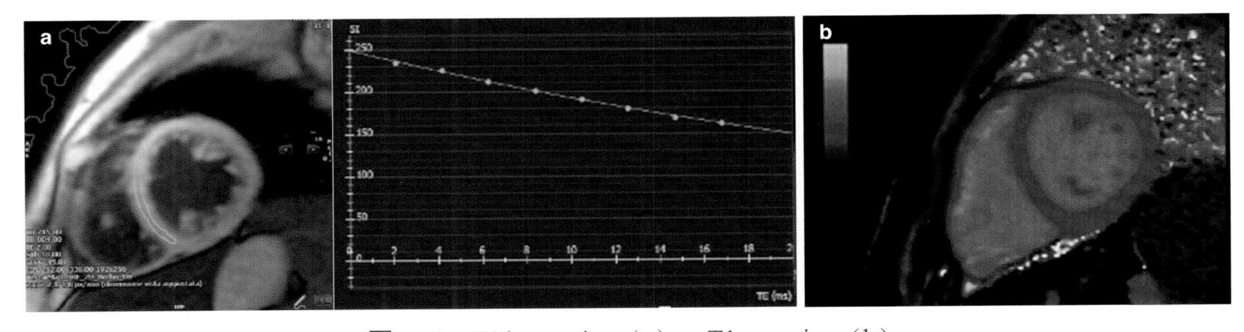

图 10.3　T2* mapping（a），T1 mapping（b）

病例 3　铁过载伴急性心肌损伤

患者男，20 岁，新诊断为“血色素沉着症（*H63D* 突变）”，急性白血病病史，因多次输血导致高铁蛋白血症合并中度 LV 收缩功能障碍。患者进一步行 CMR 检查以评估心肌和肝铁过载、心功能和 LGE。心脏 SSFP 电影序列显示弥漫性运动减弱伴轻度 LV 整体功能障碍（LVEF 43%）（图 10.4a，视频 10.3），心肌整体纵向应变（global longitudinal strain，GLS）降低（负 14%）。心肌 T2* 值在室间隔区轻度减低（提示存在轻度的心肌铁过载），但前壁节段心肌 T2* 值正常（图 10.4b）。T2W STIR 序列图像显示 LV 下侧壁心外膜下高信号（图 10.4d），而其他区域不明显（图 10.4c）。初始 T1 mapping 图像显示心肌 T1 弥漫性减低（中值 896ms），局部更加明显（较低值 740ms）（图 10.5a）。顺磁性钆造影剂后的延迟强化对比成像显示广泛的心外膜下强化并不同程度地向心肌内延伸（非缺血性模式），这些强化区域与 T1 mapping 值较低的区域相匹配（图 10.6），而 LGE 区域的 ECV 也显著增加（高达 50%）（图 10.5b）。针对这些发现的可能解释是，在弥漫性轻度心肌铁过载的情况下，急性心肌损伤引起了局部铁蛋白沉积。该病例展示了将 CMR 多参数成像方法运用到血色素沉着症相关心脏损伤的诊断过程中，并充分体现了 CMR 的临床价值。

视频 10.3

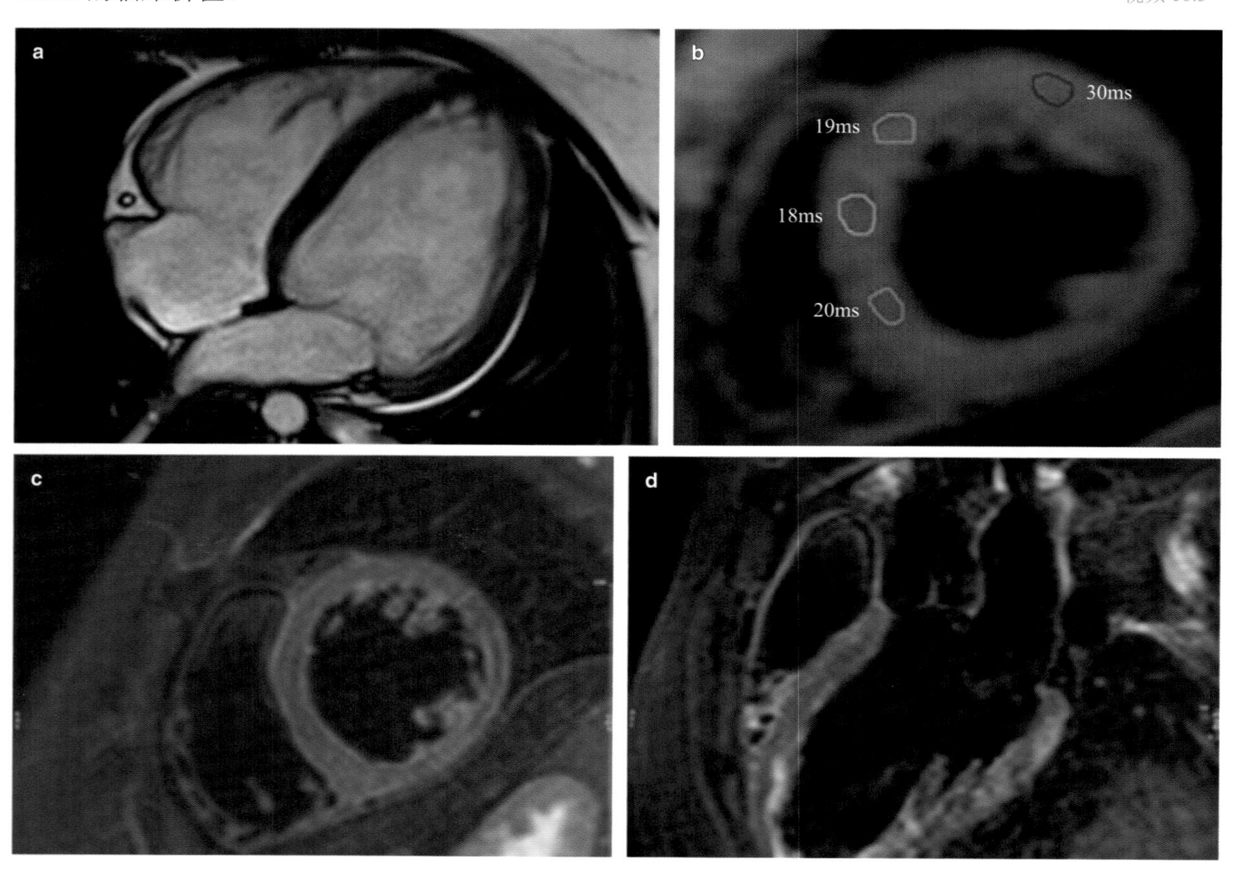

图 10.4　SSFP 电影序列成像四腔心视图（a），BB 序列 T2* 心室中部短轴视图（b），T2W STIR 图像心室中部短轴视图（c），STIR 序列 T2WI 三腔心视图（d）

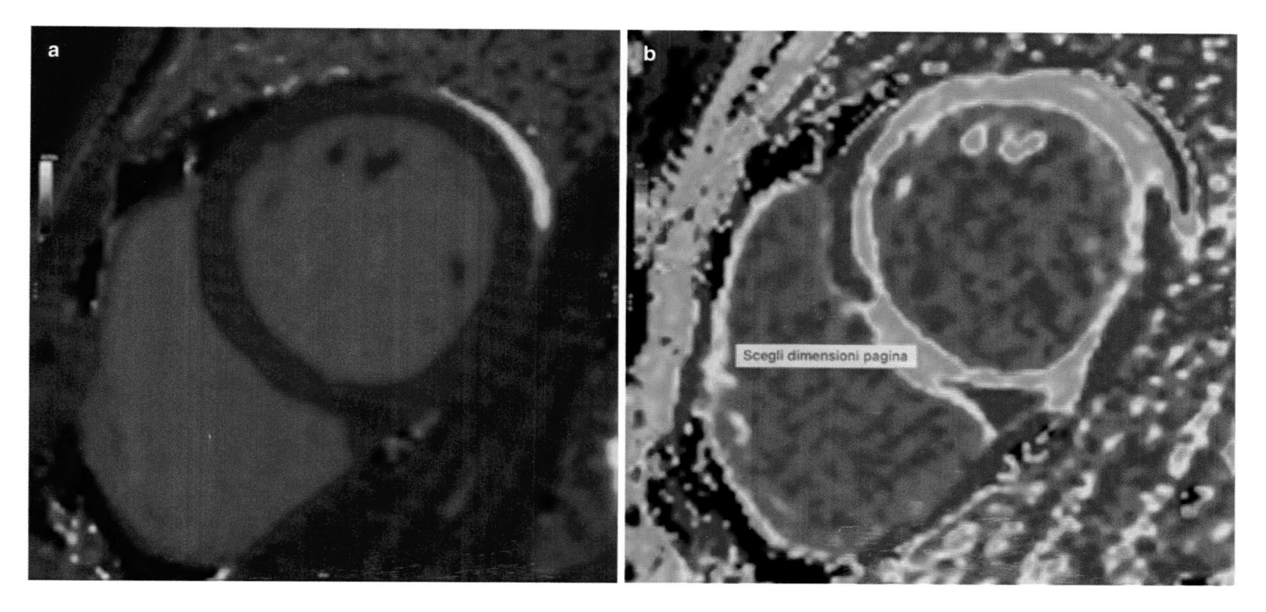

图 10.5　MOLLI 序列 T1 mapping 图像心室中部短轴视图（a），ECV 心室中部短轴视图（b）

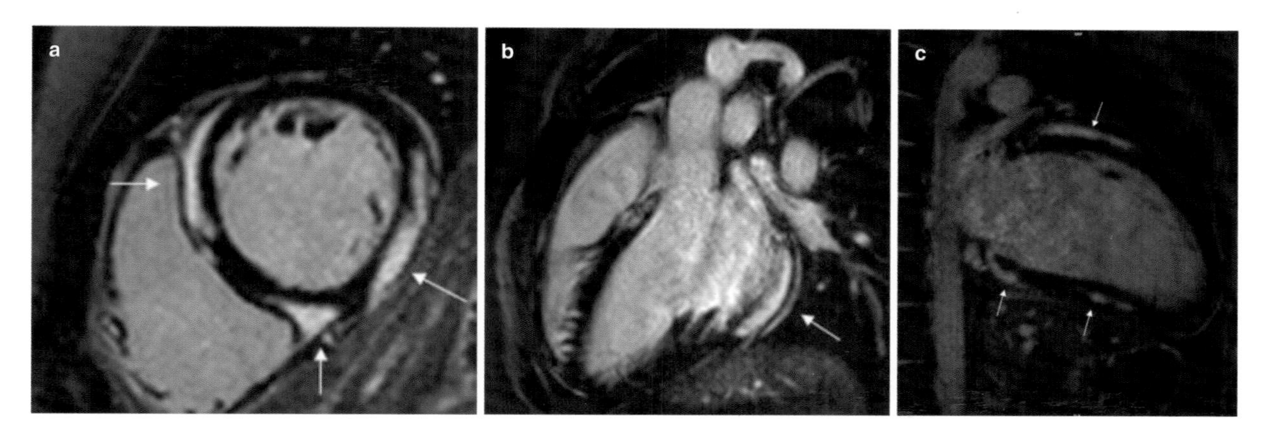

图 10.6　PSIR 序列 LGE 图像，心室中部短轴视图（a），三腔心视图（b），两腔心视图（c）

病例 4　重型地中海贫血伴广泛心肌纤维化

患者女，38 岁，因重型地中海贫血行常规 CMR 检查并使用 T2* 量化 MIO。SSFP 电影序列成像中 LVEF 正常（61%），但发现 LV 心尖运动减弱伴肌壁变薄（图 10.7a、c，视频 10.4）。心肌 GLS 降低（负 15%）（图 10.7b，视频 10.5）。基于这些发现，患者接受了包括对比增强在内的完整序列检查。STIR 序列 T2WI 未见明显异常。T1WI 可见心尖局灶性脂肪浸润 / 化生（图 10.7d）。顺磁性对比剂后延迟增强成像显示心尖无运动区域的肌壁全层强化（图 10.8，蓝色箭头）以及下侧壁和远端室间隔壁的心外膜下和心肌内强化（图 10.8，黄色箭头）。按照保守临界值 20ms，心肌 T2* 在正常范围内（室间隔中部 23ms）（图 10.9a），但基于 CMR 的正常参考值，T1 mapping 值降低（室间隔中部 867ms）（图 10.9b）表明轻度心肌铁过载，肝脏 T2* 值降低提示中度铁过载（2.7ms）。

参考贫血患者的特定临界值，1 年后患者复查 CMR，出现轻度 LV 整体收缩功能不全（LVEF 51%）。该病例强调了 LGE 在预测地中海贫血患者 LV 功能障碍中的重要预后作用。

视频 10.4

视频 10.5

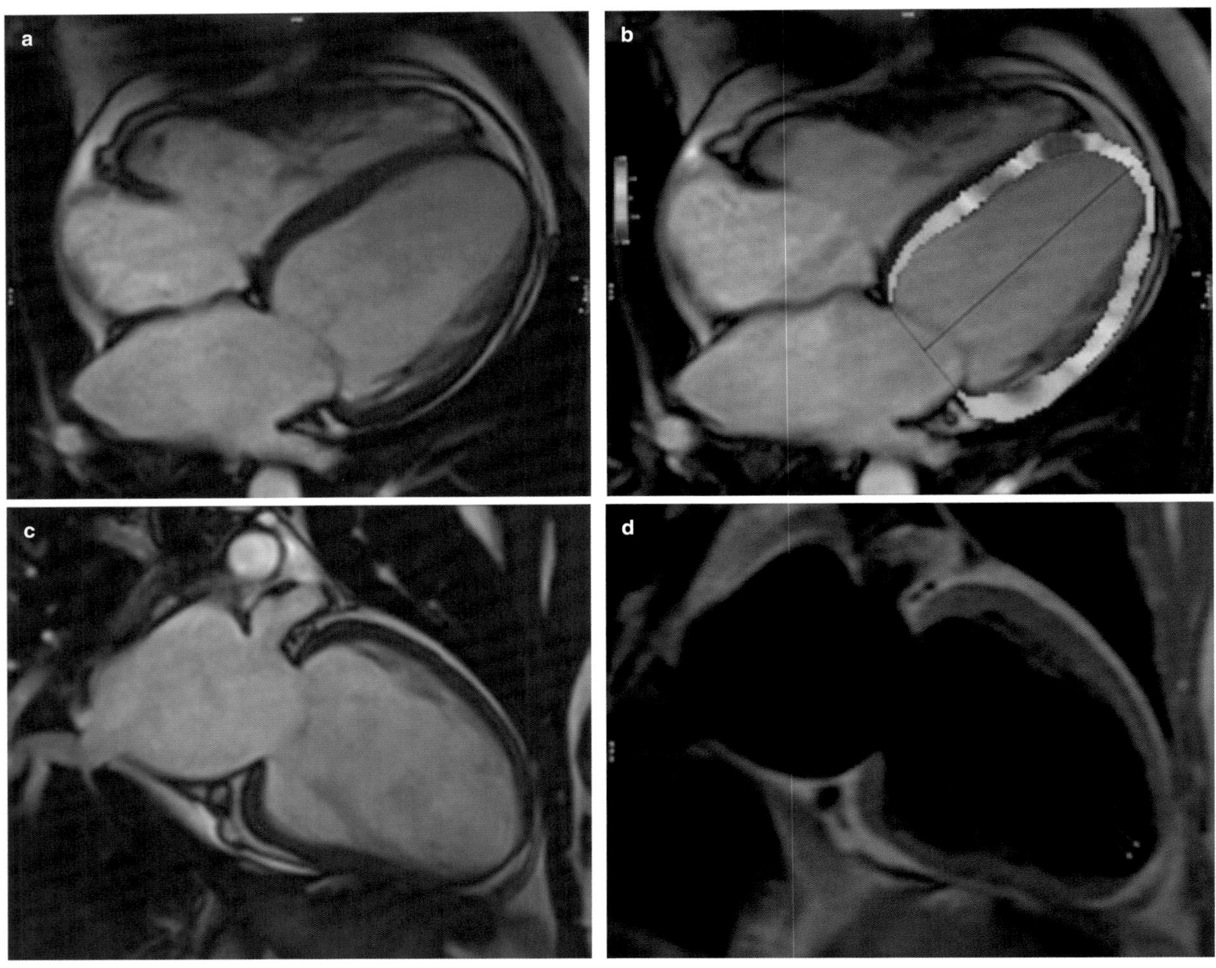

图 10.7　SSFP 电影序列成像四腔心视图（a），STRAIN 图像四腔心视图（b），SSFP 电影序列成像两腔心视图（c），T1WI TSE 序列两腔心视图（d）

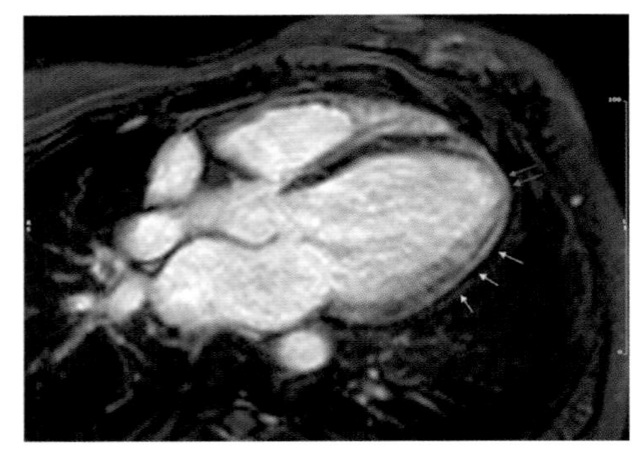

图 10.8　PSIR 序列 LGE 图像三腔心视图

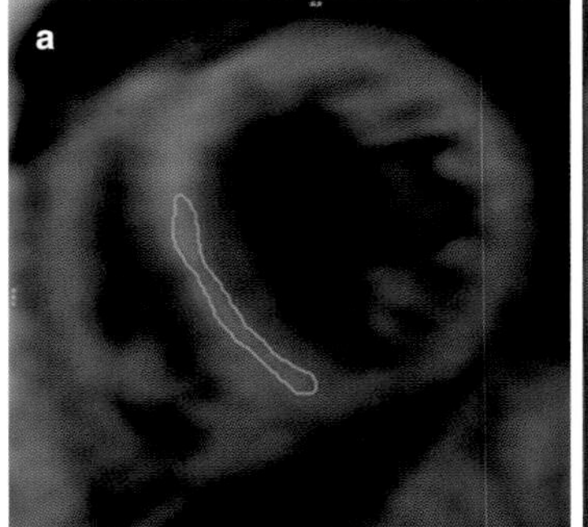

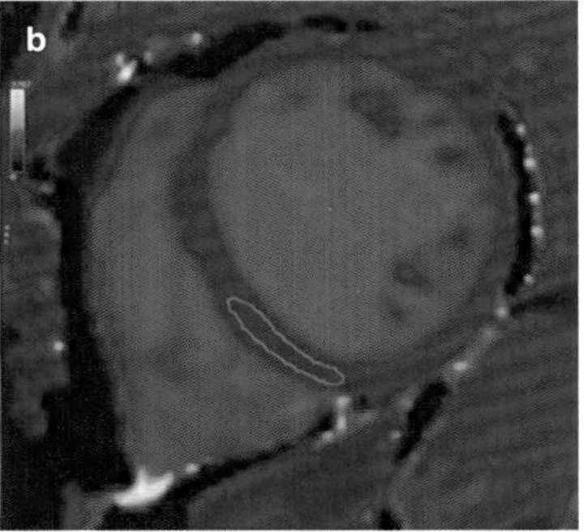

图 10.9　BB 序列 T2* 短轴视图（a），MOLLI 序列 T1 mapping 心室中部短轴视图（b）

病例 5　重型地中海贫血伴轻度左心室收缩功能障碍

患者男，20 岁，重型地中海贫血，既往有自身免疫病史（关节炎和溶血性贫血），因 LV 收缩功能轻度减低在常规随访前接受 MR 检查以明确病因（心肌炎 / MIO）。基于贫血患者的正常参考值，电影序列图像检测出 LV 容积（93mL/m^2）和 RV 容积（87mL/m^2）正常，RV 收缩功能正常（EF 59%），LV 收缩功能轻度降低（EF 52%）（图 10.10a、d）。心脏指数升高〔4.3L/(min·m^2)〕。STIR 序列 T2WI（图 10.10b、c）和 PSIR 序列 LGE 图像（图 10.10e、f）未见明显异常。而基于性别和年龄的特定实验室参考值，T1 和 T2 mapping 值在整体（683ms 和 38ms）和节段水平均表现出降低（图 10.11）。基于 T2* 多层面分析技术检测到严重弥漫性 MIO（全心 9ms，室间隔基底段、中间段和远端 9ms）（图 10.12）。ECV 轻度升高（33%）。通过多参数 mapping 方法（T2*、T1、T2）排除了心肌炎，确诊了患者有严重的弥漫性 MIO。患者停止单用去铁胺，开始联合去铁胺和去铁酮螯合治疗。

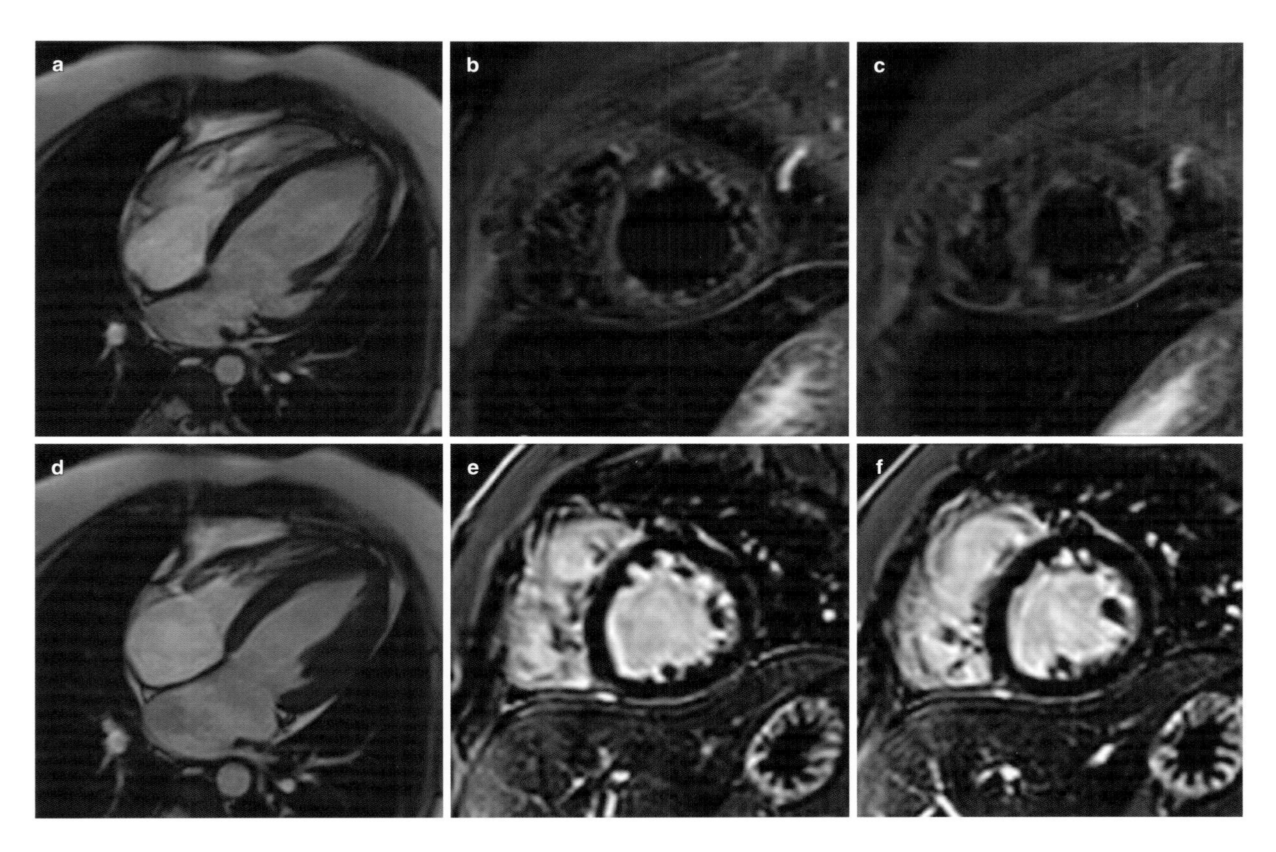

图 10.10　SSFP 电影序列成像四腔心视图，舒张末期（a）、收缩末期（d）；T2WI STIR 序列短轴视图，心室基底部（b）、中部（c）；PSIR 序列 LGE 图像短轴视图，心室基底部（e）、中部（f）

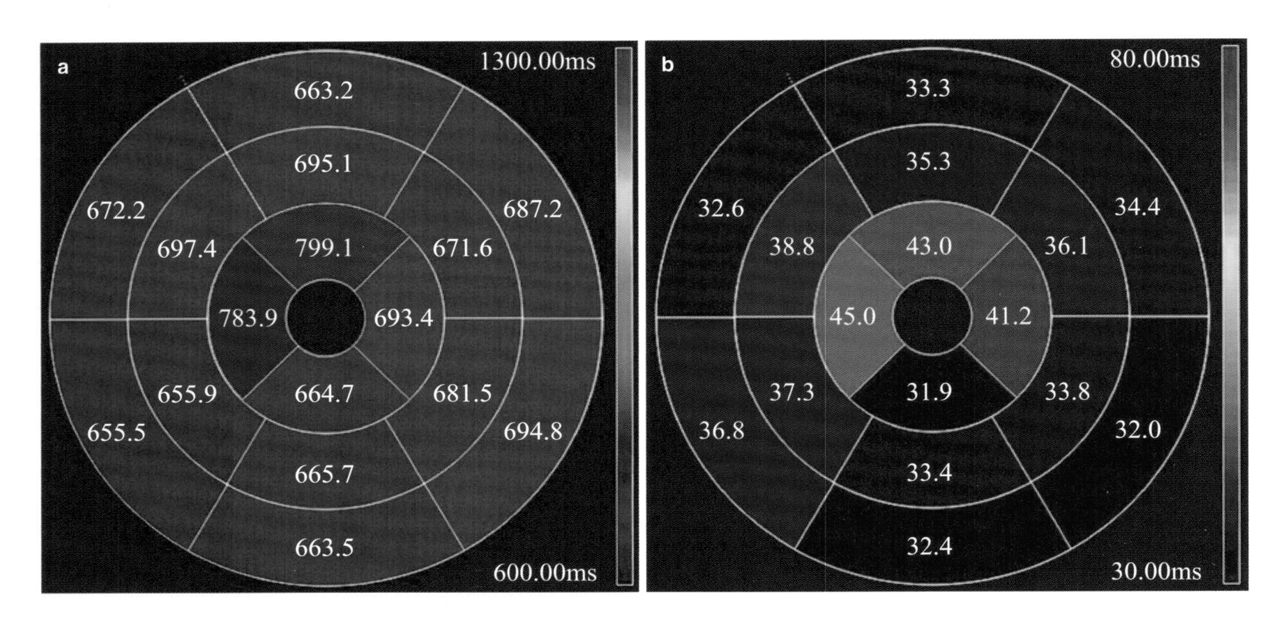

图 10.11　16 个心肌节段牛眼图（根据美国心脏协会）。初始 T1 值（a），T2 值（b）

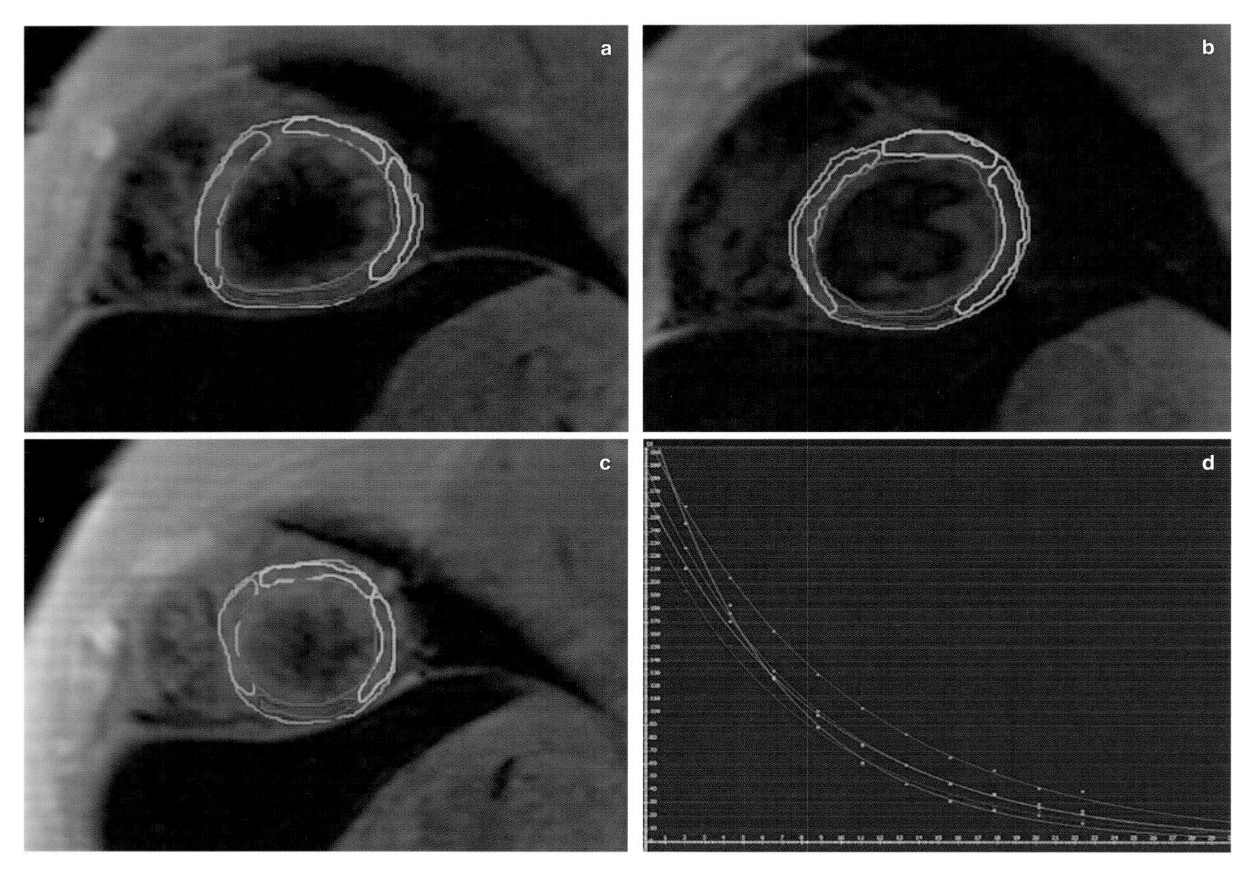

图 10.12　BB T2* 序列短轴视图，基底部（a）、中部（b）、远端（c）；在基底水平前壁、间隔壁、下壁和侧壁的拟合曲线（d）

病例 6　重型地中海贫血伴双心室扩大

患者男，16 岁，重型地中海贫血，既往 6 个月内无症状，无感染史。患者随访过程中接受 MR 检查，电影序列图像显示 LV（133mL/m^2）和 RV（135mL/m^2）重度扩张，双心室收缩功能均正常（LVEF 59%，RVEF 62%），轻度心包积液（图 10.13a、b，视频 10.6），心脏指数升高〔5.02L/(min·m^2)〕。通过多层面分析方法，心脏 T2* 值正常（全心 40ms，室间隔基底段、中段和远段的 T2* 值分别为 41、42 和 39ms）（图 10.14）。基于性别和年龄的特定实验室正常参考值，初始 T1 值在整体（889ms）和节段水平（图 10.15a）均降低。ECV 正常（26%）。尽管由于铁质的存在使得初始 T1 值减低，但除下壁、前壁和下间隔基底段外，T2 值在整体（53ms）和节段水平轻度升高（图 10.15b）。PSIR 序列 LGE 对比成像显示基底中部水平、下壁及下侧壁心肌内轻度强化（图 10.13c、d）。通过多参数方法（T2*、T1、T2 mapping 和 LGE 对比成像）检测出患者具有亚临床轻度急性 / 亚急性心肌受累。此外，心脏指数升高与严重的心室扩张有关，需要更有效果的输血方案。

视频 10.6

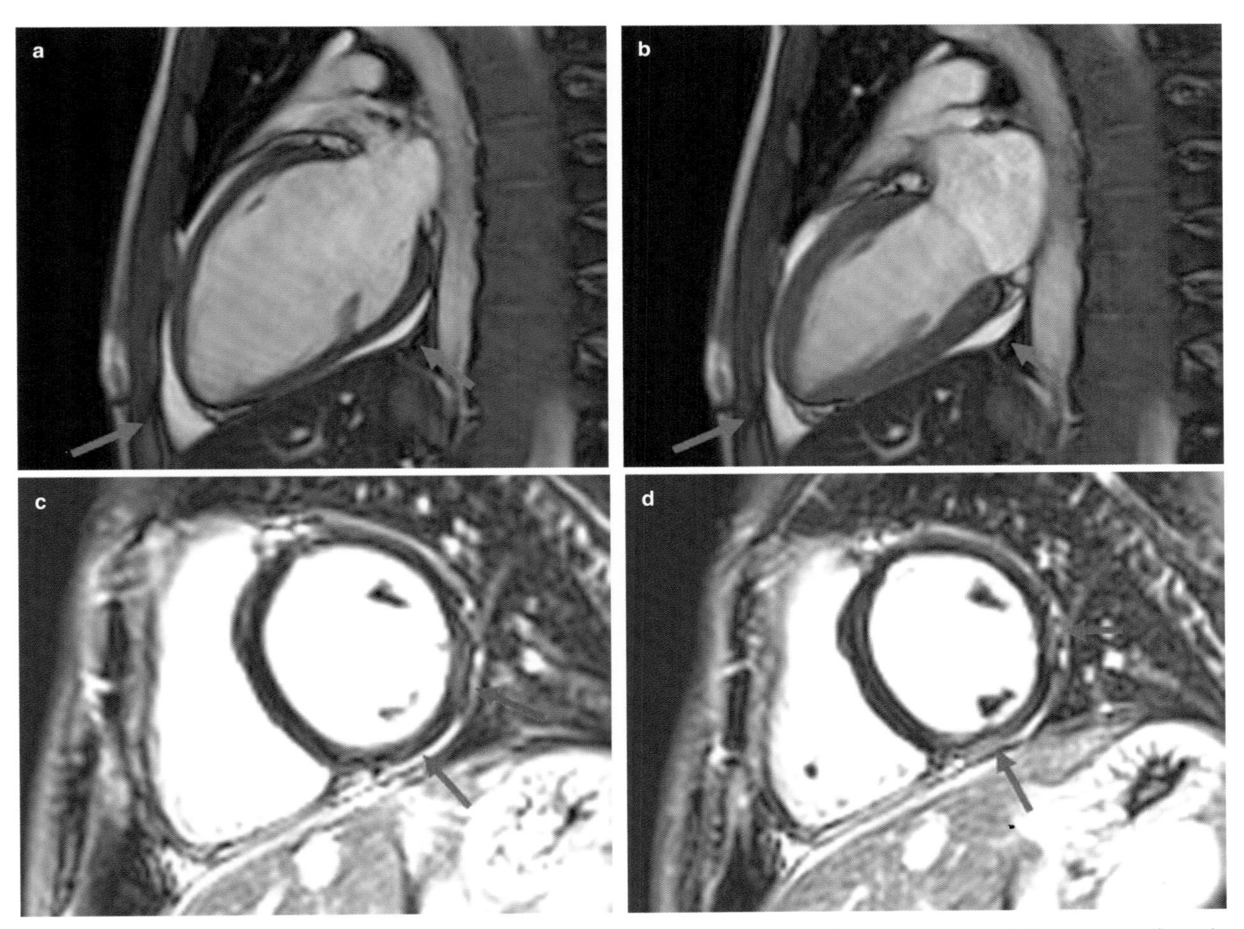

图 10.13　SSFP 电影序列成像两腔心视图，舒张末期（a）、收缩末期（b）；PSIR 序列 LGE 图像，心室基底部 - 中部短轴视图（c、d）

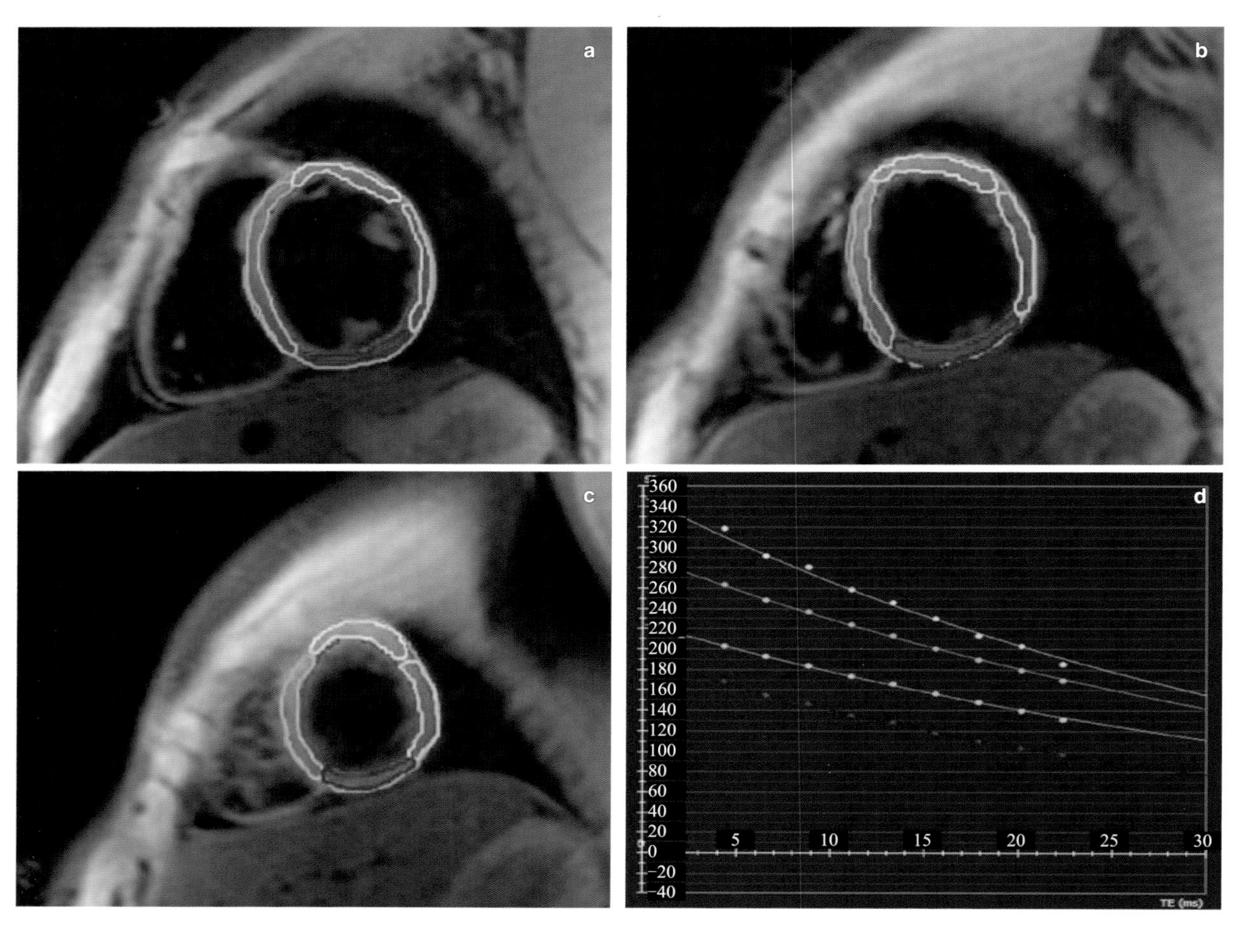

图 10.14　BB T2* 序列短轴视图，基底部（a）、中部（b）、远端（c）；中部水平前壁、室间隔、下壁、侧壁拟合曲线（d）

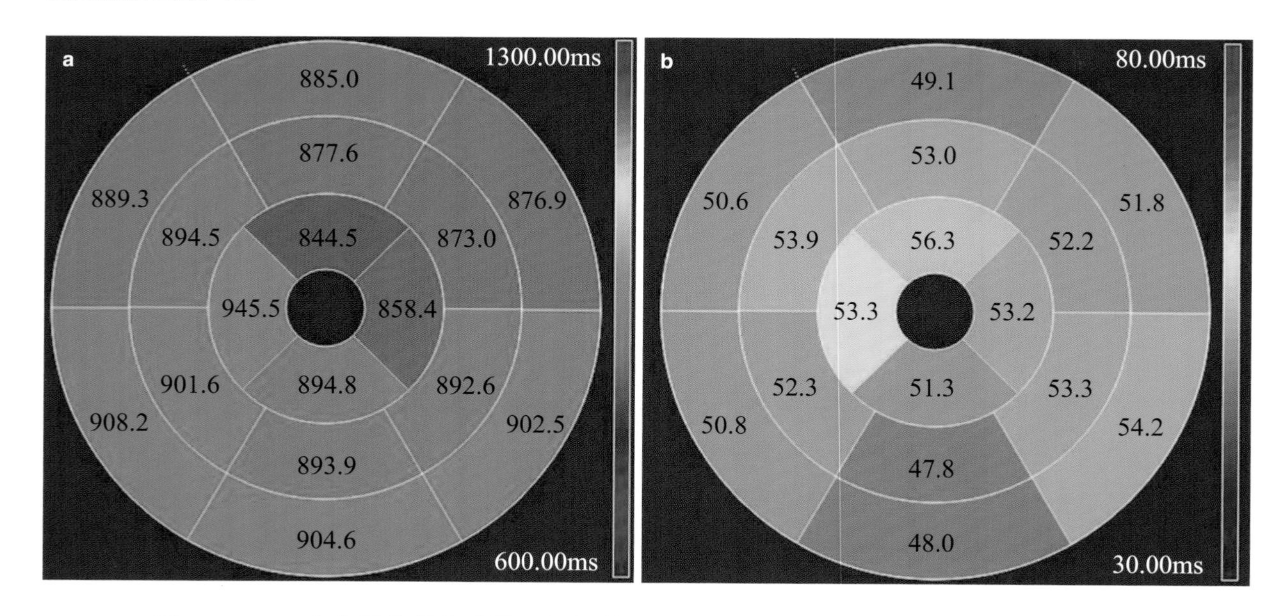

图 10.15　16 个心肌节段牛眼图（根据美国心脏协会）。初始 T1 值（a），T2 值（b）

经验与教训

- 多参数 CMR 结合了组织定量表征、形态学和功能评估，在识别血色素沉着症患者亚临床和显性心脏受累方面发挥着关键作用[6]。
- 用于量化心肌铁过载的 T2* 技术是定制铁螯合疗法的生物标志物[10]。该技术可重复性高，方便快速，并且经过了人体活检结果的验证[9]。
- 在针对 MIO 的诊断过程中，T1 mapping 似乎比 T2*mapping 更敏感，但其特异性较低且更依赖于序列类型和协议参数，更难的是其在不同扫描仪之间不能直接复制应用[12-13]。
- 在定期输血的患者中，可以通过 T2 mapping 来发现因铁质诱导的氧化应激和因感染风险增加引发的心肌炎。
- 一定比例的血色素沉着症患者存在心脏功能障碍而没有心肌铁过载，因此，通过 T2 技术和 LGE 对比成像序列寻找心脏损害的其他原因是非常重要的[6，16]。
- 血色素沉着症患者由于心肌不良重构导致的心脏肥厚相对多见，建议应用平面形态学标准提高 LVNC 诊断的特异性[19]。
- FT-CMR 可以在出现明显心功能不全之前发现亚临床的应变障碍[20]。
- 目前，心肌替代性纤维化成为一种新兴的疾病，这是因为 CMR 对血色素沉着症心脏并发症的强大预测，因此，我们建议对年龄超过 10 岁，尤其是在存在心血管危险因素、心脏功能障碍和 MIO 的患者中使用钆对比剂[3，6]。
- 血色素沉着症患儿应在能够配合且不需要镇静的情况下尽早行第一次 CMR 检查进行铁定量检测，且应该每年进行复查。即使患者没有明显 MIO 也应该每 2 年进行一次，而在高风险（T2* ＜ 10ms，铁质分布均匀，心功能不全，依从性差）的患者中可能需要在 6 个月后再次复查[3]。
- 患者心肌不含铁质要记住三个要点：① 20ms 是 MIO 的保守 T2* 临界值；② T1 比 T2* 更为敏感；③心脏的铁质沉积是非均匀分布的。

小　结

CMR 是目前血色素沉着症患者管理的心脏成像的基石[10]。T2* 技术是第一个应用于 CMR 的参数 mapping 技术，其具有快速、可重复性高、可在不同扫描仪间直接应用等优点，且在人体活检中得到了很好的验证[8-9]。如今，心脏 T2* 值是一种独特的无创性生物标志物，不仅可用于 MIO 的诊断，还可用于指导铁螯合治疗方案的制订。在临床上，T2* 技术的广泛应用是改善血色素沉着症患者预后的主要决定因素之一[10]。建议将 T1 mapping 与 T2*mapping 联合用于 MIO 定量检测，以克服 T2* 技术对轻度或早期 MIO 敏感性低的问题[12-13]。此外，强烈建议将铁、水肿和纤维化的组织特征与形态和功能参数相结合的多参数 CMR 方法应用到血色素沉着症诊疗过程中[6]。目前 CMR 正成为血色素沉着症心肌替代性纤维化并发症的最强预测因子。此外，在一定比例的血色素沉着症患者中，心脏功能障碍与心脏铁缺乏并存[17]，这促使通过 T2 mapping 尽早识别心肌的急性损伤，并通过 LGE 对比序列发现弥漫性和替代性心肌纤维化。

基于上述考虑，对于血色素沉着症患者，建议在不使用镇静的情况下尽早进行第一次铁定量 CMR，且应定期复查[3]。

该领域的持续方向是测试 FT-CMR 和 ECV 评估是否有助于确定能够弥合亚临床改变和显性心力衰竭之间差距的治疗策略[15，20]。未来的目标是寻找一个体内完全无铁沉积的患者。建议采用一种一站式多器官 MR 检查的技术[11]。心脏中无铁心肌的实际 T2* 临界值必须考虑在 30ms 以上[9]，而联合节段性 T2* 和 T1 的方法对于检测早期、轻度和异质性 MIO 似乎很有价值[12-13]。

参考文献

[1] KREMASTINOS DT，FARMAKIS D. Iron overload cardiomyopathy in clinical practice. Circulation，2011，124（20）：2253-2263.

[2] HABIB G，BUCCIARELLI-DUCCI C，CAFORIO ALP，et al. Multimodality Imaging in Restrictive Cardiomyopathies：An EACVI expert consensus document In collaboration with the “Working Group on myocardial and pericardial diseases” of the European Society of Cardiology Endorsed by The Indian Academy of Echocardiography. Eur Heart J Cardiovasc Imaging，2017，18（10）：1090-1121.

[3] PENNELL DJ，UDELSON JE，ARAI AE，et al. Cardiovascular function and treatment in β-thalassemia major：a consensus statement from the American Heart Association. Circulation，2013，128（3）：281-308.

[4] ANDERSON LJ，HOLDEN S，DAVIS B，et al. Cardiovascular T2-star （T2*） magnetic resonance for the early diagnosis of myocardial iron overload.Eur Heart J，2001，22（23）：2171-2179.

[5] MELONI A，RESTAINO G，BORSELLINO Z，et al. Different patterns of myocardial iron distribution by whole-heart T2* magnetic resonance as risk markers for heart complications in thalassemia major. Int J Cardiol，2014，177（3）：1012-1019.

[6] PEPE A，MELONI A，ROSSI G，et al. Prediction of cardiac complications for thalassemia major in the

widespread cardiac magnetic resonance era：a prospective multicentre study by a multi-parametric approach. Eur Heart J Cardiovasc Imaging，2018，19（3）：299-309.

[7] MELONI A，POSITANO V，KEILBERG P，et al. Feasibility，reproducibility，and reliability for the T*2 iron evaluation at 3 T in comparison with 1.5 T. Magn Reson Med，2012，68（2）：543-551.

[8] RAMAZZOTTI A，PEPE A，POSITANO V，et al. Multicenter validation of the magnetic resonance T2* technique for segmental and global quantification of myocardial iron.J Magn Reson Imaging，2009，30（1）：62-68.

[9] MELONI A，MAGGIO A，POSITANO V，et al. CMR for myocardial iron overload quantification：calibration curve from the MIOT Network. Eur Radiol，2020，30（6）：3217-3225.

[10] PEPE A，PISTOIA L，GAMBERINI MR，et al. National networking in rare diseases and reduction of cardiac burden in thalassemia major. Eur Heart J，2022，43（26）：2482-2492.

[11] PEPE A，PISTOIA L，GAMBERINI MR，et al. The Close Link of Pancreatic Iron With Glucose Metabolism and With Cardiac Complications in Thalassemia Major：A Large， Multicenter Observational Study.Diabetes Care，2020，43（11）：2830-2839.

[12] TORLASCO C，CASSINERIO E，ROGHI A，et al. Role of T1 mapping as a complementary tool to T2* for non-invasive cardiac iron overload assessment. PLoS One，2018，13（2）：e0192890.

[13] MELONI A，MARTINI N，POSITANO V，et al. Myocardial iron overload by cardiovascular magnetic resonance native segmental T1 mapping：a sensitive approach that correlates with cardiac complications.J Cardiovasc Magn Reson，2021，23（1）：70.

[14] CASALE M，MELONI A，FILOSA A，et al. Multiparametric Cardiac Magnetic Resonance Survey in Children With Thalassemia Major：A Multicenter Study. Circ Cardiovasc Imaging，2015，8（8）：e003230.

[15] MELONI A，PISTOIA L，POSITANO V，et al. Increased myocardial extracellular volume is associated with myocardial iron overload and heart failure in thalassemia major. Eur Radiol，2023，33（2）：1266-1276.

[16] Roghi A，Dellegrottaglie S，Pedrotti P，et al. Unexpected myocarditis in thalassaemia major patient screened for iron load cardiomyopathy. BMJ Case Rep，2009，2009：bcr08.2008.0811.

[17] MARSELLA M，BORGNA-PIGNATTI C，MELONI A，et al. Cardiac iron and cardiac disease in males and females with transfusion-dependent thalassemia major：a T2* magnetic resonance imaging study. Haematologica，2011，96（4）：515-520.

[18] MELONI A，RIGHI R，MISSERE M，et al. Biventricular Reference Values by Body Surface Area，Age， and Gender in a Large Cohort of Well-Treated Thalassemia Major Patients Without Heart Damage

Using a Multiparametric CMR Approach. J Magn Reson Imaging，2021，53（1）：61-70.

[19] MACAIONE F，MELONI A，POSITANO V，et al. The planimetric Grothoff's criteria by cardiac magnetic resonance can improve the specificity of left ventricular non-compaction diagnosis in thalassemia intermedia. Int J Cardiovasc Imaging，2020，36（6）：1105-1112.

[20] OJHA V，GANGA KP，SETH T，et al. Role of CMR feature-tracking derived left ventricular strain in predicting myocardial iron overload and assessing myocardial contractile dysfunction in patients with thalassemia major. Eur Radiol，2021，31（8）：6184-6192.

第十一章　运动员心肌重构与心肌病

Viviana Maestrini，Domenico Filomena，Marta Focardi，Gaetano Nucifora

韩　杨　苏林强　赵　婧　译　高燕军　雷晓燕　审

引　言

长期高强度的运动会导致心肌结构和电生理发生重构，称为运动员心脏。一些决定因素（如年龄、性别、体表面积、种族、运动项目、训练量和训练强度等）会直接影响心血管重构。等张运动的特点是心脏前负荷增加，外周血管阻力正常，这将导致 LV 处于容量超负荷状态，因此，通过观察可发现耐力型运动员心脏的四个心腔呈均匀性扩张，并可见 LV 壁的轻度增厚。相反，等长运动的特点是心输出量增加较少，外周阻力（压力超负荷）一过性增加，心腔容积增加较少。然而，大多数运动项目都同等程度地同时具有等长和等张运动成分，因此，二分类法对大多数的运动项目并不适用。运动员若参与同时包含等长和等张成分的运动项目，他们的心脏往往会同时对这二者作出相应的适应性改变。体育项目有多种分类，欧洲心脏病学会将其分为耐力型、力量型、混合型和技能型四类[1]。男性耐力型运动员的心脏体积最大，尤其是赛艇运动员和长距离自行车运动员[2-3]。由于与运动相关的心脏重构，运动员 LV 和 RV 的 CMR 容积测量值通常可能超过健康久坐对照组的参考正常值，因此不应直接使用此标准。有一些研究提出了运动员的参考值范围，因大多数研究招募的运动员数量有限且主要是一些参与耐力型运动项目的男性受试者，故具有一定的局限性[4]。高强度训练的运动员（尤其是参加耐力型运动项目）心肌发生明显重构，且与结构性心肌病中观察到的心肌重构极其相似，这就给运动员心脏与早期心肌病的鉴别诊断带来了一定的困难。

伴有运动相关的 EF 临界低值的心室扩张可能类似 DCM，而运动相关的极端肥厚可能类似轻度 HCM 的表型。具有临界收缩功能的特征性 RV 重构特征（如圆形心尖）也可能使我们怀疑其是否存在右心室心肌病。准确的诊断对运动员的安全至关重要 —— 在这些情况下，若未能准确识别出心肌病，可能会产生不良后果，而误诊为心肌病将导致不合理的运动资格取消，并对其带来相关的心理和经济影响。CMR 是评估双心室体积、质量以及整体和局部功能的金标准。此外，CMR 电影序列成像可以对心脏形态进行更精确的评估，包括 LV、RV 小梁和肌壁局部形态异常（如不对称局灶性肥厚、隐窝、憩室或动脉瘤）。

CMR 具有非侵入性识别组织特征的独特优点。T2W TSE 成像可以识别炎症相关的心肌水肿，因此可用于检测急性心肌炎或近期心肌梗死等情况。T1W TSE 成像还有助于鉴别是否存在累及 RV 和（或）LV 的心肌脂肪浸润。磁共振 LGE 成像可以显示和量化局灶性细胞外间隙扩大（如心肌替代性纤维化），这可能继发于先前的心肌梗死或与特定的心肌病变过程有关。LGE 对恶性心律失常和 SCD 具有重要的预测价值[5]。然而，局限于 RV 插入点的 LGE 被认为是轻微的、非特异性的良性表现。

心肌 mapping 序列（初始 T1、T2、T2*）和 T1 增强扫描前后图衍生的 ECV 提高了对心肌弥漫性病理改变检测和量化的能力，包括糖脂储积病、心肌水肿、铁过载、心肌纤维化和其他心肌浸润性疾病。运动诱导 LV 心肌增厚是细胞肥大而非 ECV 扩大的结果。因此，运动员心肌的初始 T1 值要低于久坐健康对照组的初始 T1 值，而 ECV 分数低于正常范围[6]。故 mapping 技术可用于区分运动员心肌重构和心肌病，如扩张型或肥厚型心肌病。

由于这些功能，CMR 越来越多用于对运动员心肌重构和心肌病鉴别诊断过程之中。在超声心动图不能确诊的情况下，如果临床医师因患者出现心电图异常、临床症状、心律失常或存在家族史而怀疑有心肌病时，应要求患者进行 CMR 检查[7]。本章列举了 10 例运动员的临床病例，并阐明了心脏正常的适应性重构和病理状态（包括缺血性心脏病、HCM、DCM、非致密化性心肌病、致心律失常性心肌病）。

病例 1　不同运动类别运动员心脏的典型案例

图 11.1 为耐力型精英运动员的心脏适应性重构案例。男性，24 岁，高加索人，赛艇运动员（每周训练 35 小时，持续 10 年）。该运动员的 LV 扩张伴随肌壁略增厚（11mm），双心室均衡性轻微扩张（LVEDVi 130mL/m^2，LVEDV/RVEDV 1.0），LVEF 和 RVEF 均处于正常参考下限，SV 均在正常范围内，双心房均轻度扩大（视频 11.1、11.2）。T1 mapping 值低于正常参考值下限。增强后序列显示局限于 RV 插入点的非特异性 LGE。这些均为该特定体育项目运动员生理性适应的特征。

视频 11.1

视频 11.2

图 11.2 为力量型运动员心脏生理性适应案例。男性，25 岁，高加索人，举重运动员（每周训练 40 小时，持续 7 年）。LV 壁厚度（10mm）和 LV 容积（100mL/m^2）均在正常参考值上限。左、右心室容积比为 1.0，双心室 EF 均在正常范围内，双房径均在正常参考值范围（视频 11.3、11.4）内。T1 mapping 值处于正常参考下限。LGE 对比成像没有出现异常。这些特征与该特定体育项目的生理性适应相符合。

视频 11.3

视频 11.4

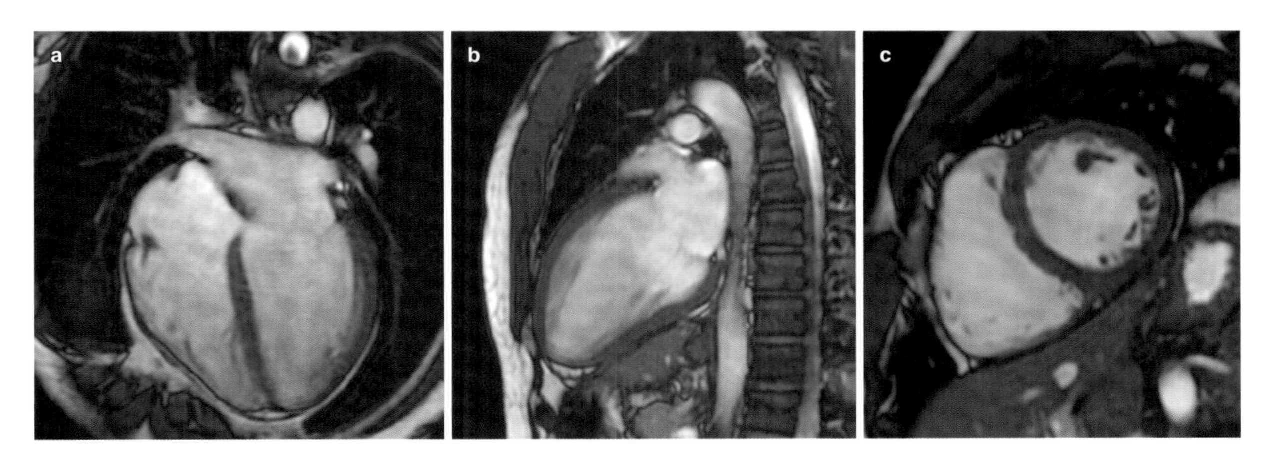

图 11.1　SSFP 电影序列成像（舒张末期静帧）。四腔心视图（a），两腔心视图（b），短轴位视图（c）

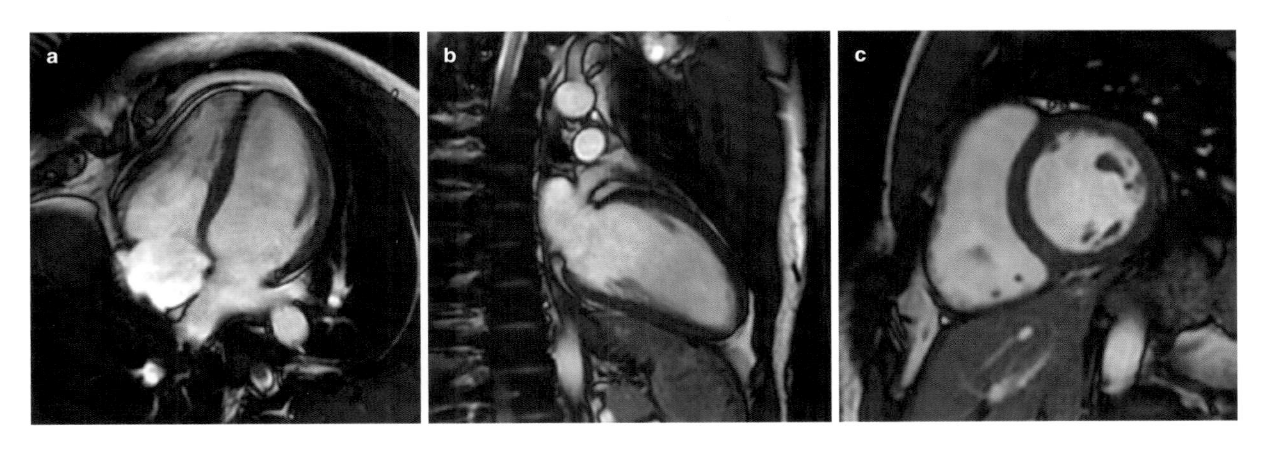

图 11.2　SSFP 电影序列成像（舒张末期静帧）。四腔心视图（a），两腔心视图（b），短轴位视图（c）

病例 2　中年马拉松运动员存在心悸、晕厥症状：缺血性心脏病

患者 55 岁，高加索运动员，从青少年时期就开始参加长跑比赛，无心脏病或猝死家族史，无已知的缺血性心脏病危险因素。该运动员在过去的几周之内反复出现心悸，慢跑时出现晕厥的症状，心电图显示窦性心动过缓伴早期复极特征，24 小时动态心电图显示频发室性早搏，超声心动图未见异常。随后，患者进行了 CMR 检查。SSFP 电影序列成像显示双心室大小和收缩功能正常，LV 侧壁运动减弱（图 11.3a、b，视频 11.5）。初始 T1 mapping 显示，与室间隔（图 11.3c，星号，970ms）相比，下侧壁（图 11.3c，三角，1085ms）的 T1 值显著增加，而 LGE 成像显示侧壁心内膜下梗死（图 11.4，细箭头；图 11.5，粗箭头）和局灶性室间隔心内膜下梗死（图 11.5，三角）。随后，进行了侵入性 CAG，显示三支冠状动脉存在严重病变。

视频 11.5

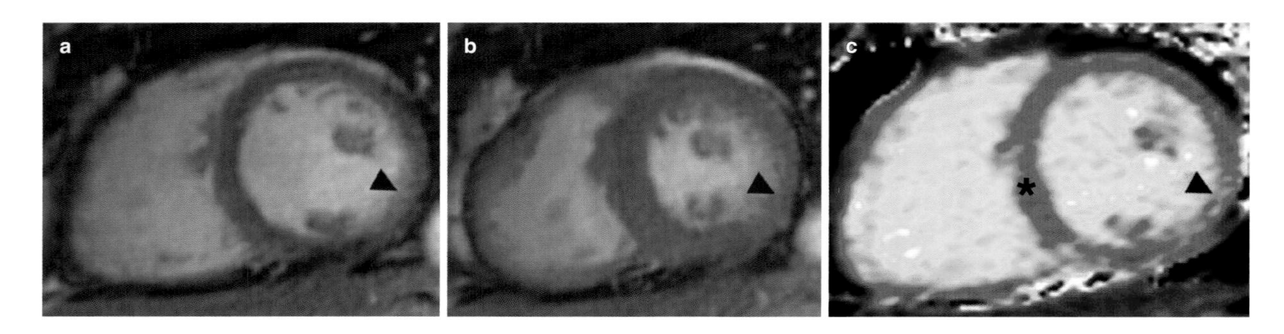

图 11.3 SSFP 电影序列成像中部短轴视图，舒张末期静帧（a）、收缩末期静帧（b）、相对应的初始 T1 mapping（c）

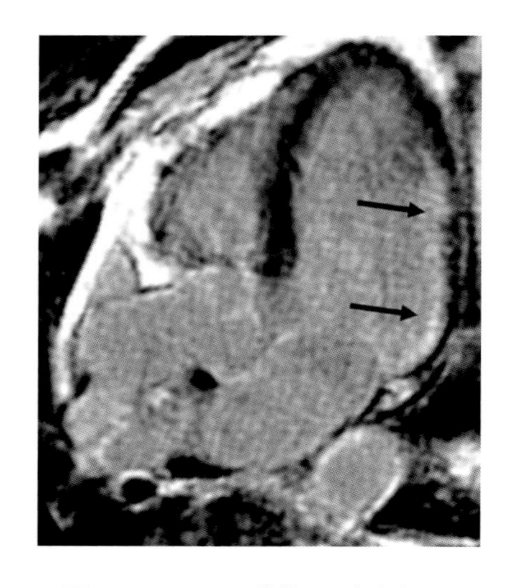

图 11.4 LGE 成像三腔心视图

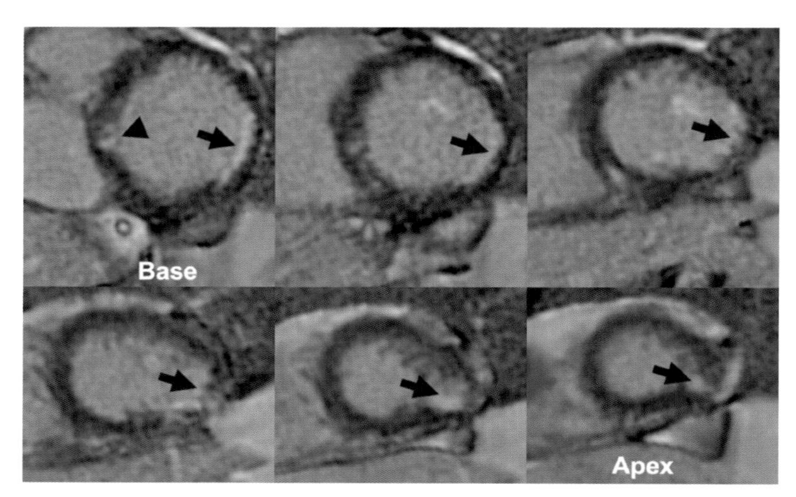

图 11.5 LGE 成像短轴视图

病例 3 健美运动员出现室性心动过速：扩张型心肌病

患者 35 岁，高加索人，健美运动员，既往有合成代谢类固醇滥用史，无其他危险因素，因“血流动力学不稳定的单形性室性心动过速需直流电复律”入院。超声心动图显示严重的 LV 收缩功能障碍。冠状动脉 CTA 排除冠状动脉阻塞性疾病，然后进行了 CMR 检查。SSFP 电影序列成像证实，由于整体运动功能减退，LV 呈不平衡性扩张并严重收缩功能障碍（图 11.6a、c，视频 11.6），而心肌厚度略有增加（室间隔 12mm，侧壁 9mm）（图 11.6b）。初始 T1 mapping 显示室间隔（图 11.6d，星号，1050ms）和下侧壁（图 11.6d，箭头，1060ms）的 T1 值增加。LGE 成像显示室间隔基底部（图 11.7，三角）和侧壁基底部（图 11.7，黑色箭头）的中层壁延迟强化，前侧壁基底部的心外膜下延迟强化（图 11.7，红色箭头）。随后证实其是一种结构性心脏病，很可能与类固醇诱导的心肌病有关，其他可能的鉴别诊断考虑为特发性扩张型或炎症性心肌病，随后患者植入了 ICD。

视频 11.6

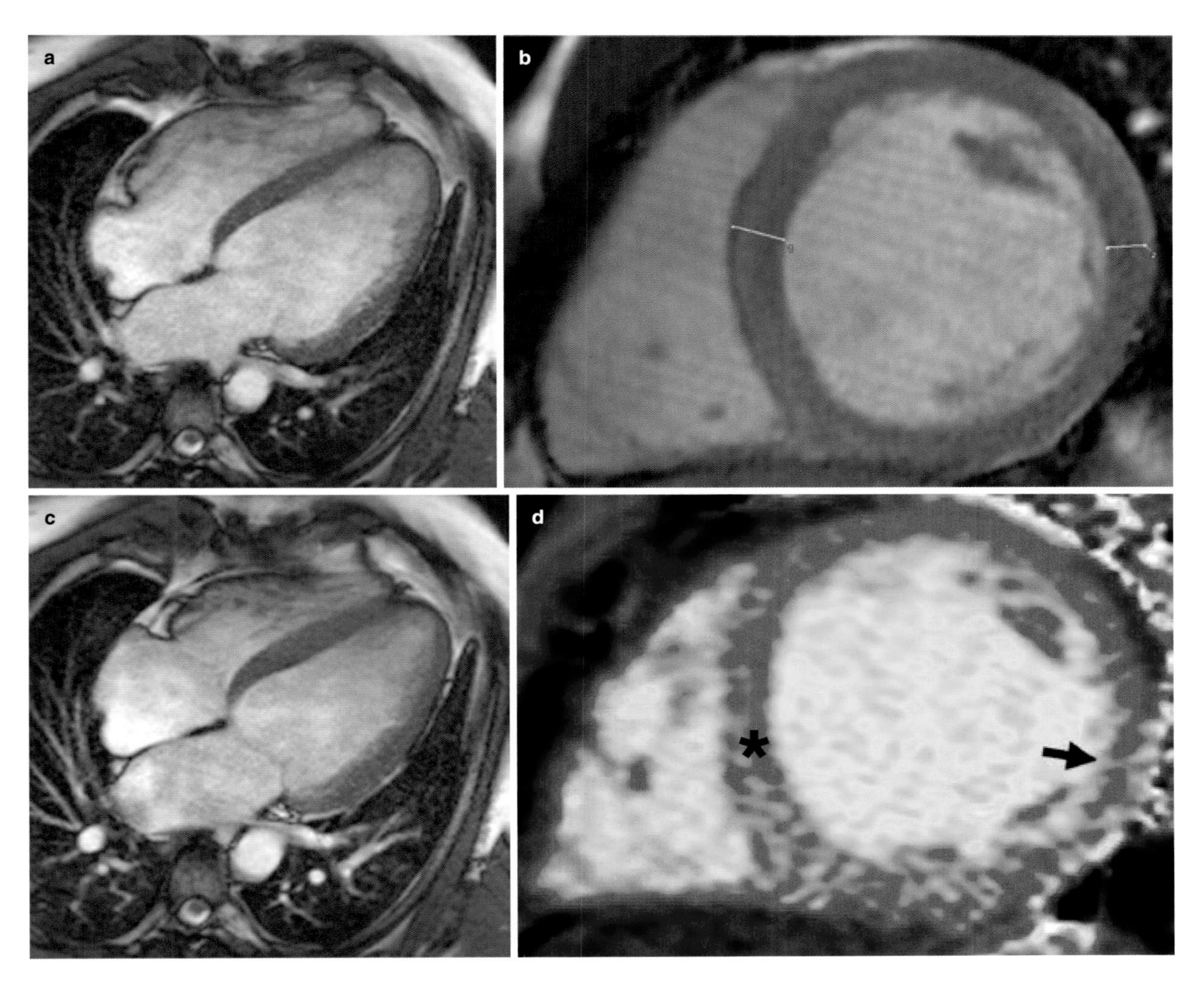

图 11.6　SSFP 电影序列成像。四腔心视图，舒张末期静止帧（a）、收缩末期帧（c）；中部短轴视图，舒张末期静止帧（b）、初始 T1 mapping（d）

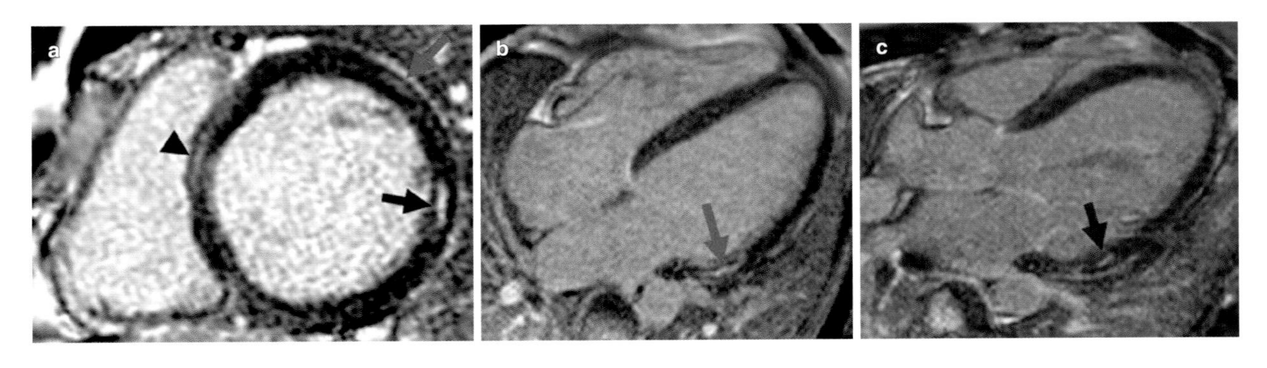

图 11.7　LGE 对比成像。基底部短轴视图（a），四腔心视图（b），三腔心视图（c）

病例 4　耐力型运动员左心室扩大：扩张型心肌病

患者 41 岁，耐力型运动员，无已知危险因素，因“不典型胸痛”就诊于心内科。心电图正常，超声心动图显示 LV 肥厚和轻度 LV 收缩功能障碍。随后，患者接受了 CMR 检查与负荷灌注成像。SSFP 序列电影成像发现 LV 扩张（LVEDV 317mL，LVESV 157mL）（ESV：end-systolic volume，收缩末期容积）和轻度 LV 收缩功能障碍（EF 50%）（图 11.8a、c，视频 11.7），而腺苷负荷灌注成像排除了心肌存在可逆性缺血的可能（视频 11.8），心肌厚度（室间隔 12mm，侧壁 9mm，图 11.8b）略有增加。初始 T1 值在正常范围内（图 11.8d），而 LGE（图 11.9）没有显示任何心肌强化。停训 1 年后患者再次行 CMR 检查仍发现 LV 重度扩张伴 EF 下降（LVEDV 322mL，LVESV 178mL，LVEF 45%），其余特征不变。这些发现均表明患者存在潜在的非缺血性心肌病，因此，患者开始接受抗心力衰竭治疗。

视频 11.7

视频 11.8

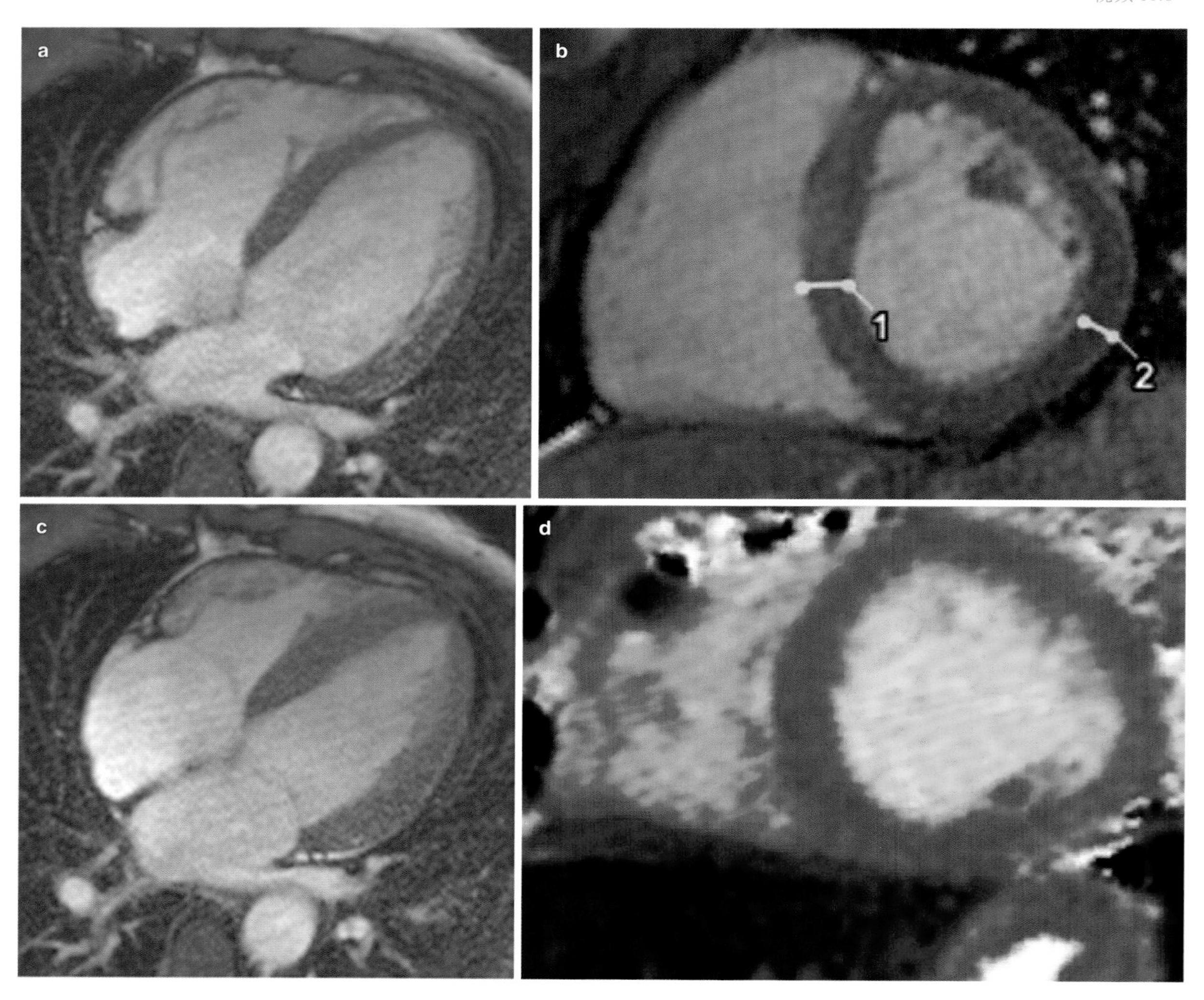

图 11.8　SSFP 电影序列成像。四腔心视图，舒张末期静帧（a）、收缩末期静帧（c）；中部短轴视图，舒张末期静帧（b）、初始 T1 mapping（d）

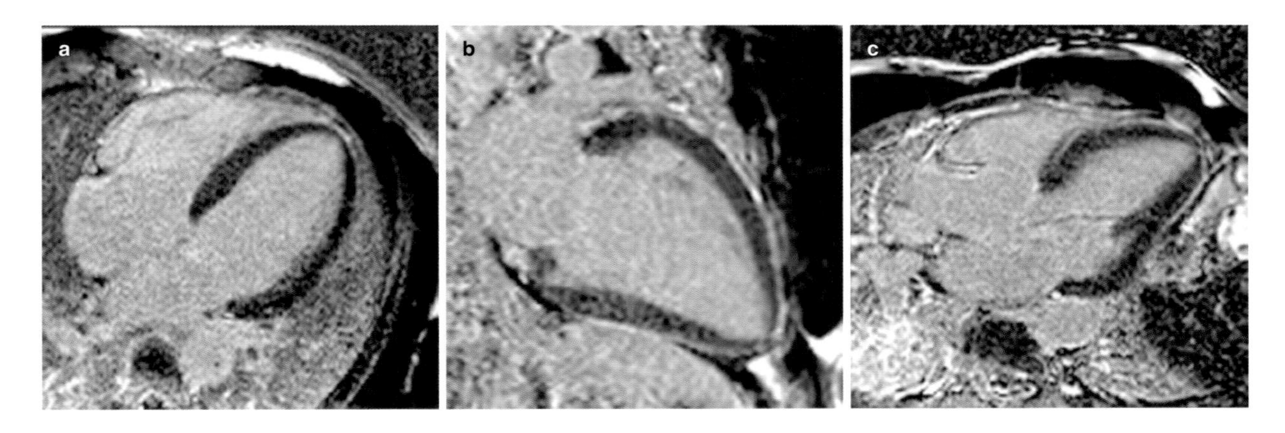

图 11.9 LGE 对比成像。四腔心视图（a），两腔心视图（b），四腔心视图（c）

病例 5 青少年足球运动员心电图异常：致心律失常性心肌病

患儿男，13 岁，足球运动员，进行了参赛前体检筛查，既往无心血管及 SCD 家族史。静息心电图显示心电轴右偏伴非特异性 RV 室内阻滞。超声心动图显示双心室扩大和收缩功能降低伴 LV 侧壁运动障碍。行 CMR 检查，显示双心室扩大，以 RV 为主（图 11.10a~c，视频 11.9）。双心室均表现为收缩功能障碍，表现为 LV 中－基底部下壁及下侧壁变薄、运动障碍，RV 游离壁多发室壁瘤（图 11.10d~g，视频 11.10、11.11），LGE 显示非缺血性延迟强化，即分布在 LV 中－基底部下壁和下侧壁的心外膜下，在心肌运动障碍区域水平有透壁性强化（图 11.11）。CMR 未发现脂肪浸润。电解剖 mapping 显示 RV 水平存在低电压区。基因分析发现桥粒斑蛋白基因发生了致病突变。建议限制参与运动，并植入 ICD。植入 ICD 6 个月后，患儿出现持续性室性心动过速，被给予适当的电击。

视频 11.9

视频 11.10

视频 11.11

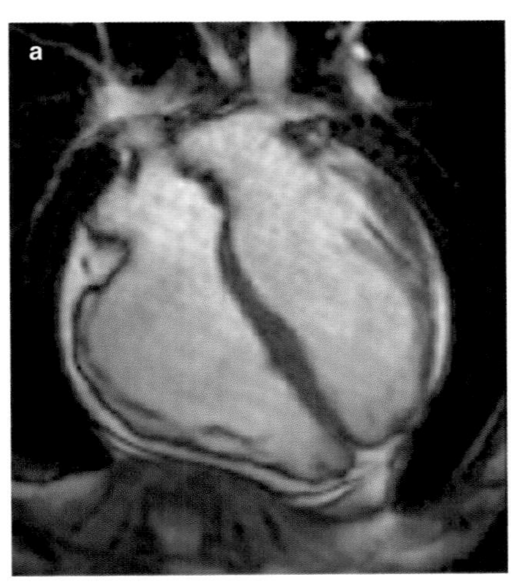

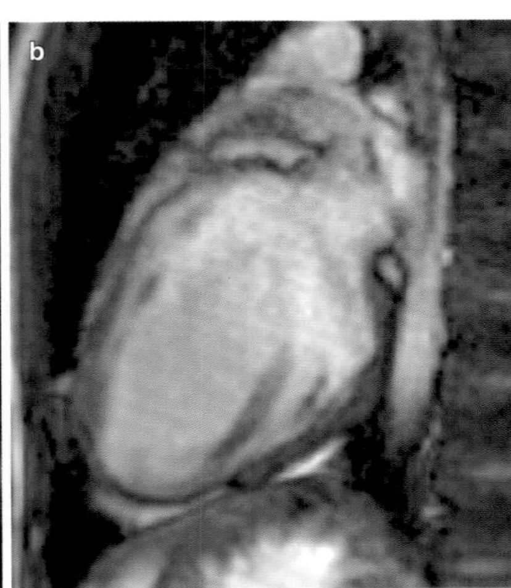

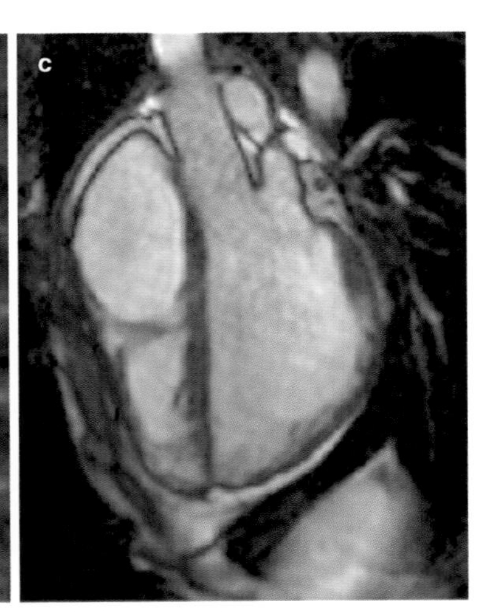

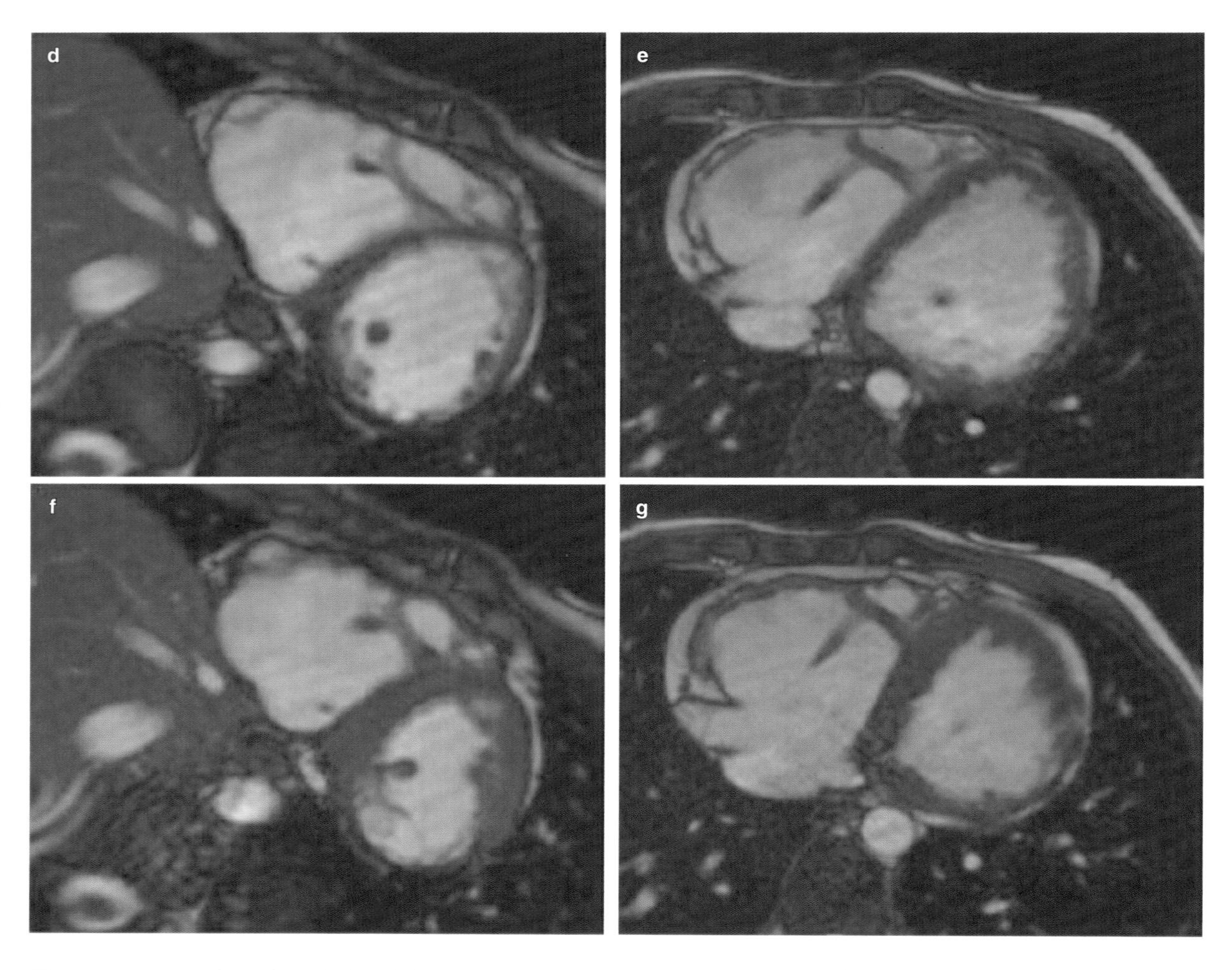

图 11.10 SSFP 电影序列成像。舒张末期静帧，四腔心视图（a）、两腔心视图（b）、三腔心视图（c）、中部短轴位视图（d）、轴位视图（e）；收缩末期静帧，中部短轴位视图（f）、轴位视图（g）

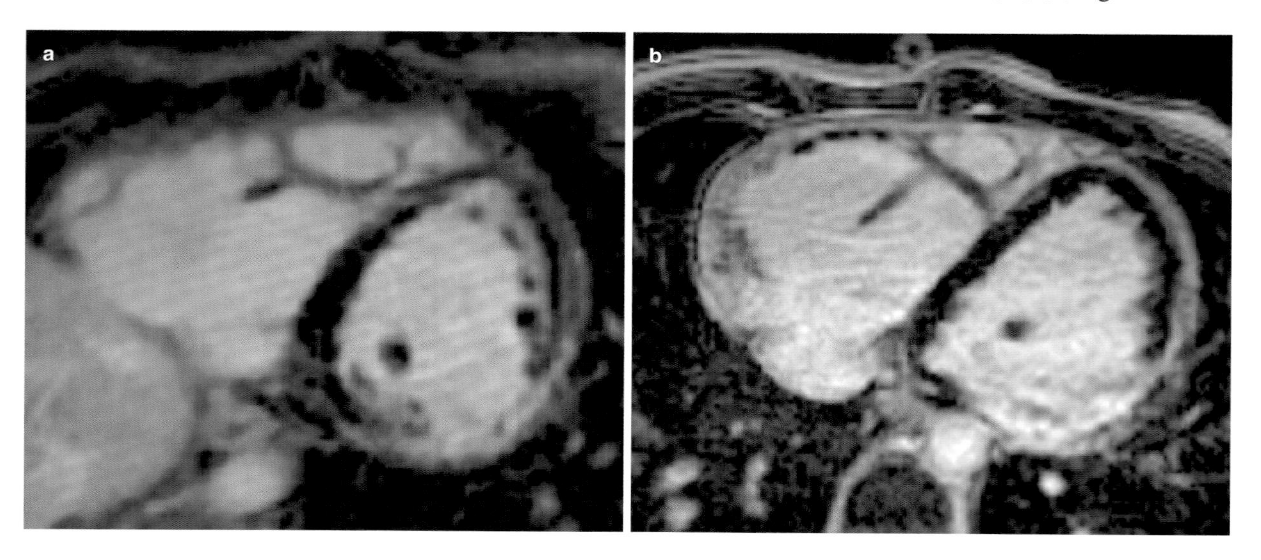

图 11.11 LGE 成像。中部短轴位视图（a），轴位视图（b）

病例 6　新型冠状病毒感染后赛前诊断为轻度局灶性下室间隔肥厚

患者男，21 岁，足球裁判员，在感染新型冠状病毒后重返赛场前进行心血管检查。患者无症状，无 SCD 及心血管病家族史，运动心电图显示应力峰值时室性早搏，超声心动图显示 LV 间隔厚度为 13mm。CMR 显示 LV 无扩张伴不对称性肥厚（图 11.12，视频 11.12~11.14）。不对称性 LV 心肌肥厚呈螺旋状逆时针分布，室壁最大厚度为 13mm，位于前间隔基底部，同时前外侧乳头肌也肥大，LVEF 正常，而心尖部收缩完全闭塞，双心房内径均在正常范围之内，在组织特征方面，T1 和 T2 mapping 值均在正常范围内（970ms 和 51ms）（图 11.13）。LGE 对比成像显示非缺血性延迟强化，呈斑片状分布，局限于 RV 下插入点（图 11.14，白色箭头）。患者的心肌肥大（病灶局限于室间隔下部）、超高 LVEF、收缩期心尖闭塞和斑片状 LGE 均符合非运动适应所致的 LV 肥厚，应考虑为早期 HCM。

视频 11.12

视频 11.13

视频 11.14

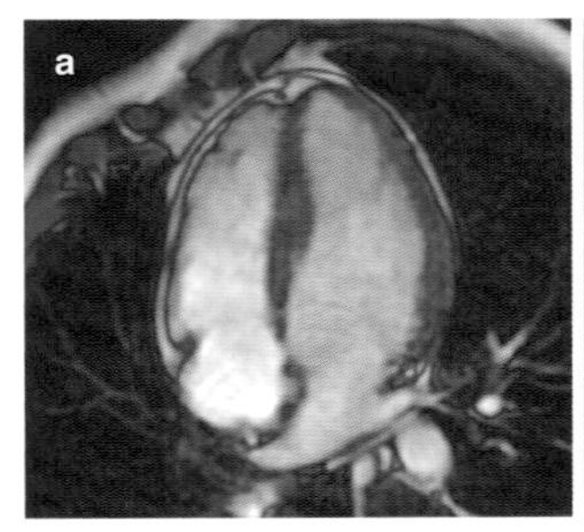

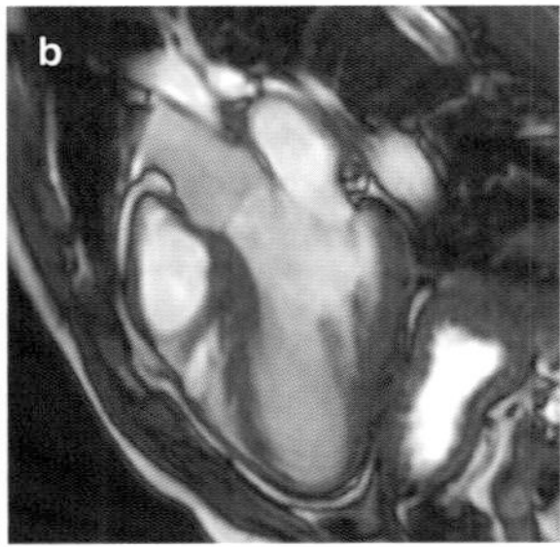

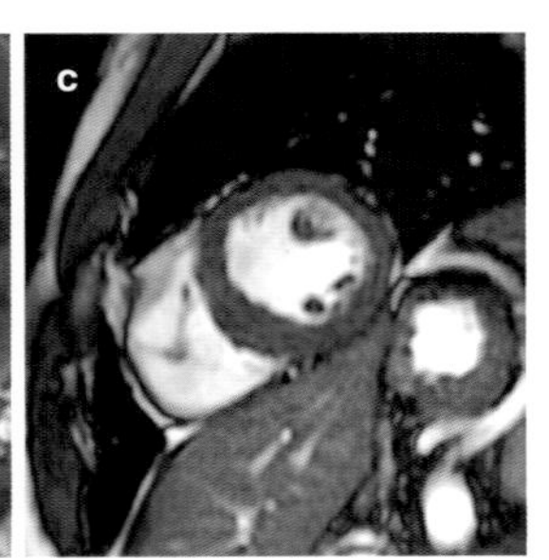

图 11.12　SSFP 电影序列成像。四腔心视图（a），三腔心视图（b），短轴位视图（c）

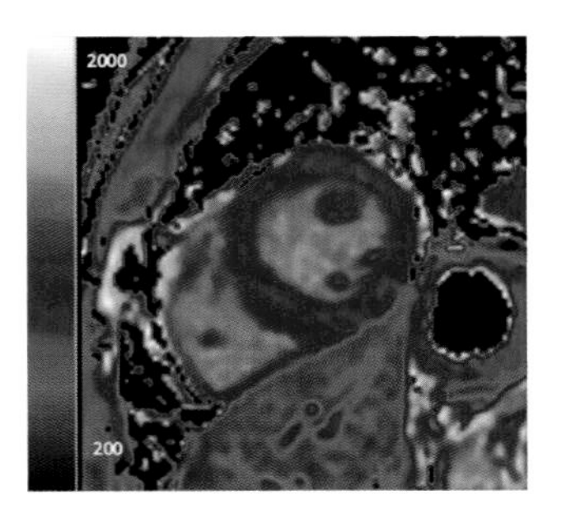

图 11.13　T1 mapping（MOLLI）中部短轴位

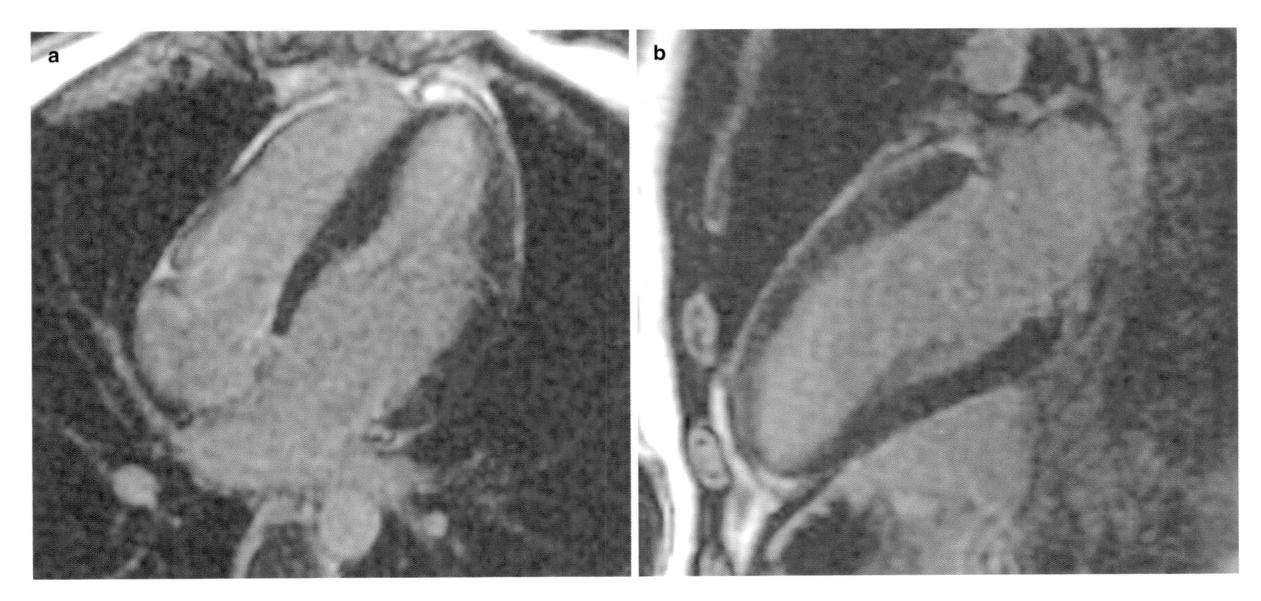

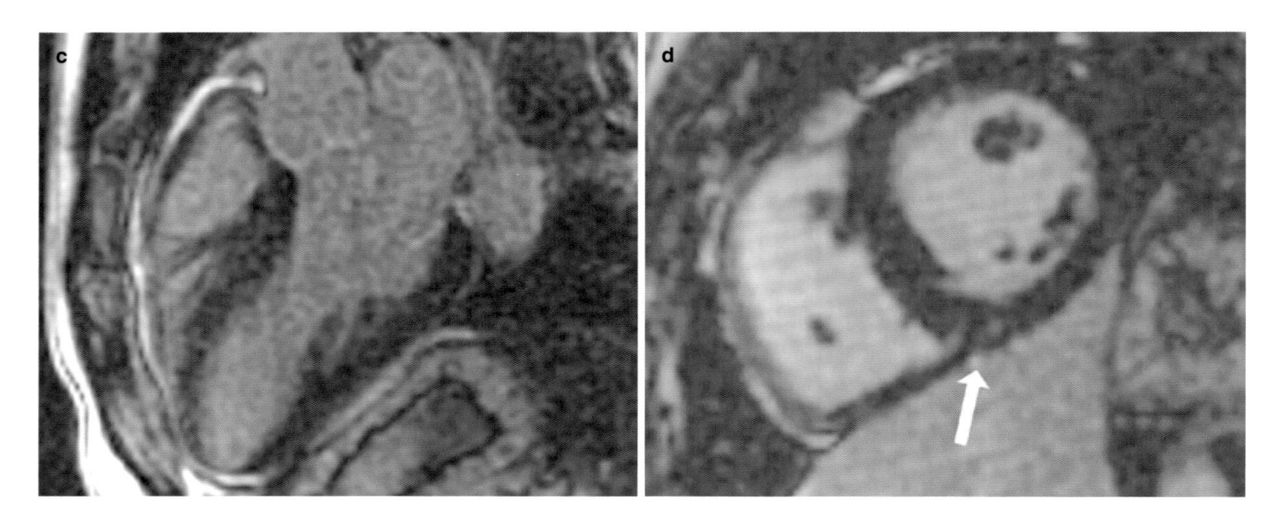

图 11.14　LGE 对比成像。四腔心视图（a），两腔心视图（b），三腔心视图（c），短轴位视图（d）

病例 7　中年非竞技型运动员相对性心尖肥大

患者男，43 岁，高加索人，因“12 导联心电图（DI、aVL、V_5、V_6）侧位 T 波倒置”而接受心脏影像学检查。超声心动图提示 LV 心尖部室壁厚度异常，动态心电图显示罕见室性早搏（LBBB 形态，电轴右偏）。患者从事耐力型运动（每周训练 6 小时）。CMR 检查显示 LV 容积正常，LV 质量在正常高值范围内，LV 基底段室壁厚度均在正常范围（室间隔 11mm，下侧壁 9mm）之内，心尖部室间隔厚度为 9mm，心尖部下侧壁厚度为 12mm，相对心尖部肥厚（心尖 / 基底部壁厚度比＞ 1）（图 11.15，视频 11.15~11.17），LVEF 随着 LV 心尖收缩闭塞而增加（79%），双心房的大小都在正常范围之内。在 LGE 对比成像序列上未发现异常强化区域（图 11.16）。心尖相对于 LV 肥厚、EF 超常、收缩末期心尖闭塞等均与运动员心脏重构无关，即使不符合目前的 HCM 标准，也怀疑是处于早期阶段。

视频 11.15

视频 11.16

视频 11.17

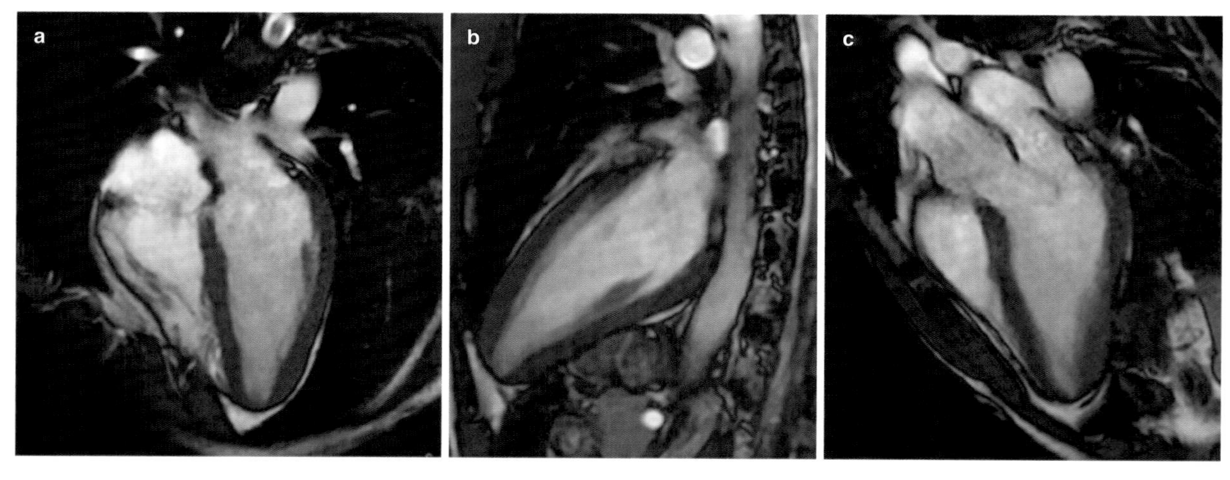

图 11.15　SSFP 电影序列成像。四腔心视图（a），两腔心视图（b），三腔心视图（c）

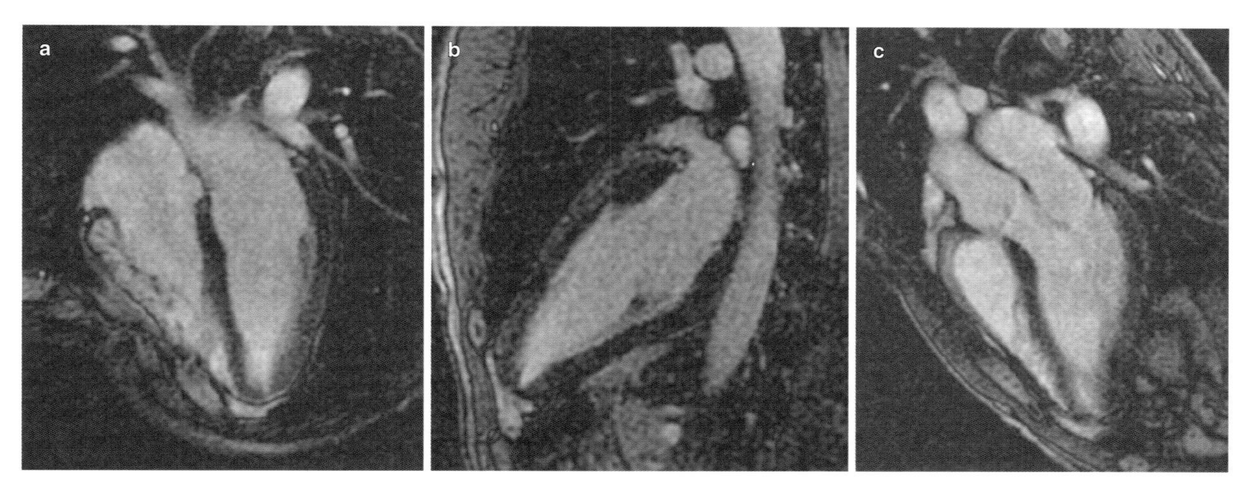

图 11.16　LGE 对比成像。四腔心视图（a），两腔心视图（b），三腔心视图（c）

病例 8　青少年女性的心悸症状：左心室心肌致密化不全

患者女，15 岁，排球运动员，因“心悸”就诊于心内科，其静息心电图正常，既往无相关病史，无心肌病及 SCD 家族史。超声心动图显示 LV、RV 容积及功能正常，LV 肌小梁增多，12 导联 24 小时动态心电图监测显示偶见孤立性室性早搏。患者接受了 CMR 检查，电影图像显示 LV 肌小梁增多，舒张期非致密心肌与致密心肌比值大于 2.3（图 11.17a，视频 11.18），RV 心尖部分小梁也明显增多。容积定量显示 LV 轻度扩张，LV 收缩功能轻度减低，这些特征不符合运动员心脏重构，因此该患者被诊断为 LV 心肌致密化不全。LGE 对比成像未检测到 LV 异常强化区域（图 11.17b）。患者开始接受小剂量 β 受体阻滞剂治疗并针对性制订运动处方而进行心肺试验。

视频 11.18

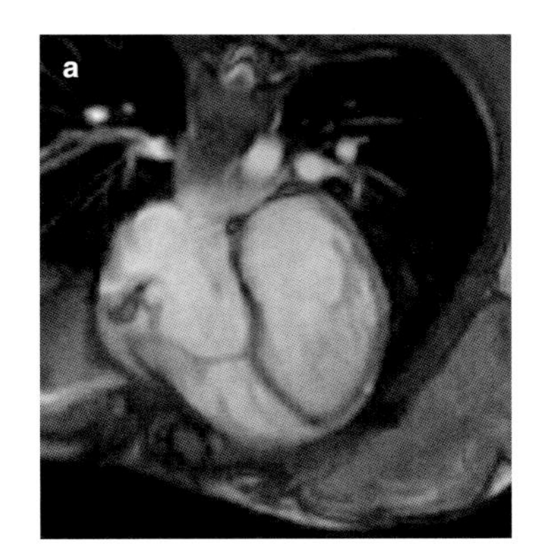

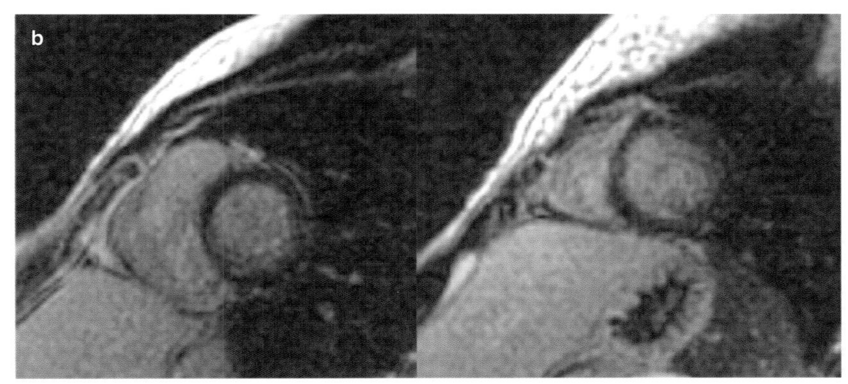

图 11.17　SSFP 电影序列成像四腔心视图，舒张末期静帧（a）；LGE 对比成像短轴位视图（b）

病例 9　足球运动员运动相关性晕厥：心律失常性心肌病

患者男，22 岁，足球运动员，因“运动时突发晕厥”接受 CMR 检查。其祖父在 50 岁时突然去世，既往无特殊病史。静息心电图显示电轴右偏（图 11.18）。动态心电图显示运动时诱发的复杂、多形性室性早搏。超声心动图未见明显异常。CMR 显示轻度不均匀的 LV 扩张（LVEDV/RVEDV 1.19），双心室的收缩功能正常（图 11.19，视频 11.19）。T2WI 和 T2 mapping 序列均未见水肿区域，LV 中－基底段的下壁和下侧壁以及心尖部下段出现心外膜下分布的非缺血性 LGE（图 11.20）。患者进行了电生理检查，没有诱发任何室性心动过速。电解剖研究证实了 LV 内瘢痕的存在。基因检测发现 *JUP*（连接斑株蛋白）基因 5′ 端区域存在一个突变，标记为不确定意义的变异。最可能的诊断是累及 LV 的致心律失常性心肌病。基于存在结构性疾病（左室致心律失常性心肌病）以及多形性室性心律失常和运动性晕厥，不建议进行竞技运动。

视频 11.19

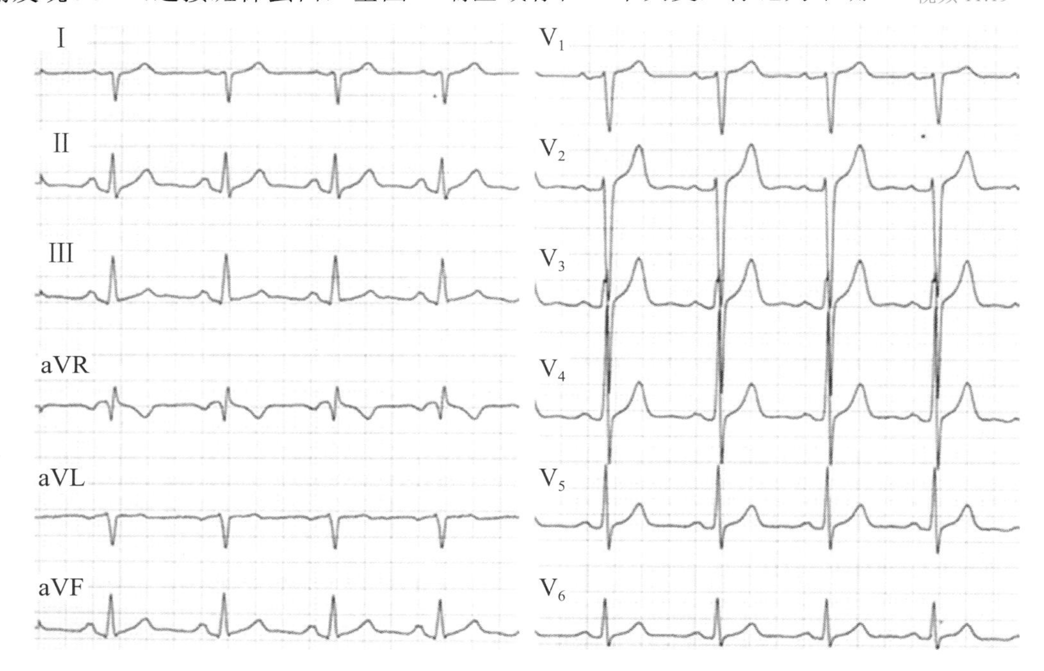

图 11.18　12 导联心电图

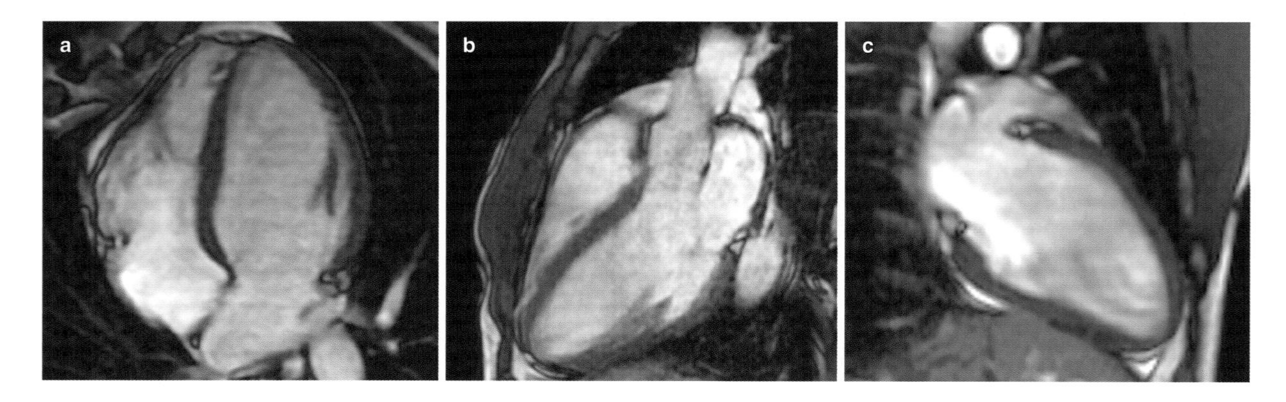

图 11.19　SSFP 电影序列成像。四腔心视图（a），三腔心视图（b），两腔心视图（c）

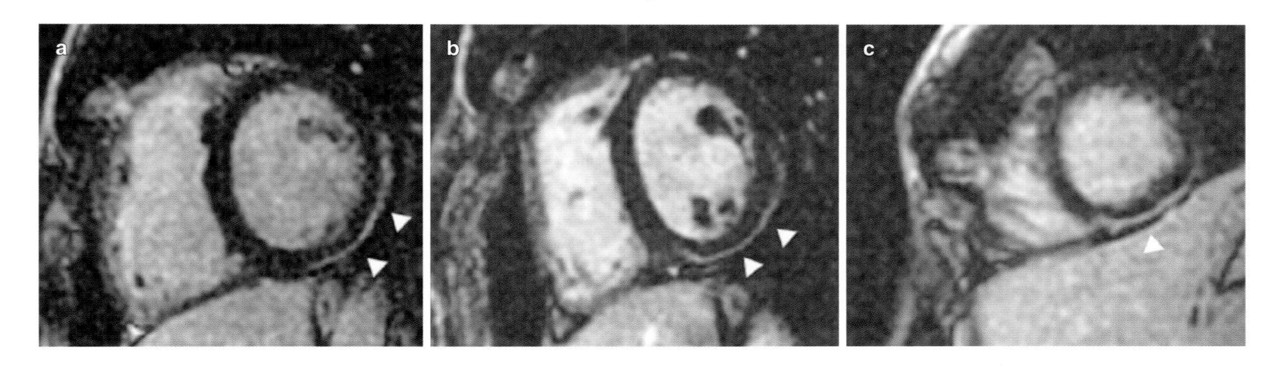

图 11.20　LGE 成像。短轴位基底部（a），中部（b），心尖部（c）

病例 10　青少年运动员 T 波倒置：肥厚型心肌病

患儿男，14 岁，高加索人，篮球运动员，因“静息心电图胸前导联（V_1~V_3）T 波倒置”就诊于心内科（图 11.21），患儿无症状，无心肌病病史，无 SCD 家族病史，超声心动图显示向心性左室肥厚，射血分数正常（图 11.22），12 导联 24 小时动态心电图监测及运动试验均未见心律失常。患者进行了 CMR 检查，对比剂注射后 SSFP 电影序列成像发现 LV 收缩功能正常而 LV 心肌肥大，特别是乳头肌内出现高信号（图 11.23，视频 11.20）。LGE 显示两乳头肌均出现延迟强化（图 11.23），因此临床将其首诊为 HCM，并行基因检测。停训 12 个月后复查心电图显示 V_1~V_4 导联大量 T 波倒置（图 11.24），基因检测结果为糖原贮积症III型。

视频 11.20

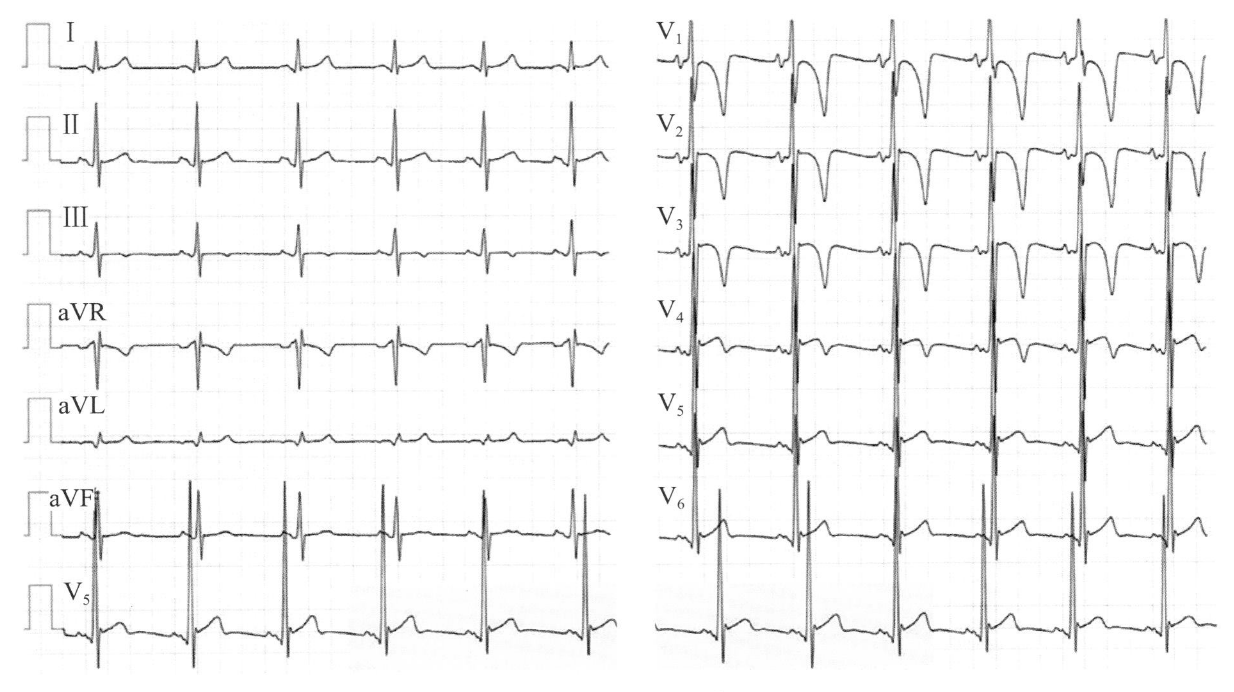

图 11.21　12 导联心电图

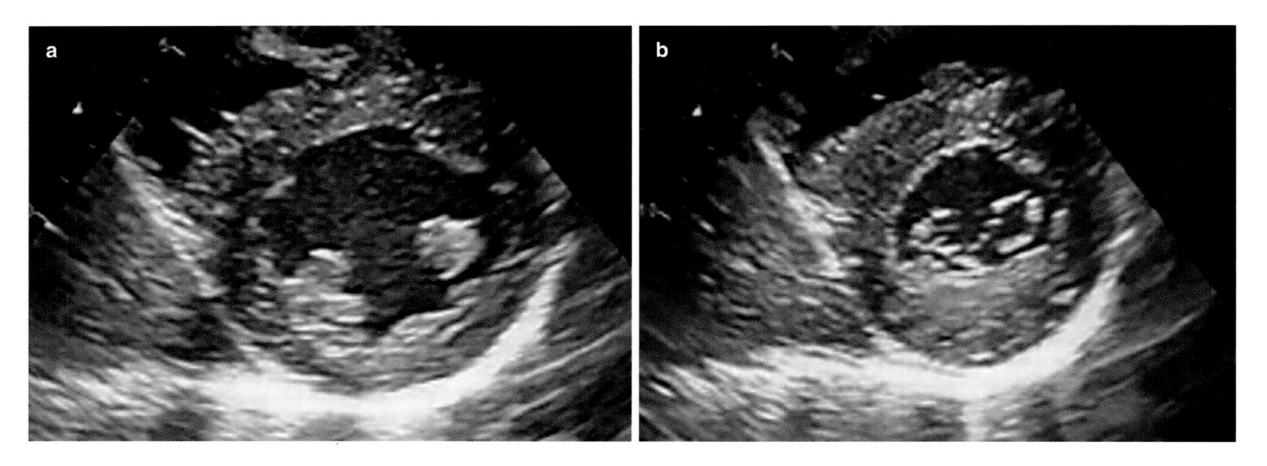

图 11.22　超声心动图中部短轴切面。舒张末期静帧（a），收缩末期静帧（b）

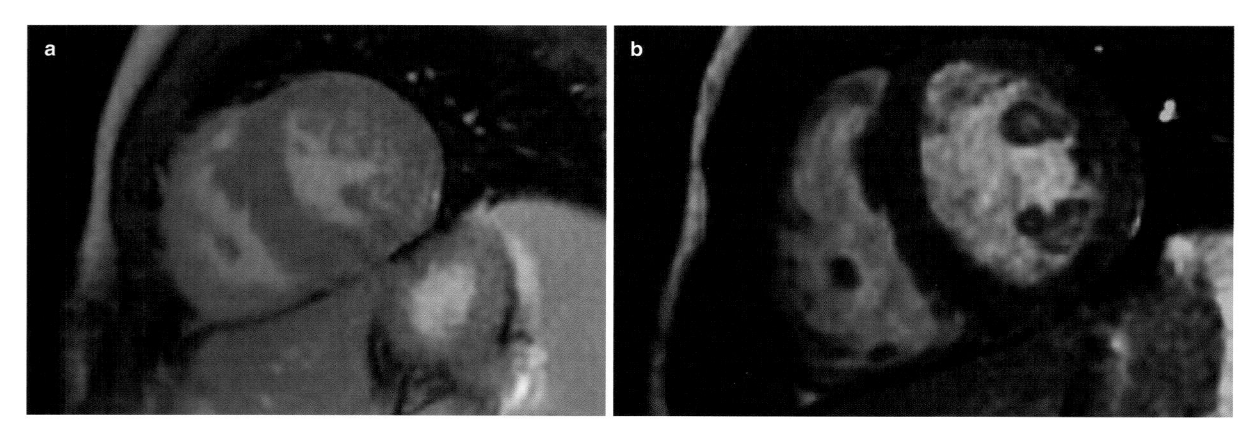

图 11.23　SSFP 电影序列成像中部短轴视图。舒张末期静帧（a），LGE（b）

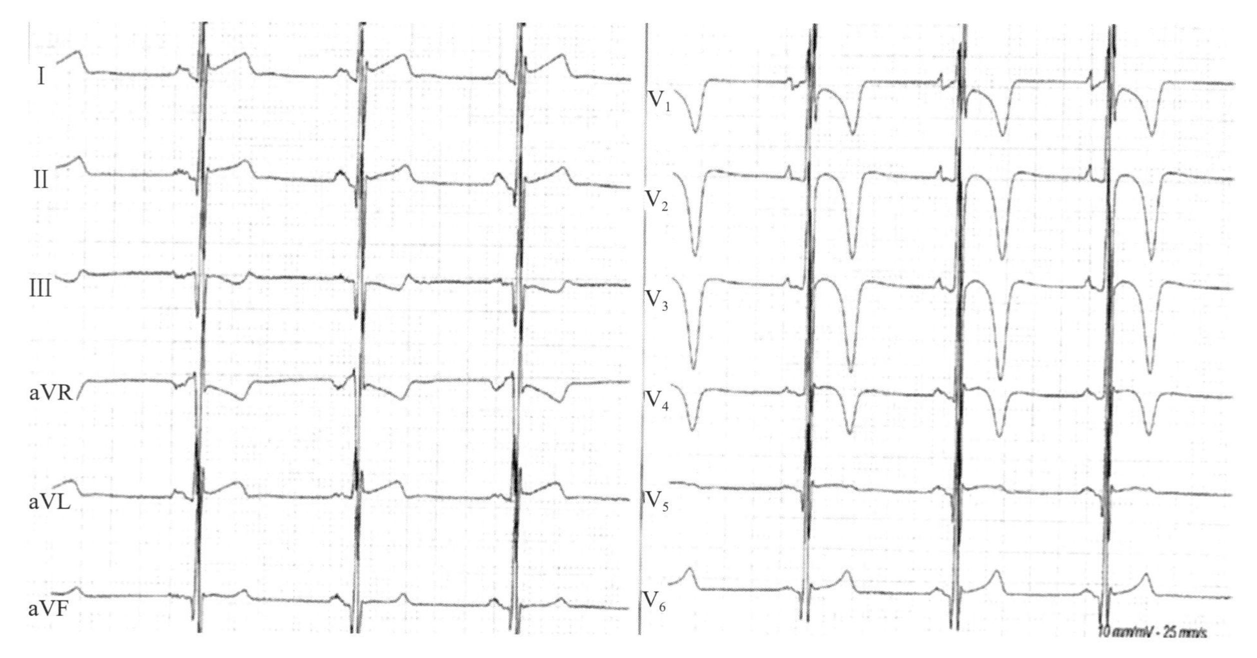

图 11.24　停训 12 个月后 12 导联心电图

经验与教训

- 运动引起的心脏适应性变化可能与不同的运动项目和训练量有关。应收集与运动有关的信息（具体项目、训练量和强度），以便正确解释心脏影像学结果。
- 在使用心脏成像技术研究运动员时，不应使用久坐受试者的标准参考值范围。
- 虽然体育项目之间是有差异存在的，但都应符合生理性适应的一般特征。
- 单心室扩张为主，室壁肥厚不伴左心室扩张，局灶性肥厚，心脏重构与左心室收缩不成比例，上述情况都应该怀疑心肌病存在。
- 极限耐力型运动诱导心脏适应，具有显著的双心室扩大、可能的轻度 RV 功能障碍和正常低位双心室 EF。在这种情况下，SV 应该是正常高值，心房通常是轻度扩张的。
- 与心肌病相关的辅助性甚至非诊断性特征的出现进一步增加了病理的相似性，其中包括乳头肌异常、心肌裂隙、EF 异常，球形指数显著增加。
- 局限于 RV 插入点的 LGE（如果作为一种孤立的发现）是运动人群的常见良性表现，然而，如果强化延伸至室间隔和 LV 游离壁则应被认为是一种病理表现。
- 运动员心脏局部心肌 T1 mapping 值应接近正常参考值的下限，ECV 值不应增加。
- CMR 可用于运动员心肌重构和心肌病的鉴别诊断，或者用在患者心电图异常、症状明显或心律失常出现之后，超声心动图诊断不够理想的情况下。

小　结

CMR 是鉴别运动员心脏和心肌病有价值的工具。在超声心动图不能确诊的情况下，CMR 可以提供心脏有关形态和功能的信息。但是，CMR 也具有一定的局限性，这与缺乏针对运动项目的形态和功能正常参考值有关。依据心腔的适应性改变原理，结合充分考虑额外的临床和仪器检查，可以用于正确解释成像结果。

此外，通过提供组织特征，CMR 可以提示不属于运动员适应性改变的心肌异常表现。

参考文献

[1] PELLICCIA A，SHARMA S，GATI S，et al. 2020 ESC Guidelines on sports cardiology and exercise in patients with cardiovascular disease. Eur Heart J，2021，42（1）：17-96.

[2] PELLICCIA A，MARON BJ，SPATARO A，The upper limit of physiologic cardiac hypertrophy in highly trained elite athletes. N Engl J Med，1991，324（5）：295-301.

[3] LUIJKX T，CRAMER MJ，PRAKKEN NH，et al. Sport category is an important determinant of cardiac adaptation：an MRI study. Br J Sports Med，2012，46（16）：1119-1124.

[4] D'ASCENZI F，ANSELMI F，PIU P，et al. Cardiac Magnetic Resonance Normal Reference Values of Biventricular Size and Function in Male Athlete's Heart. JACC Cardiovasc Imaging，2019，12（9）：1755-1765.

[5] ZORZI A，MARRA M P，RIGATO I，et al. Nonischemic Left Ventricular Scar as a Substrate of Life-Threatening Ventricular Arrhythmias and Sudden Cardiac Death in Competitive Athletes. Circ Arrhythm Electrophysiol，2016，9（7）：e004229.

[6] MCDIARMID AK，SWOBODA PP，ERHAYIEM B，et al. Athletic Cardiac Adaptation in Males Is a Consequence of Elevated Myocyte Mass. Circ Cardiovasc Imaging，2016，9（4）：e003579.

[7] PELLICCIA A，CASELLI S，SHARMA S，et al. European Association of Preventive Cardiology（EAPC）and European Association of Cardiovascular Imaging （EACVI） joint position statement：recommendations for the indication and interpretation of cardiovascular imaging in the evaluation of the athlete's heart. Eur Heart J，2018，39（21）：1949-1969.

第十二章　心肌炎和炎症性心肌病

Giovanni Camastra，Federica Ciolina，Manuel De Lazzari，Cristina Basso

黄珊珊　雷　威　赵　婧　译　李永斌　雷晓燕　审

引　言

心肌炎是一种具有不同病因和不同临床表现的心肌炎症性疾病。通常由病毒感染引起，也可由其他病原体（如细菌或原虫）以及毒素或超敏药物反应引起，或是由自身免疫和全身免疫介导的疾病（如结节病）引发。急性心肌炎的临床表现具有异质性，起病时典型表现为梗死样症状，常伴有动态心电图改变；除此之外，还可能表现为近期新发的心力衰竭或心律失常。当心肌炎与心功能不全和心室重构相关，被称为炎症性心肌病。因心肌炎临床特征变化多样并与其他急性 / 亚急性心脏病表现相重叠，使其诊断具有挑战性。

心肌炎可表现为急性、暴发性、亚急性和慢性病程。急性心肌炎定义为从症状出现到明确诊断时间不超过 1 个月。暴发性心肌炎是一种严重的、进展迅速的急性心肌炎，伴有心源性休克，需要正性肌力药物或机械循环辅助支持。亚急性心肌炎是由持续 / 反复的心肌炎症刺激引起的持续性心肌损伤，定义为从症状出现到明确诊断时间 1~3 个月[1]，但如果有证据表明既往存在活动性心肌炎，也可定义为愈合性心肌炎。慢性炎症性心肌病（chronic inflammatory cardiomyopathy，chronic infl-CMP）提示心肌持续存在炎症，是年轻人猝死较常见的原因之一[2]。在部分患者中，炎症可造成广泛的瘢痕形成，导致左室重构，最终发展成 DCM 或收缩功能减低性非扩张型心肌病。

虽然 EMB 被认为是诊断心肌炎的金标准[3]，且其组织学、免疫学和免疫组化病理标准均已确立，但 EMB 是一项有创检查且有一定的风险，因此并不常规使用。目前建议仅限于在特定的临床情况下使用（如心力衰竭、致死性心律失常、慢性迁延性心肌炎），并不包括临床上最常见的心肌炎（如梗死样心肌炎）。在后一种情况下，如果患者血流动力学稳定且心肌收缩功能良好，则可能不需要进行 EMB。CMR 被认为是诊断急性心肌炎的最佳无创成像方式，这也是因为该疾病具有自限性且预后良好。

在过去的 10 年里，CMR 显著提高了疑似急性心肌炎患者的诊断水平[4-6]。CMR 是定量评估双心室容积、EF 和心脏质量的金标准，大多数情况下，CMR 能够高精度地发现心肌炎症征象，包括组织水肿、心肌充血和心肌坏死区域。心肌炎的心肌损伤局限于心外膜或心肌层，心内膜较少累及，而缺血性心脏病的心肌损伤大多局限于心内膜或呈透壁性。目前，CMR 是临床疑似急性心肌炎患者或胸痛、冠状动脉正常、肌钙蛋白升高患者的推荐检查方法，用于鉴别缺血性和非缺血性病因[7-8]。CMR 对梗死样表现心肌炎的敏感性较高，对心肌病表现的敏感性较低，对有心律失常表现的敏感性更低[9]。虽然 CMR 容易发现炎症性心肌病，但不能确定根本病因。

2009 年提出了最初的路易斯湖标准（Lake Louise Criteria，LLC），该标准确定了三项心肌炎的特征以及对应的 CMR 表现[10]：①心肌充血，钆增强显示 EGE；②心肌水肿，即心肌 T2 弛豫时间增加或 T2WI 信号增高；③ LGE 提示心肌坏死 / 纤维化。若存在三项标准中的两个即可诊断急性心肌炎，其灵敏度为 74%，特异度为 86%。近年来，磁共振定量成像技术在心肌炎中的应用越来越广泛，可以直接定量测量心肌组织参数（主要为 T1 和 T2），且具有高敏感性。路易斯湖标准最近进行了更新，包括 T2 mapping 测定心肌水肿，初始 T1 及 ECV mapping 评价心肌炎性损伤情况[11]。

根据浸润的细胞类型，心肌炎可分为淋巴细胞性、嗜酸性粒细胞性、巨细胞性或肉芽肿性。

心肌炎实际发病率尚不清楚。急诊患者中，急性心肌炎是心源性胸痛第二大常见原因。文献显示，在最初被诊断为 MINOCA 的患者中，心肌炎的发病率差异很大[7-8]。急性心肌炎主要发生在年轻患者，男性多于女性。免疫检查点抑制剂（immune check-point inhibitor，ICI）相关心肌炎现已被认识，其诊断率因医生对该病认识的提高和接受 ICI 治疗的患者人数增加而有所增加[12-13]。新型冠状病毒感染与包括心肌炎在内的多种心脏并发症有关[14]。嗜酸性粒细胞性心肌炎（eosinophilic myocarditis，EM）与全身情况、药物超敏反应或寄生虫感染有关，EM 并不常见，但其发病率可能被低估，该病呈现独特的 CMR 特征[15]。结节性心肌炎在 5% 的系统性结节病患者中发生，而高达 20% 的心脏结节病是独立存在的，因此临床医生的怀疑和对其特征的认识非常重要[16]。巨细胞性心肌炎是一种严重而罕见的心肌炎类型，预后较差，应尽早使用免疫抑制剂治疗，并且必须进行 EMB。

EMB 在确定急性心肌炎和慢性炎症性 CMP 的潜在病因和决定临床个体化治疗方面有关键作用，但实际上其在适应证范围内也未被充分使用。值得注意的是，当临床症状和 CMR 特征不典型、不确定或难以解释时，必须考虑 EMB：非缺血性 LGE 相关的心肌水肿也可以出现在其他不同和特殊心肌疾病中（如致心律失常性心肌病的活动期），但治疗方法完全不同[16-18]。

即使在心肌炎急性期，CMR 对评估预后也至关重要。急性心肌炎时出现的 T 波倒置与一过性透壁性心肌水肿有关，但在随访期间不会导致心室功能障碍[16]。此外，在 LVEF 正常的急性心肌炎患者中，尽管 LVEF 正常，但 LGE 的存在提示不良心血管事件和不良预后的风险增加[4-6]。在急性心肌炎患者中，LGE 的程度是一个动态变化过程，急性期主要与组织水肿和坏死有关，随着时间的推移逐渐消失，在晚期，LGE 主要反映炎症后的心肌纤维化。因此，6 个月后复查 CMR 可提高评估预后的价值[17]：在 6 个月的 CMR 中出现无水肿的 LGE 提示与较差的预后有关，尤其是病灶位于室间隔中层时。出现 LGE 而无水肿可能代表明确的纤维化，而出现水肿则表明仍有恢复的可能。更大规模的前瞻性试验将有助于规范心肌炎的诊断和治疗策略[18]。

病例 1　急性心肌炎伴梗死样表现

患者 21 岁，因“胸痛伴发热、肌钙蛋白升高”从外院转入我院 CCU。患者常规心电图和超声心动图未见异常。患者住院期间反复胸痛，下壁导联 ST 段明显抬高。因此，紧急行 CAG，结果显示冠状动脉正常。CAG 术后数小时，患者再次出现胸痛，心电图显示下壁、后壁和侧壁导联 ST 段抬高（图 12.1）。心电监护显示室上性心动过速和室性早搏。超声心动图显示全心收缩力明显下降（EF 30%），前壁、室间隔及下壁室壁运动消失。24 小时后复查超声心动图显示 EF 45%，室间隔中部至基底部持续性运动消失，前壁和下壁中部至基底部运动功能减退。随后 CMR 证实 EF 降低（图 12.2a~c，视频 12.1~12.3），并显示室间隔、前壁和下壁存在水肿和中层 / 心外膜下 LGE，符合近期非缺血性坏死的特征（图 12.2d~h）。此外，还有心包积液（图 12.2h）。患者自身抗体谱多种柯萨奇病毒株检测呈阳性。出院前超声心动图提示心脏收缩功能恢复（EF 50%）。3 个月后随访 CMR 显示心肌收缩力正常（图 12.3d、e，视频 12.4、12.5），LGE 面积略有减少（图 12.3g~i），水肿明显减轻（图 12.3a~c）。随访过程中，无不良事件发生。

视频 12.1

视频 12.2

视频 12.3

视频 12.4

视频 12.5

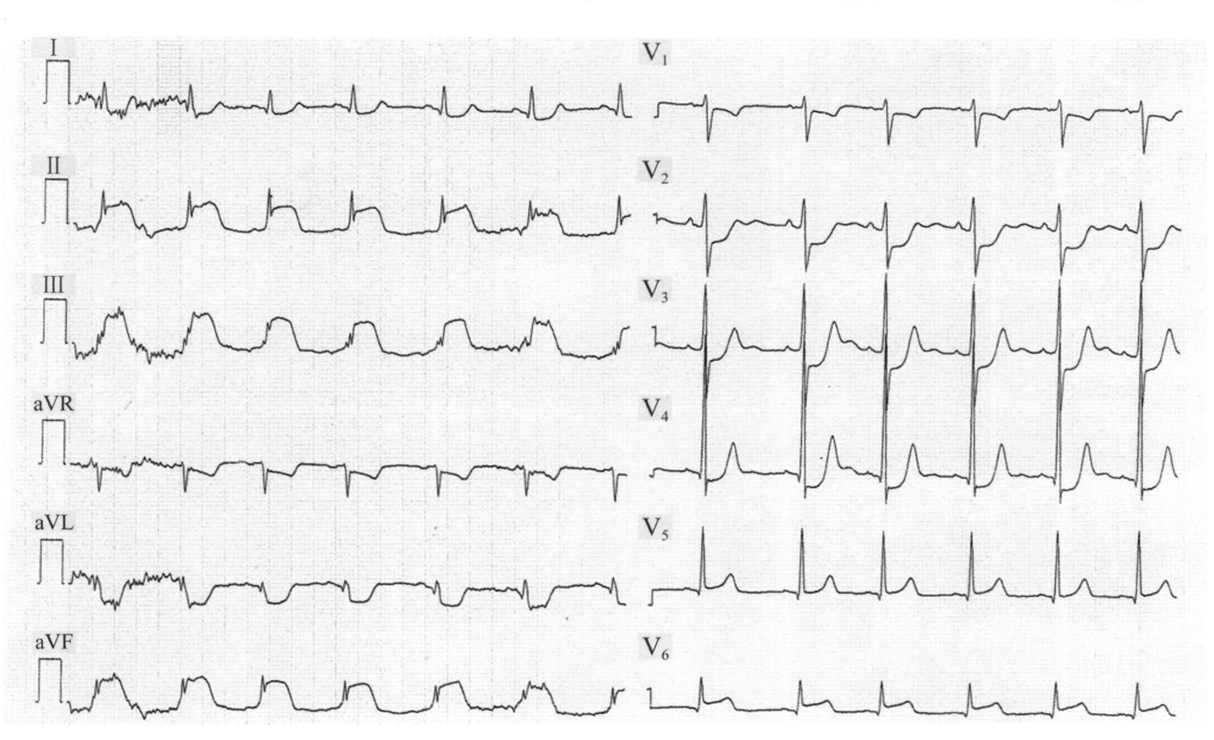

图 12.1　胸痛发作时的心电图

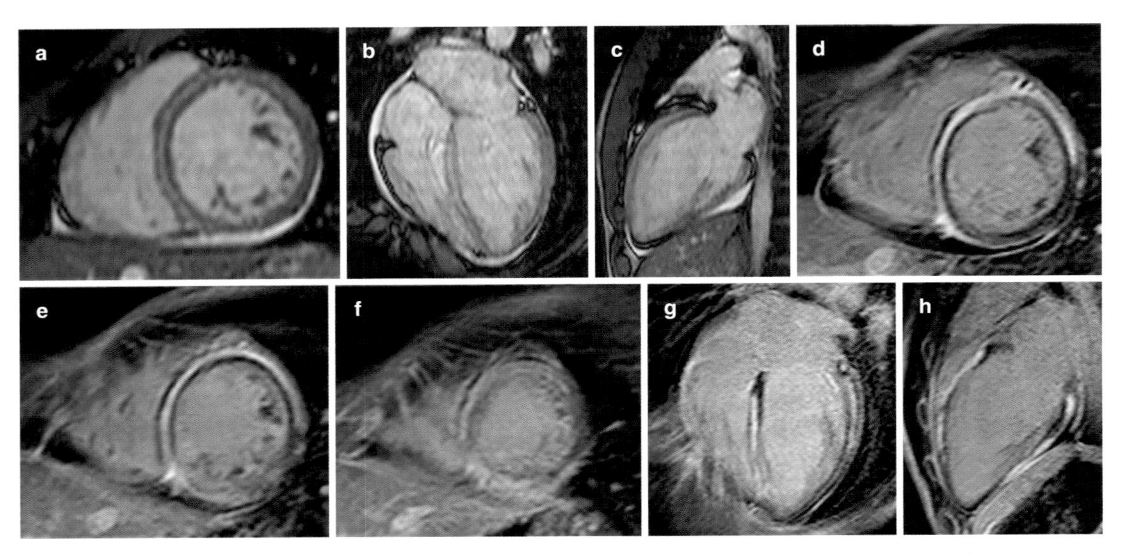

图 12.2　SSFP 电影序列成像，短轴位（a）、四腔心（b）、两腔心（c）；LGE 成像，短轴位（d~f）、四腔心（g）、两腔心（h）

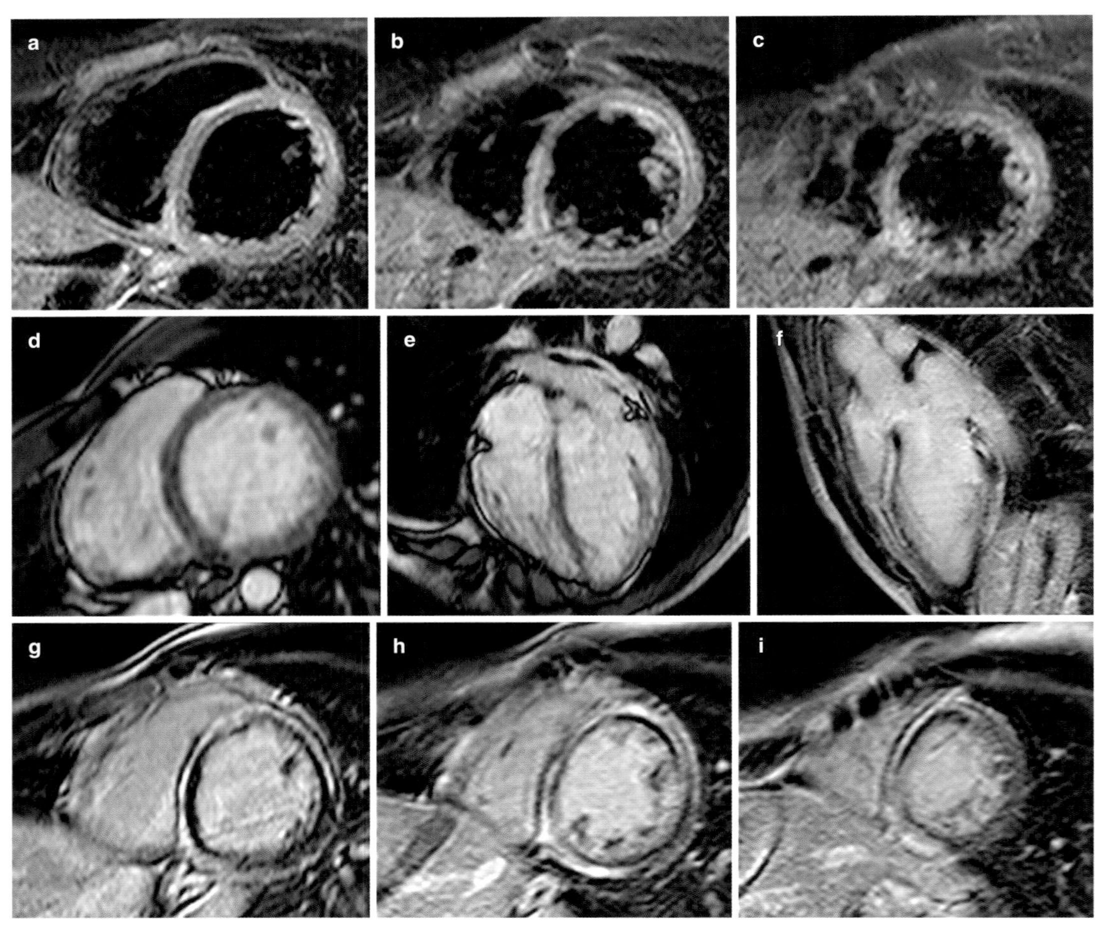

图 12.3　随访 STIR 序列成像，短轴位（a~c）；SSFP 电影序列成像，短轴位（d）、四腔心（e）；LGE 成像，三腔心（f）、短轴位（g~i）

病例 2　心梗样表现的急性心肌炎

患者 28 岁，无心血管危险因素，因“胸痛、发热”就诊于急诊科，hs-cTn 2154pg/mL（正常值＜ 14pg/mL）。心电图显示 V_1~V_2 导联 ST 段抬高。CAG 显示冠状动脉正常。超声心动图显示 LV 大小正常，室壁厚度正常，整体动力学正常，无局部室壁运动异常，部分心包强回声。胸部 X 线检查正常。病毒血清学检测阴性。患者使用大剂量抗炎药物治疗，并行 CMR 检查（图 12.4、12.5，视频 12.6、12.7）。CMR 提示前间隔、前壁和前侧壁存在水肿和 LGE，下壁也存在部分 LGE，并有微量心包积液。临床病程平稳，心肌酶和炎性坏死指标逐渐降低。随访期间，无不良事件发生，CMR 显示水肿消失、坏死面积缩小（图 12.6）。

视频 12.6

视频 12.7

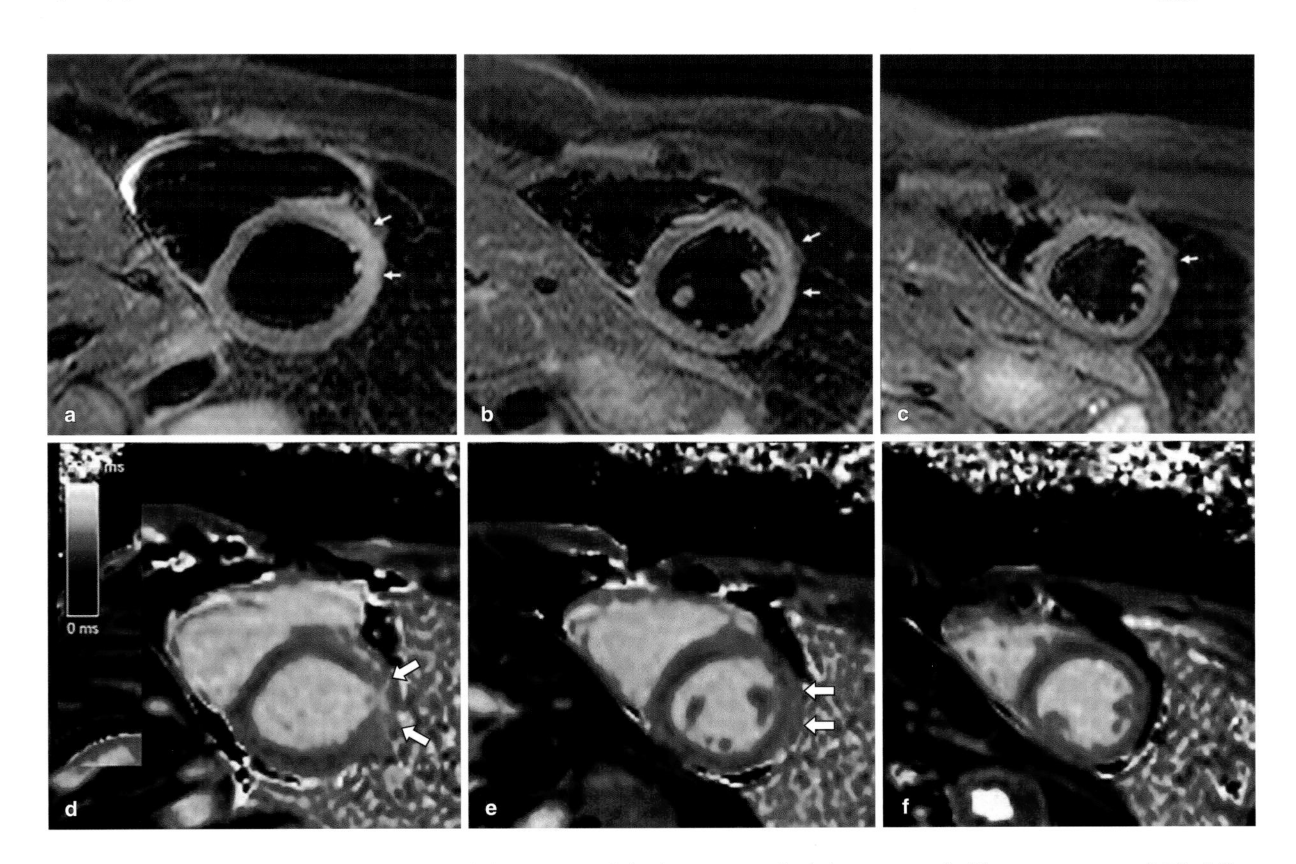

图 12.4　STIR 序列成像，短轴位基底部（a）、中间部（b）、心尖部（c）；初始 T1 mapping 序列成像，短轴位基底部（d）、中间部（e）、心尖部（f）

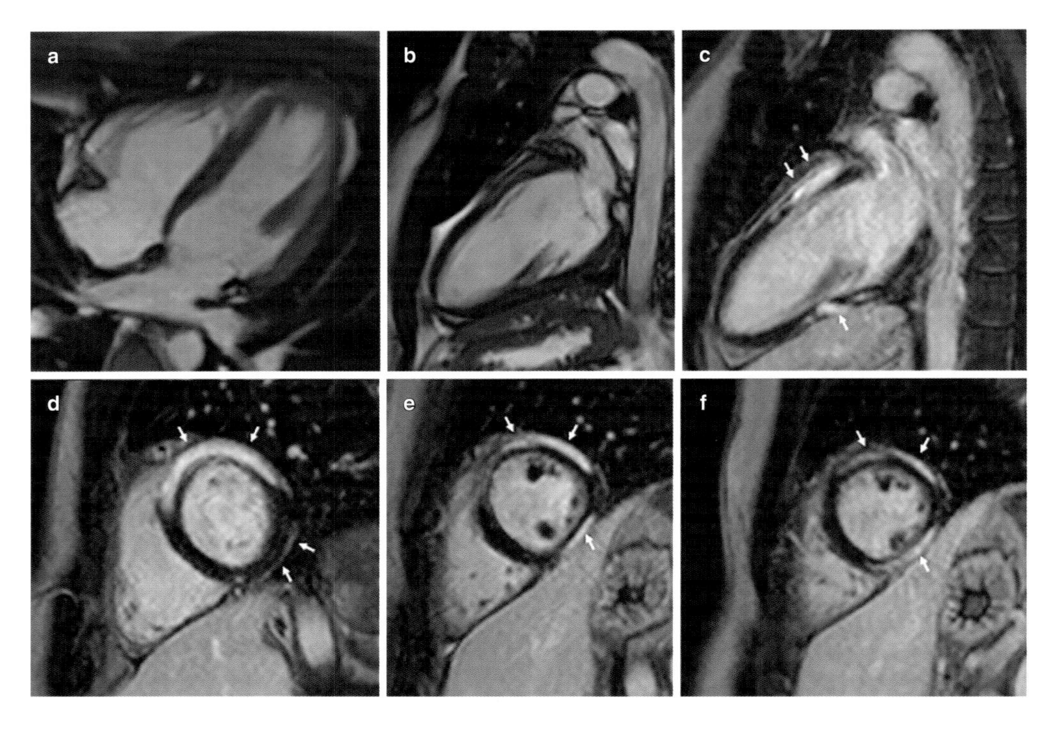

图 12.5 SSFP 电影序列成像，长轴位四腔心（a）、两腔心（b）；LGE 成像，长轴位两腔心（c），短轴位基底部（d）、中间部（e）、心尖部（f）

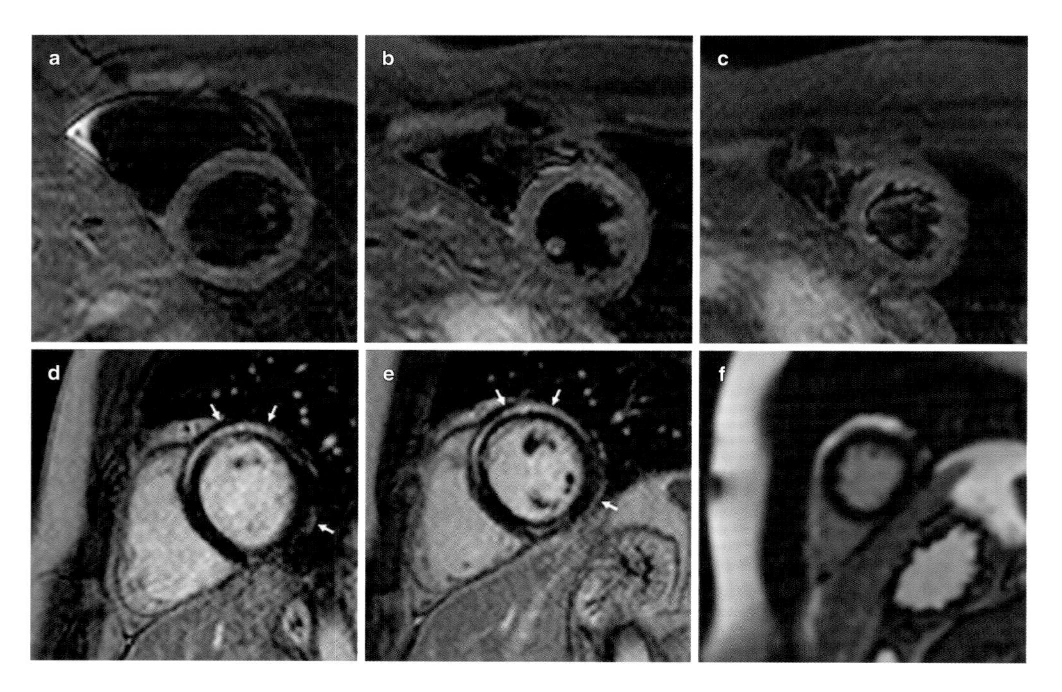

图 12.6 随访 STIR 序列成像，短轴位基底部（a）、中间部（b）、心尖部（c）；LGE 成像，短轴位基底部（d）、中间部（e）、心尖部（f）

病例 3　新型冠状病毒感染的心梗样表现急性心肌炎

患者男，55 岁，因“典型胸痛”收入新型冠状病毒感染冠心病监护病房。患者心电图显示非特异性 ST–T 波改变。hs–cTn 水平升高（峰值 3540ng/L，正常值＜ 14ng/L）。血常规提示淋巴细胞减少（470/μL，正常范围 1000~4800/μL）。鼻咽拭子新型冠状病毒抗原阳性。胸部 CT 提示间质性肺炎。动脉血气分析（吸入氧浓度 21%）$SatO_2$ 95%，PaO_2/FiO_2 310。超声心动图显示 LV 整体运动减弱，RV 功能正常。临床怀疑有心肌炎可能，对患者进一步行 CMR 检查，证实为全心运动功能减退伴收缩功能障碍（EF 40%）（视频 12.8、12.9）。

视频 12.8

视频 12.9

T2–STIR 序列（图 12.7a~d）和初始 T2 mapping 图（图 12.7f）显示心肌弥漫性高信号，提示水肿。初始 T1 mapping（图 12.8a）和增强后 T1 mapping（图 12.8b）显示弥漫性心肌扩张，提示坏死。几乎所有的 LV 节段可见 LGE（图 12.9b）。心肌水肿和非缺血性 LGE 证实了心肌炎的诊断。除心脏病外，CMR 还显示肺实质异常（图 12.9c）。

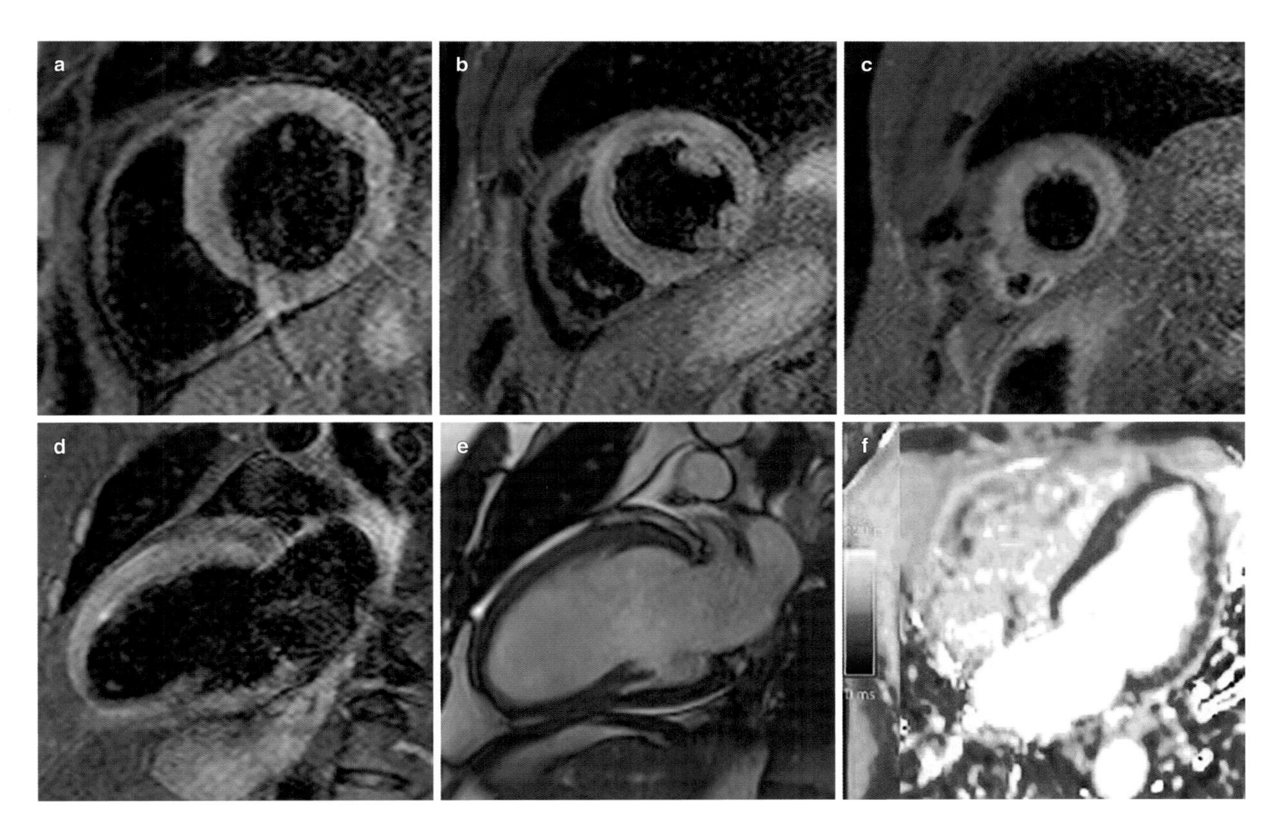

图 12.7　STIR 序列成像，短轴位基底部（a）、中间部（b）、心尖部（c），长轴位两腔心（d）；SSFP 电影序列成像，长轴位两腔心（e）；T2 mapping 序列成像，四腔心（f）

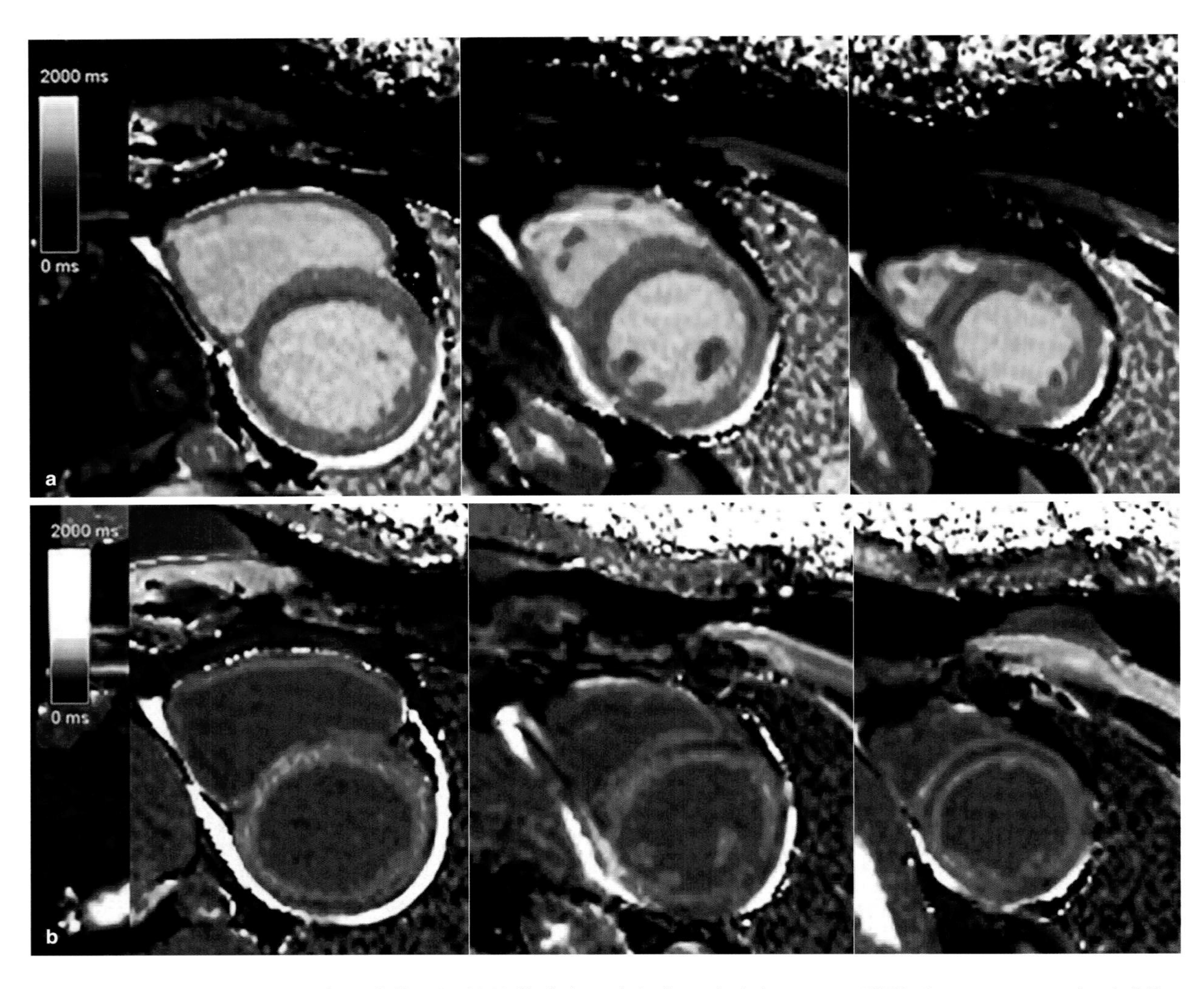

图 12.8　初始 T1 mapping 序列成像，短轴位基底部、中间部、心尖部（a）；增强后 T1 mapping 序列成像，短轴位基底部、中间部、心尖部（b）

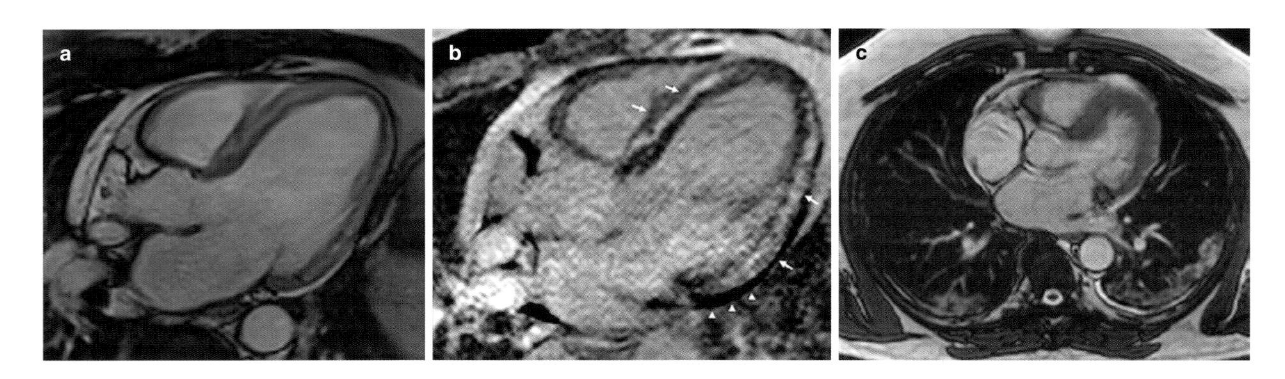

图 12.9　SSFP 电影序列成像，三腔心（a）；LGE 序列成像，三腔心（b）；胸部轴位 true-FISP 图像（c）

病例 4　急性嗜酸性粒细胞性心肌炎

患者女，36 岁，因“胸痛”急诊来院，无心肌病或 SCD 家族史，有吸烟史。实验室检查显示嗜酸性粒细胞相对增高（$1.41 \times 10^3/\mu L$ 或 11%），肌钙蛋白升高。CAG 结果正常。因此患者行 CMR 和 EMB。心功能图像显示 LV 大小正常，LVEF 轻度降低，心脏中部至心尖部肥厚（图 12.10a，最大厚度 13mm，白色箭头）和心尖部假腱索形成（红色箭头）致心肌重量轻度增加，但没有异常运动。RV 大小和功能正常。T2W TSE 序列显示心内膜下弥漫性高信号，累及乳头肌（图 12.10b、e）。注射对比剂后，出现弥漫性 LGE，心内膜下分布，累及乳头肌，需要注意的是同时伴有血栓形成（图 12.10c、f，红色箭头）。短轴位 EGE 图像显示血栓充填乳头肌（图 12.10d，红色箭头）。以上征象均提示嗜酸粒细胞性心肌炎，后经 EMB 证实[15]。

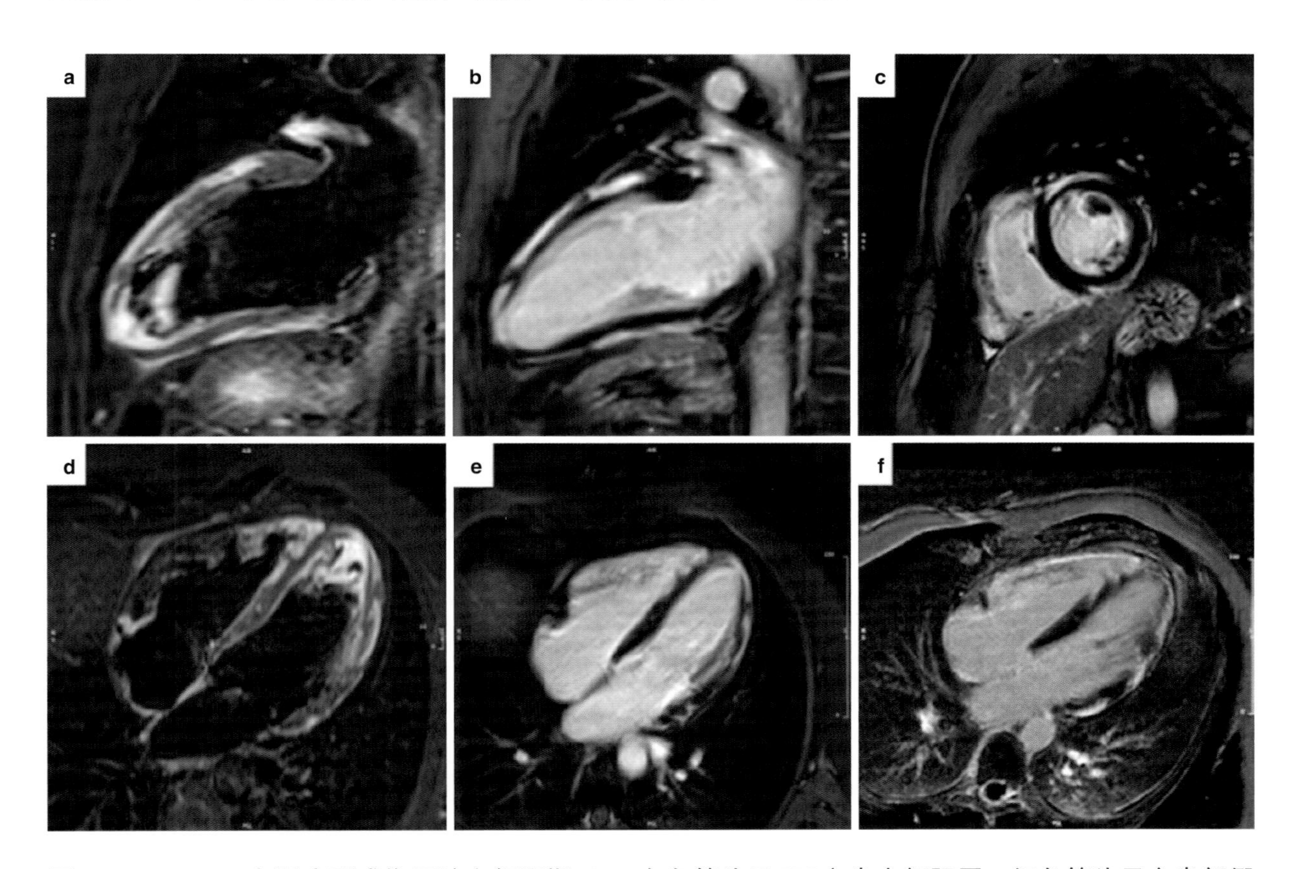

图 12.10　bSSFP 电影序列成像四腔心舒张期（a，白色箭头示 LV 心尖中部肥厚，红色箭头示心尖部假腱索）；T2W 黑血 TSE 序列四腔心（b）、短轴位（e，白色箭头示心内膜下弥漫性高信号）；LGE 序列四腔心（c，红色箭头示弥漫性心内膜下 LGE）；LGE 序列短轴位（f，红色箭头示累及乳头肌）；早期钆增强（EGE）序列短轴位（d，红色箭头示乳头肌血栓形成）。（编者按：原著此图与内容不符）

病例 5　心梗样表现的免疫抑制剂相关急性心肌炎

患者男，70 岁，因“新发呼吸困难”就诊于急诊科。既往患有肺癌，1 周前曾使用免疫抑制剂阿替利珠单抗进行治疗。入院时心电图提示下侧壁导联 ST 段轻度抬高。超声心动图提示下侧壁运动轻度减退。CAG 显示心外膜冠状动脉通畅。肌钙蛋白升高，hs-cTn 的峰值为 500pg/mL（正常值＜ 14pg/mL）。入院后第 3 天进行 CMR 检查，初始 T1 和 T2 mapping 显示下侧壁数值增高（图 12.11），T2-STIR 序列显示下侧壁心外膜下信号轻度升高，提示水肿（图 12.12）。电影序列证实了超声心动图的发现，LGE 图像显示相同区域存在心肌纤维化（图 12.13，视频 12.10~12.12）。近期服用阿替利珠单抗诊断为免疫检查点抑制剂（ICI）相关心肌炎。本病例中 T1 和 T2 mapping 技术非常有价值，可以比 T2-STIR 序列更敏感地检测到心肌水肿和 ICI 相关心肌炎中心肌受累的情况。

视频 12.10

视频 12.11

视频 12.12

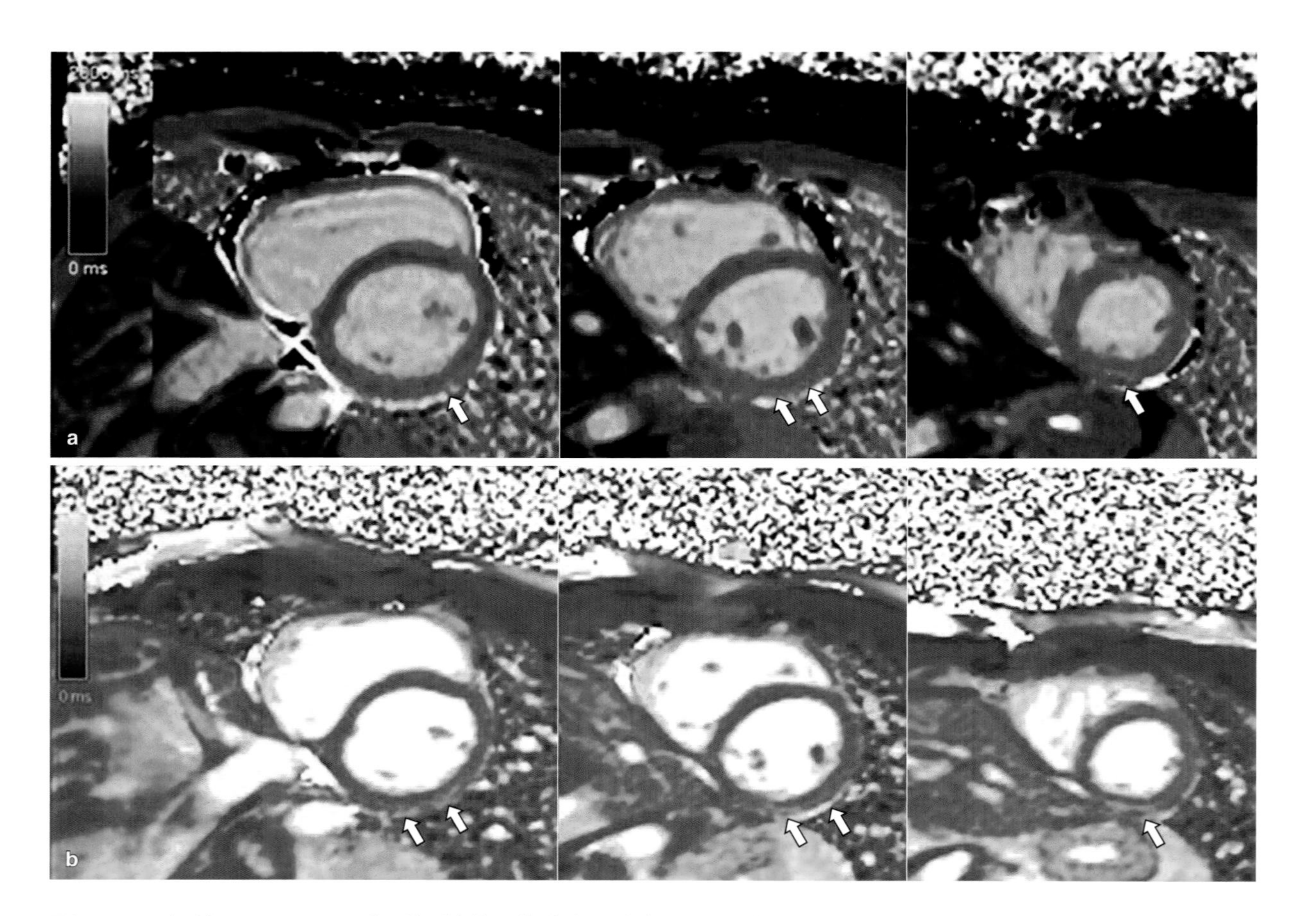

图 12.11　初始 T1 mapping 序列短轴位，基底部、中间部、心尖部（a）；T2 mapping 序列短轴位，基底部、中间部、心尖部（b）

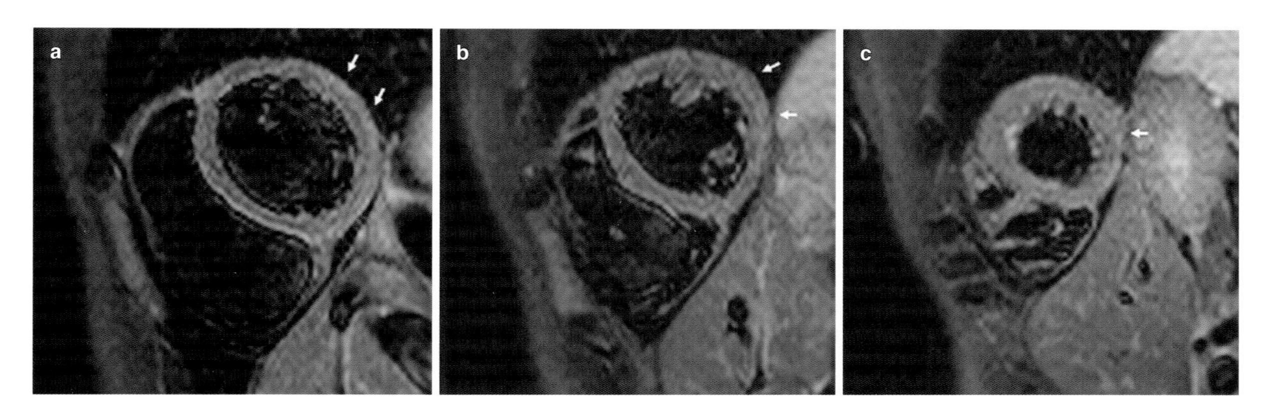

图 12.12　STIR 序列成像短轴位。基底部（a），中间部（b），心尖部（c）

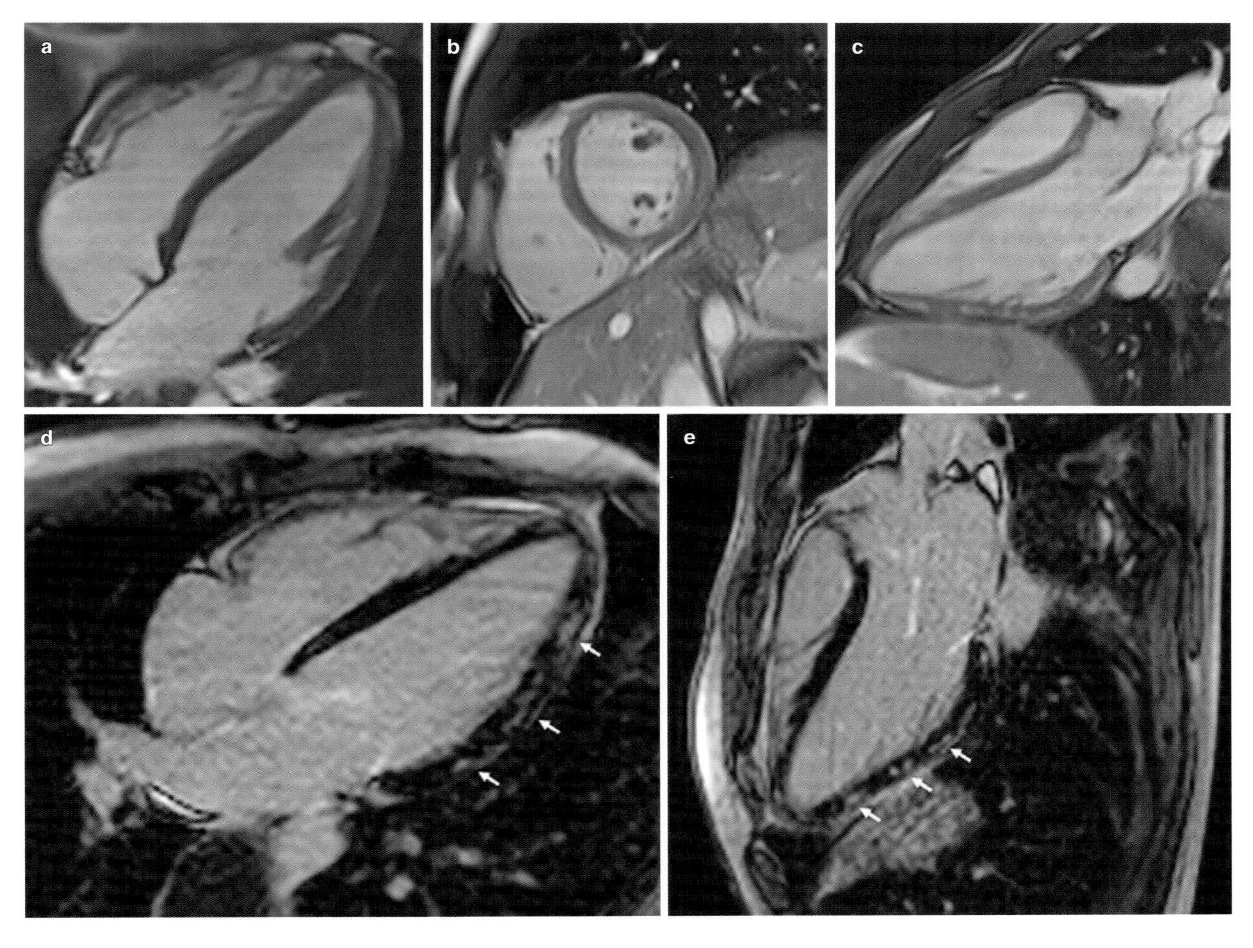

图 12.13　SSFP 电影序列成像，四腔心（a）、短轴位（b）、五腔心（c）；LGE 序列成像，四腔心（d）、五腔心（e）

病例 6　疫苗相关心梗样表现急性心肌炎

视频 12.13

视频 12.14

患者年轻男性，接种 Pfizer-BioNTech 新型冠状病毒疫苗 4 天后出现胸痛和肌钙蛋白水平升高。CAG 显示冠状动脉管腔通畅，临床怀疑心肌炎可能。患者行 CMR 检查，结果显示，双心室功能正常，LV 下壁和下侧壁水肿（图 12.14a、b，视频 12.13），相同区域壁中层可见 LGE（图 12.14e、f）。T1 mapping 和 T2 mapping 证实了同一节段的心肌组织异常（图 12.15）。所有结果支持急性心肌炎诊断。计划在 6 个月时复查 CMR，以评估急性期后的心肌重构情况，并评估是否需要进一步治疗。随访检查显示心肌水肿消失，LGE 区域明显减少（图 12.16，视频 12.14），提示病情缓解，呈良性发展。

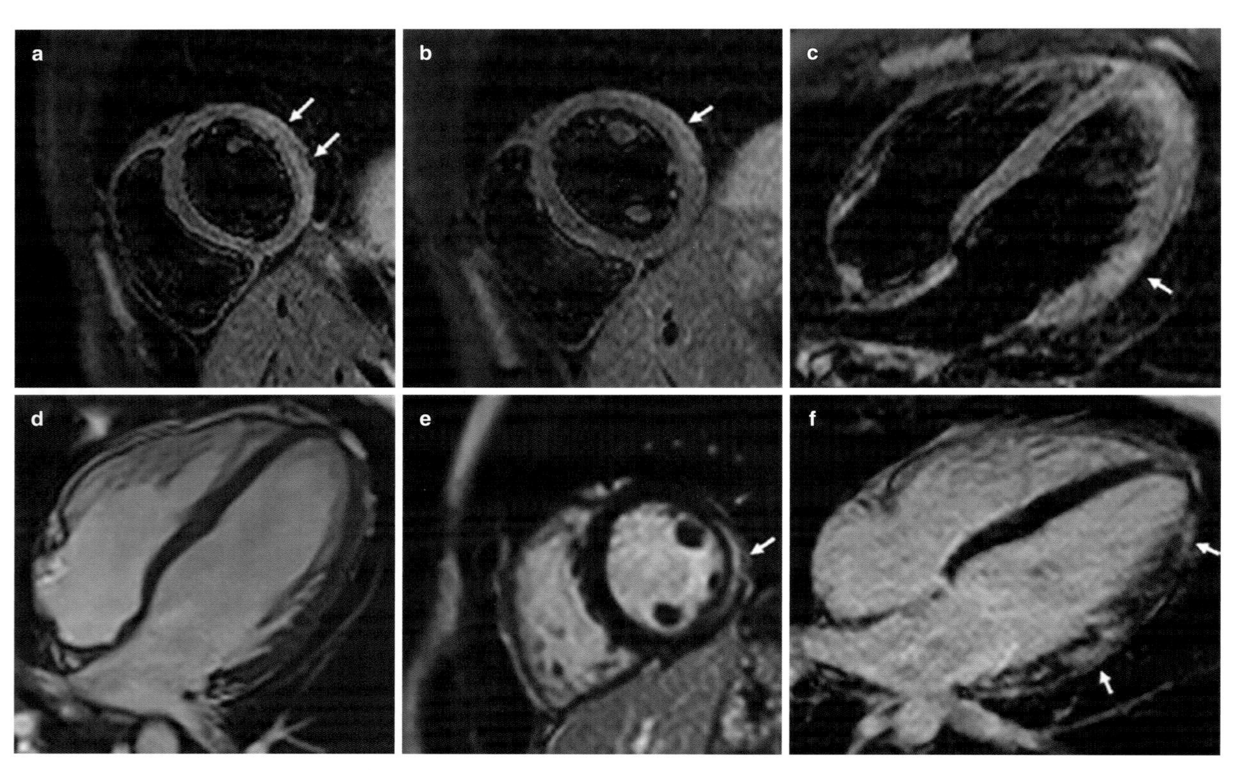

图 12.14　STIR 序列成像，短轴位基底部（a）、中间部（b），四腔心（c）；SSFP 电影序列成像，四腔心（d）；LGE 序列成像，短轴位（e）、四腔心（f）

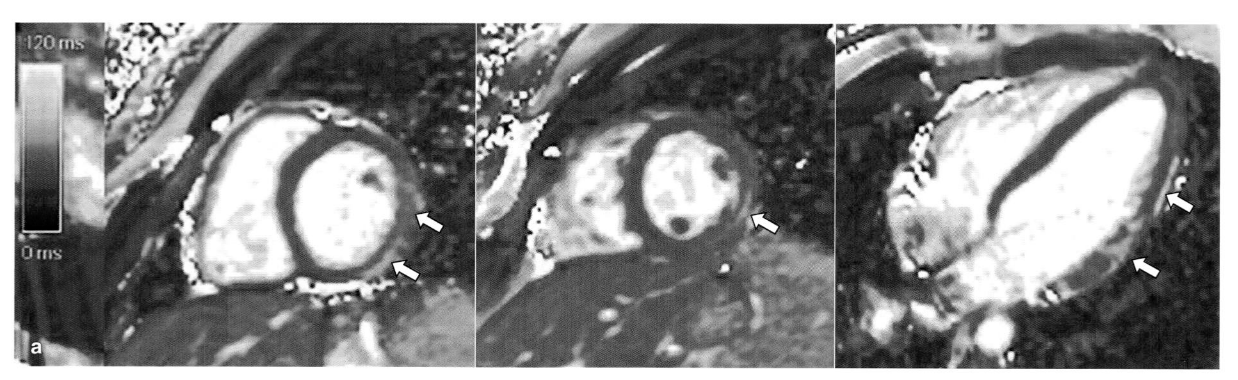

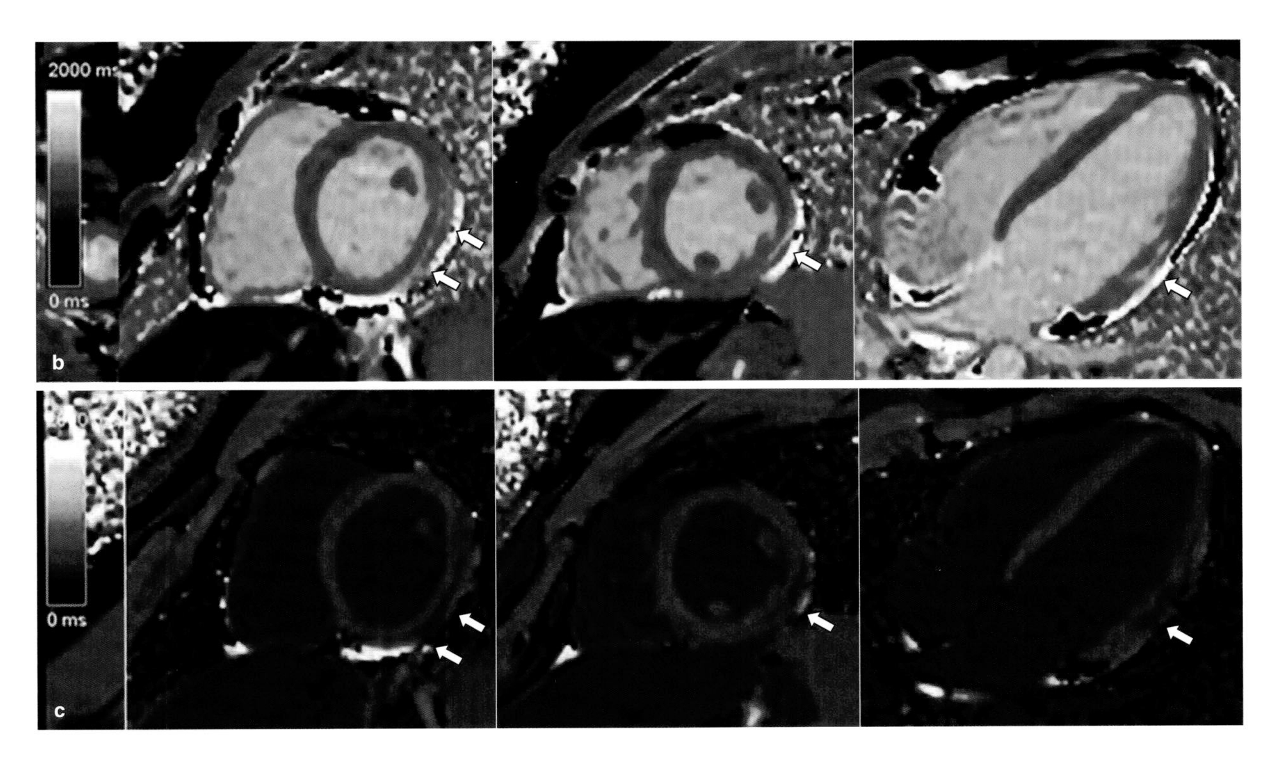

图 12.15　T2 mapping 序列成像，短轴位基底部、中间部，四腔心（a）；初始 T1 mapping 序列成像，短轴位基底部、中间部，四腔心（b）；增强后 T1 mapping 序列成像，短轴位基底部、中间部，四腔心（c）

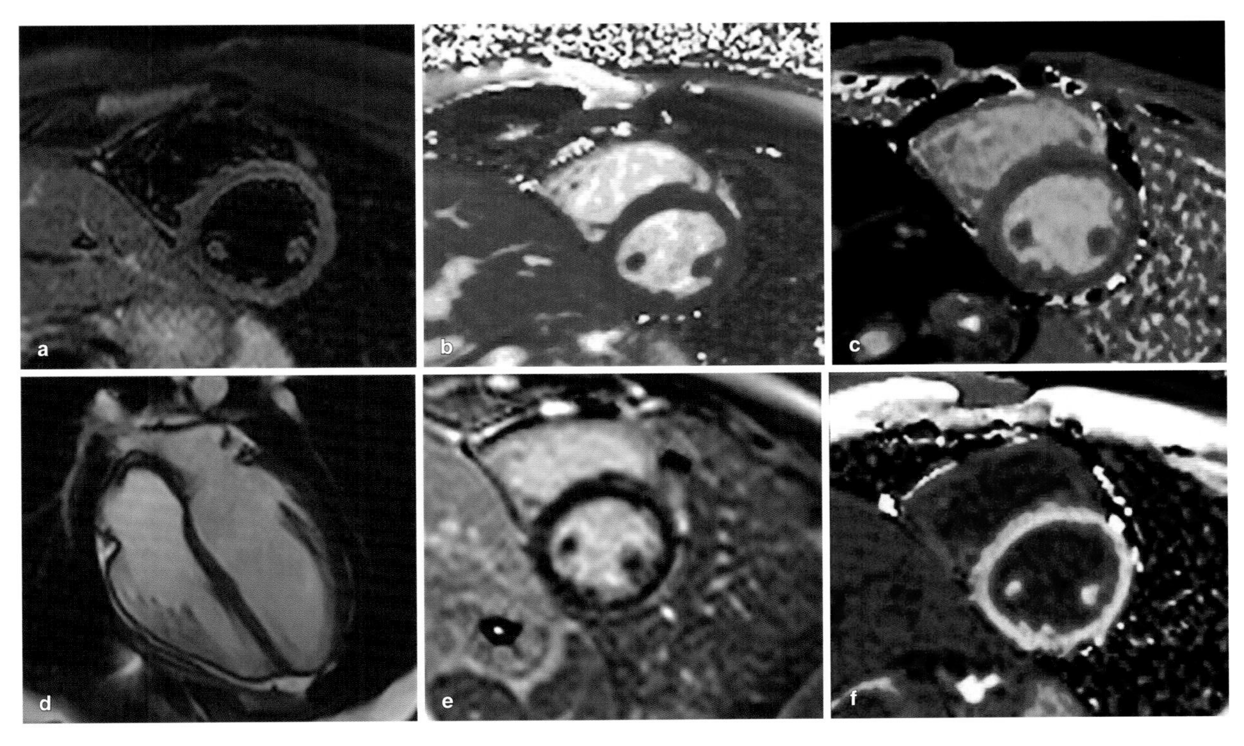

图 12.16　STIR 序列短轴位中间部（a）；T2 mapping 序列短轴位中间部（b）；初始 T1 mapping 序列短轴位中间部（c），四腔心（d）；LGE 序列短轴位（e）；增强后 T1 mapping 序列短轴位（f）

病例 7　轻链沉积病诱发的急性心肌损伤

患者男，52 岁，非淀粉样轻链沉积病（light chain deposition disease，LCDD）复发，因“休息时晕厥”急诊来院。心电图表现为窦性心律，下侧壁导联 T 波倒置，交替出现室性二联律和 R-on-T 现象诱发的尖端扭转型室性心动过速发作。实验室检查显示肌钙蛋白 I 持续升高。患者行 CAG 显示 LAD 心肌桥。CMR 显示 LVEF 53%，局部运动减退，无室壁增厚（视频 12.15、12.16）。T2W TSE 图像显示 LV 侧壁心外膜下及室间隔中层条状高信号病灶（图 12.17a、b）。增强后序列中，在具有心周 / 心外膜模式的相同水肿区域也可见到 LGE（图 12.17c、d），区域分布同时符合非缺血性和非淀粉样变性模式。在 CMR 的基础上，行 EMB，发现苏木精 - 伊红非特异性染色，心肌局灶性坏死和纤维化，未见炎症细胞浸润（图 12.18a），刚果红（图 12.18b）和硫黄素 T 染色为阴性（图 12.18c）。电镜显示间质中有颗粒状电子致密物，缺乏淀粉样蛋白的特征性β- 片状原纤维，免疫电镜下见由 κ 轻链沉积物构成（图 12.18d）。3 个月随访 CMR 显示心肌水肿明显减轻（图 12.17e、f），但 LGE 持续存在（图 12.17g、h）。最终诊断为 LCDD 急性心肌受累 [19]。LCDD 的 CMR-LGE 模式与 CA 的模式完全不同，可能是由于间质中非板层状 LC 的急性 - 亚急性沉积所致。LCDD 患者心内膜分布的 LGE 与尸检时发现的轻链沉积相对应，可能是电活动不稳定和心律失常的原因。

视频 12.15

视频 12.16

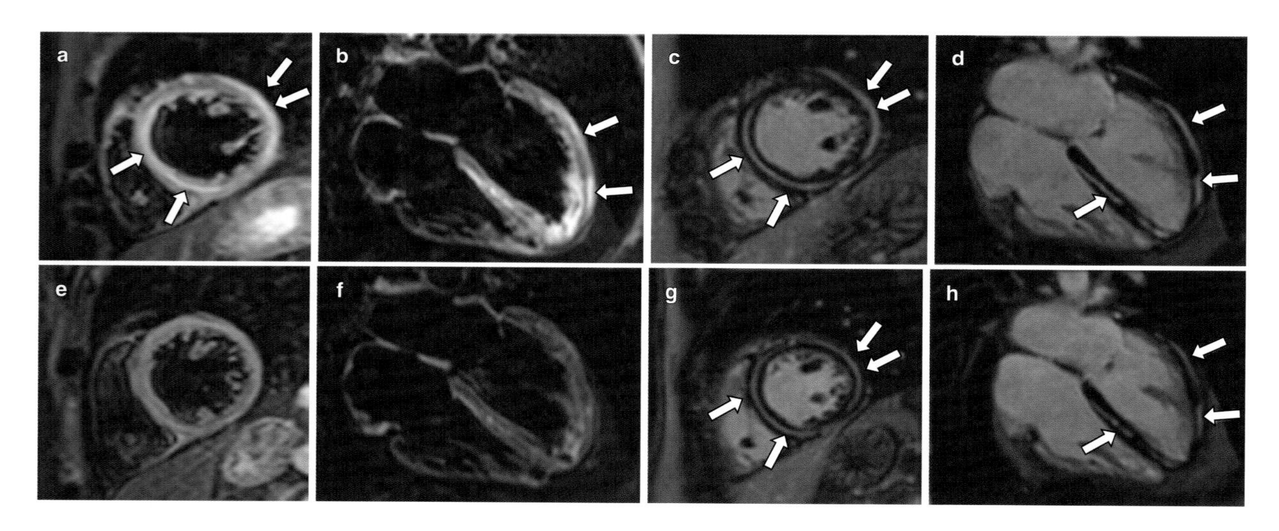

图 12.17　CMR 图像 T2W 黑血 TSE 序列短轴位（a）、四腔心（b），增强后 LGE 图像短轴位（c）、四腔心（d）（箭头显示水肿和 LGE 的存在，呈外周环形 / 心外膜模式）；3 个月后随访 CMR 图像 T2W 黑血 TSE 序列短轴位（e）、四腔心（f），增强后 LGE 图像短轴位（g）、四腔心（h）

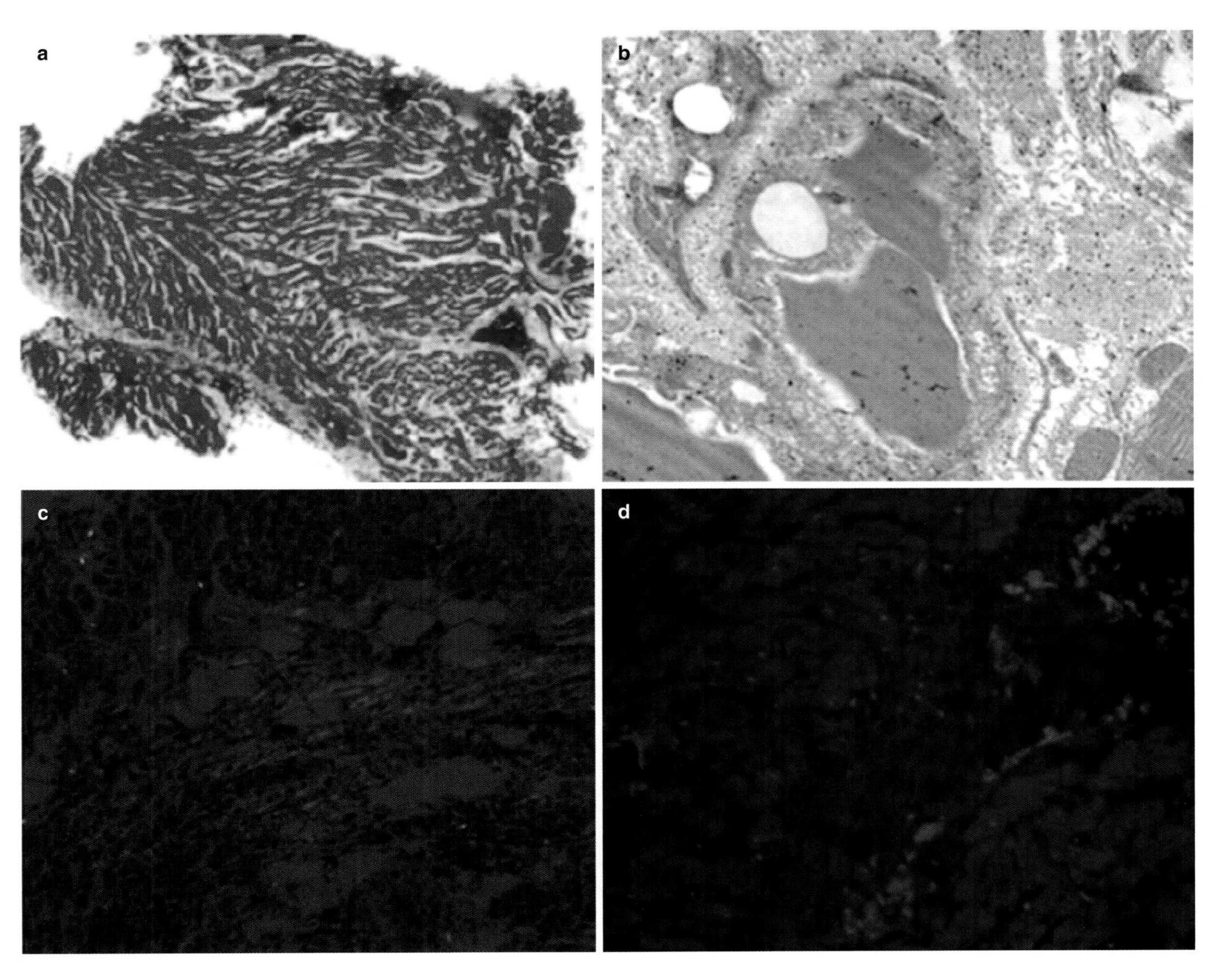

图 12.18　EMB。苏木精 - 伊红染色（a），偏振光刚果红染色（b），硫黄素 T 染色（c），电子显微镜检（d）[19]

病例 8　双心室受累致心律失常性心肌病诱发的急性心肌损伤

患者男，39 岁，因“压榨性胸痛”急诊来院，既往有吸烟史。心电图显示肢体导联 QRS 波低电压，侧壁导联 ST 段抬高，下壁导联 ST 段压低。临床怀疑 STEMI，紧急行 CAG 检查，未发现阳性表现。肌钙蛋白峰值为 177.6ng/L。CMR 显示 LV 容积正常，伴有轻度收缩功能障碍（EF 51%）和中侧壁局灶性运动减低；RV 大小正常，伴有轻度收缩功能障碍（EF 42%）和局部运动功能减低。T2W TSE 序列（图 12.19a、b）显示 LV 前壁、侧壁和下壁（包括室间隔 RV 侧）弥漫性心外膜下条状高信号。由于运动伪影存在，较难评估心尖部是否有水肿。LGE 显示明显，并与水肿区域一致（图 12.19c、d）。此外，LGE 还累及 RV 中下壁（图 12.19e）和心尖游离壁中部（图 12.19f），与区域性运动障碍范围一致。仔细收集病史资料后，发现该患者既往曾发生过心尖部起源的孤立性室性早搏，并有过类似 SCD 的危象。结合患者的临床特征、心电图肢导低电压和 CMR 征象，基因检测显

示 *DSC*2 基因纯合截断突变，患者进行了 EMB 检查，结果显示脂肪纤维化替代了“活动期”的急性炎症。最终诊断为双心室致心律失常性心肌病 [20]。

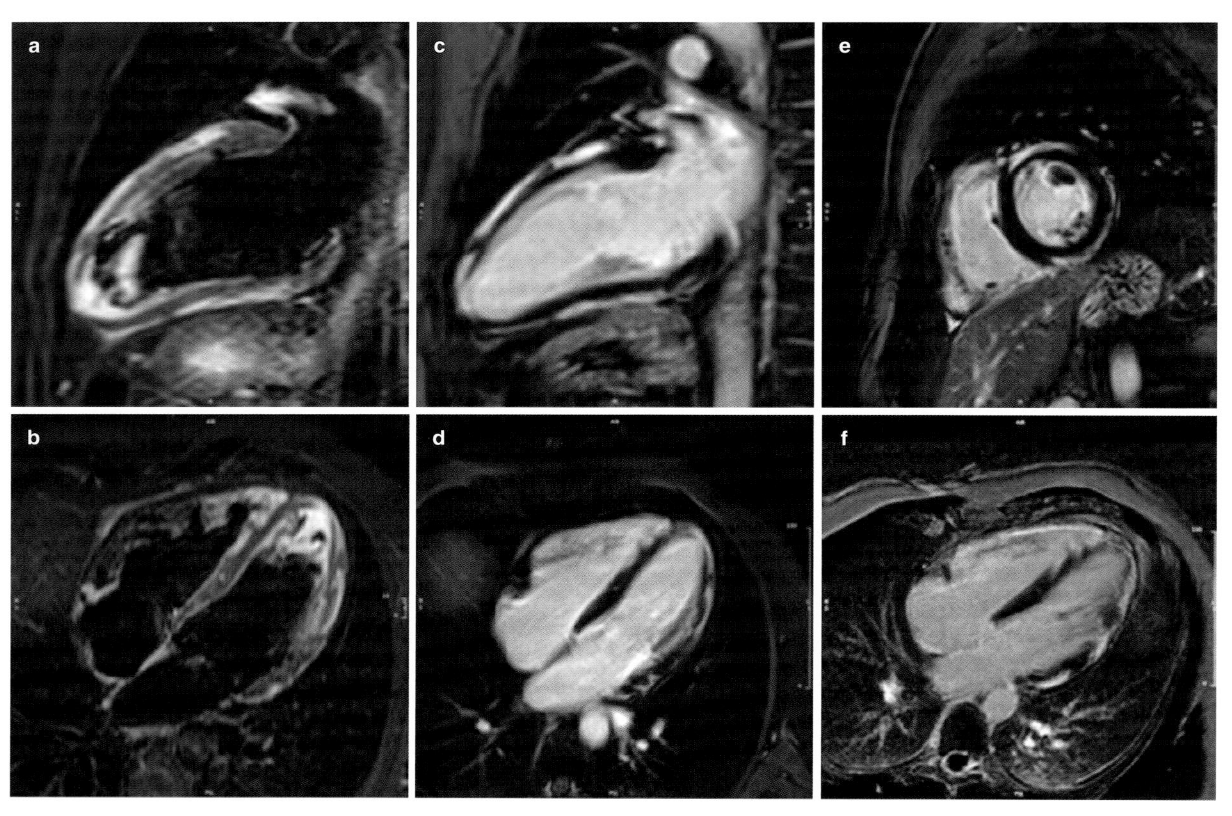

图 12.19　CMR 图像。T2W 黑血 TSE 序列，两腔心（a）、四腔心（b）；增强后图像更好地显示 RV 游离壁，两腔心（c）、四腔心（d）、短轴位（e）、改良四腔心（f）

病例 9　心脏结节病

患者男，33 岁，因“持续性室性心动过速导致晕厥”住院，室速发作时 QRS 波呈 LBBB 型，伴电轴左偏。患者 1 个月前出现呼吸困难、乏力。常规心电图显示 QRS 低电压，终末碎裂 QRS 波，V_1~V_4 导联 T 波倒置。怀疑为致心律失常性心肌病，行第一次 CMR 检查。CMR 可见明显的累及室间隔的 LGE[16]，这一发现并不支持致心律失常性心肌病的诊断，反而提示可能是炎症性心肌病。因此，患者进行了 PET CMR 检查及 EMB。

功能图像显示 LV 大小正常，收缩功能轻度下降（EF 45%），前壁中部和前侧壁以及室间隔中后部室壁运动消失；RV 重度扩大（RVEDVi 126mL/m^2），由于 RV 弥漫性运动功能减退和游离壁中部及心尖部运动消失，收缩功能严重下降（EF 31%）。

EMB 显示广泛纤维化和非干酪性肉芽肿（图 12.20）。增强后图像显示明显的 LGE 信号累及 RV 插入点，并穿过室间隔进入 RV（钩状征，图 12.21a、b）。LV 前壁和下壁有不连续的心外膜下 /

中壁 LGE，在运动消失区域呈透壁性（图 12.21c）。该条状高信号累及室间隔中部 - 基底部，呈环状分布。RV 游离壁中部也存在 LGE（图 12.21d）。LV 下壁和前壁、LGE 的同一区域以及两个胸部淋巴结中均发现 FDG 摄取异常（图 12.22）。这些发现均提示心脏结节病的可能。

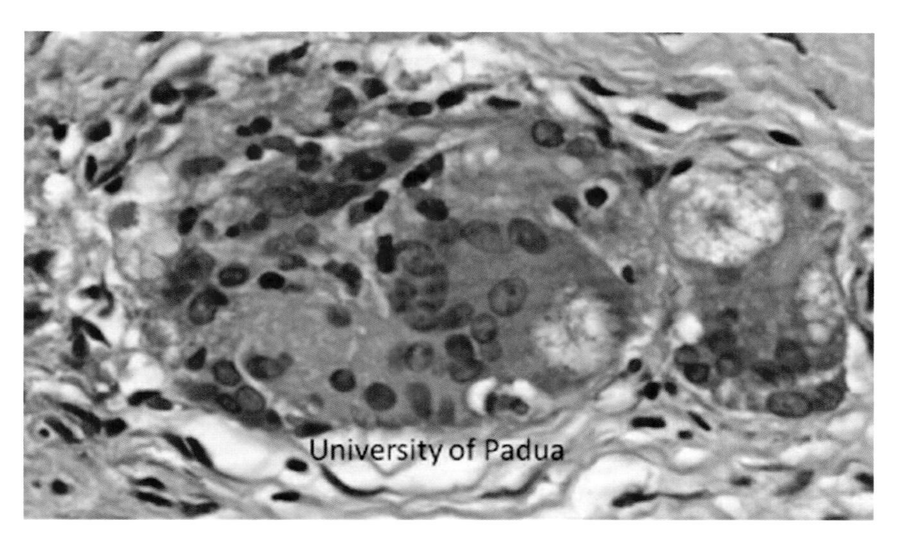

图 12.20　EMB，苏木精 - 伊红染色，×200 [16]

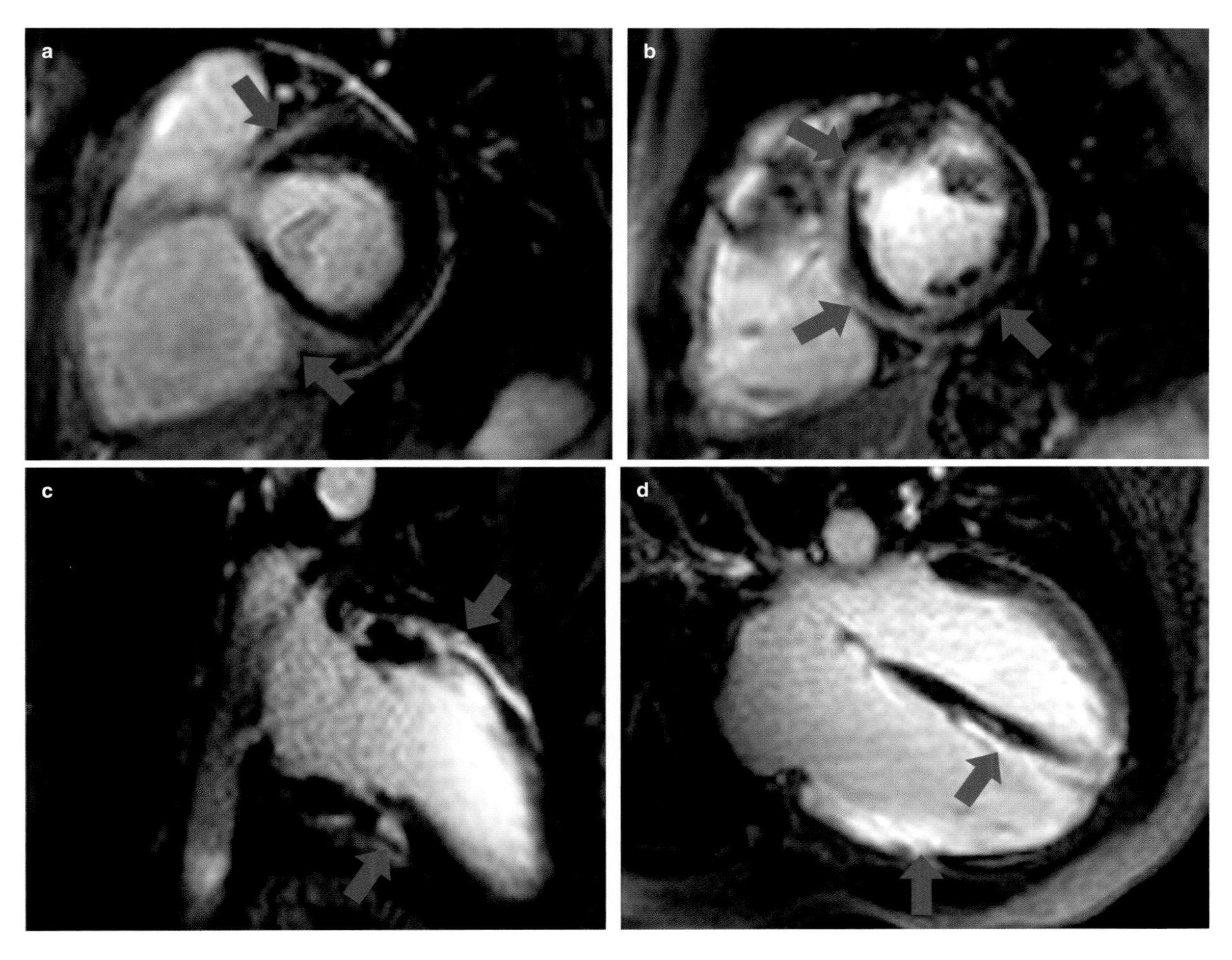

图 12.21　增强后 CMR 图像显示双心室多区域 LGE（箭头表示 LGE），短轴位基底部（a）、中间部（b），两腔心（c），四腔心（d）

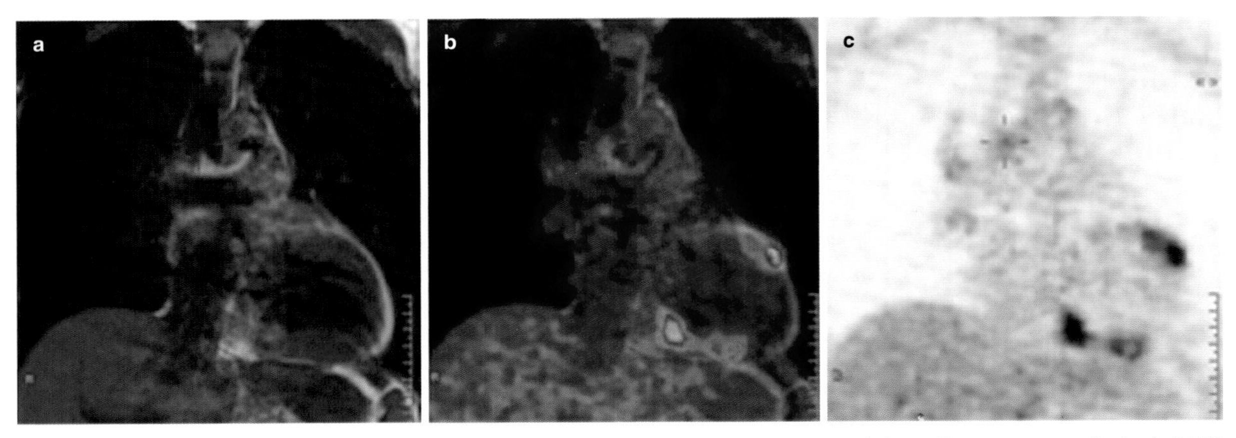

图 12.22　^{18}F-FDG PET/MR 图像。冠状位 CMR 图像（a），PET/MR 融合图像（b），最大密度投影（maximum intensity projection，MIP）图像（c）

病例 10　急性巨细胞性心肌炎

患者男，47 岁，因“上腹痛、呼吸困难、乏力”急诊来院。患者血压低，心电图显示室性心动过速（VT），对患者进行电复律后恢复窦性心律。窦性心律下心电图显示下壁导联 ST 段抬高，侧壁导联出现镜面 ST 段压低。紧急 CAG，结果正常。实验室检查显示肌钙蛋白升高（822ng/L）。在住院期间，患者室性心动过速反复发作，但血流动力学稳定，应用胺碘酮后恢复窦性心律。随后患者行 CMR 和 EMB 检查。EMB 诊断为巨细胞性心肌炎（图 12.23）。

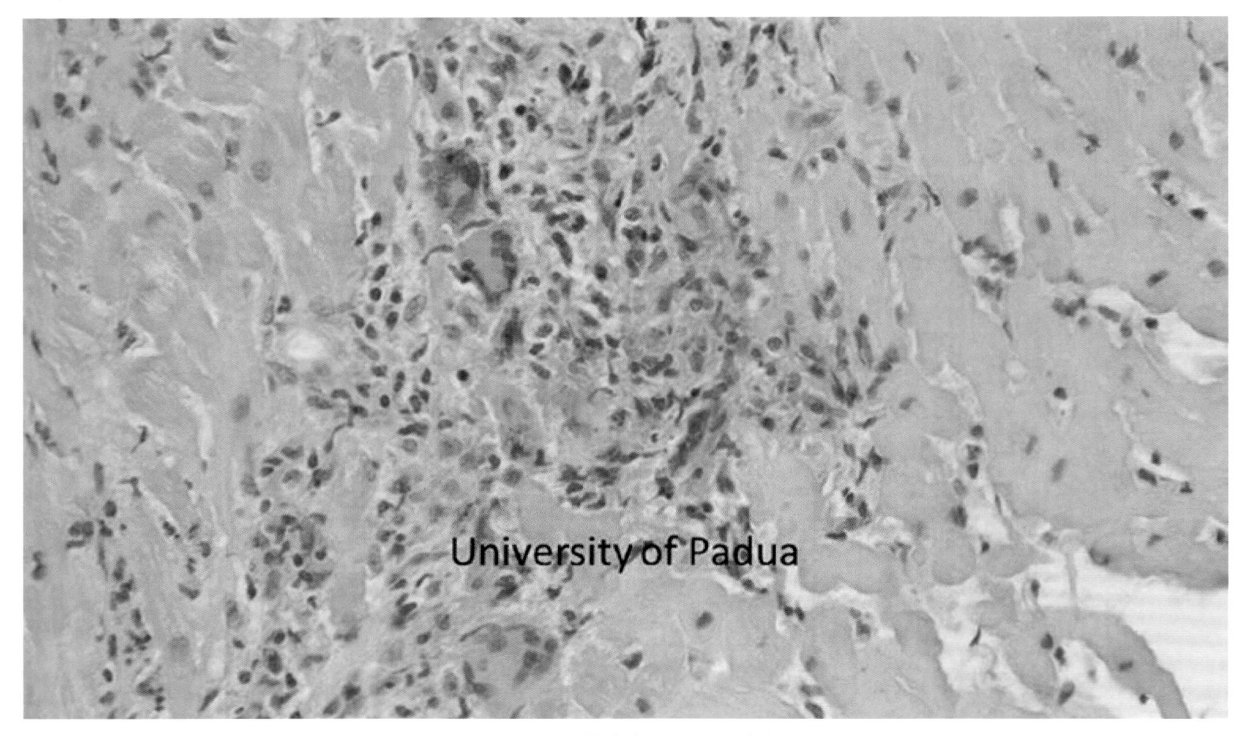

图 12.23　EMB，苏木精 - 伊红染色，×200

电影图像显示 LV 轻度扩大，收缩功能轻度降低（EF 45%），心尖部、下室间隔、侧壁基底部至中部以及下壁室壁运动减弱。由于弥漫性运动减弱，RV 也出现轻度扩大和收缩功能障碍（EF 40%）（图 12.24，视频 12.17）。在 T2W 黑血 TSE 序列室间隔基底部至中部及下壁存在心外膜下高信号，基底部至中部侧壁存在透壁高信号（图 12.25a~c，红色箭头）；RV 游离壁也有明显高信号。注射对比剂后，在同一水肿区域、基底部及中部前壁、RV 游离壁和下壁可见 LGE（图 12.25d~f，红色箭头）。这些表现均提示急性心肌炎。

视频 12.17

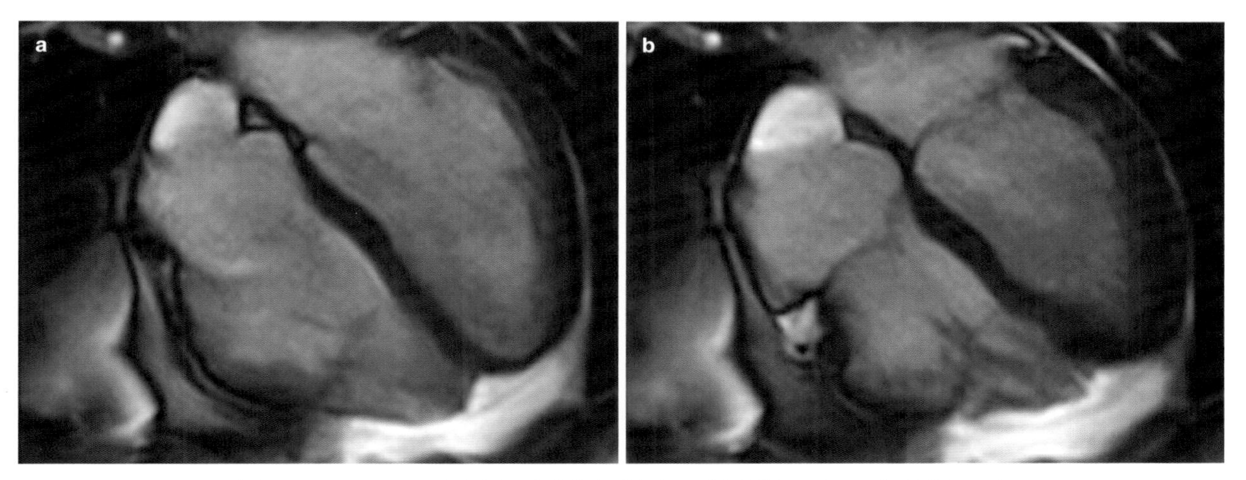

图 12.24 bSSFP 电影序列成像四腔心。舒张期（a），收缩期（b）

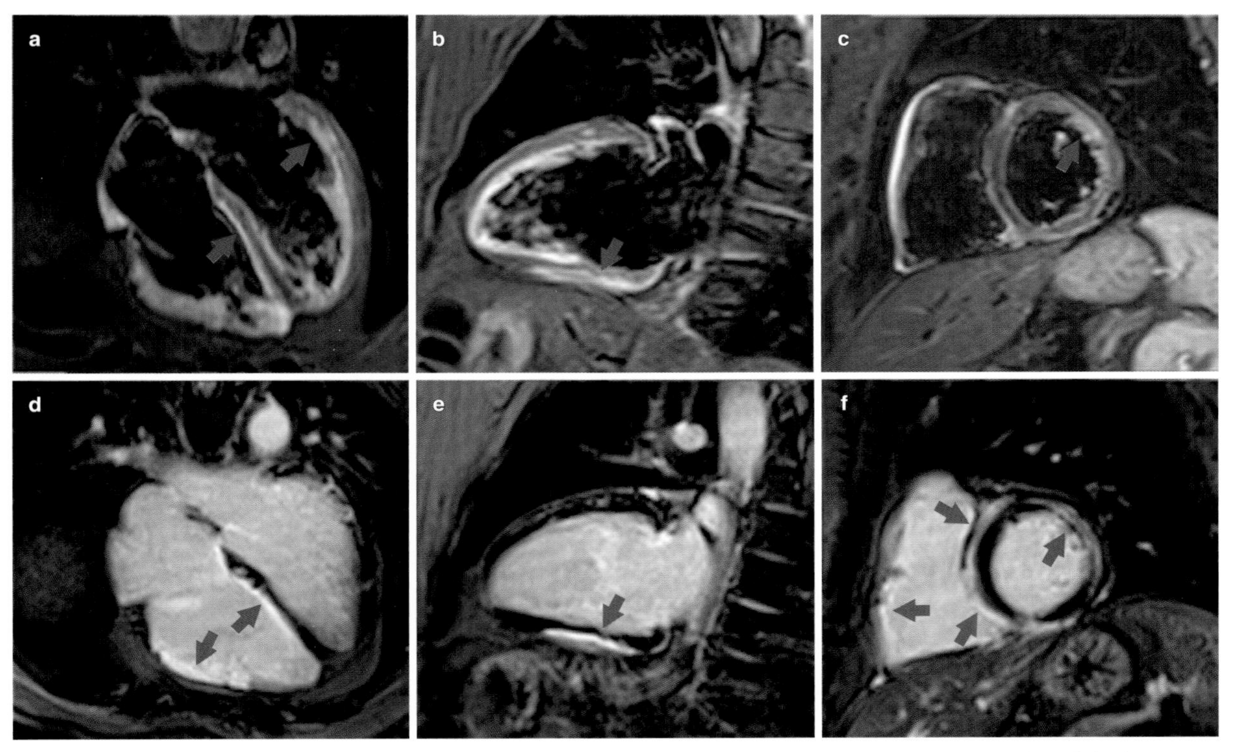

图 12.25 T2W 黑血 TSE 序列（箭头指向水肿位置），四腔心（a）、两腔心（b）、短轴位中间部（c）；增强后序列（箭头指示 LGE 区域），四腔心（d）、两腔心（e）、短轴位基底部（f）

经验与教训

- 急性心肌炎临床表现多样，诊断困难。
- 心肌炎的发病率和患病率难以确定。
- CMR 可以检测心肌水肿、充血、LGE 等心肌损伤征象。
- 最初的路易斯湖标准确立了心肌炎症的三项指标及相对应的 CMR 信号特征[18]：①心肌充血，钆增强图像显示 EGE；②心肌水肿，即心肌 T2 弛豫时间增加或 T2WI 信号增高；③ LGE 提示心肌坏死 / 纤维化。
- 近年来，由于磁共振定量成像技术可以直接量化心肌组织的磁特性（主要为 T1 和 T2），在心肌炎诊断中的应用越来越广泛，灵敏度也越来越高，路易斯湖标准被更新。
- EMB 是诊断心肌炎的金标准，但其是一项有创操作，存在一定风险，对专业技术水平要求很高，而且在大多数医院并不常规开展。如果心肌炎患者伴有严重心力衰竭或室性心律失常，则必须进行 EMB 检查。
- 新型冠状病毒感染和 ICI 相关心肌炎被认为是不同的临床表型。
- CMR 显著提高了疑似急性心肌炎患者的诊断率。常规 CMR 诊断标准对心梗样表现的急性心肌炎敏感性较高，对心肌病表现的敏感性较低，而对心律失常表现的敏感性更低。
- 通常在 6 个月后复查 CMR 以评估受累心肌的演变情况。如果炎症持续存在，心肌水肿可能持续数月甚至更长时间。
- 即使 CMR 征象是急性心肌炎的典型表现，也必须与患者的实际临床情况相结合，因为诊断病因不同引起的急性心肌炎预后也不同。

小　结

心肌炎可表现为急性、暴发性、亚急性和慢性过程。心肌炎可引起猝死并导致 DCM。尽管 EMB 是诊断心肌炎的金标准，但 CMR 显著提高了对疑似急性心肌炎的诊断率。常规 CMR 对心梗样表现的急性心肌炎的敏感性较高，对心肌病表现的敏感性较低，对心律失常表现的敏感性更低。CMR 可发现心肌水肿、充血、LGE 等心肌损伤征象。磁共振定量成像技术比传统 CMR 更具有优势。LVEF 正常的急性心肌炎患者被认为长期预后良好，但 CMR 成像显示 LGE 的存在会增加不良心血管事件的风险。在部分患者中，炎症可引起广泛的瘢痕形成，造成 LV 重构，最终诱发 DCM，这也是 SCD 相对常见的原因之一。在存在严重心力衰竭或室性心律失常的心肌炎患者中，EMB 是必需的。新型冠状病毒感染和免疫检查点抑制剂（ICI）相关心肌炎被认为是不同的临床表型。

参考文献

[1] CAFORIO AL，PANKUWEIT S，ARBUSTINI E，et al. Current state of knowledge on aetiology，diagnosis，management，and therapy of myocarditis：a position statement of the European Society of Cardiology working group on myocardial and pericardial diseases. Eur Heart J，2013，34（33）：2636-2648d.

[2] CORRADO D，BASSO C，THIENE G. Sudden cardiac death in young people with apparently normal heart. Cardiovasc Res，2001，50（2）：399-408.

[3] BASSO C，CALABRESE F，ANGELINI A，et al. Classification and histological，immunohistochemical，and molecular diagnosis of inflammatory myocardial disease. Heart Fail Rev，2013，18（6）：673-681.

[4] CAMASTRA GS，CACCIOTTI L，MARCONI F，et al. Late enhancement detected by cardiac magnetic resonance imaging in acute myocarditis mimicking acute myocardial infarction：location patterns and lack of correlation with systolic function. J Cardiovasc Med（Hagerstown），2007，8（12）：1029-1033.

[5] AQUARO GD，PERFETTI M，CAMASTRA G，et al. Cardiac MR With Late Gadolinium Enhancement in Acute Myocarditis With Preserved Systolic Function：ITAMY Study. J Am Coll Cardiol，2017，70（16）：1977-1987.

[6] AMMIRATI E，CIPRIANI M，MORO C，et al. Clinical Presentation and Outcome in a Contemporary Cohort of Patients With Acute Myocarditis：Multicenter Lombardy Registry. Circulation，2018，138（11）：1088-1099.

[7] PASUPATHY S，AIR T，DREYER RP，et al. Systematic review of patients presenting with suspected myocardial infarction and nonobstructive coronary arteries. Circulation，2015，131（10）：861-870.

[8] CAMASTRA GS，SBARBATI S，DANTI M，et al. Cardiac magnetic resonance in patients with acute cardiac injury and unobstructed coronary arteries. World J Radiol，2017，9（6）：280-286.

[9] FRANCONE M，CHIMENTI C，GALEA N，et al. CMR sensitivity varies with clinical presentation and extent of cell necrosis in biopsy-proven acute myocarditis. JACC Cardiovasc Imaging，2014，7（3）：254-263.

[10] FRIEDRICH MG，SECHTEM U，SCHULZ-MENGER J，et al. Cardiovascular magnetic resonance in myocarditis：A JACC White Paper. J Am Coll Cardiol，2009，53（17）：1475-1487.

[11] FERREIRA VM，SCHULZ-MENGER J，HOLMVANG G，et al. Cardiovascular Magnetic Resonance in Nonischemic Myocardial Inflammation：Expert Recommendations. J Am Coll Cardiol，2018，72（24）：3158-3176.

[12] ZHANG L，AWADALLA M，MAHMOOD SS，et al. Cardiovascular magnetic resonance in immune

checkpoint inhibitor-associated myocarditis. Eur Heart J，2020，41（18）：1733-1743.

[13] CAMASTRA G，ARCARI L，CIOLINA F，et al. Cardiac magnetic resonance imaging of transient myocardial dysfunction in a patient treated with checkpoint-targeted immunotherapy. Eur J Cancer，2021，144：389-391.

[14] CAMASTRA G，CIOLINA F，ARCARI L，et al. Heart and lung involvement detected by native T1 and T2 mapping magnetic resonance imaging in a patient with coronavirus disease-19. Eur Heart J Cardiovasc Imaging，2021，22（7）：e90.

[15] MARRA M P，THIENE G，RIZZO S，et al. Cardiac magnetic resonance features of biopsy-proven endomyocardial diseases. JACC Cardiovasc Imaging，2014，7（3）：309-312.

[16] MARRA M P，CIPRIANI A，RIZZO S，et al. Myocardial Tissue Characterization in Arrhythmogenic Cardiomyopathy：Comparison Between Endomyocardial Biopsy and Cardiac Magnetic Resonance. JACC Cardiovasc Imaging，2021，14（8）：1675-1678.

[17] AQUARO GD，HABTEMICAEL Y G，CAMASTRA G，et al. Prognostic Value of Repeating Cardiac Magnetic Resonance in Patients With Acute Myocarditis. J Am Coll Cardiol，2019，74（20）：2439-2448.

[18] AMMIRATI E，FRIGERIO M，ADLER ED，et al. Management of Acute Myocarditis and Chronic Inflammatory Cardiomyopathy：An Expert Consensus Document. Circ Heart Fail，2020，13（11）：e007405.

[19] DE LAZZARI M，FEDRIGO M，MIGLIORE F，et al. Nonamyloidotic Light Chain Cardiomyopathy：The Arrhythmogenic Magnetic Resonance Pattern. Circulation，2016，133（14）：1421-1423.

[20] GRAZIANO F，ZORZI A，CIPRIANI A，et al. The 2020 “Padua Criteria” for Diagnosis and Phenotype Characterization of Arrhythmogenic Cardiomyopathy in Clinical Practice. J Clin Med，2022，11（1）：279.

第十三章　心包疾病

Gianluca Di Bella，Roberto Licordari，Fausto Pizzino，Massimo Imazio

雷　威　黄珊珊　赵　婧　译　李永斌　雷晓燕　审

引　言

心包源自希腊语“περί”（周围）和“κάρδιον”（心），是包绕心脏和大血管根部的双层膜结构。正常的心包由外纤维层（壁层心包）和内浆膜层（脏层心包或心外膜）两层组成，脏层心包下有不同含量的纤维和脂肪组织以及冠状动脉，并与心肌紧密相连。在生理条件下，脏层心包分泌少量液体（10~50mL）起润滑作用，使心脏跳动时两层心包间无摩擦。心包相对有弹性，对心腔有适度的压缩作用，从而限制心腔扩张（特别是 RV），并影响房室瓣关闭不全的程度[1]。

CMR 显示正常心包厚度约为 1.2mm（舒张期）和 1.7mm（收缩期），在此基础上正常心包厚度＜ 3mm，但整体上高估了心包真实的厚度（在解剖学研究中最多 1mm）。高估原因是心包的运动、有限的空间分辨率和脂肪 - 液体界面的化学位移伪影。在生理条件下，整个心动周期（舒张期和收缩期）均无心包积液，仅收缩期见到少量积液[1-5]。

CMR 黑血 T1W SE 序列是观察心包的最佳方法。正常心包为细薄（＜ 3mm）、光滑的低信号曲线样结构，周围围绕着高信号的纵隔、心外膜脂肪和中等信号的心肌（图 13.1a）。临近 RV 的心包清晰可见，其与周围包绕的脂肪组织形成良好的对比，相反，低信号的肺实质和缺乏脂肪对比，使贴附于 LV 的心包难以辨认[1-5]。在 CMR bSSFP 电影序列成像中，心包为低信号，而心包积液为高信号（图 13.1b）[1-5]。炎性心包可见水肿或增厚（在心包炎中观察到的心包特征与心肌炎中观察到的心肌特征是一样的），《2015 年欧洲心脏病学会心包疾病管理指南》强调，可疑病例临床诊断标准不足时，CMR 用于明确诊断[6]。急性心包炎 CMR 诊断标准（图 13.2）包括：① T1W SE 成像或CMR 电影序列显示心包增厚；② T2W STIR SE 成像显示心包水肿（炎性心包信号增高）；③心包积液；④心包 LGE 是心包血管增生和细胞外间隙增大（可能与急性期水肿或慢性期纤维化有关）的证据。

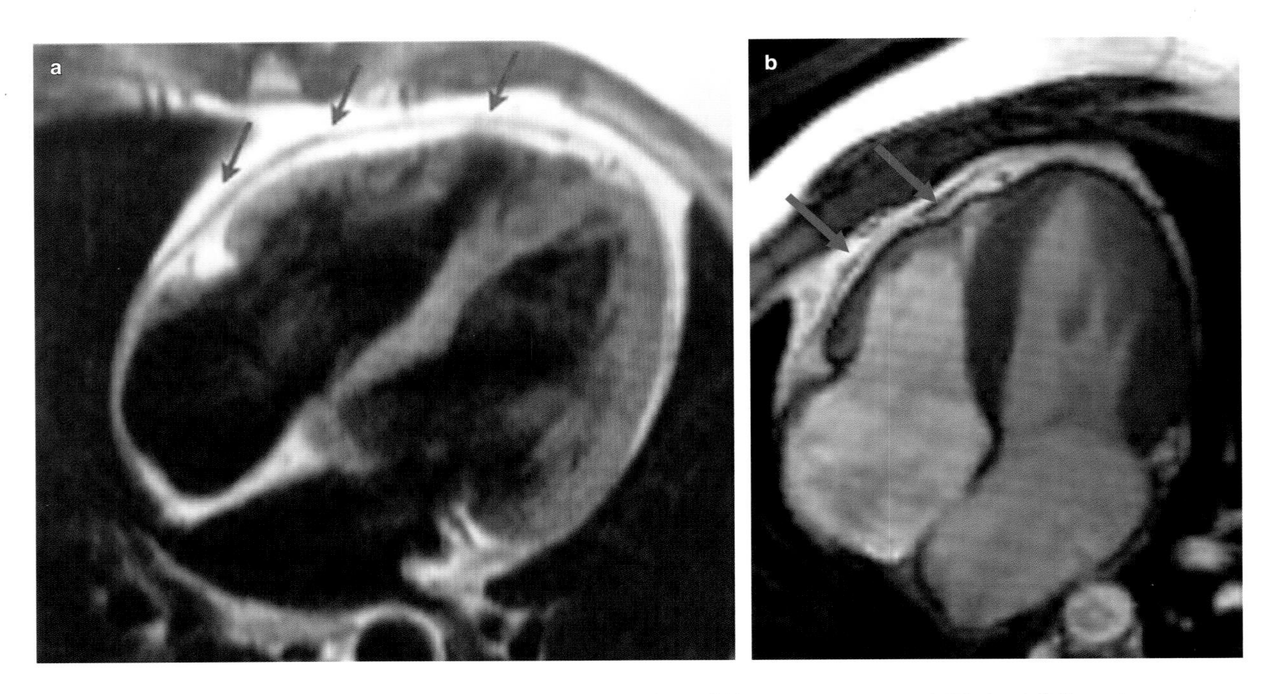

图 13.1　正常心包（红色箭头）。T1W SE 序列成像（a），bSSFP 电影序列成像（b）

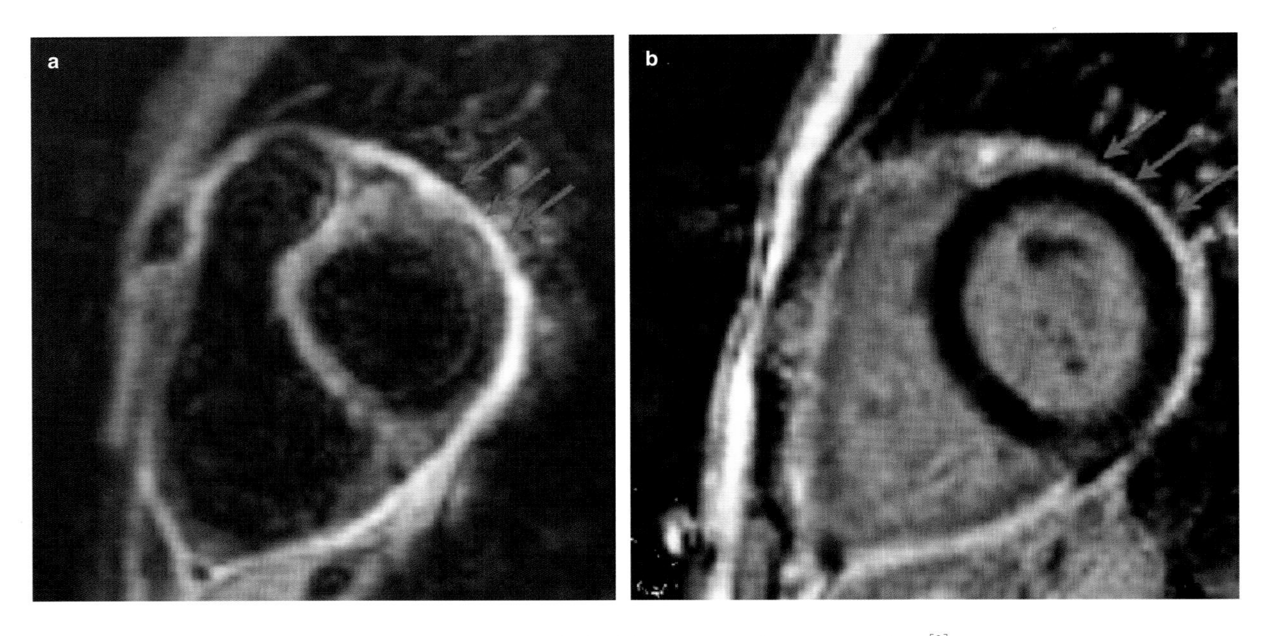

图 13.2　T2WI 显示心包水肿（a），心包 LGE（b）[3]

上述诊断标准的准确性尚未被广泛研究。约 25% 心包炎患者可出现肌钙蛋白水平升高并伴轻度心肌炎，表现为正常的双心室功能和室壁运动（心肌心包炎）或心室功能减低和室壁运动异常（心包心肌炎）。这种情况下，CMR 对评估伴发的心肌炎非常有帮助（见心肌炎章节）。CMR 标记技术可用于描述心包的纤维粘连[7-8]。

即使少量的心包积液，CMR 也可以检测到，还可以根据 T1、T2 和电影成像序列的表现尝试判断心包积液的性质。一般来说，漏出液含水量较高，在电影和 T2WI 中呈高信号，在 T1W 黑血成像中呈相对较低的信号，然而渗出液含有较多蛋白质和细胞成分，因此在 T1W 黑血成像中信号强度高于电影和 T2WI（表 13.1）[9]。但运动伪影使得心包液的定性不太可靠。

表 13.1　CMR 不同序列心包积液的信号特点

心包积液	T1W	电影 / T2W	心包积液	T1W	电影 / T2W
漏出液	低	高	出血性	不均匀	不均匀
渗出液	高	不均匀	乳糜性	高	高 / 低

心包填塞通常是一种危及或潜在危及生命的情况，需要快速评估和分诊，而 CMR 在此方面缺乏优势。基于此，CMR 不适合评估潜在不稳定的患者，而超声心动图（甚至床旁）成为可选的影像学检查。

在缩窄性心包炎中，约 80% 病例的心包变得坚硬而且增厚（≥ 3mm），CMR 有助于检测心包厚度，以及电影实时成像观察心室相互依赖性增加的特征。图 13.3 是 1 例经 CMR 证实的急性缩窄性心包炎患者。在有心包炎（T2WI 高信号和心包 LGE）证据的患者中，高达 50% 的病例给予经验性抗炎治疗后，心包缩窄也许会逆转。

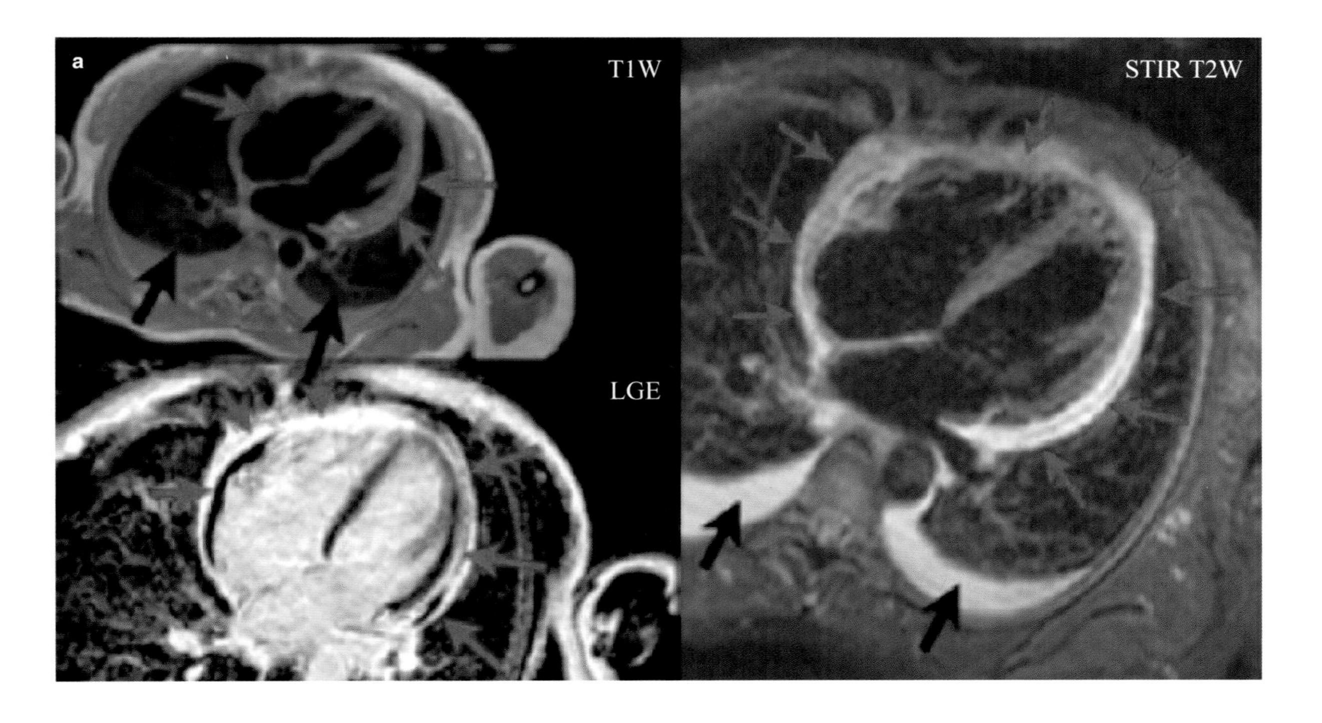

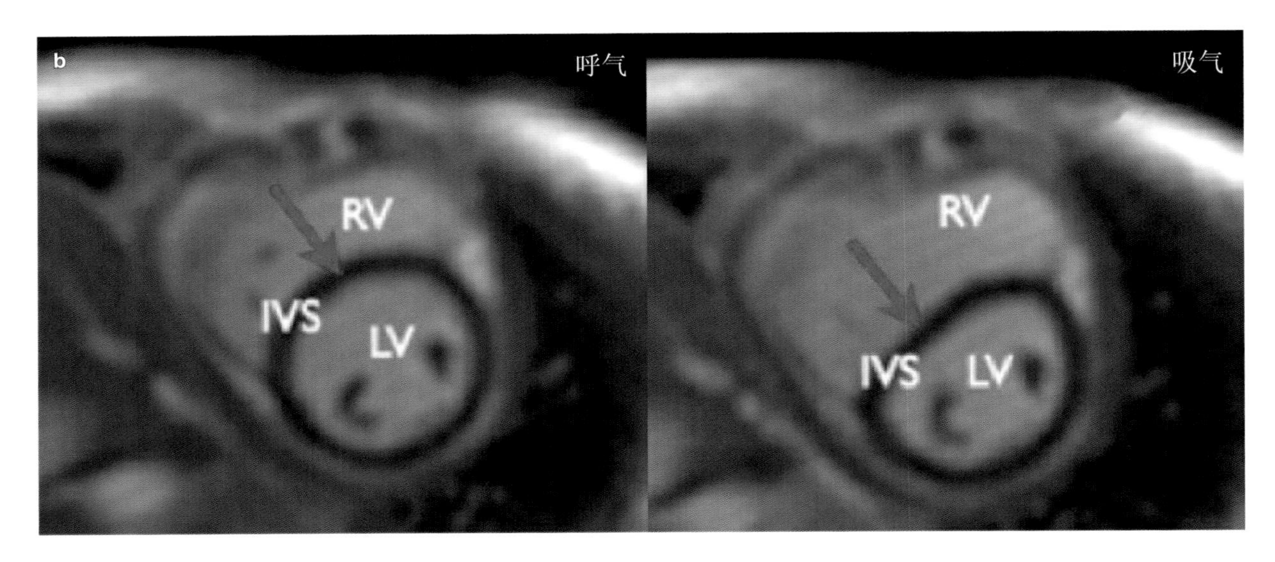

图 13.3 T1WI 显示心包增厚，STIR T2WI 显示心包水肿和心包 LGE（a）；电影实时成像序列可见心室相互依赖增强征象的室间隔在吸气时向 LV 移动（b）

另一方面，心包钙化（电影、T1W、T2W 和 LGE 图像呈明显低信号）可以通过 CT 更好地评估。钙化在缩窄性心包炎中并不少见，提示病变是一个长期的慢性过程，是心包切除术的指征 [8]。

与心包炎性疾病相比，心包囊肿、肿块和心包发育不全较为罕见。心包囊肿占纵隔囊肿的 33%，此外还有支气管囊肿（34%）、肠源性囊肿（12%）、胸腺囊肿及其他囊肿（21%）。囊肿常位于心膈角区，与心包腔不相通，而憩室与心包腔相通。囊肿可以是单房或多房，通常为先天性。而炎性囊肿由假性囊肿和局部包裹或局限性积液形成，病因包括风湿性疾病、细菌感染、创伤、心脏手术或棘球蚴（包虫）感染。

心包原发性肿瘤，无论是良性（脂肪瘤和纤维瘤）还是恶性（间皮瘤、血管肉瘤、纤维肉瘤）均罕见。最常见的继发性恶性肿瘤有肺癌、乳腺癌、恶性黑色素瘤、淋巴瘤和白血病。心包肿瘤常引起心包积液，有发生心包填塞和心包缩窄的固有风险。

先天性心包缺如（或心包发育不全）在人群中的发生率为 1:(10 000~14 000)。左侧心包发育不全比右侧更常见，且因缺乏解剖屏障，常伴机械性并发症。CMR 作为可参考的影像诊断技术，主要表现为心外膜和心包脂肪组织之间心包线缺失、主动脉与肺动脉之间肺组织嵌入、心脏左移伴心尖后移、收缩期 - 舒张期全心容积变化增大（收缩期和舒张期之间心脏容积变化百分比）[10-11]。

总体而言，通过 CMR SSFP 电影序列成像、实时电影成像、黑血 T1W、T2W 和 STIR TSE 成像、首过灌注和延迟 T1W 对比增强成像（LGE）完成对心包组织特征的综合评估（表 13.2）。

表 13.2　评估心包的标准方案

序列	资料
电影	评估室壁运动和间隔反弹以及心包积液和胸腔积液的存在
TSE T1W	心包及其厚度的解剖学评估（正常＜ 3mm）
STIR T2W	评估可能存在的心包水肿和心肌水肿
LGE	评估活动性心包炎（与水肿相关）或慢性炎症和纤维化（仅心包 LGE）
电影实时	评估在缩窄性心包炎中的心室相互依赖增强
灌注	评估心包肿块的灌注（如果存在恶性肿瘤征象）

病例 1　急性心包炎

患者男，27 岁，因“胸痛伴发热（38℃）”住院。心电图显示 ST 段广泛抬高，下壁和侧壁导联 PR 段下移（图 13.4）。超声心动图显示环形心包积液，LV 后水平厚度 15mm。实验室检查显示中性粒细胞增多和 C 反应蛋白升高，肌钙蛋白正常。开始使用布洛芬和秋水仙碱治疗。第二天心包积液增多（21mm），加用皮质类固醇治疗。住院治疗第五天，复查超声心动图显示心包积液几乎完全消失。此时，CMR 显示心包在 STIR T2W 序列为弥漫性高信号（图 13.5），LGE 序列呈高信号（图 13.6）。图 13.3a（红色箭头）中，“双边征”突出显示，两层高信号心包被中间少量低信号心包积液分开。心室容积和双心室功能正常。

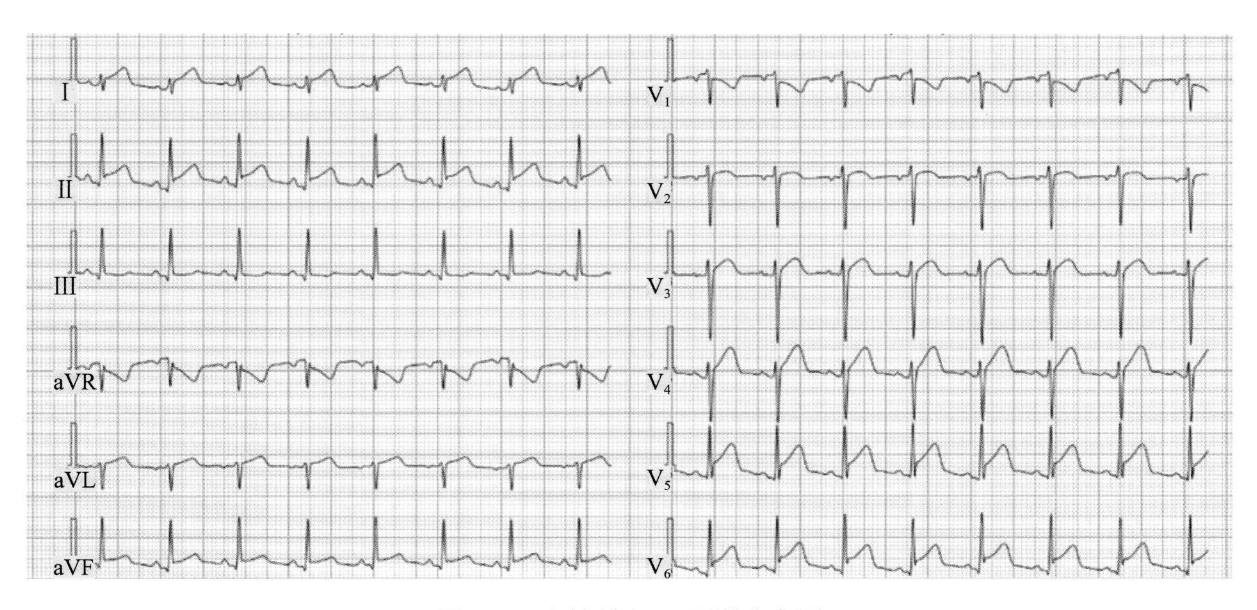

图 13.4　急诊静息 12 导联心电图

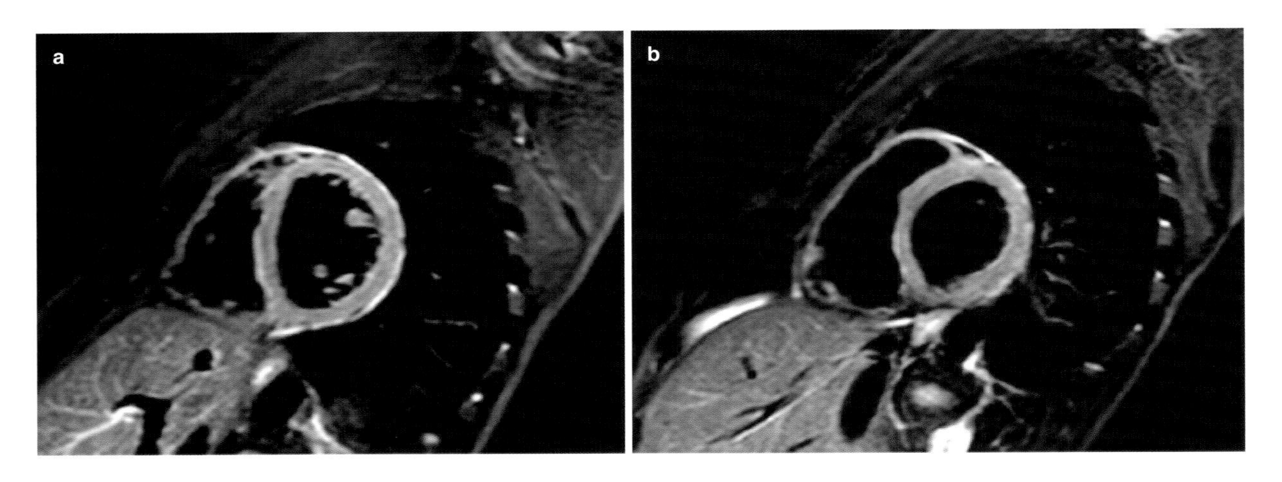

图 13.5　STIR T2W 序列短轴位。乳头肌水平（a），基底部（b）

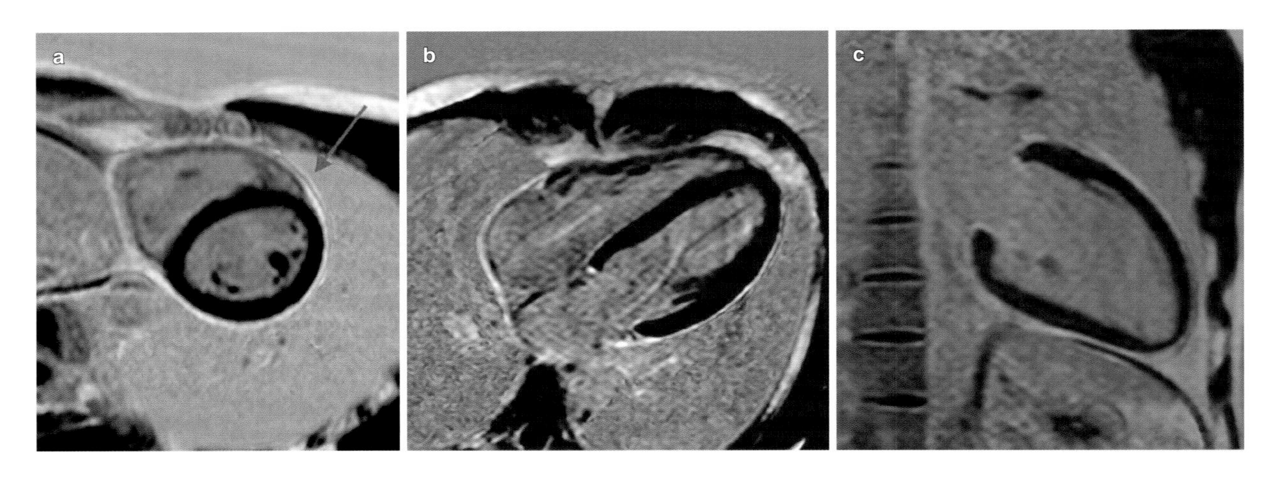

图 13.6　PSIR LGE 序列成像。短轴位乳头肌水平（a），三腔心（b），两腔心（c）

病例 2　一过性缩窄性心包炎

患者男，46 岁，有吸烟和酗酒史，因“下肢水肿、严重腹腔积液和乏力”急诊入院。心电图显示心房扑动。住院期间，使用利尿剂和抗凝治疗，并行腹腔穿刺术。实验室检查无明显异常。超声心动图显示吸气时室间隔矛盾运动，舒张早期向 LV 移动（图 13.7a）；此外，RV 和 RA 扩大，III度舒张功能障碍（E/A 2.7），瓣环反向（室间隔侧 E’ 14cm/s，外侧 E’ 11cm/s），并检测到二尖瓣血流随呼吸运动的变化（图 13.7b、c）。临床和超声心动图怀疑缩窄性心包炎，因此进一步行 CMR。T2W STIR 序列明确显示心包弥漫性高信号（图 13.8a）。bSSFP 电影序列成像未见明显心包积液，但观察到心包增厚（5mm）（图 13.8b、c）。注射钆对比剂后，LGE 图像中发现心包前部、心尖水平及沿 RV 方向弥漫高信号（图 13.9）。实时回波序列中，观察到室间隔的病理性移动（间隔移位）（视频 13.1）。抗炎治疗 2 个月后，患者症状消失，下肢水肿明显减轻，室间隔运动正常，舒张功能障碍 I 级。所有这些资料可以明确诊断为一过性缩窄性心包炎。

视频 13.1

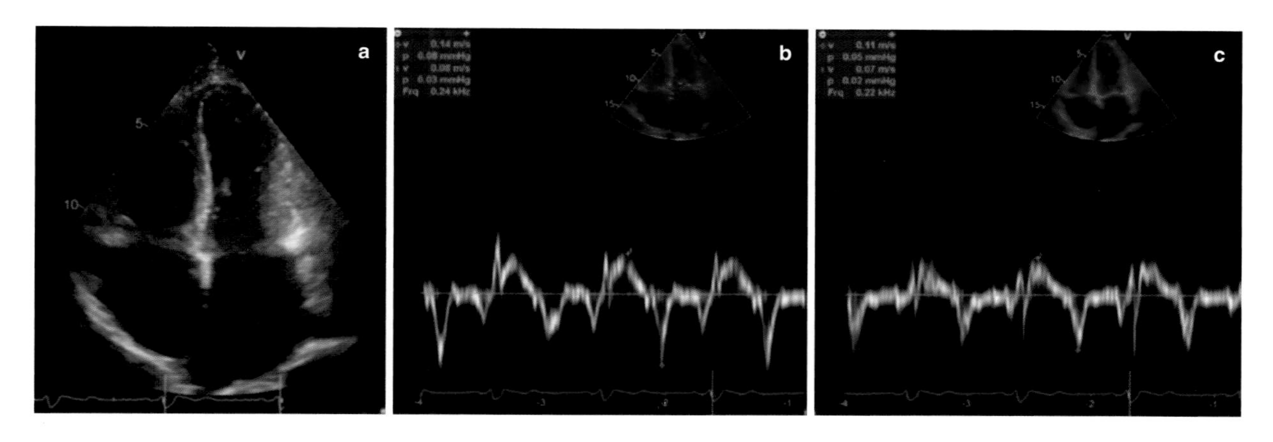

图 13.7 超声心动图四腔心平面（a）；组织多普勒成像（TDI），二尖瓣环间隔侧（b）、外侧（c）

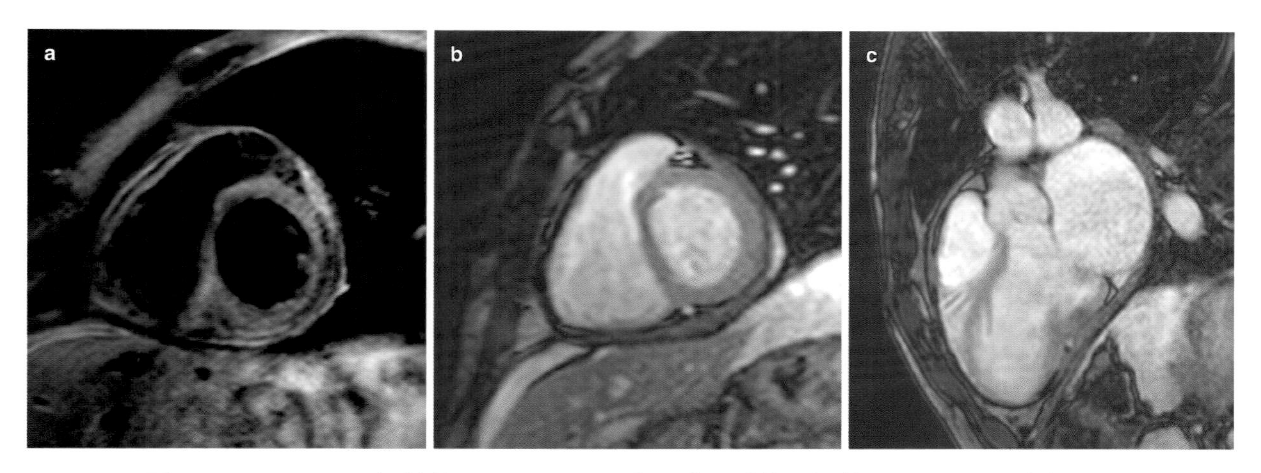

图 13.8 STIR T2W 短轴位（a）；bSSFP 电影序列成像，短轴位（b）、三腔心（c）

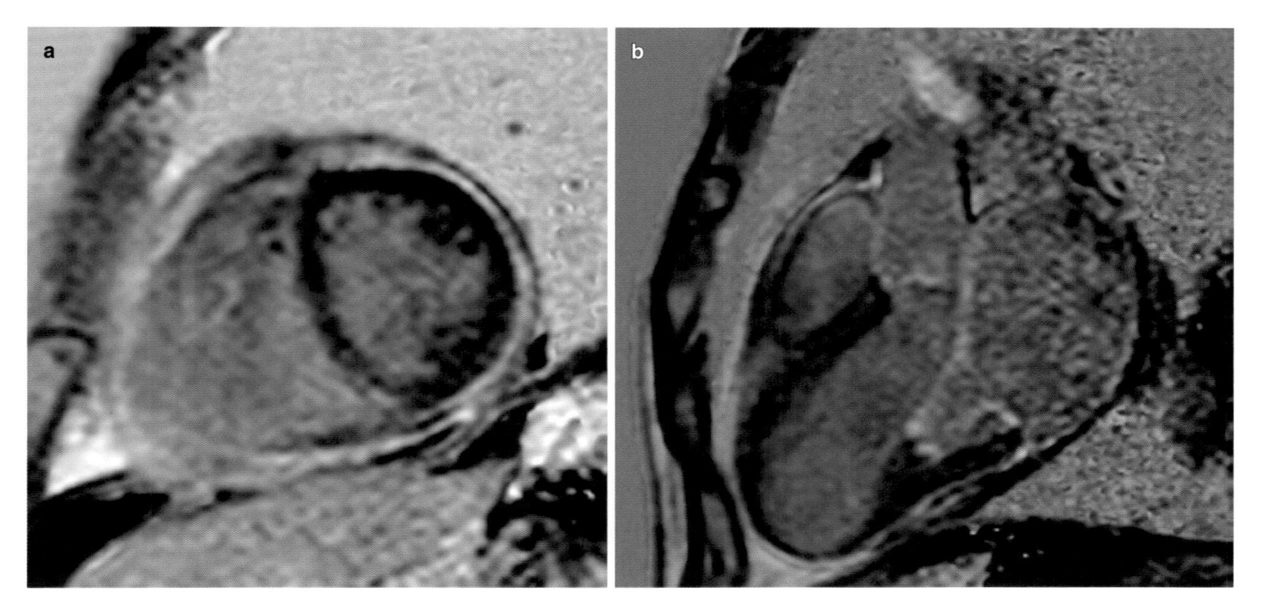

图 13.9 PSIR LGE 序列成像短轴位（a），心包 LGE 成像三腔心（b）

病例 3　新型冠状病毒疫苗接种后急性心包炎

患者女，70 岁，注射第一剂新型冠状病毒疫苗后的第二天，因“胸痛、静息时呼吸困难”入院。CT 检查排除了肺栓塞和主动脉夹层，但发现存在胸腔和心包积液。超声心动图显示中度环形心包积液（厚度 13mm）。患者接受布洛芬和秋水仙碱抗炎治疗。怀疑急性疫苗后心包炎，遂行 CMR 检查。

bSSFP 电影序列成像（图 13.10a）有轻微心包积液，特别是沿 RV 周围分布。T2W STIR 序列心包呈弥漫性高信号（图 13.10b、c），伴“双边征”（高信号的心包层被薄层低信号心包积液隔开，图 13.10b，箭头），胸腔积液（图 13.10b、c，星号）。注射钆对比剂后的 PSIR LGE 序列成像（图 13.11）显示心包层广泛高信号（分层征象）（图 13.11a，箭头）。患者出院诊断为急性心包炎。

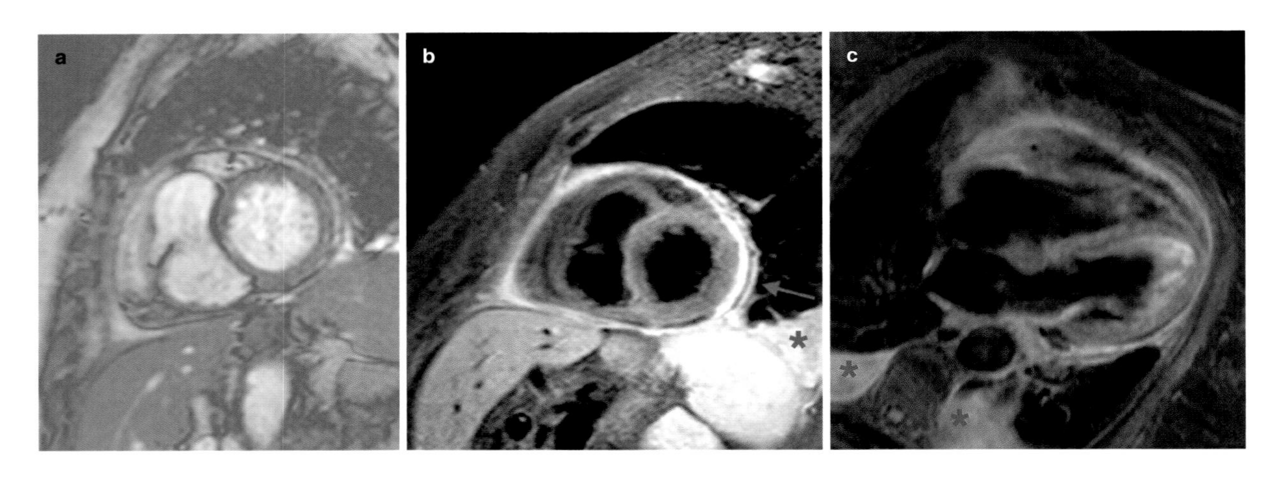

图 13.10　bSSFP 电影序列成像，短轴位（a）；STIR T2W 序列成像，短轴位（b）、四腔心（c）

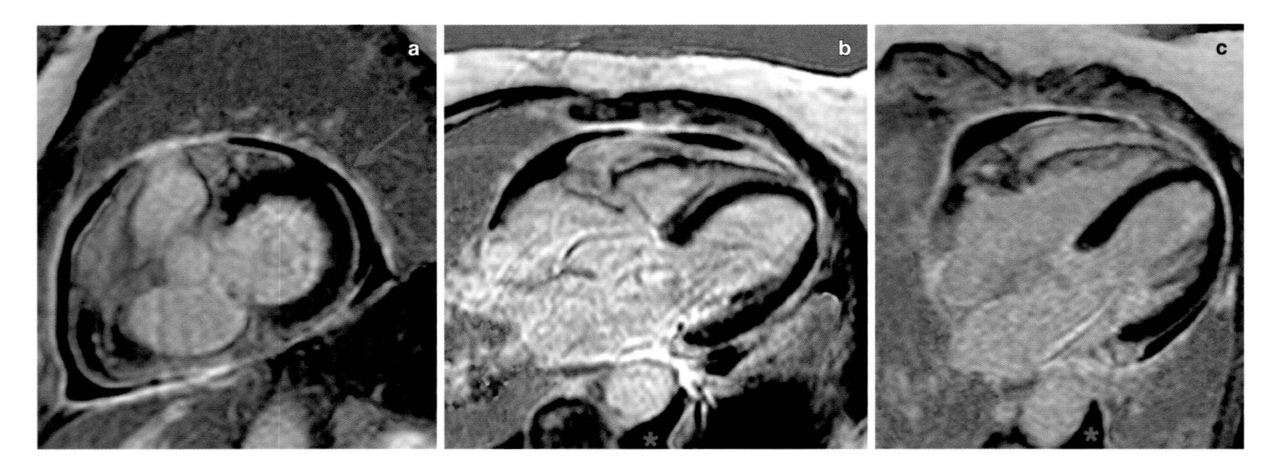

图 13.11　PSIR LGE 序列成像。短轴位（a），四腔心并主动脉（b），四腔心无主动脉（c）

病例4　既往心肌梗死病史合并急性心包炎

患者男，72岁，因“全身不适、乏力和胸痛”入院，既往因前壁STEMI行血管成形术和支架植入术。第一次心电图（图13.12）显示肢体导联QRS波群低电压、胸前导联呈QS型、新出现的胸前导联ST段抬高。

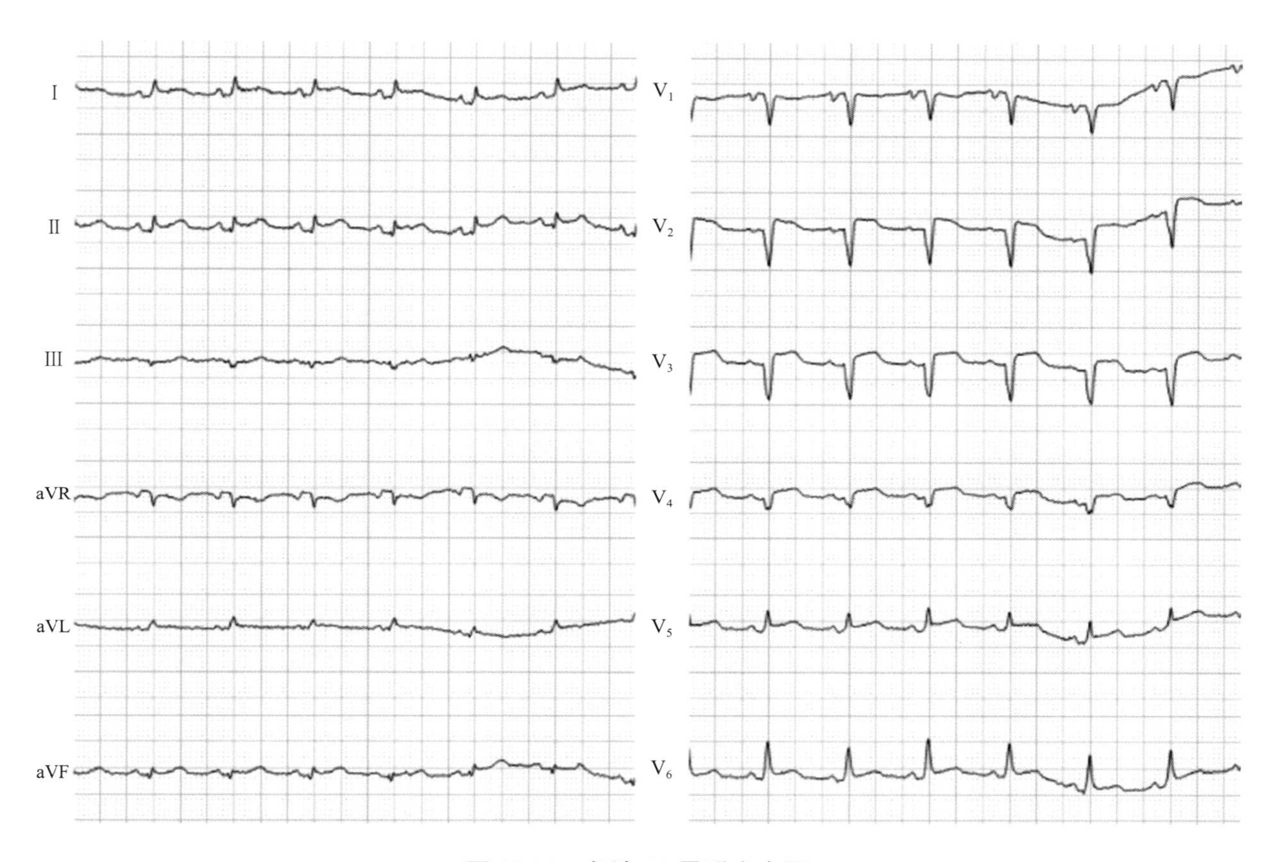

图13.12　急诊12导联心电图

随后紧急行CAG显示所有血管均为TIMI 3级血流，并且先前植入的支架内血流通畅。

超声心动图显示LV远端节段和心尖部运动障碍，前室间隔中部、前壁和侧壁运动减退。LVEF为40%。此外，发现少量心包积液（最大厚度4mm）。肌钙蛋白正常。

次日，患者症状消失，心电图却显示T波倒置。因此，进行CMR扫描。CMR显示LV轻度扩大（LVEDVi 95mL/m^2）和收缩功能下降（LVEF 42%）。T2W STIR序列显示沿RV周围心包积液伴心包水肿（图13.13，红色箭头）。LV心肌未见水肿。注射钆剂后（图13.14），所有心尖节段及心尖帽均可见透壁性LGE，而室间隔中段、前壁和前侧壁可见内膜下LGE。此外，LV心尖部检测到一个低信号区域（图13.14a，蓝色箭头），提示LV小血栓，同时发现胸腔积液。CMR提示既往心肌梗死患者新发急性心包炎的诊断。

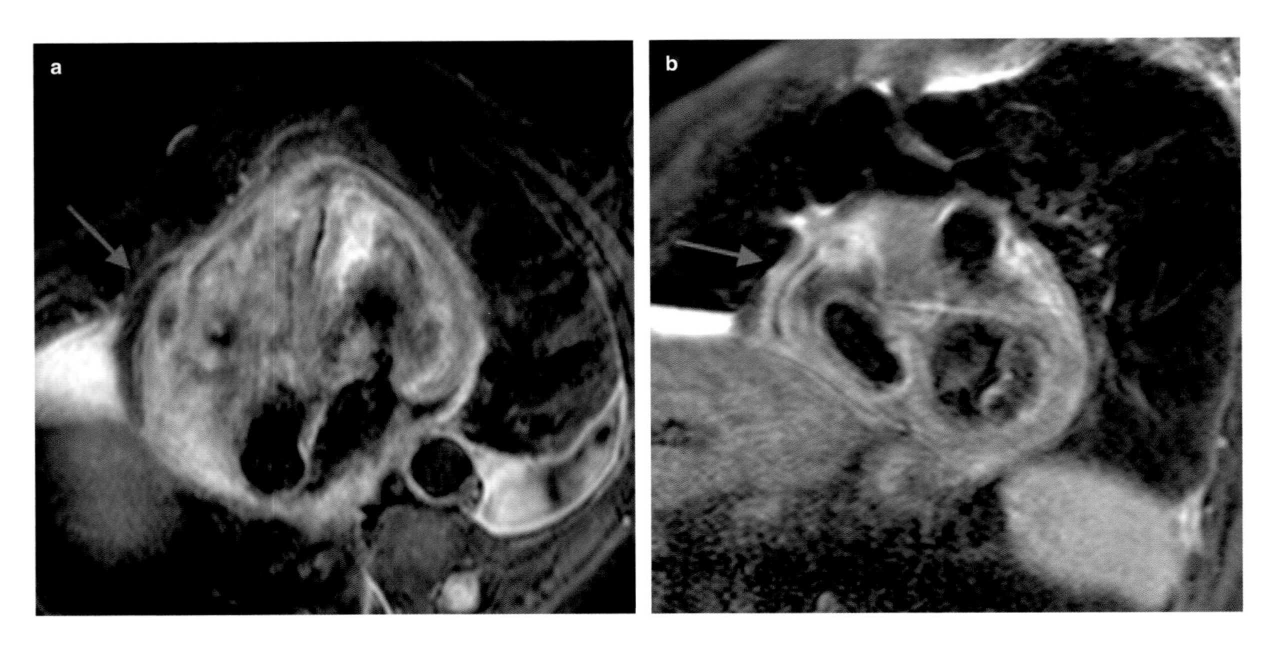

图 13.13　STIR T2W 序列成像。四腔心（a），短轴位基底部（b）

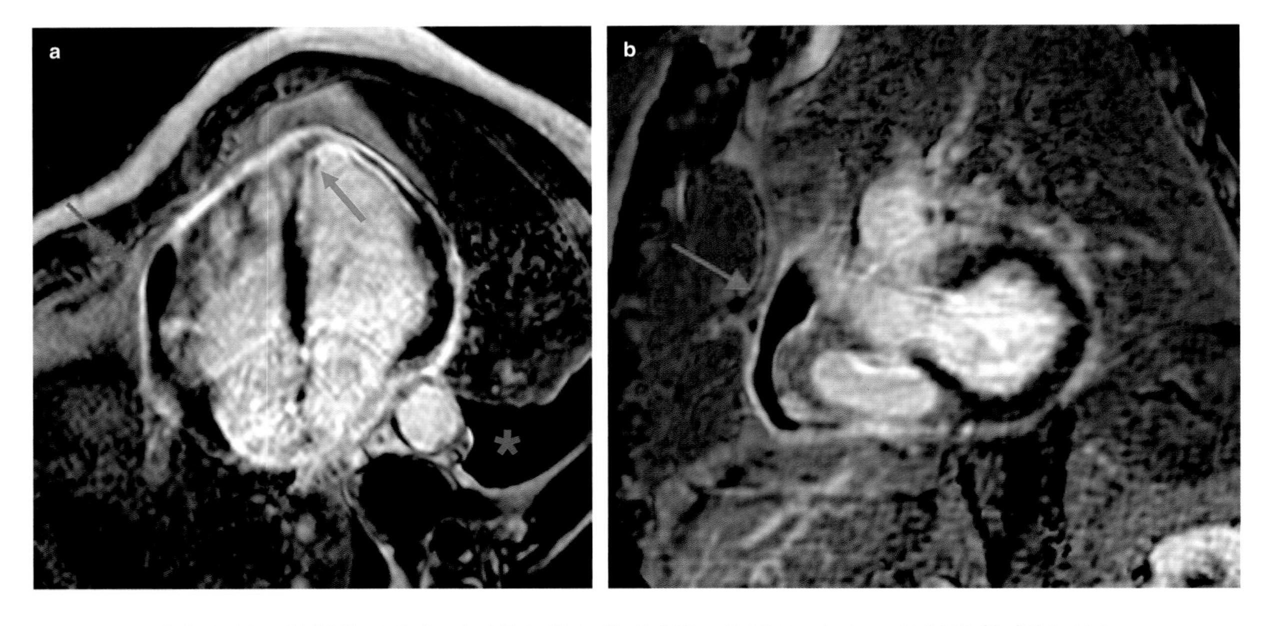

图 13.14　注射钆对比剂后采集 PSIR 序列成像。四腔心（a），短轴位基底部（b）

病例 5　缩窄性心包炎

患者男，38 岁，近期有持续性心包炎病史，直接演变为缩窄性心包炎，表现为颈静脉怒张、腹水和下肢水肿，心包切除术前，通过 CMR 评估心包厚度和有无心包炎症。

CMR T1WI 显示心包增厚，最大值为 4mm，T2WI 未见心包水肿（无活动性炎症证据）。心包可见轻度 LGE，提示为既往心包炎伴纤维化（图 13.15）。对于缩窄性心包炎，CMR 有助于评估心包厚度、心室相互依赖的征象和心包炎症，以防止在心包炎症（一种潜在可逆的缩窄原因）完全消退之前进行过早的心包切除术。

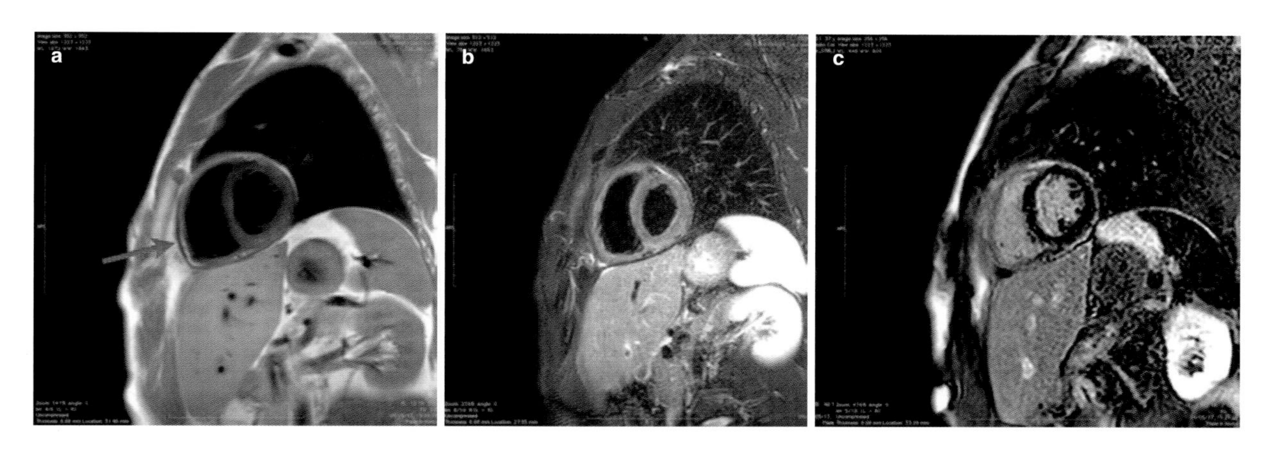

图 13.15　T1W 显示轻度心包增厚（a，红色箭头），T2W 显示无心包水肿（b），LGE 提示心包纤维化（c，心包 LGE 不伴水肿）

病例 6　心包囊肿

患者女，24 岁，偶然行胸部 X 线检查怀疑“心包囊肿”而接受 CMR。患者无特殊不适。

CMR 电影明确显示心包囊肿（图 13.16），T2WI 呈典型明显高信号，提示其内容物为水，诊断为无并发症的单纯性心包囊肿。单纯性囊肿通常表现为圆形、边界清楚、含水量高。因此，单纯性心包囊肿电影和 T2WI 均呈高信号，而首过灌注和 LGE 序列呈现明显低信号。

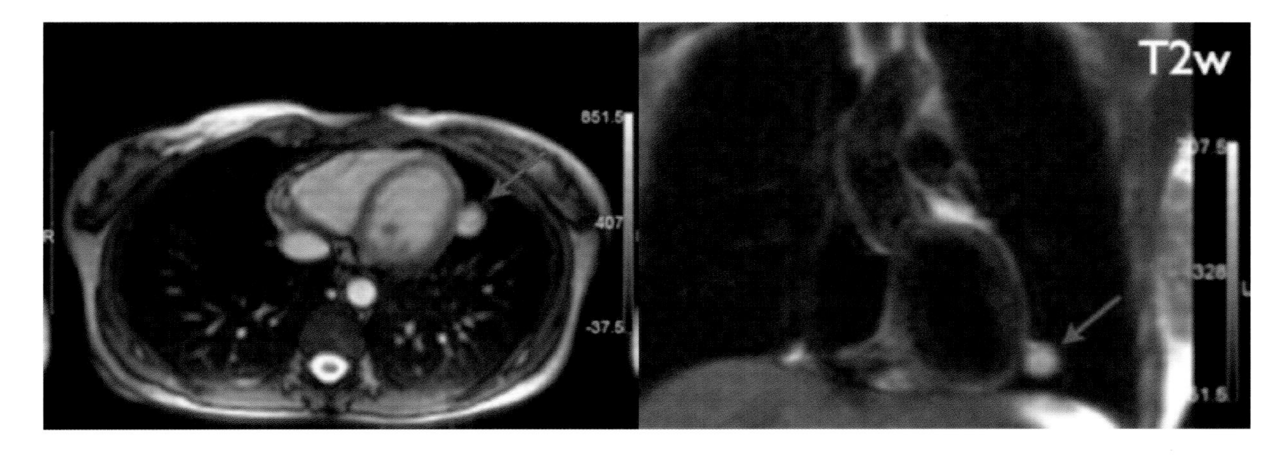

图 13.16　电影和 T2WI 呈高信号（红色箭头）

病例 7　慢性心包炎进展为缩窄性心包炎

患者 71 岁，既往有心律失常病史，为排除心肌病行 CMR 检查。CMR 偶然发现 STIR T2W 序列心包呈高信号（图 13.17a，三角），伴下外侧心肌受累。相同部位 LGE，证实了心肌心包炎的诊断（图 13.17b、c）。因患者无症状，随后接受了临床随访。6 年后患者出现呼吸困难、下肢水肿。超声心动图高度怀疑缩窄性心包炎。新近 CMR 显示 STIR T2W 序列心包层明显增厚，伴有轻度残余高信号（图 13.18b~e）。心包积液在 T2W STIR 序列和 bSSFP 电影序列成像中呈轻度不均匀高信号，与渗出性积液伴心包内纤维蛋白沉积一致（图 13.18）。注射钆对比剂后，T1-GRE-IR 序列显示轻度弥漫性心包 LGE（图 13.18c~e）。实时电影序列显示呼吸相关性室间隔运动异常（图 13.19，三角）。同时可见大量胸腔积液（图 13.18d~f，星号）。所有这些征象证实了缩窄性心包炎伴轻度慢性炎症的诊断。由于抗炎治疗无效，患者接受了心包切除术，手术成功，患者术后恢复良好。

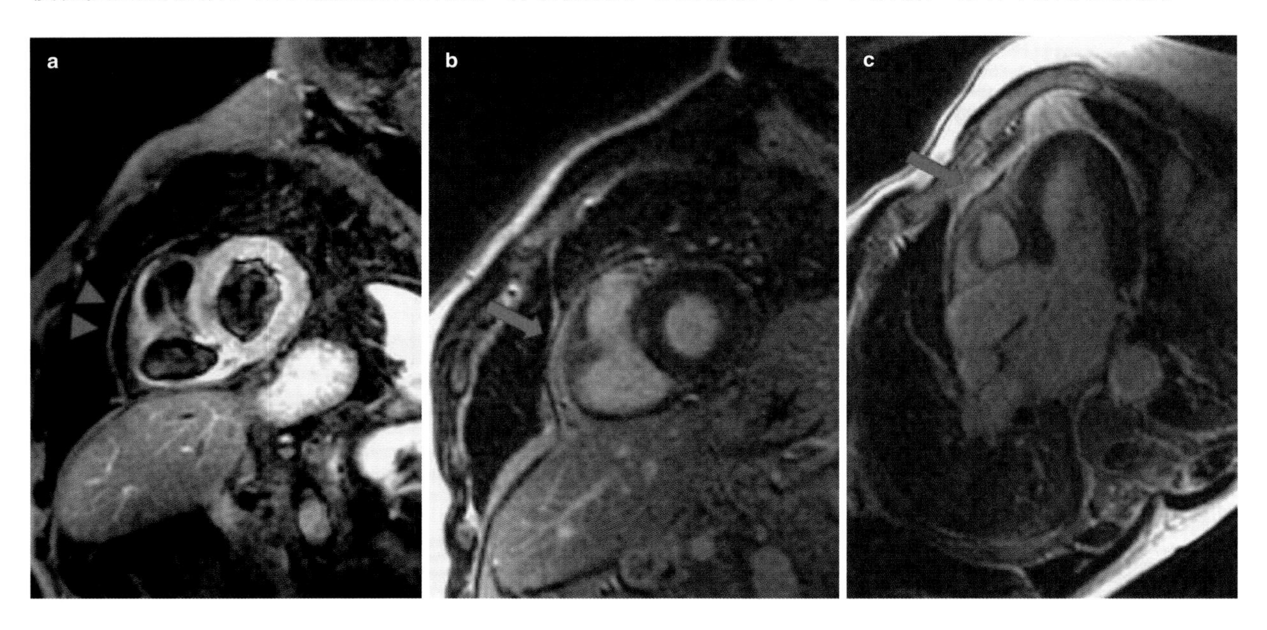

图 13.17　STIR T2W 序列短轴位，基底水平（a）；T1-GRE-IR LGE 序列短轴位，基底水平（b）、三腔心（c）

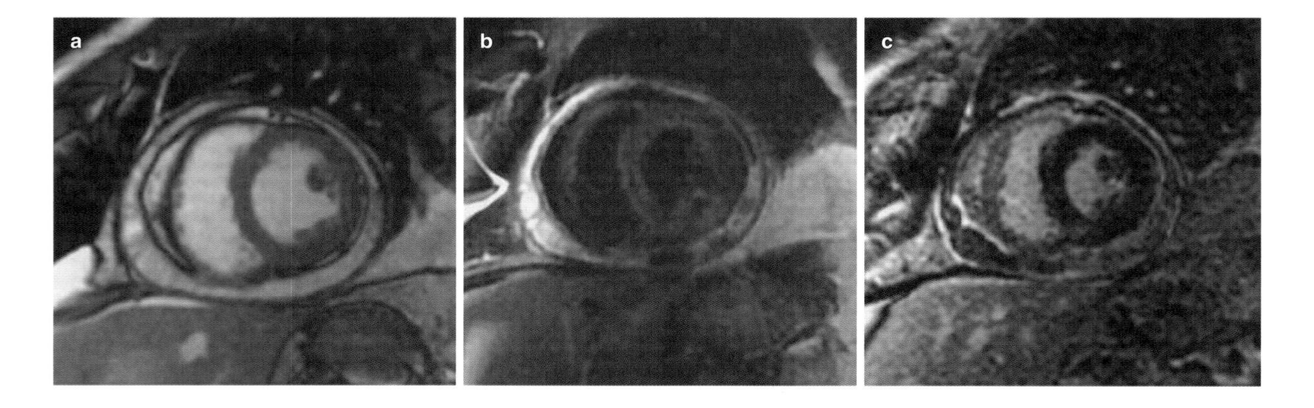

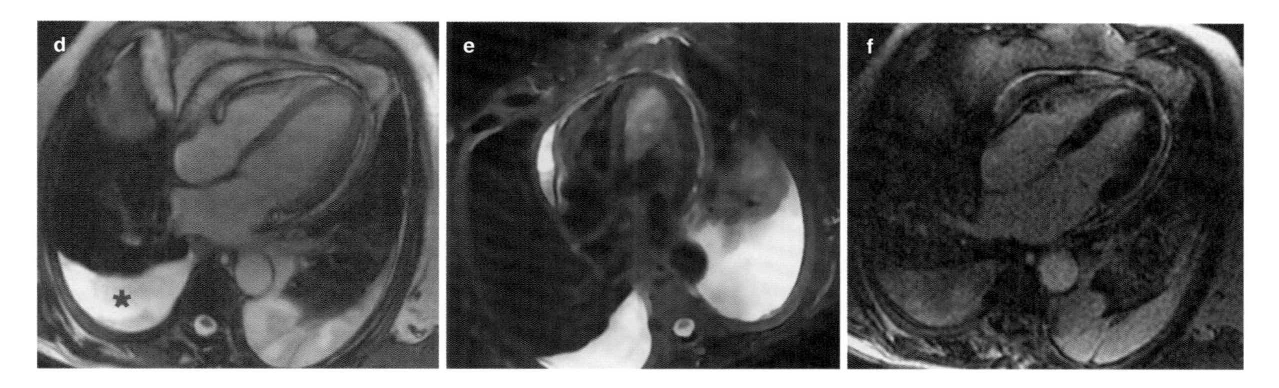

图 13.18　基底水平，bSSFP 序列（a）、STIR T2W 序列（b）、LGE 序列（c）；四腔心，bSSFP 序列（d）、STIR T2W 序列（e）、LGE 序列（f）

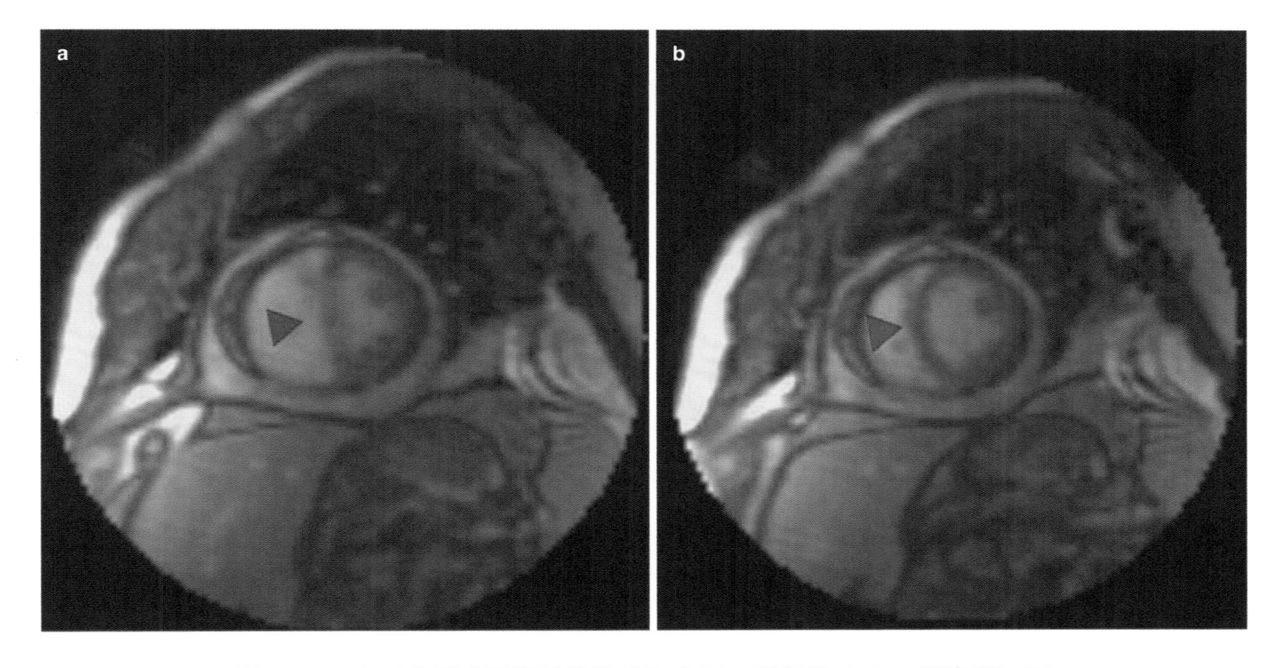

图 13.19　实时电影序列短轴位乳头肌水平。吸气期（a），呼气期（b）

病例 8　心包结核

患者 37 岁，既往有咳嗽、发热病史，因“新发下肢水肿和劳力性呼吸困难”转诊进行心脏病学评估。超声心动图显示大面积弥漫性心包增厚伴室间隔运动异常。患者随后行 CMR 检查，bSSFP 电影序列成像显示心包层弥漫性重度增厚，并伴弥漫、多发源自心包并累及心包隐窝的等低信号肿块（图 13.20a、b，视频 13.2、13.3）。T1W 序列显示心包肿块呈轻度高信号，中央区域呈低信号（图 13.20c、d）。LGE 序列显示肿块的外缘呈高信号，中央呈不规则低信号，而心包层呈明显高信号（图 13.20e、f）。怀疑诊断为结核性心包病变伴干酪样变性。定量荧光试验阳性，CT 扫描证实纵隔淋巴结受累。患者接受了特异性抗结核治疗，心包肿块显著缩小，临床症状得到改善，1 年后随访 CMR 扫描得到证实（视频 13.4、13.5）。

视频 13.2

视频 13.3

视频 13.4

视频 13.5

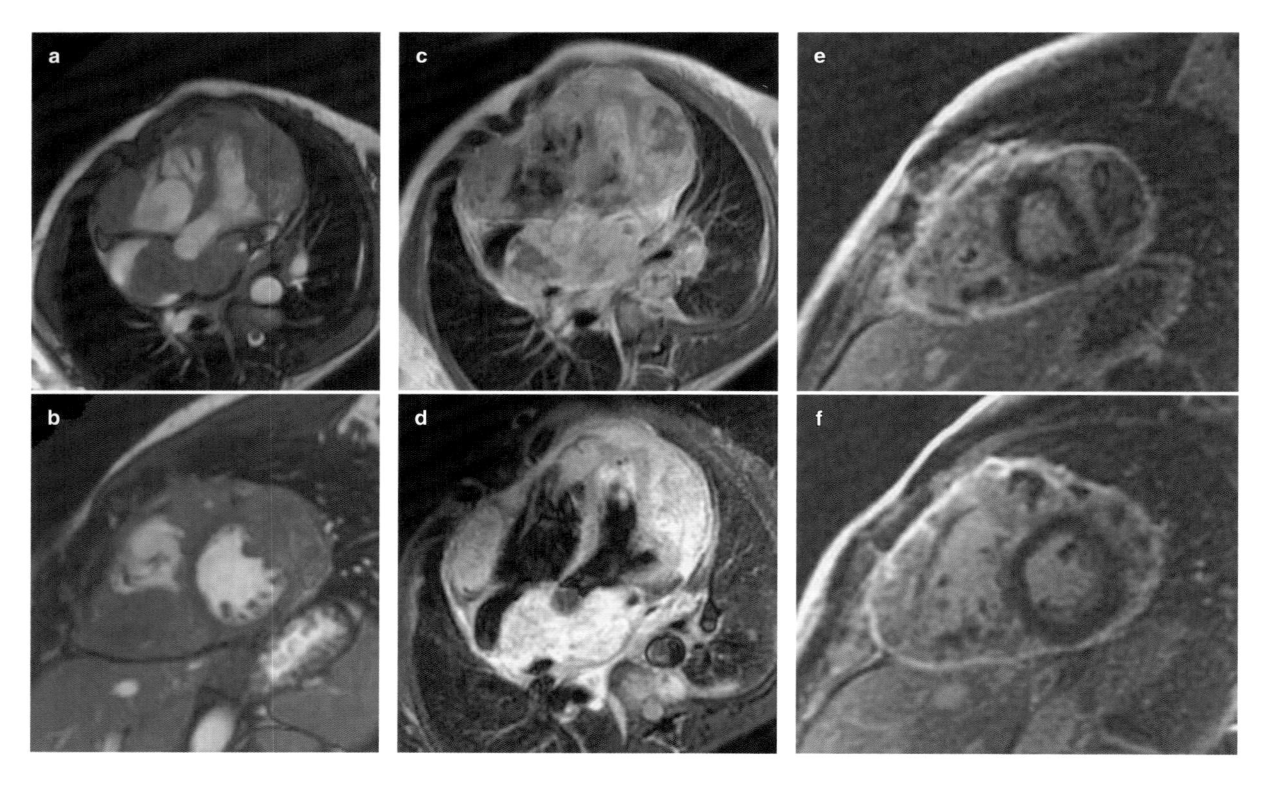

图 13.20 bSSFP 电影序列成像，五腔心（a）、短轴位乳头肌水平（b）；T1W 序列成像五腔心，无脂肪抑制（c）、脂肪抑制（d）；延迟增强成像，心尖部（e）、心室中部水平（f）

病例 9 心包转移瘤

患者 65 岁，有左肾恶性肿瘤病史，曾行肾切除术和化疗，因“进行性呼吸困难、端坐呼吸、外周水肿和极度乏力 3 月”而转诊至心脏病专家。超声心动图显示心包积液和室间隔矛盾运动。随后患者行 CMR。bSSFP 电影序列成像显示心包层肥厚，伴多发粘连并分隔形成中度包裹性心包积液（图 13.21，三角），同时存在胸腔积液（图 13.21，星号）。心包表现僵硬，有收缩的征象（视频 13.6、13.7）。心房和房间隔的膈侧、下室间沟和 RV 游离壁可见一些不规则类结节状肿块，许多位置部分心包浸润（图 13.21，细箭头），纵隔及肺实质内可见实性、浸润性、融合性肿块（图 13.21，粗箭头）。LGE 序列显示心包呈高信号，肿块也呈高信号伴不均匀的低信号区（图 13.22）。T2W STIR 序列显示心包层和肿块呈高信号（图 13.23），而 T1W 序列呈与心肌类似的等信号。这些特征提示心包转移性、继发性肿瘤病变。

视频 13.6

视频 13.7

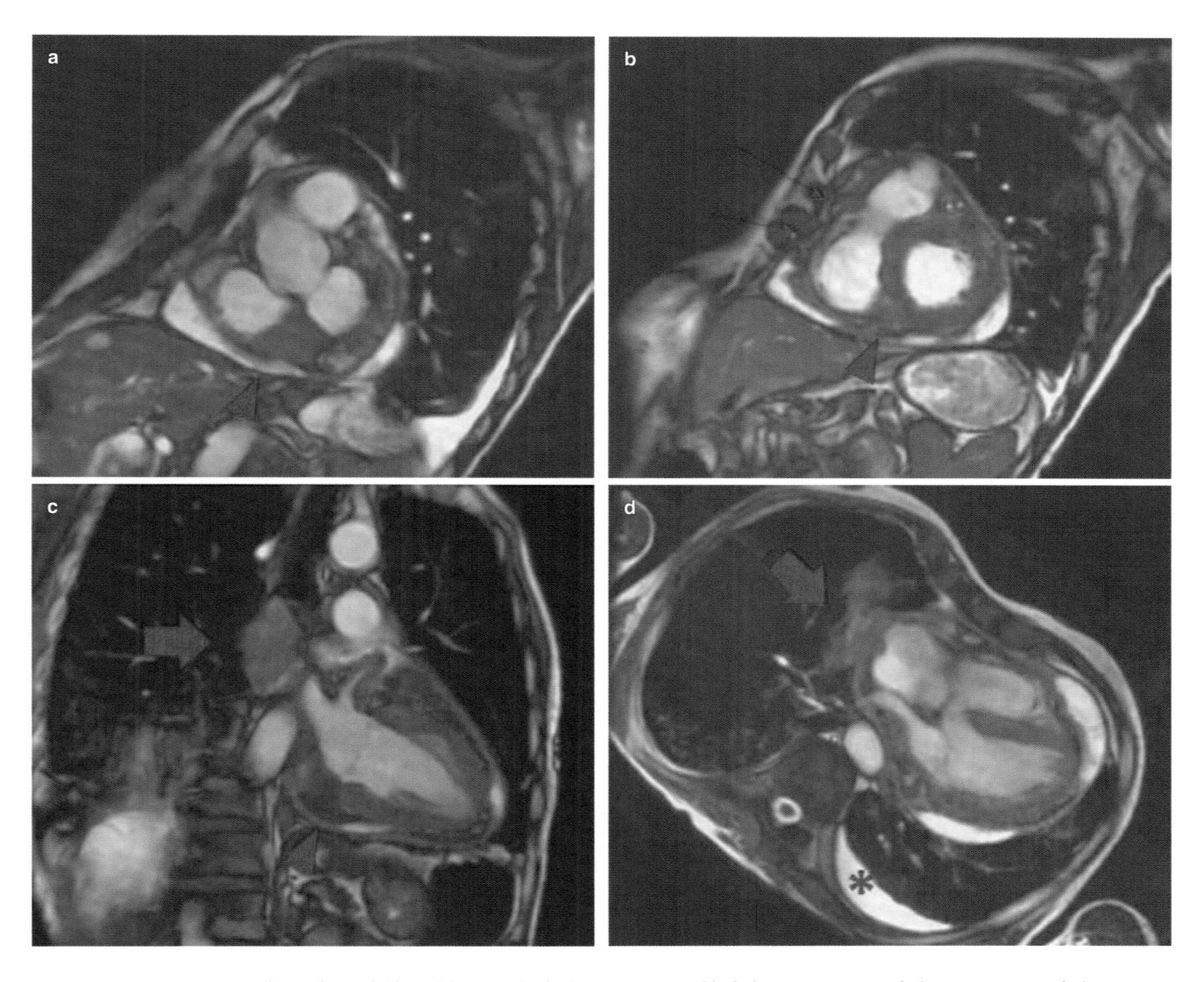

图 13.21　bSSFP 电影序列成像短轴位，心房水平（a），基底部（b），两腔心（c），四腔心（d）

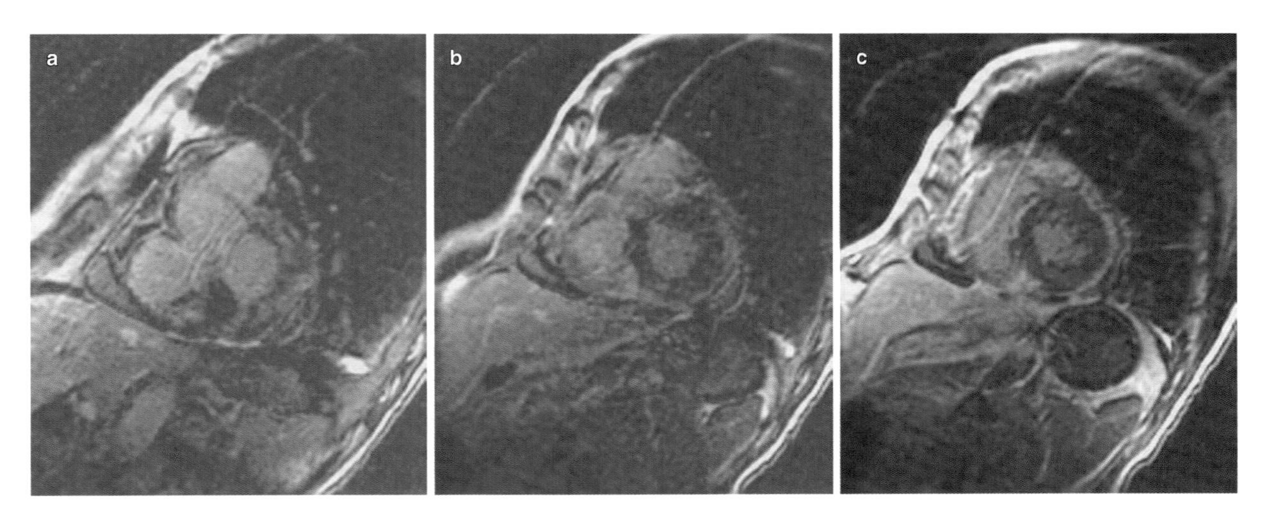

图 13.22　LGE 序列短轴位。心房水平（a），基底部（b），乳头肌水平（c）

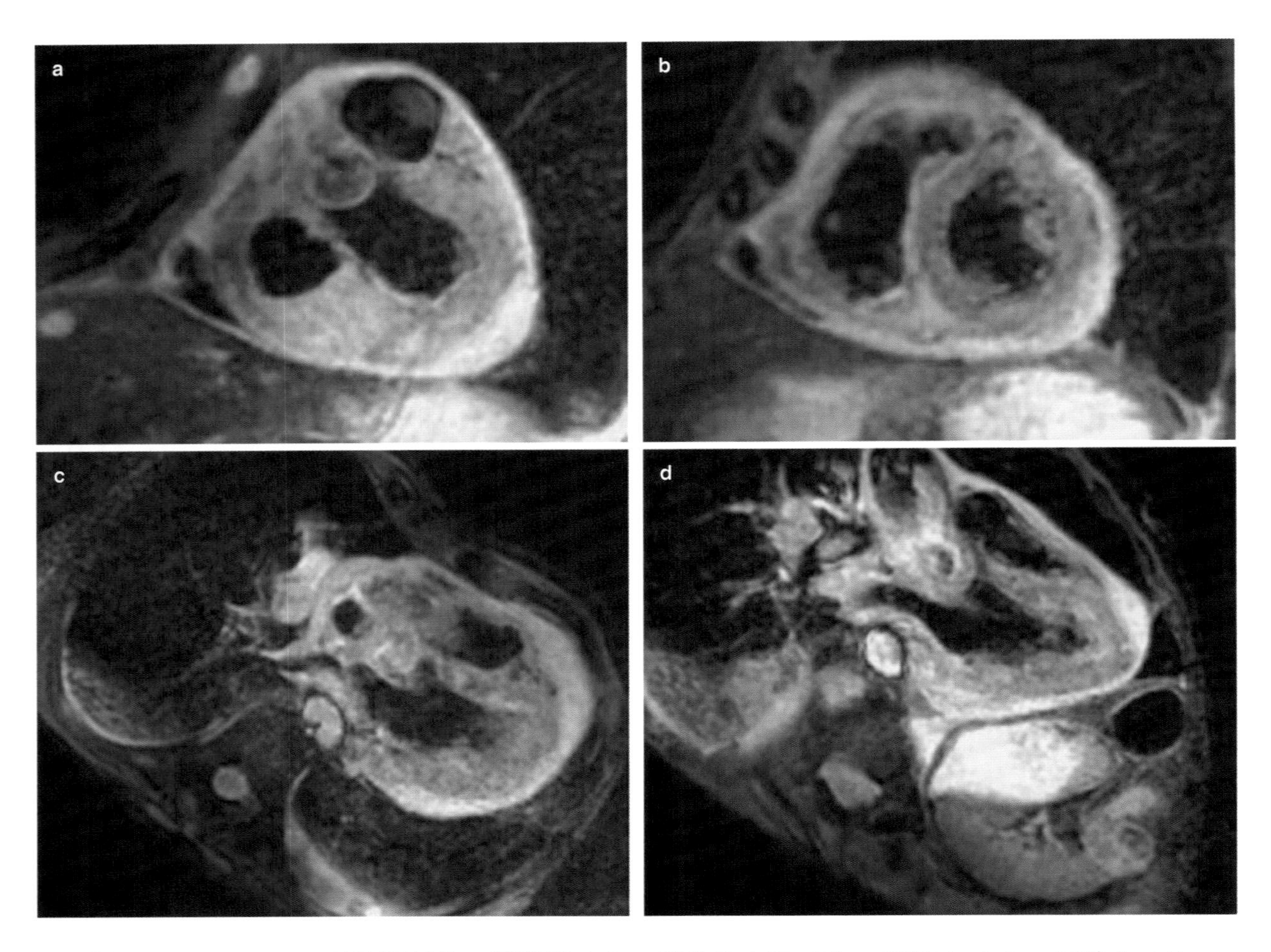

图 13.23　STIR T2W 序列短轴位。基底部（a），乳头肌水平（b），四腔心（c），三腔心（d）

病例 10　急性心肌梗死后心包炎伴心脏破裂

患者女，65 岁，近期行胃内球囊置入术并接受常规术后检查。患者自诉进行性呼吸困难和上腹痛 5 天，出现心动过速和低血压。心电图显示 V_1~V_4 导联病理性 Q 波和前壁导联 ST 段抬高。TTE 显示心尖部和前壁广泛运动障碍，伴有心室内较大附壁血栓，LVEF 为 30%，周围心包积液（图 13.24）。急诊行 CAG 显示 LAD 亚急性闭塞，随即行经皮冠状动脉成形术和药物洗脱支架植入术，冠状动脉血流恢复 TIMI 3 级。T2W STIR 序列和 LGE 序列显示 LV 心尖部与前外侧段心肌呈透壁性高信号以及整个心包呈高信号（图 13.25）。CMR 显示 LV 严重功能障碍（EF 15%），心室前壁至心尖部室间隔大的附壁血栓，并伴中部前壁心肌破裂（图 13.26，视频 13.8、13.9），同时有中量心包积液。这些发现证实了该患者发生心肌梗死后早期心包炎的诊断，其心包炎发生在前壁 - 心尖部大面积心肌梗死及缺血后 LV 前壁中部破裂的情况下。

视频 13.8

视频 13.9

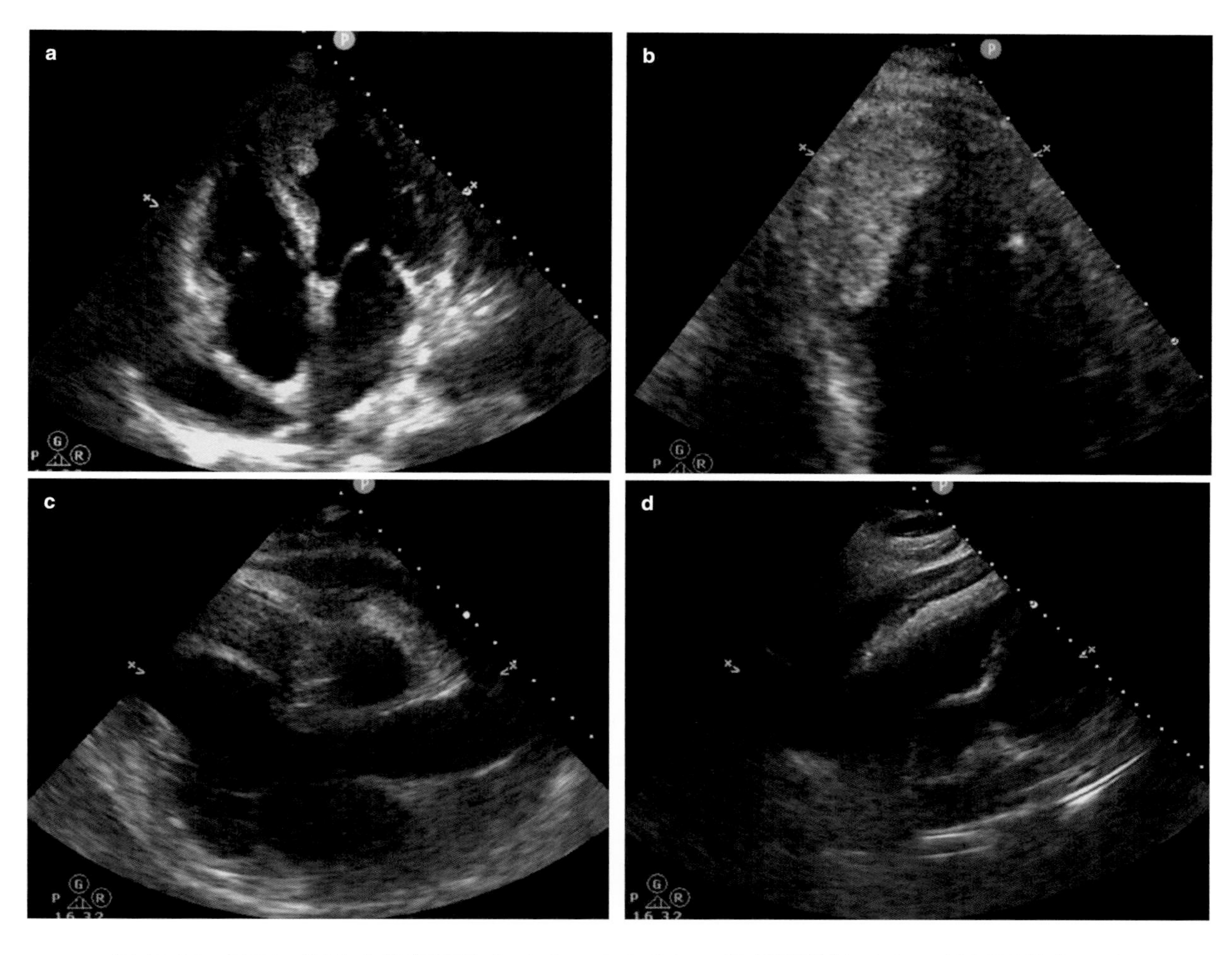

图 13.24 TTE。标准心尖部四腔心（a），LV（b），胸骨旁长轴（c），肋下四腔心（d）

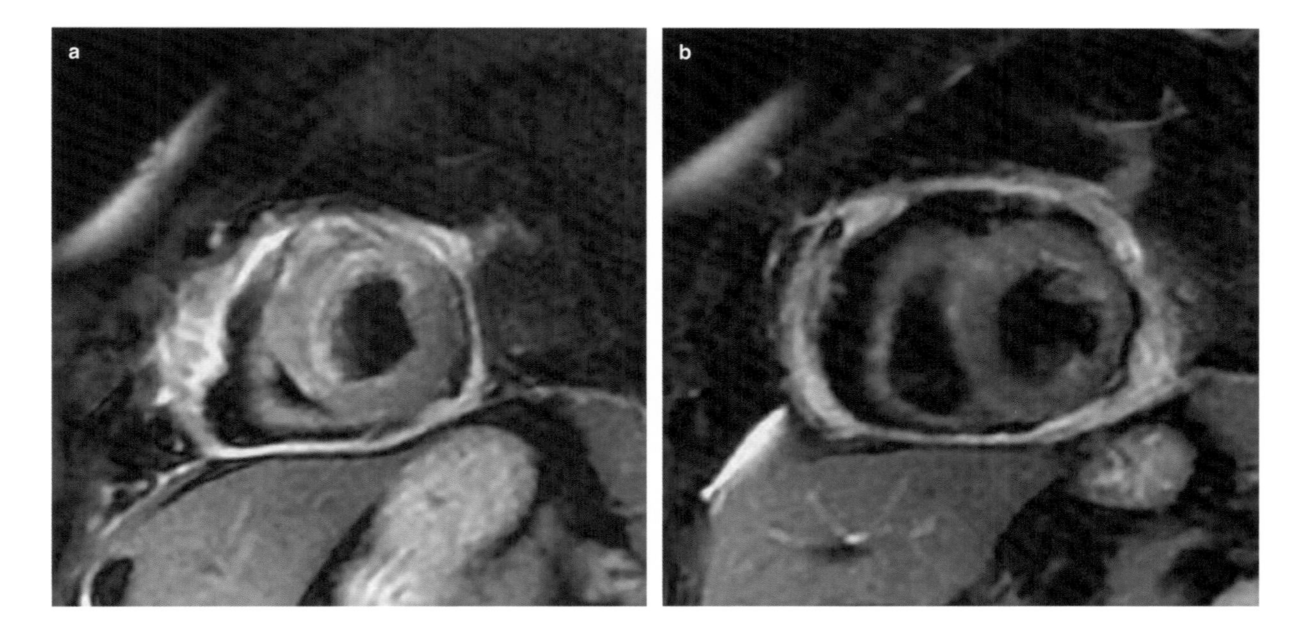

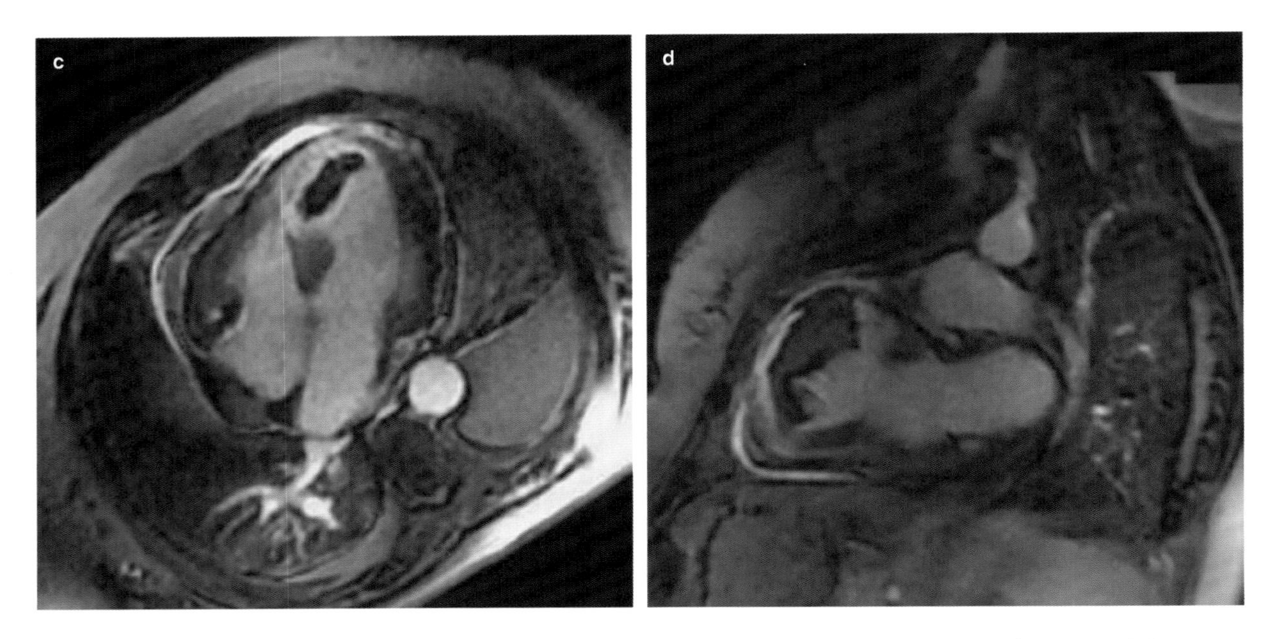

图 13.25　CMR STIR T2W 序列短轴位，心尖部（a）、心室中部水平（b）；LGE 序列，四腔心（c）、两腔心（d）

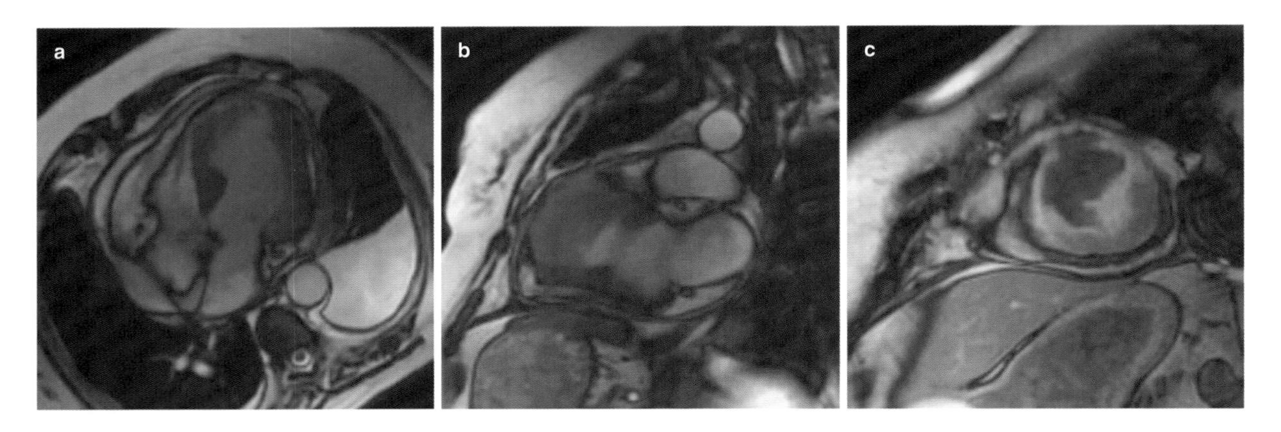

图 13.26　bSSFP 电影序列成像。四腔心（a），两腔心（b），短轴位心室中部（c）

经验与教训

- 正常心包 T1WI 表现为心外膜脂肪内几乎看不见的低信号线，厚度＜ 3mm。
- T1WI 可研究的心包厚度＞ 3mm。
- T2WI 检测到心包水肿，是由于心包呈高亮信号。
- 正常心包的血供并不多，而在慢性炎症和纤维化时，心包的细胞外间隙增大，新生血管形成，产生心包 LGE。

- 由于运动伪影的存在，CMR 对心包积液的特征并不能充分定性。漏出液在电影和 T2WI 呈高信号，但在 T1WI 呈低信号；渗出液中蛋白质和细胞含量较高，T1WI 信号不均匀，而在 T2WI 呈低信号。
- 对于缩窄性心包炎，CMR 可以评估心包厚度、炎症及心室相互依赖增强的征象（室间隔抖动征）。
- 完整的心包评估方案包括电影序列、电影实时、T1WI 和 T2WI 以及 LGE。

参考文献

[1] MISSELT AJ，HARRIS SR，GLOCKNER J，et al. MR imaging of the pericardium. Magn Reson Imaging Clin N Am，2008，16（2）：185-199.

[2] BOGAERT J，FRANCONE M. Cardiovascular magnetic resonance in pericardial diseases. J Cardiovasc Magn Reson，2009，11（1）：14.

[3] IMAZIO M. Myopericardial diseases：Diagnosis and management. Cham：Springer，2016.

[4] IMAZIO M，PEDROTTI P，QUATTROCCHI G，et al. Multimodality imaging of pericardial diseases. J Cardiovasc Med （Hagerstown），2016，17（11）：774-782.

[5] ADLER Y，CHARRON P，IMAZIO M，et al. 2015 ESC Guidelines for the diagnosis and management of pericardial diseases：The Task Force for the Diagnosis and Management of Pericardial Diseases of the European Society of Cardiology （ESC）Endorsed by：The European Association for Cardio-Thoracic Surgery （EACTS）. Eur Heart J，2015，36（42）：2921-2964.

[6] KLEIN AL，ABBARA S，AGLER DA，et al. American Society of Echocardiography clinical recommendations for multimodality cardiovascular imaging of patients with pericardial disease：endorsed by the Society for Cardiovascular Magnetic Resonance and Society of Cardiovascular Computed Tomography. J Am Soc Echocardiogr，2013，26（9）：965-1012.e15.

[7] BOGAERT J，CRUZ I，VOIGT JU，et al. Value of pericardial effusion as imaging biomarker in acute pericarditis，do we need to focus on more appropriate ones?. Int J Cardiol，2015，191：284-285.

[8] IMAZIO M，GAITA F，LEWINTER M. Evaluation and Treatment of Pericarditis：A Systematic Review. JAMA，2015，314（14）：1498-1506.

[9] ALRAIES MC，ALJAROUDI W，YARMOHAMMADI H，et al. Usefulness of cardiac magnetic reso-

nance-guided management in patients with recurrent pericarditis. Am J Cardiol，2015，115（4）：542-547.

[10] PSYCHIDIS-PAPAKYRITSIS P，DE ROOS A，KROFT LJ. Functional MRI of congenital absence of the pericardium. AJR Am J Roentgenol，2007，189（6）：W312-W314.

[11] MACAIONE F，BARISON A，PESCETELLI I，et al. Quantitative criteria for the diagnosis of the congenital absence of pericardium by cardiac magnetic resonance. Eur J Radiol，2016，85（3）：616-624.

第十四章　瓣膜性心脏病

Alessandra Volpe，Riccardo Maragna，Andrea Igoren Guaricci，Gianluca Pontone

宁　聪　赵　婧　译　李永斌　雷晓燕　审

引　言

瓣膜性心脏病（valvular heart disease，VHD）导致全球约 5000 万人受累，是世界范围内高发病率和死亡率的主要疾病之一。然而，VHD 的流行病学在世界范围内差异很大，其在发达国家以功能性和退行性病变为主，而在中低收入国家则以风湿性心脏病为主[1]。

VHD 早期诊断、分期和准确治疗对于减少该病引起的全球死亡负担具有重要意义，其中心血管多模态成像起着关键作用。特别是超声心动图，具有广泛的实用性和较低成本，成为诊断 VHD（包括普通人群筛查和制订手术计划）的重要手段。

目前，二维 TTE 作为世界范围内的一线检查方法，能够全面评估心脏瓣膜反流。除了 TTE，经食管超声心动图（transesophageal echocardiography，TOE）可以为复杂瓣膜病变或声窗不良的病例提供更多信息，而三维超声心动图可以更客观、更真实地评价瓣膜病变，特别是在制订手术计划方面。

近年来，先进的心血管成像技术逐渐应用于 VHD 的诊断工作流程中，以克服超声心动图的一些局限性，如操作者的依赖性等。

CMR 越来越多地用于超声心动图检查不能充分评估病变的情况下，且能获得更多额外信息。CMR 能够进行全心采集，不受患者体型或声窗的限制，且无电离辐射、无须使用对比剂[2]。此外，2021 年欧洲心脏病学会瓣膜病的诊断和治疗指南建议使用 CMR，特别是存在反流性病变的情况下，用以评估心室容积、收缩功能、升主动脉异常和心肌纤维化[3]。因其良好的可重复性和准确性，CMR 成为评价 RV 容积和功能的金标准[4]。

如果怀疑 VHD，标准的 CMR 检查应包括心腔容积的定量（心室和心房）、跨瓣血流和瓣膜解剖结构。

CMR 是心腔容积和双心室整体收缩功能量化评估的金标准，扫描方案包括采集短轴位电影序列，如 bSSFP 序列或快速扰相 GRE 序列[5]。

在评价瓣膜反流病变和瓣膜狭窄时，通过 CMR 研究跨瓣血流是完全可靠和客观的，但在评估房室瓣狭窄时，由于心脏的平移运动可能会低估疾病的严重程度，导致 CMR 成为评估瓣膜病的二线方法。

跨瓣膜反流可采用定性和定量的方法进行评估。

第一种方法通过信号丢失的程度（信号空洞的可视化）来粗略估计反流程度，这是由于电子自旋失相位造成的，可以在电影采集图像的心腔中直观地观察到 [6]。然而，CMR 很难像超声心动图那样精确地估计瓣膜病的严重程度。

第二种方法是 CMR 评估瓣膜反流的理想方法。采用 VENC 相位对比脉冲序列直接评估反流，这是临床评估半月瓣的常规方法 [7]。在评估房室瓣反流时，单个瓣膜病变可通过心室间 SV 之间的差异进行间接量化，例如二尖瓣 RVol = 左 SV − 右 SV [8]。

类似地，观察到通过房室瓣或半月瓣的正向血流出现湍流时，则怀疑瓣膜狭窄，但通过空洞信号的特征无法评估瓣膜狭窄的严重程度。瓣膜狭窄的定量可以通过测量瓣膜平面开口面积实现，然而与连续波多普勒超声心动图相比，相位对比序列的空间和时间分辨率较低，很难准确测量正向血流峰值流速（和跨瓣压差）。

尽管超声心动图是最佳定性分析的首选方案，瓣膜解剖研究还包括使用类似于超声心动图的标准长轴电影图像（即四腔心图、三腔心图和两腔心图），以及其他便于更好观察瓣膜形态的断面。

四维心血管磁共振血流成像（4D-flow CMR）等新技术仅通过一次回顾性分析，即可全面评估心脏所有瓣膜的跨瓣血流，从而具有测量心脏 3D 容积中任何平面血流的潜在可能 [9]。

总之，CMR 用于瓣膜病变评估的额外价值就是实现了将瓣膜评估与心肌组织特征的完整研究相结合的可能性，特别是在与心肌病经常相关的特定瓣膜病变的情况下，例如主动脉瓣狭窄与心肌淀粉样变性重叠的情况，或者在二尖瓣脱垂的心律失常风险分层中 [10-12]。

病例 1　中度主动脉瓣狭窄

患者女，79 岁，扩张型心肌病伴轻度收缩功能障碍、中度主动脉瓣狭窄，主诉轻度劳力性呼吸困难（NYHA Ⅱ级），心电图显示窦性心律伴 LBBB，超声心动图显示双心室容积正常、LV 收缩功能轻度下降（LVEF 53%），主动脉瓣钙化伴中度狭窄（最大跨瓣流速 3.3m/s，最大跨瓣压差 44mmHg，平均跨瓣压差 25mmHg，主动脉瓣面积 1.02cm^2）（图 14.1a）。因此，行 CMR 检查以期分析主诉症状与超声心动图检查结果之间的不匹配。SSFP 电影序列成像显示轻度 LV 功能障碍（LVEF 50%），伴室间隔和心尖运动减低。证实主动脉瓣中度狭窄（平面面积 1.1cm^2，最大跨瓣压差 43mmHg）（图 14.1b，视频 14.1）。随后优化原有内科治疗方案，并对患者进行随访。

视频 14.1

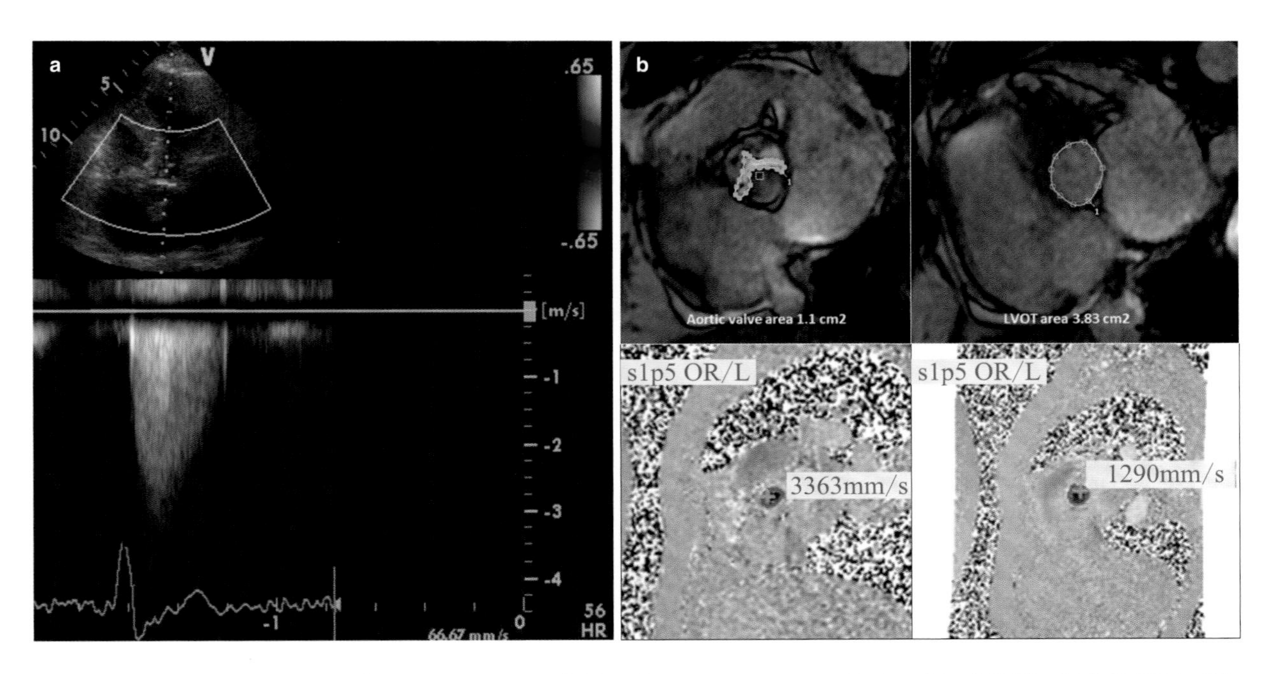

图 14.1　主动脉瓣连续波多普勒（a），主动脉瓣（左上）和 LVOT（右上）解剖区域与相应的相位对比流速图（b）

学习要点：本病例提示在可疑病例中，MRI 可以无创、客观地量化血流动力学信息。

病例 2　Tako-Tsubo 综合征合并 Takayasu 大动脉炎和重度主动脉瓣反流

患者女，58 岁，既往 Tako-Tsubo 综合征病史，因“突发胸痛”入院。心电图显示窦性心律伴胸前导联 T 波倒置，实验室检查心肌坏死标志物升高（HsTnI 峰值 5070ng/L），提示缺血性改变。超声心动图显示 LV 明显扩大伴有中度收缩功能障碍、心尖部普遍受累（LVEF 36%），且检测到严重的主动脉瓣反流（主动脉瓣关闭不全压力减半时间 173ms）。随后对患者行紧急 CAG，排除心外膜 CAD，但显示乙酰胆碱试验阳性的冠状动脉痉挛。因此怀疑 Tako-Tsubo 综合征，要求患者行 CMR 检查。检查结果证实 Tako-Tsubo 综合征（电影序列显示 LV 轻度收缩功能降低，LVEF 53%，中部 - 心尖节段心肌水肿）（视频 14.2）和重度主动脉瓣反流（RVol 60mL，RF 51%）（图 14.2），反流与炎症（STIR 序列上主动脉壁呈高信号）引起的主动脉根部和升主动脉扩张有关（图 14.3）。由于存在与主动脉壁炎症相关的并发症风险，该患者接受了保守治疗，放弃了任何传统的主动脉置换术。

视频 14.2

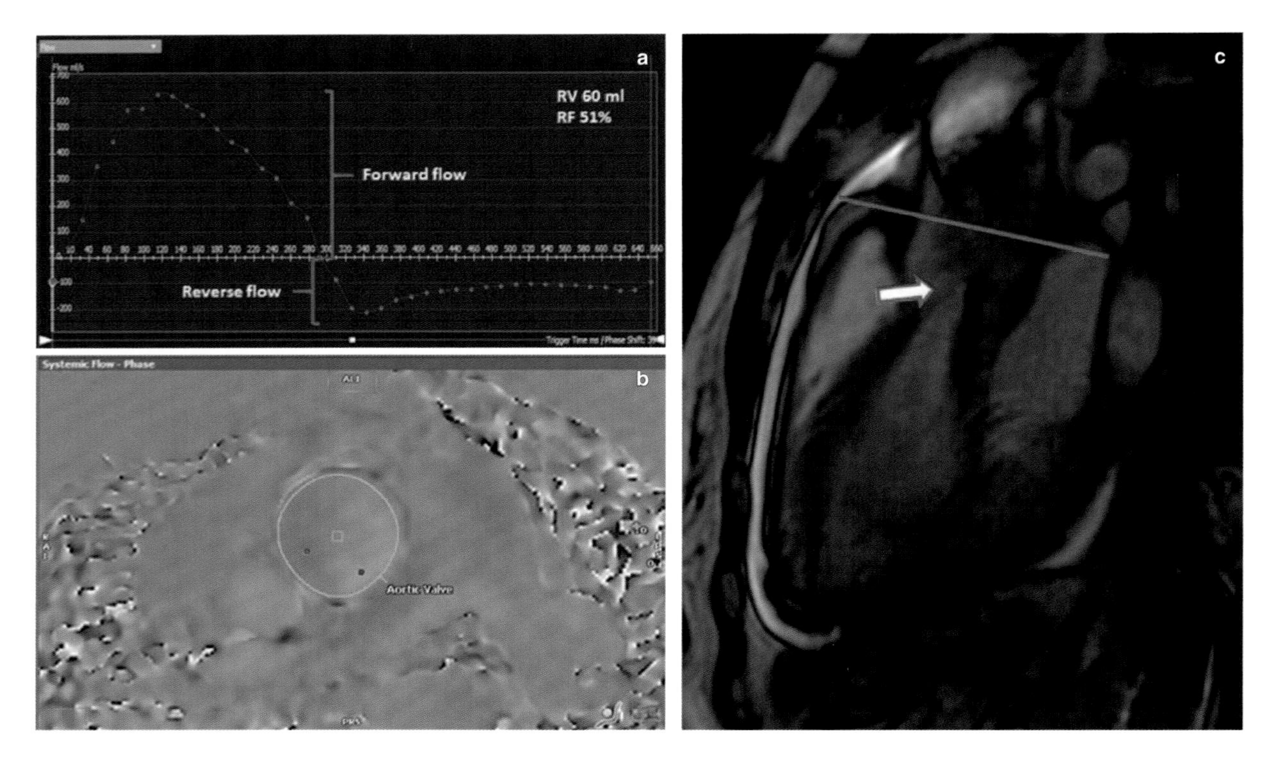

图 14.2 CMR 相位对比法定量评估主动脉瓣反流严重程度。计算正向和反向或逆向血流量的流量 - 时间曲线（反向血流量代表直接测量的主动脉瓣反流的 RVol）(a)、主动脉根部水平的相位对比流速图（b）、主动脉根部成像定位（白色箭头显示电影序列信号丢失的范围）(c)

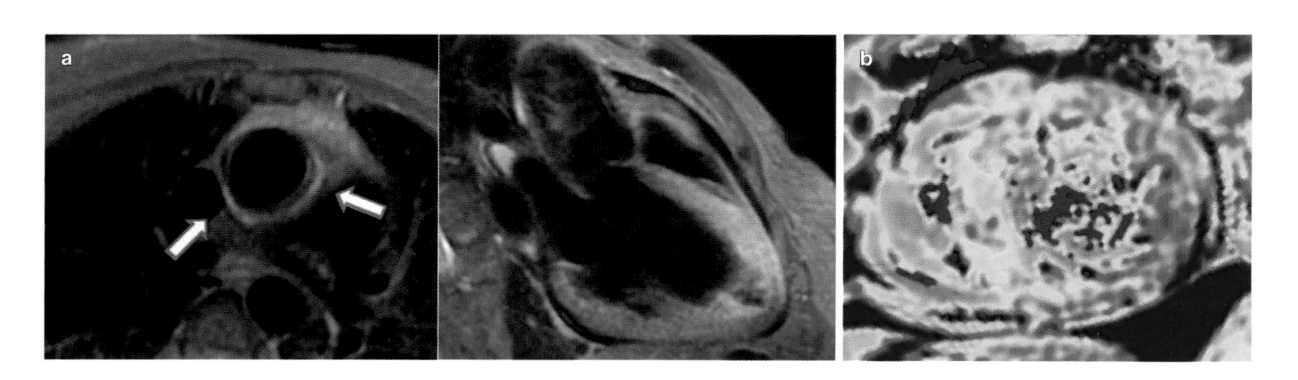

图 14.3 T2-STIR 序列（白色箭头提示高信号水肿）(a)，T2 mapping 序列（b）

学习要点：由于 CMR 能够将客观准确的瓣膜血流评估与心肌组织特征和近端血管特征相结合，因此在复杂病例检查中是一种强大的诊断工具。CMR 评估主动脉瓣反流采用直接法，反向流量代表主动脉瓣反流的直接测量体积。

病例 3 重度主动脉瓣狭窄

患者男，83 岁，诊断为扩张型心肌病伴轻度收缩功能降低、重度主动脉瓣狭窄伴轻度反流，转入我中心进行手术评估。由于患者有严重的肾功能损害，行非对比剂增强 CMR 检查。SSFP 电影序列成像显示重度的 LV 功能障碍（LVEF 32%），初始心肌 T1 值增加（1140ms）（图 14.4）。心电图显示心房颤动和 LBBB；超声心动图显示 LV 壁增厚（MWT 12mm）、轻度收缩功能降低（LVEF 46%），以及整体纵向应变降低（负 10%）（图 14.5）。同时证实重度主动脉瓣狭窄（平面面积 0.79cm^2）（图 14.5，视频 14.3）、轻度反流（RVol 15mL，RF 23%）（图 14.6）。值得注意的是，由于 VENC 设置得太低（3.5m/s），相位对比图像中存在流速混叠（图 14.6，白色箭头）。因此，经股动脉行导管主动脉瓣置入术治疗，症状有所改善。

视频 14.3

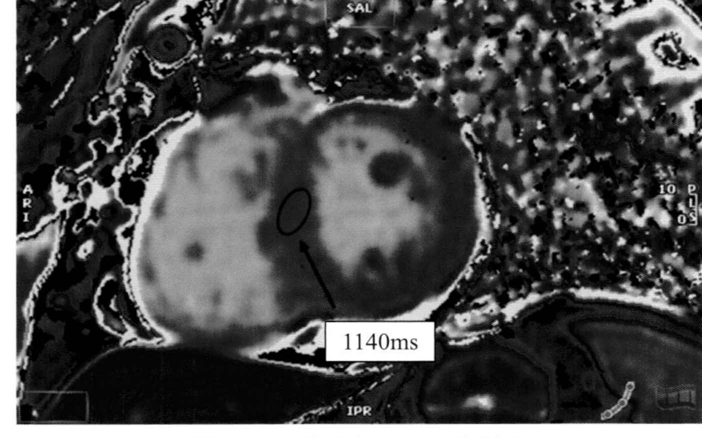

图 14.4 心肌初始 T1 值增高

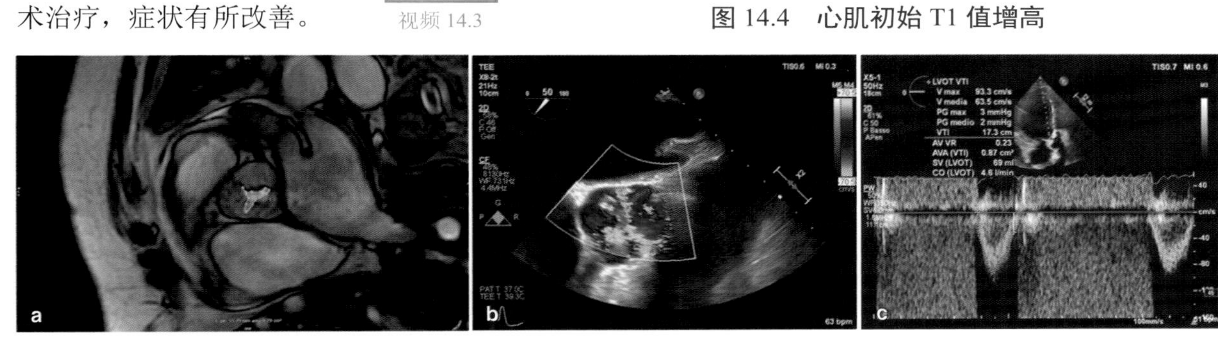

图 14.5 主动脉瓣 SSFP 电影序列成像短轴位图（a），主动脉瓣彩色多普勒超声心动图（b），主动脉瓣脉冲多普勒超声心动图（c）

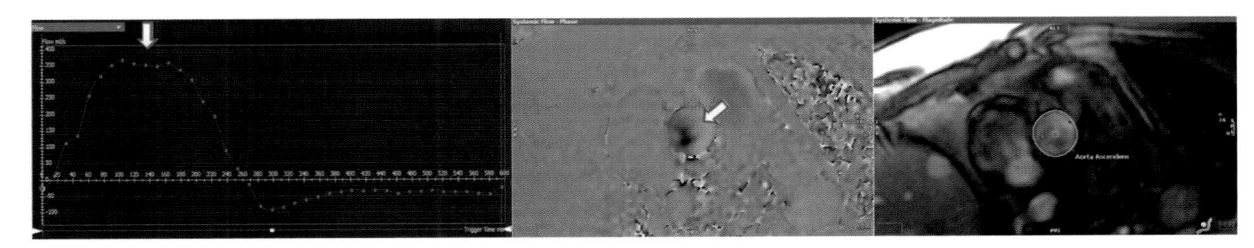

图 14.6 升主动脉相位对比成像，VENC 设置过低（3.5m/s），提示流速混叠（白色箭头表现为流动方向错误）

学习要点：本病例说明了 MRI 综合评估瓣膜病与心肌组织特征方面的基本作用，从而发现相关的浸润性心肌病变。

病例 4　主动脉瓣二叶畸形伴轻度反流和升主动脉扩张

患者男，57 岁，诊断主动脉瓣二叶畸形（bicuspid aortic valve，BAV）伴升主动脉扩张。超声心动图显示非狭窄性 BAV 伴偏心性反流，心室轻度扩大、室壁增厚（MWT 12mm）、收缩功能正常（LVEF 73%）。非增强心脏 MRI 显示 I 型 BAV、主动脉管径大小稳定（升主动脉中段管径 50.6mm×51.4mm）及轻度反流（图 14.7）。SSFP 电影序列成像显示 LVEDV 中度增大（LVEDVi 125mL/m^2），收缩功能正常（LVEF 58%）（图 14.8，视频 14.4）。

视频 14.4

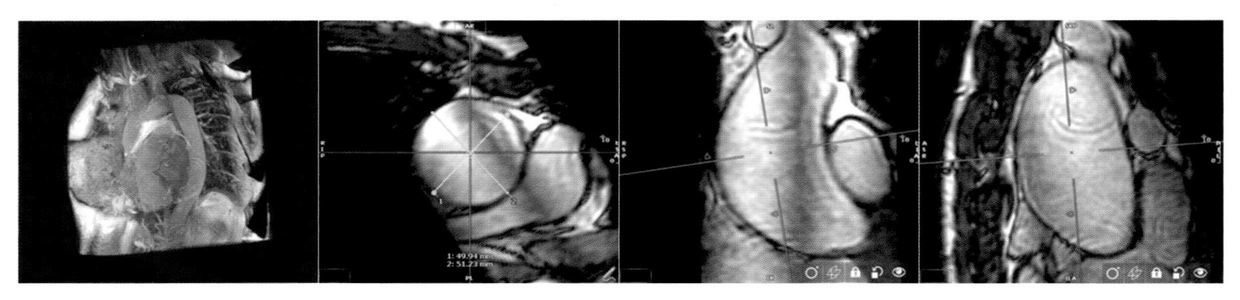

图 14.7　主动脉多平面重建成像

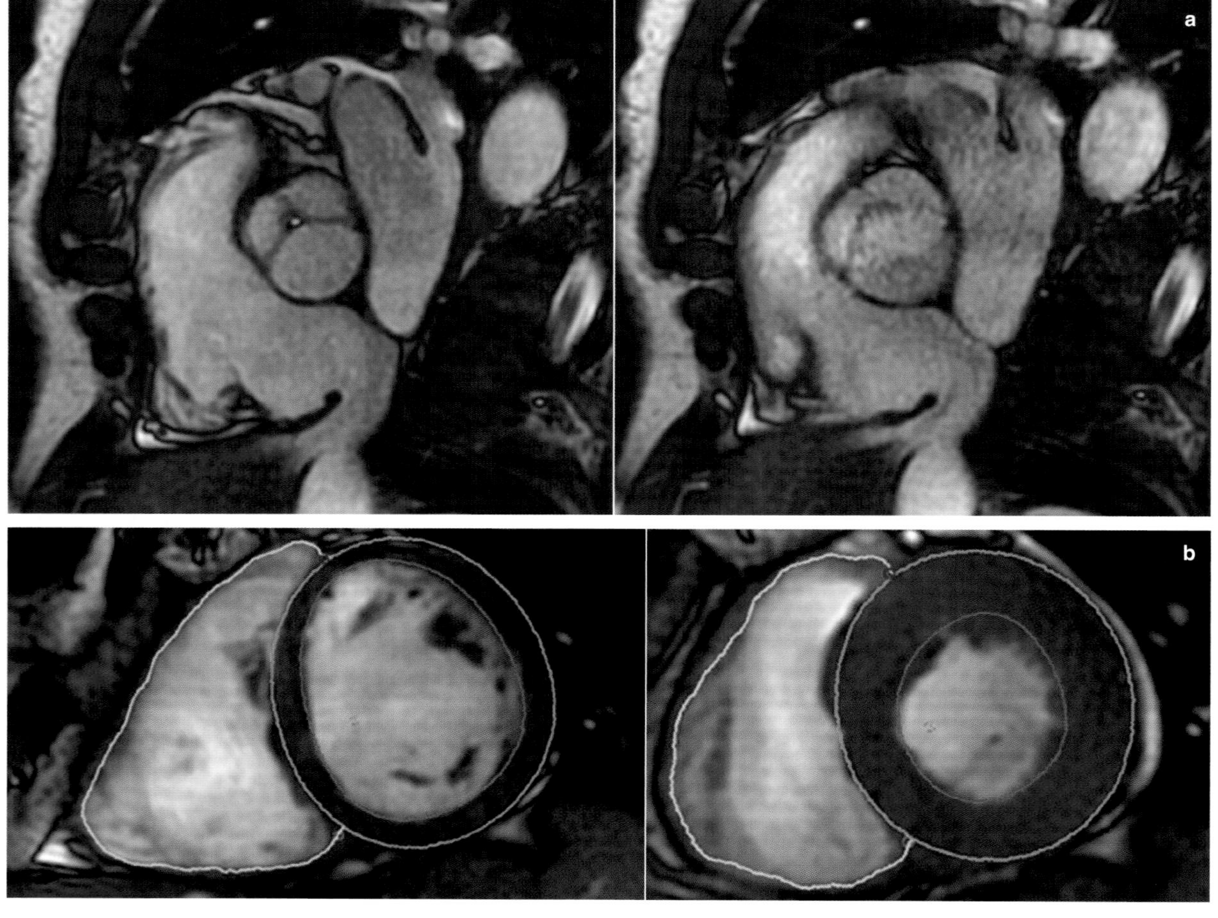

图 14.8　SSFP 电影序列成像。主动脉瓣（a），LV（b）

学习要点：本例提示 MRI 可以客观量化评估瓣膜病变以及大血管管径，无电离辐射，甚至在多次随访检查中有时也无须注射对比剂。

病例 5　疑似心内膜炎伴中度二尖瓣反流

患者男，76 岁，因“症状性严重颈动脉狭窄”入院。在术前筛查中，超声心动图显示 LV 收缩功能轻度减低（LVEF 45%）、无节段性室壁运动异常、中度二尖瓣反流，可疑心内膜炎形成。CMR 证实二尖瓣后叶 P2 扇叶裂引起二尖瓣中度反流（RVol 45mL，RF 42%），伴轻度 LV 扩大（LVEDVi 106mL/m^2），LV 整体收缩功能正常（LVEF 65%）（图 14.9，视频 14.5），未见赘生物。因此，对药物治疗进行优化，并年度随访。

视频 14.5

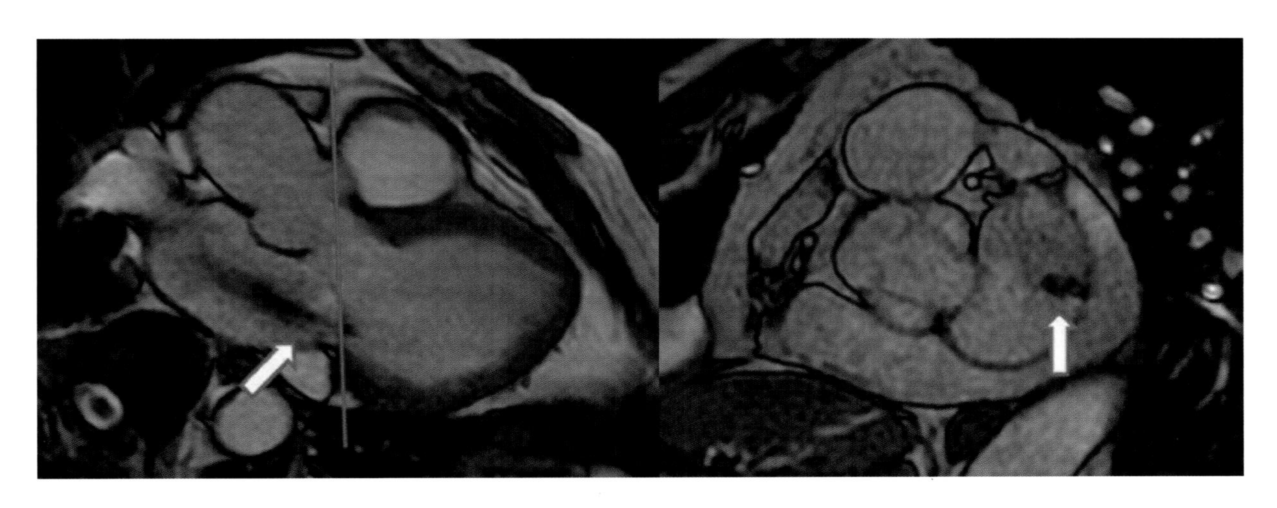

图 14.9　SSFP 电影序列成像（白色箭头示信号丢失范围）

学习要点：在无法确定的病例中，CMR 可以客观量化心室容积、功能和瓣膜病变，显示病因。需要注意的是，与评估心内膜炎参考标准的（经食管）超声心动图相比，CMR 的空间和时间分辨率有限，可能会遗漏小的、高度移动的肿块（例如瓣膜赘生物）。

病例 6　扩张型心肌病伴功能性二尖瓣反流

患者男，45 岁，因“新发生的渐进性呼吸困难和心悸”急诊入院，既往无相关病史。心电图显示呈 2∶1 传导的心房扑动和 LBBB。超声心动图提示严重且之前被误诊的 DCM，LV 收缩功能严重下降（LVEF 10%~15%），RV 收缩功能正常（图 14.10a）和继发性中重度二尖瓣反流（图 14.10b）。在对左心耳血栓治疗后，窦性心律恢复，而 LV 功能没有显著改善。因此，行冠状动脉

CT 和 CMR 对患者进行全面评估。前者排除了明显冠状动脉狭窄，而 CMR 显示双心室明显扩大和功能障碍（LVEDVi 371mL/m^2，LVEF 8%，RVEDVi 141mL/m^2，RVEF 23%），轻度二尖瓣反流（RVol 13mL）（图 14.10c，视频 14.6）。T2WI 和 T2 mapping 图像未显示明显心肌水肿。在心肌组织特征方面，心肌初始 T1 值和 ECV 值整体增大，以室间隔和中部下壁为主，且室间隔中部肌壁间观察到线样 LGE（非缺血模式）（图 14.11）。随后转诊患者，针对心力衰竭进行最优化的治疗。

视频 14.6

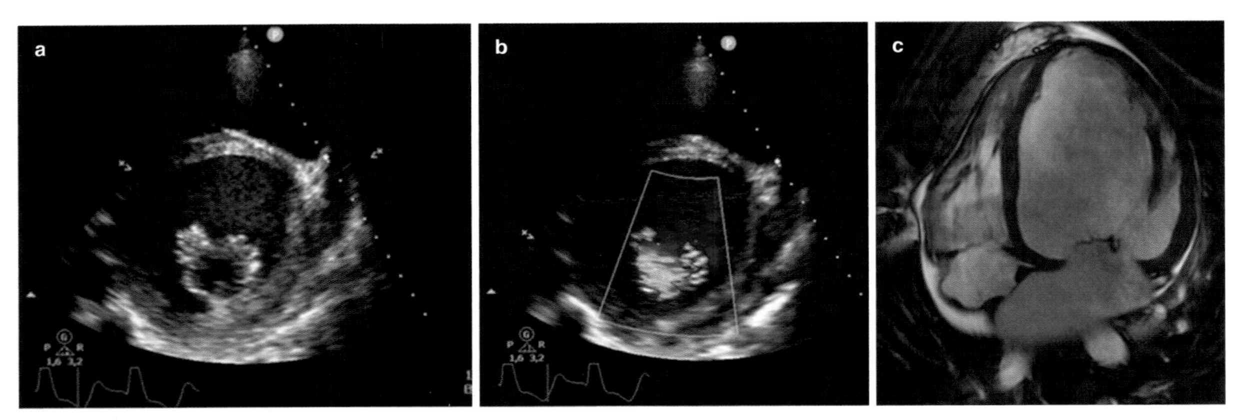

图 14.10　LV 胸骨旁短轴位超声心动图（a），彩色多普勒成像（b），CMR 电影序列四腔心图（c）

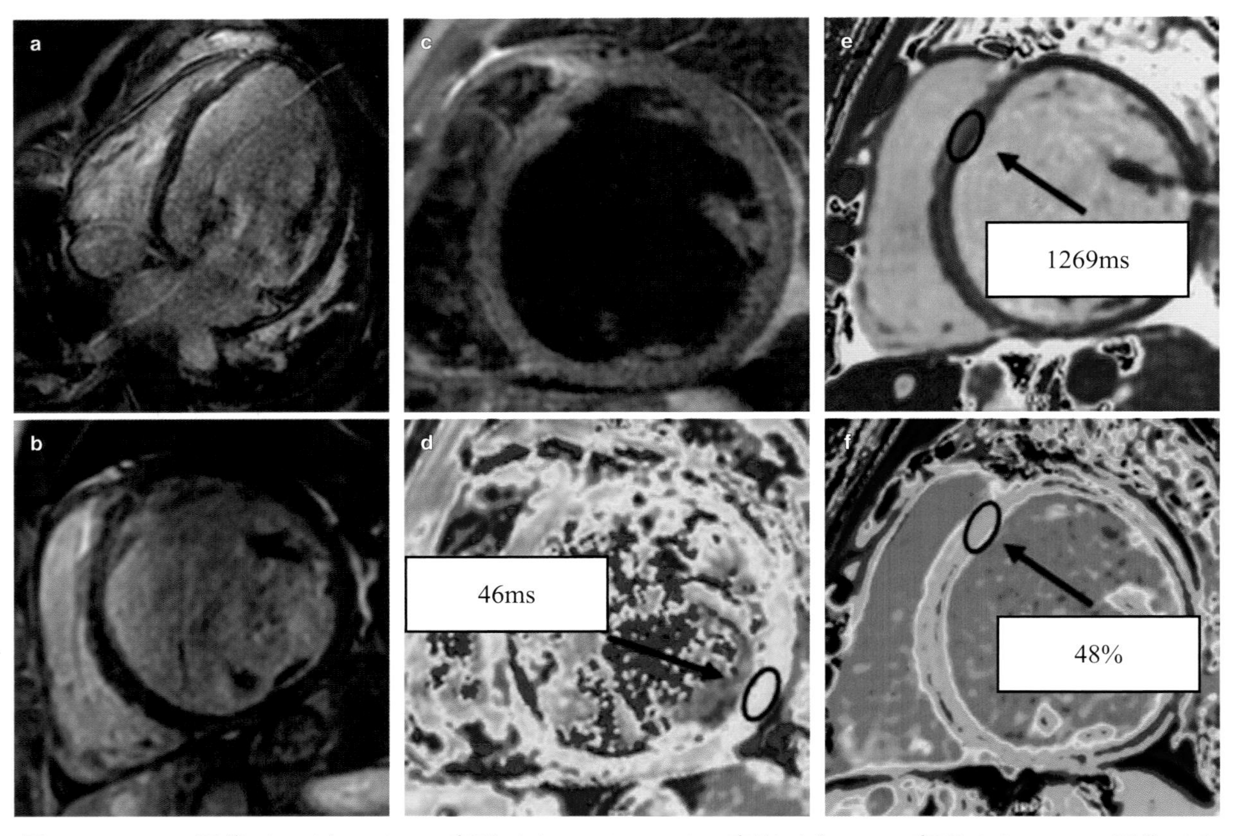

图 14.11　LGE 图像（a、b），STIR 序列（c），T2 mapping 序列（d），T1 序列（e），ECV 图像（f）

学习要点：本病例提示 CMR 在评估心肌病继发的瓣膜病中特别有用，不仅能够精确评估瓣膜病变的严重程度，而且能够结合心肌的组织特征进行全面评估。

病例 7　二尖瓣脱垂和瓣环分离伴重度反流

患者男，61 岁，因“新发劳力性呼吸困难”入院，无既往心脏病病史。超声心动图显示二尖瓣脱垂并二尖瓣后叶 P2 区过度运动，严重的二尖瓣反流（有效反流口面积 0.4cm^2，RVol 70mL）（图 14.12a）。有趣的是，超声心动图检测到明显的二尖瓣环分离及相关的“卷曲征”。24 小时动态心电图显示频发室性早搏，QRS 波呈 RBBB 型伴电轴左偏。术前行 CMR 检查评估，以便准确进行心律失常风险分层。CMR 证实存在严重的二尖瓣反流（RVol 60mL，RF 59%）。组织特征分析发现，LV 下壁和下外侧壁基底段心外膜下 LGE，这是二尖瓣脱垂合并二尖瓣环分离的典型表现（图 14.12b、c，视频 14.7）。因此，患者具有明确手术指征，成功进行了二尖瓣修复术。术后再次评估患者心律失常，以评估残余心脏负荷。

视频 14.7

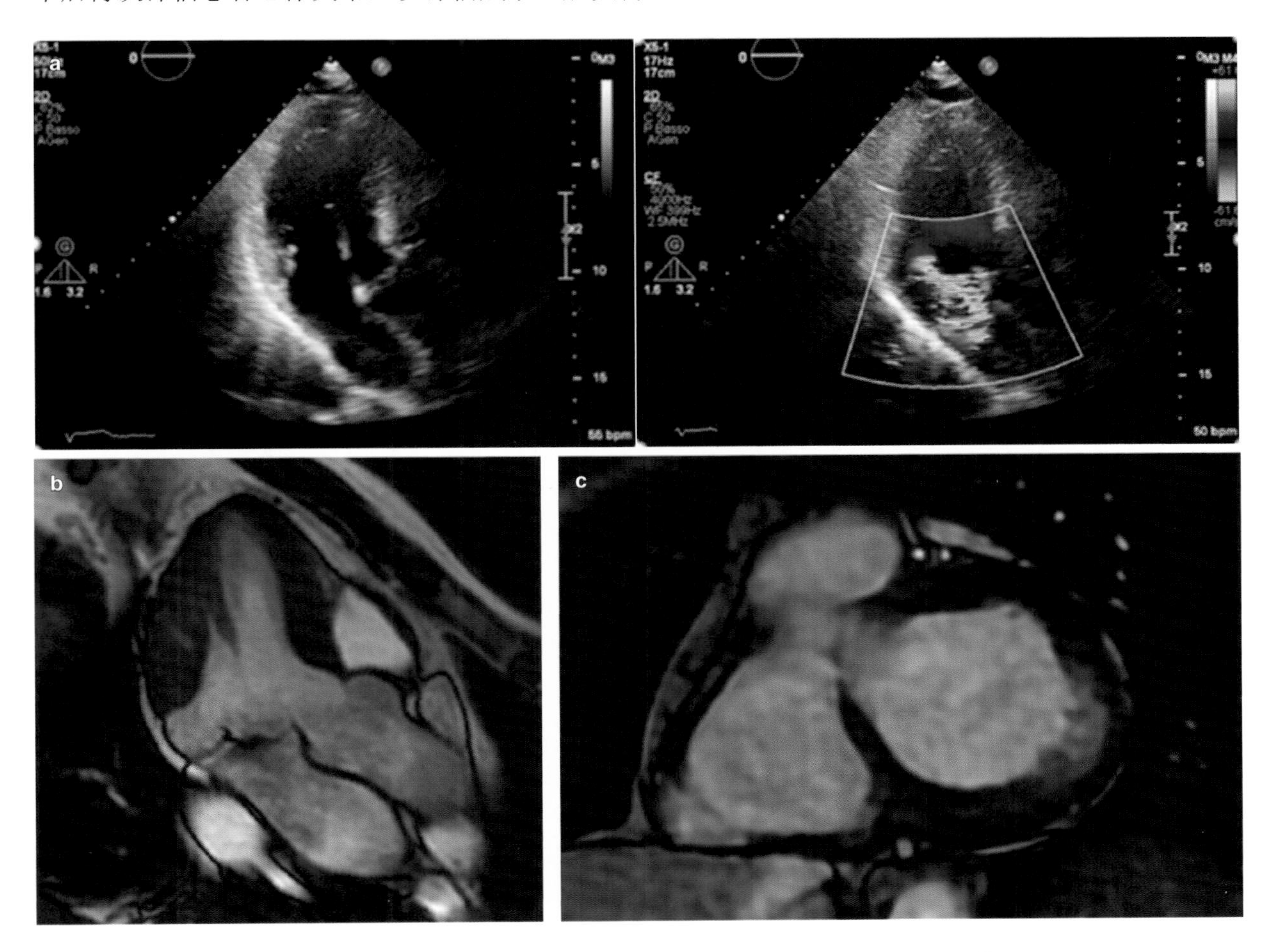

图 14.12　超声心动图（a），SSFP 电影序列成像（b），LGE 图像（c）

学习要点： 本病例提示 CMR 是全面评估二尖瓣脱垂的有力工具，不仅具备在偏心性反流情况下准确量化二尖瓣反流的优势，而且能对二尖瓣脱垂相关的心律失常进行风险分层（如二尖瓣环分离和 LGE）。

病例 8　二尖瓣置换术后重度三尖瓣反流

患者女，71 岁，因“中度三尖瓣反流、呼吸困难加重（NYHA Ⅲ级）”入院，2005 年行二尖瓣置换术。超声心动图显示三尖瓣病变进展，由于闭合缺失引起严重反流（三尖瓣环 3D 评估 42mm×49mm）（图 14.13a）。为了准确评估手术适应证，行 CMR 获得 RV 容积和功能。SSFP 电影序列成像显示 RV 中度扩大（RVEDVi 112mL/m^2），收缩功能正常（RVEF 51%）。证实存在重度三尖瓣反流（RVol 45mL，RF 50%）（图 14.13b、c，视频 14.8）。随后，对患者成功施行了三尖瓣成形术。

视频 14.8

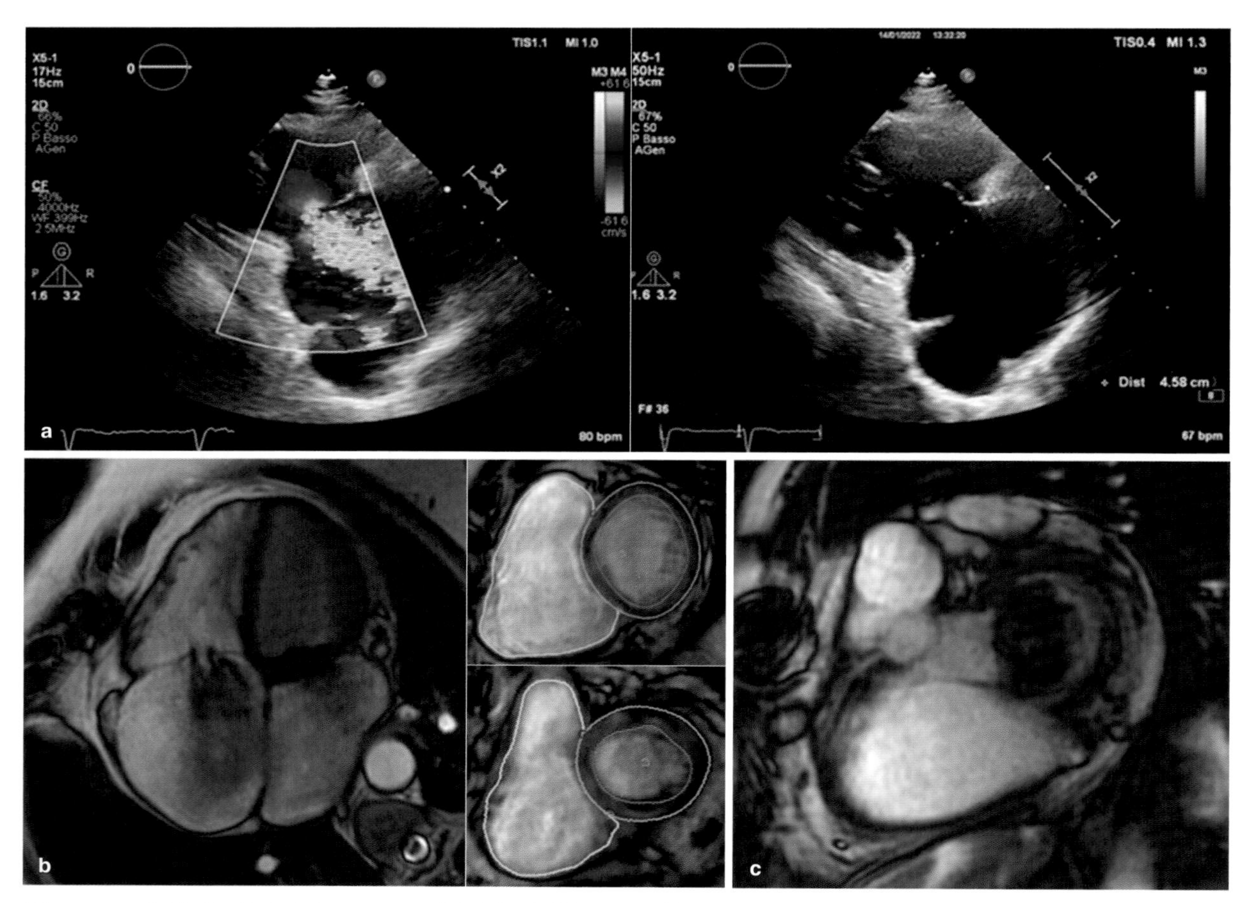

图 14.13　超声心动图（a），SSFP 电影序列成像（b，信号丢失的范围）和二尖瓣植入物伪影（c）

学习要点：本病例提示 CMR 能够准确客观地评估右侧心脏瓣膜，同时通过客观分析 RV 容积和功能，帮助正确评价手术指征。

病例 9　良性肿瘤患者合并重度三尖瓣反流

患者男，72 岁，回肠部神经内分泌肿瘤伴广泛的肝脏、淋巴结、骨骼和肺转移，自 2012 年发病以来，出现右心衰竭的征象。心电图显示窦性心律，心率正常。超声心动图显示重度三尖瓣反流伴 RV 扩大（图 14.14a）。为了更好地评估手术指征行 CMR 检查，显示 LV 大小和收缩功能正常（LVEF 65%），重度三尖瓣反流（RVol 89mL，RF 63%），而 RV 舒张和收缩功能为正常下限（图 14.14b，视频 14.9）；心室壁未见明显 LGE，有少量心包积液。考虑到整个临床病史、已知临床数据和高手术风险，决定行利尿剂治疗，而不进行心脏手术。

视频 14.9

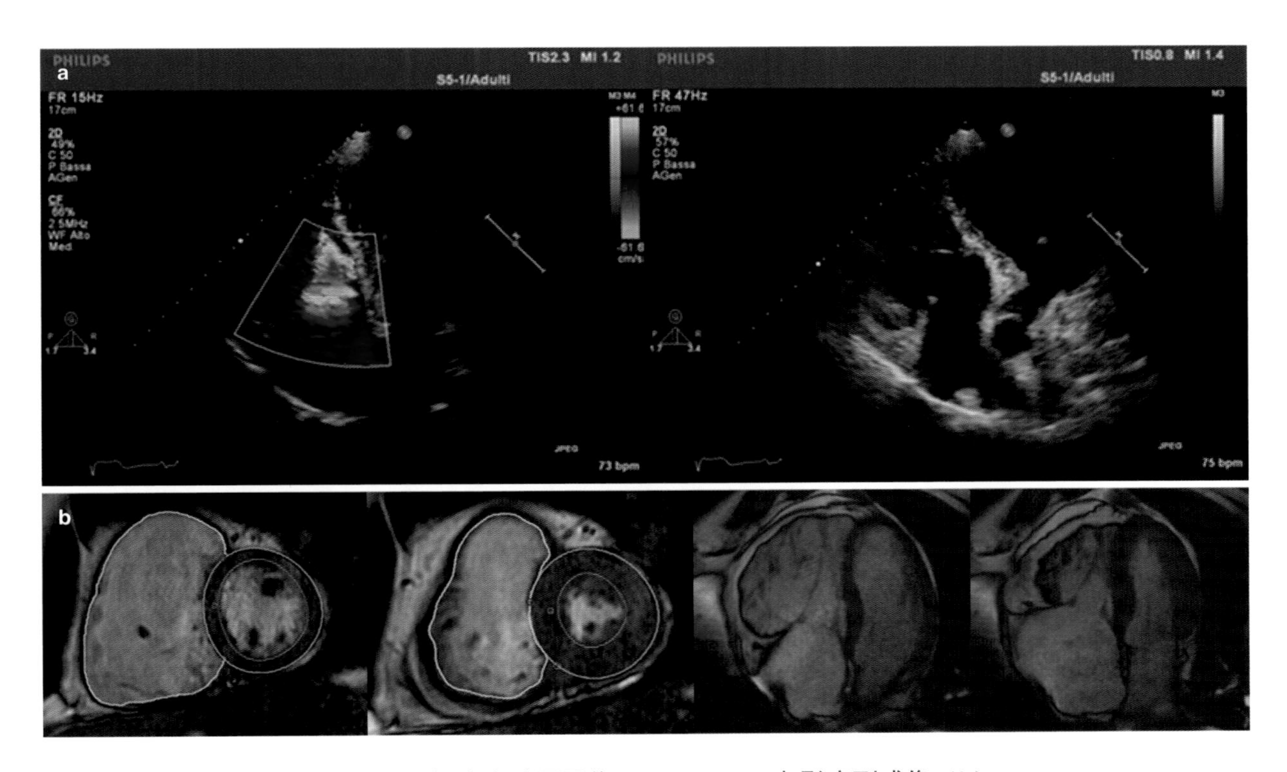

图 14.14　超声心动图图像（a），SSFP 电影序列成像（b）

学习要点：本病例提示 CMR 能够准确客观地评估右侧心脏瓣膜，同时通过客观分析 RV 容积和功能，帮助正确评价手术指征。

病例 10　重度肺动脉瓣狭窄

患者女，22 岁，最近出现劳力性呼吸困难。心电图显示窦性心律，伴部分室上性早搏。超声心动图显示重度肺动脉瓣狭窄（Vmax 4.7m/s，最大跨瓣压差 97mmHg，平均跨瓣压差 42mmHg），RV 肥厚（8mm，肋下视窗），收缩功能轻度下降（TAPSE 17mm）。随后对患者行 CMR 检查。SSFP 电影序列成像显示 RV 轻度肥厚（游离壁厚度 6mm），心腔大小和收缩功能正常。确诊重度单纯性肺动脉瓣狭窄，瓣口面积 0.75cm^2（最大跨瓣压差 42mmHg，可能因信号混淆被低估）（图 14.15，视频 14.10）。主肺动脉和右肺动脉管径正常，而左肺动脉扩张（直径 30mm）。因此，患者成功接受了经皮球囊瓣膜成形术。

视频 14.10

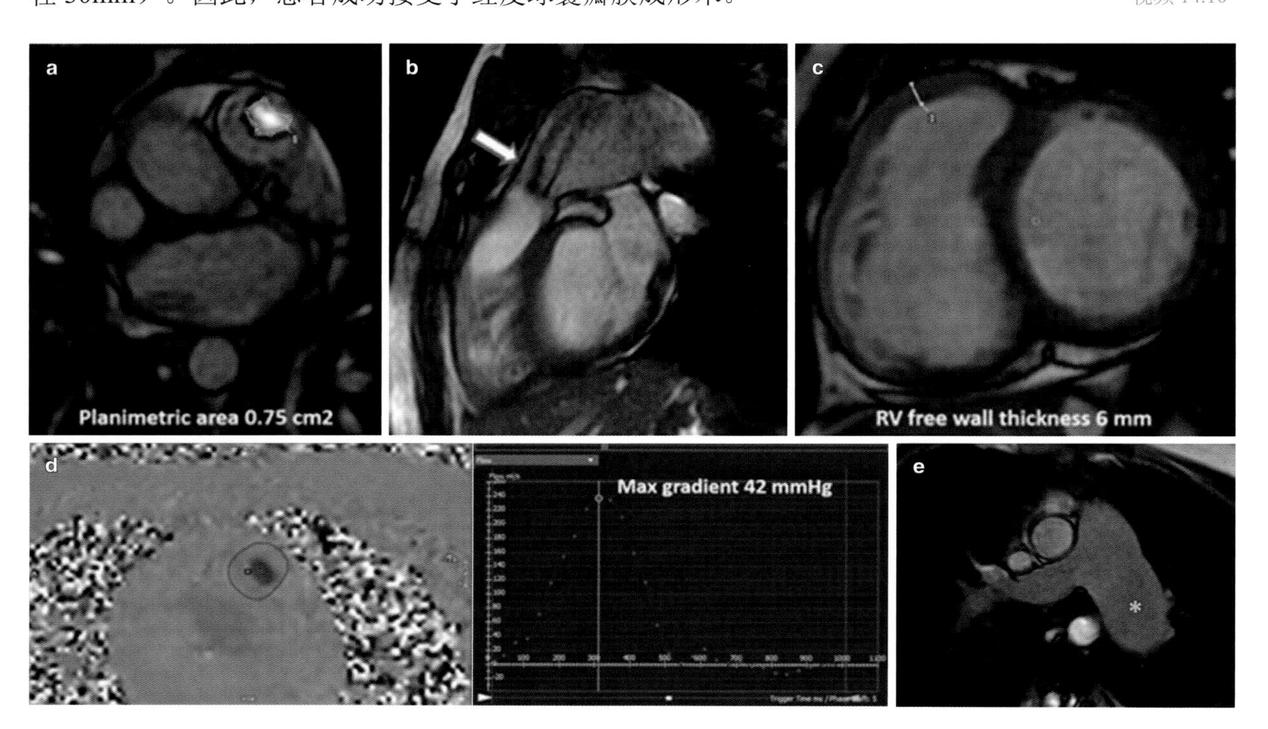

图 14.15　MRI 显示瓣口面积（a），电影序列信号丢失范围（b，箭头），SSFP 电影序列成像（c），CMR 相位对比法定量评估肺动脉狭窄的严重程度（d），左肺动脉 SSFP 电影序列成像（e，星号）

学习要点：本病例说明 MRI 在评估 CHD 年轻女性患者右侧心脏瓣膜病中的作用。

经验与教训

- 瓣膜性心脏病（VHD）是世界范围内人群发病和死亡的已知病因，多模态成像成为筛查、诊断和制订治疗计划的最佳方法。

- 超声心动图是 VHD 患者首选的成像方法，并作为一线检查手段。
- CMR 在复杂 VHD 的诊断和治疗管理中的作用越来越重要。
- 在可疑病例中，尤其是在临床症状与超声心动图评价 VHD 的严重程度不匹配的情况下，CMR 能够客观而精确地量化评估跨瓣血流，特别是存在瓣膜反流的情况。
- 由于良好的可重复性和精确性，CMR 成为评价左 RV 容积和功能的金标准。这对于右侧 VHD 严重程度的量化以及所有类型 VHD 制订手术修复计划特别重要。
- CMR 是组织特征分析的关键手段，能将 VHD 的精确分级与筛查可能相关的心肌病相结合，这种情况经常发生，例如主动脉瓣狭窄合并心肌淀粉样变性的情况。
- 对于先天性心脏瓣膜病（如BAV），CMR 可以深度分析大血管的大小，且不存在电离辐射之虞，在随后的多次随访检查中，有时也无须使用对比剂。
- 即将推出的技术，例如 4D-flow CMR，只需一次回顾性分析即可全面评估所有心脏瓣膜的跨瓣膜血流，进一步提高 CMR 对 VHD 的诊断能力。

小　结

心脏影像是疾病筛查、诊断和制订治疗计划的基石，特别是超声心动图因其广泛适用性、相对低成本、高精度等优点而发挥关键性作用。CMR 在 VHD 患者的诊断、随访和外科治疗中应用的重要性不断提高，特别是评价反流性病变和心脏右侧瓣膜。CMR 的主要优势包括可重复性高、精确量化跨瓣膜血流，能够将心脏瓣膜病与心脏腔室容积和心肌组织特征相结合进行系统评估。未来，如 4D-flow 等 CMR 新技术，只需进行一次回顾性采集，即能简便、快速、精确地定量评估所有心脏跨瓣膜血流。

参考文献

[1] COFFEY S，ROBERTS-THOMSON R，BROWN A，et al. Global epidemiology of valvular heart disease. Nat Rev Cardiol，2021，18（12）：853-864.

[2] LANCELLOTTI P，PIBAROT P，CHAMBERS J，et al. Multi-modality imaging assessment of native valvular regurgitation：an EACVI and ESC council of valvular heart disease position paper. Eur Heart J Cardiovasc Imaging，2022，23（5）：e171-e232.

[3] Vahanian A，Beyersdorf F，Praz F，et al. 2021 ESC/EACTS Guidelines for the management of valvular

heart disease. Eur Heart J，2022，43（7）：561-632.

[4] American College of Cardiology Foundation Task Force on Expert Consensus Documents；Hundley WG，Bluemke DA，et al. ACCF/ACR/AHA/NASCI/SCMR 2010 expert consensus document on cardiovascular magnetic resonanc：a report of the American College of Cardiology Foundation Task Force on Expert Consensus Documents. J Am Coll Cardiol，2010，55（23）：2614-2662.

[5] SCHULZ-MENGER J，BLUEMKE DA，BREMERICH J，et al. Standardized image interpretation and post-processing in cardiovascular magnetic resonance - 2020 update：Society for Cardiovascular Magnetic Resonance （SCMR）：Board of Trustees Task Force on Standardized Post-Processing. J Cardiovasc Magn Reson，2020，22（1）：19.

[6] WAGNER S，AUFFERMANN W，BUSER P，et al. Diagnostic accuracy and estimation of the severity of valvular regurgitation from the signal void on cine magnetic resonance images. Am Heart J，1989，118（4）：760-767.

[7] PELC NJ，HERFKENS RJ，SHIMAKAWA A，et al. Phase contrast cine magnetic resonance imaging. Magn Reson Q，1991，7（4）：229-254.

[8] HUDSMITH LE，PETERSEN SE，FRANCIS JM，et al. Normal human left and right ventricular and left atrial dimensions using steady state free precession magnetic resonance imaging. J Cardiovasc Magn Reson，2005，7（5）：775-782.

[9] AZARINE A，GARÇON P，STANSAL A，et al. Four-dimensional Flow MRI：Principles and Cardiovascular Applications. Radiographics，2019，39（3）：632-648.

[10] KITKUNGVAN D，NABI F，KIM RJ，et al. Myocardial Fibrosis in Patients With Primary Mitral Regurgitation With and Without Prolapse. J Am Coll Cardiol，2018，72（8）：823-834.

[11] KUKAVICA D，GUGLIELMO M，BAGGIANO A，et al. Arrhythmic Mitral Valve Prolapse：Introducing an Era of Multimodality Imaging-Based Diagnosis and Risk Stratification. Diagnostics （Basel），2021，11（3）：467.

[12] GUGLIELMO M，FUSINI L，MUSCOGIURI G，et al. T1 mapping and cardiac magnetic resonance feature tracking in mitral valve prolapse. Eur Radiol，2021，31（2）：1100-1109.

第十五章 心脏肿瘤及肿瘤样病变

Giovanni Donato Aquaro，Chrysanthos Grigoratos，Stefano Figliozzi，Lorenzo Monti

席小依 张智博 译 李永斌 邬小平 审

引 言

MRI 是描述软组织特征的金标准，是超声心动图怀疑心脏肿瘤的补充检查[1]。MRI 可以评估心脏肿瘤的信号、形态特征（位置、大小、浸润性、胸腔 / 心包积液）和血供情况（首过灌注、EGE 和 LGE）[2-4]。

在评价心脏肿瘤时，MRI 有三个主要目标：①鉴别肿瘤和肿瘤样病变（如 Chiari 网、其他胚胎残留、心包或支气管囊肿、二尖瓣环钙化坏死、巨大冠状动脉瘤和腔内血栓）；②预测心脏肿瘤良恶性；③对肿瘤进行长期和（或）治疗后随访[2-5]。

MRI 有助于全面了解肿瘤的形态、位置和对心脏功能的影响。通常使用多平面 SSFP 电影序列成像来实现这一目的。SSFP 电影序列成像可以识别和定位肿块，测量三维大小，评估肿块与正常心肌、心外膜脂肪、心包和心外结构的解剖关系[6]。

通过对整个心动周期中的肿块进行全面评估，电影成像还能提供肿瘤对瓣膜和心肌功能影响的信息，如心腔阻塞、心脏结构错位、血流湍流等。SSFP 电影序列可提供有关肿块性质的有用信息（如评估局部侵袭性），这是诊断恶性肿瘤最重要的标准。电影成像可识别恶性肿瘤对心肌、瓣膜、心外膜脂肪和心包层等心脏结构的直接侵犯，还可评估其他恶性肿瘤条件，如大小（> 5cm 的肿块更有可能是恶性的）、累及不同心腔的多发病灶、边缘不规则且界限不清、心肌壁广泛的附着物[6-7]。

肿瘤位置可提供进一步的诊断信息，位于 RV 的多为恶性肿瘤。转移瘤是较常见的心脏恶性肿瘤，大多位于 RV 或 RA[8]。更常见的原发性心脏恶性肿瘤如血管肉瘤，75% 的病例起源于 RA[9]。另一方面，脂肪肉瘤、平滑肌肉瘤、骨肉瘤和纤维肉瘤等肌纤维母细胞分化的肿瘤更常见于左心[10]。其他恶性肿瘤（如淋巴瘤）可能是普遍存在的[11]，同时累及右心和左心。对于疑似 HCM 的患者，如果心电图与超声心动图显示不一致，这种情况下应考虑进行 CMR 检查。肥厚区最终可能是由原发性或转移性心脏肿瘤引起的。

MRI 的主要优点是能够进行组织特征化，充当“虚拟组织学”。组织特征化通常使用常规

T1W、T2W 和 PDW 序列及增强技术（包括首过灌注、EGE 和 LGE）来描述[6-7]。恶性肿瘤由于坏死、出血和钙化同时存在，因此在平扫和增强后都表现为信号不均匀。在 T2WI 上，由于细胞高度密集和血管形成，恶性病变通常呈高信号。同样，除坏死区外，恶性肿瘤在首过灌注图像上表现为明显强化，在晚期图像上表现为高强化区域。

对于良性病变，如黏液瘤[12]、纤维瘤[13]和脂肪瘤[14]，MRI 可以非常准确地识别肿瘤的性质。但未分化的恶性肿瘤可能完全失去原始组织的 MRI 特征，如脂肪肉瘤在脂肪饱和图像上表现为高信号，不同于脂肪组织的 MRI 特征。

在评估肿瘤时，“恶性肿瘤”一词通常用于肿瘤学意义，但有时也用于一些组织学上为良性肿瘤，但因其位置和并发症而危及生命的病变，即心腔阻塞、损害瓣膜或心肌功能，引起心律失常或房室传导阻滞。例如房室结囊性肿瘤[15]、浦肯野纤维良性小肿瘤或错构瘤可引起室性心律失常，并可能导致 SCD。其他肿瘤可能会阻塞心腔，损害瓣膜或心脏功能，导致心力衰竭。

最后，必须强调的是，MRI 在时间和空间分辨率上有一定的局限性，无法精确描述小肿块（即＜ 5~8mm）和运动性肿块的特征。因此，MRI 在某些情况下无法确定疑似心内膜赘生物或小纤维母细胞瘤的特征。

病例 1　肿瘤样病变

患者女，78 岁，既往有心肌梗死病史，因“邻近二尖瓣环的心肌内肿块”而行 CMR 检查。CMR 显示肿块延伸到二尖瓣后叶并将其包裹，导致二尖瓣轻度狭窄和反流。在靠近二尖瓣环的基底部侧壁发现了一个 25mm×35mm 的心肌内边界不清的肿块，部分包绕二尖瓣后叶。在 SSFP 电影序列成像（图 15.1a）、T2W-STIR（图 15.1b）、EGE（图 15.1c）和 LGE（图 15.1d）中，均呈低信号。在首过灌注序列中没有发现血管形成的证据。此外，在室间隔中段和远段还发现了心内膜下 LGE 区域（图 15.1a、d），该区域还伴有脂肪变性，这与 LAD 区域的陈旧性心肌梗死相符。诊断结果为二尖瓣干酪样钙化，这是一种罕见的肿瘤样病变，具有独特的信号特征。

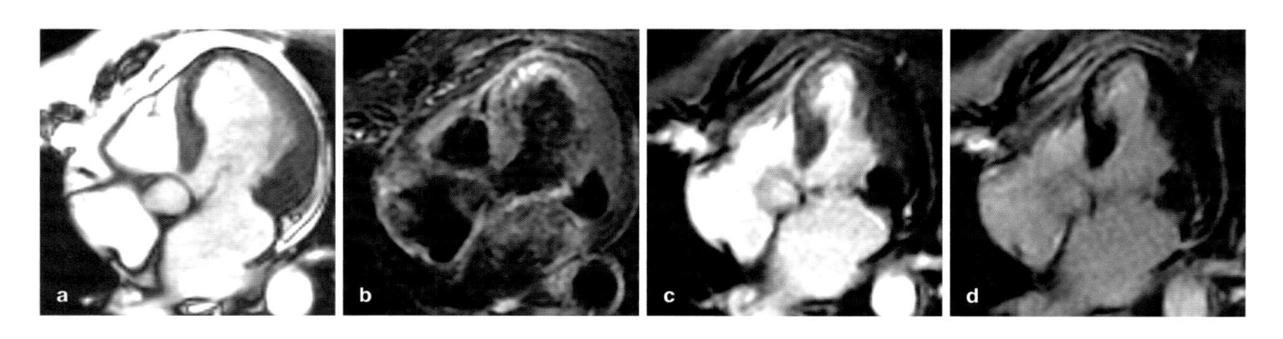

图 15.1　LV 基底部侧壁二尖瓣干酪样钙化增强前后对比组织学特征。SSFP 序列成像（a），T2W-STIR 序列（b），EGE 图像（c），LGE 图像（d）

患者女，63岁，因“胸痛”入院，在前一天刚刚丧亲。CAG结果正常，超声心动图显示心尖气球样扩张。疑诊断为Tako-Tsubo心肌病，患者接受CMR检查以明确诊断（图15.2a~d）。SSFP电影序列成像收缩期和舒张期显示心尖部一个12mm×15mm的边缘规则、低信号、卵圆形肿块，伴所有LV远端节段的运动障碍（图15.2a、b）。考虑到病史、定位和节段性室壁运动异常，高度可疑心尖血栓。EGE和LGE序列显示上述肿块表现为明显低信号（图15.2c、d），证实了Tako-Tsubo心肌病并发血栓的诊断。患者开始接受抗凝治疗，3个月后进行了CMR随访扫描（图15.2e~h），电影图像显示收缩和舒张期局部室壁运动异常消失（图15.2e、f），EGE和LGE图像显示血栓完全溶解（图15.2g、h）。

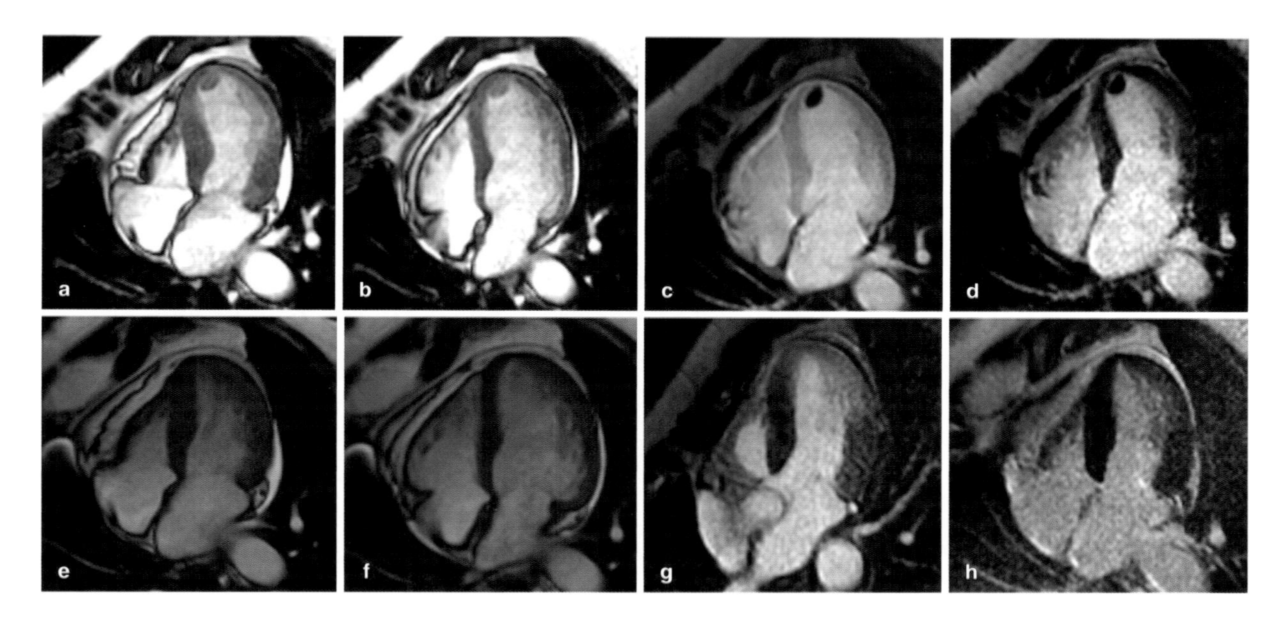

图15.2 CMR表现为心尖运动障碍和小血栓，SSFP序列成像四腔心视图，收缩期（a）、舒张期（b），EGE（c）、LGE（d）；3个月后复查扫描未发现血栓或心尖节段性室壁运动异常，SSFP序列成像四腔心视图，收缩期（e）、舒张期（f），EGE（g）、LGE（h）

病例2　肾透明细胞肉瘤心脏转移

患者男，41岁，因患有肾透明细胞肉瘤而行超声心动图检查，发现室间隔增厚，提示肥厚型心肌病。CMR检查发现室间隔中部有一局灶性壁内病变，显示室壁厚度增加（15mm）（图15.3a、15.4a，三角；视频15.1、15.2）。与正常心肌相比，室间隔病变在T2-STIR图像上呈高信号（图15.3b、15.4b），并显示对比剂摄取不均匀（图15.3c、15.4c）。此外，病变表现为平扫T1和T2弛豫时间延长，增强后T1 mapping分析显示短T1时间（ECV升高）（图15.4d~f）。这些特征与透明细胞肉瘤心脏转移相一致。

视频15.1

视频15.2

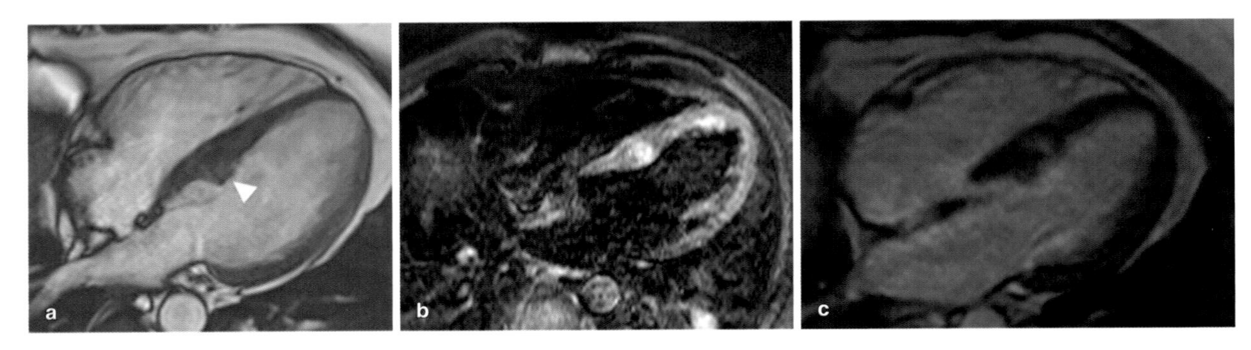

图 15.3　四腔心视图。SSFP 电影序列成像（a），T2-STIR 序列（b），LGE（c）

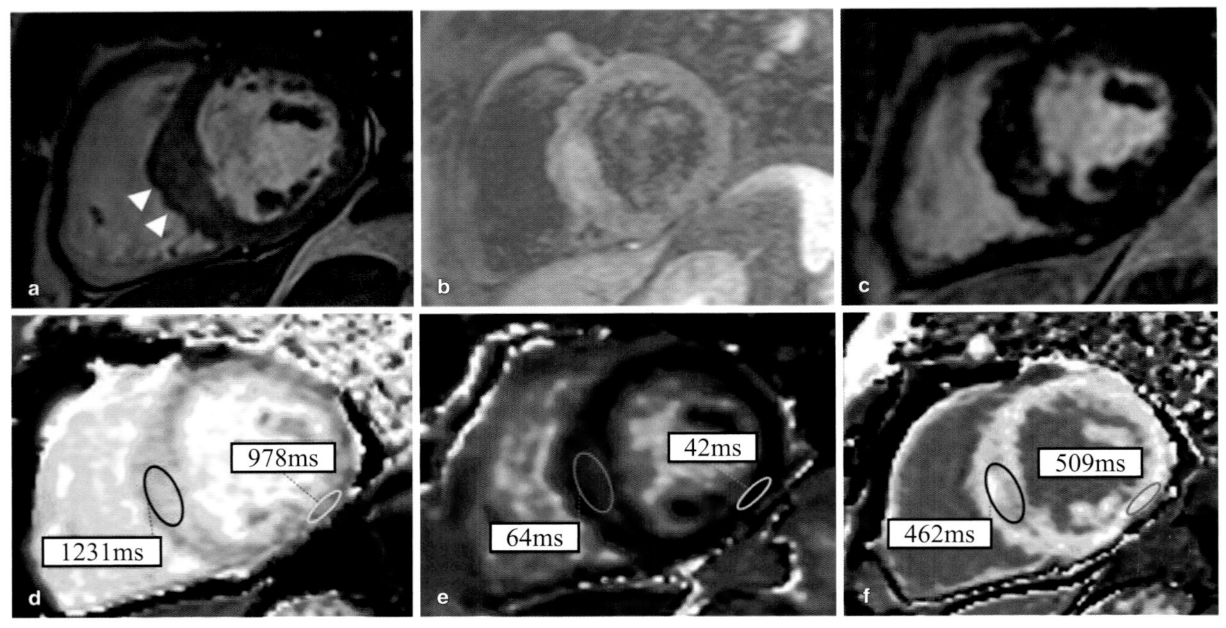

图 15.4　短轴位心室中部视图。SSFP 电影序列成像（a），T2-STIR 序列（b），LGE（c），平扫 T1 mapping（d），T2 mapping（e），增强后 T1 mapping（f）

病例 3　血管肉瘤

患者男，55 岁，腰痛 3 个月，胸部 X 线偶然发现心脏肿块，超声心动图证实了 RA 肿块，因此行 CMR 检查。

轴位电影显示肿块位于 RCA 近端周围（图 15.5，箭头），可见右房室沟内 50mm×70mm 的不均匀高 / 低混杂信号肿块，从心室基底部侧壁一直延伸到整个 LA 侧壁。肿块未浸润到心室腔，但尚不清楚心房壁是否正常。增强前组织特征显示心脏肿块部分为低信号，部分为高信号（图 15.6a）。在 T1W-TSE 图像上，肿块呈不均匀信号（图 15.6b，箭头）。增强后序列显示肿块中央核心低信号区和外周高信号区。此外，在同一水平可见到胸椎信号不均匀（图 15.7，箭头），以及动脉粥样硬化性伴有小溃疡的降主动脉。最可能的诊断是血管肉瘤伴骨转移。通过活检证实了诊断。

血管肉瘤是一种罕见的侵袭性癌症，起源于血管或淋巴管内皮细胞，可见于房室沟、冠状动脉周围，常导致骨转移。

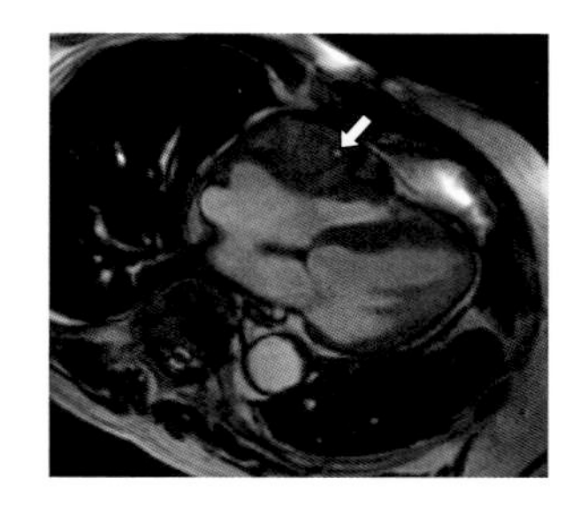

图 15.5 轴位电影图像显示心脏、胸腔和主动脉病变

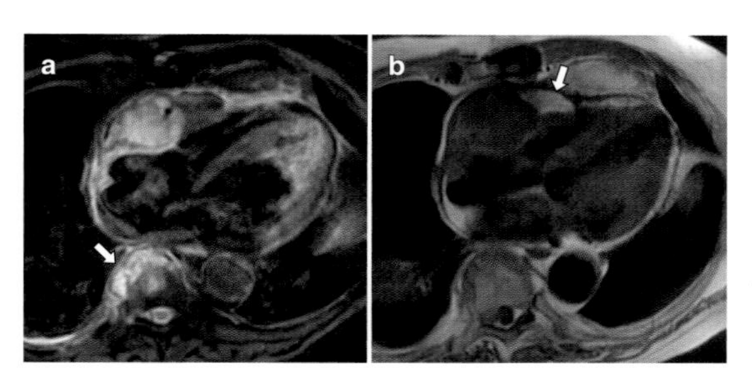

图 15.6 心脏、胸腔和主动脉病变，T2W-STIR 轴位图像（a）、T1W-TSE 图像（b）

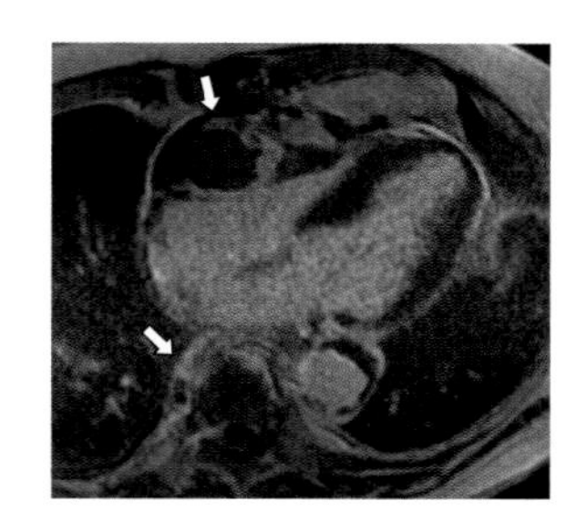

图 15.7 LGE 成像轴位显示心脏、胸部和主动脉病变

病例 4 淋巴瘤

患者女，30 岁，原发性纵隔大 B 细胞淋巴瘤（primary mediastinal large B-cell lymphoma，PMBCL），有右臂深静脉血栓史，TTE 检查发现 RA 内肿块。该患者随后进行了 CMR 检查，可见 RA 一圆形肿块，最初怀疑是下腔静脉出口上方的血栓（图 15.8a，视频 15.3），但心脏肿块图（图 15.8，箭头）和 PMBCL（图 15.8，三角）显示类似信号特征，与正常心肌信号相比较，其在 T1WI 上均为等信号，在 T2-TIRM 像上均为高信号（图 15.8b~d）。值得注意的是，心脏肿块和 PMBCL 在首过灌注成像中显示相似的流入曲线、轻度强化（图 15.8e，视频 15.4）和不同的 LGE 模式（图 15.8f）。因此，心脏肿块被解释为 PMBCL 心肌浸润。

视频 15.3

视频 15.4

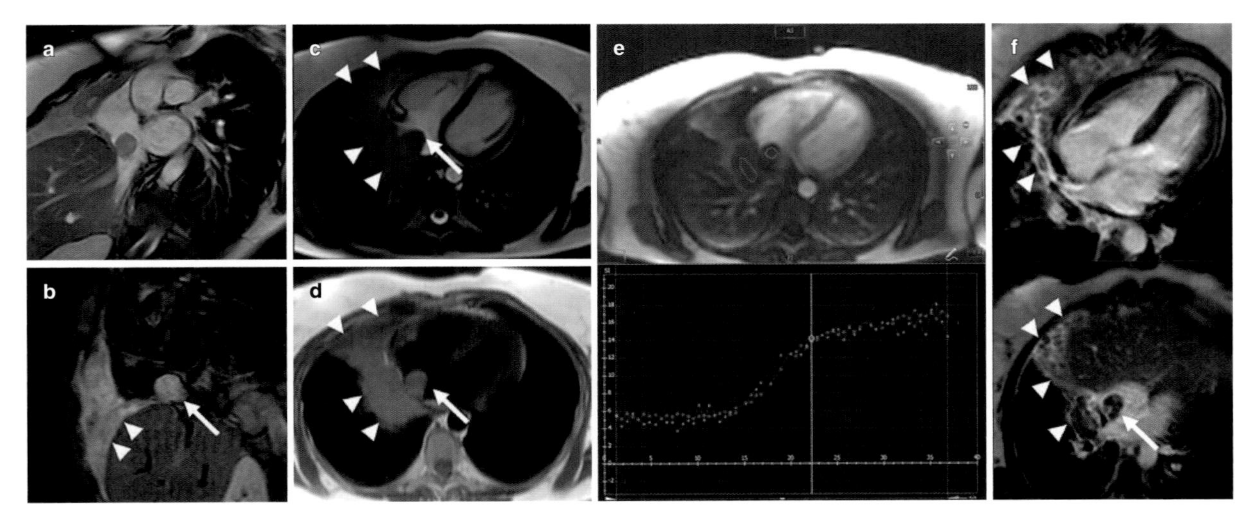

图 15.8 SSFP 电影序列成像（a~c），T2-STIR（b），T1W（d），首过灌注（e），LGE（f）

病例 5　黏液瘤

患者女，46 岁，因呼吸困难入院。超声心动图发现 LA 内有一个可移动肿块，转诊行 CMR 检查，显示附着在房间隔上漂浮的有蒂肿块（图 15.9a、b，视频 15.5、15.6）。与正常心肌的信号强度相比，肿块在 T1WI 上表现为不均匀等信号（图 15.9c），在 T2WI 上呈高信号伴点状低信号（图 15.9d）。注射 Gd 剂后可观察到不均匀强化（图 15.9e、f）。最终，结合检查结果诊断为心脏黏液瘤。

视频 15.5

视频 15.6

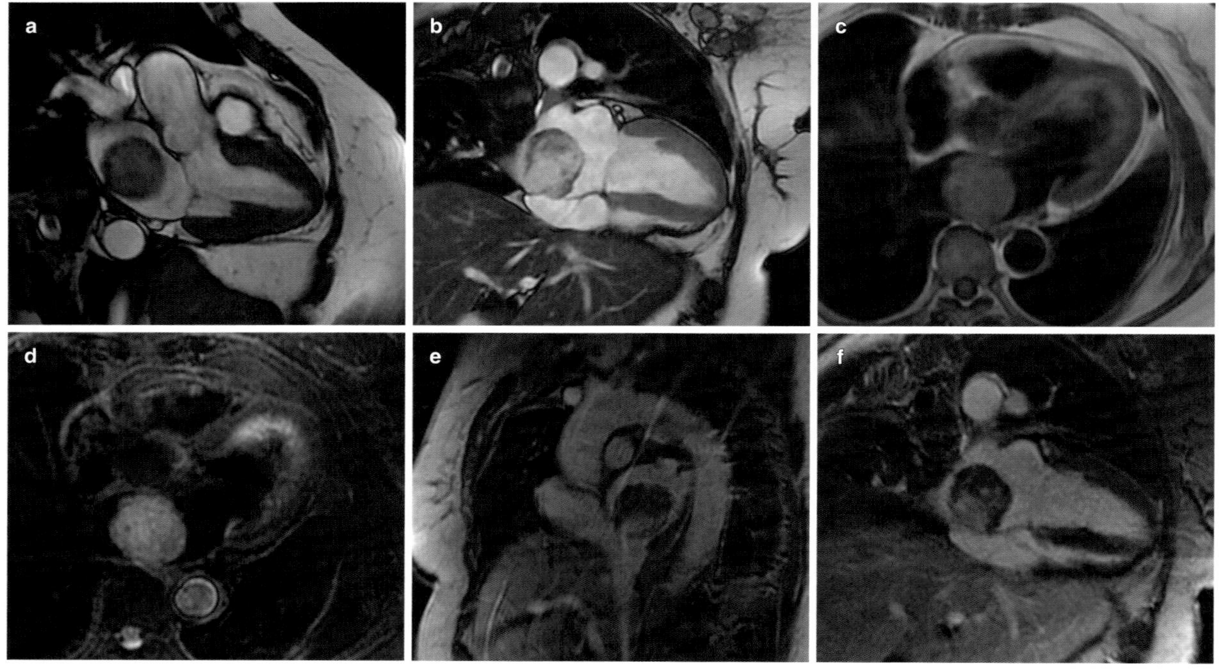

图 15.9　增强前 SSFP 电影序列成像（a），增强后 SSFP 电影序列成像（b），T1W 成像（c），T2-STIR 成像（d），LGE 成像（e，f）

病例 6　纤维瘤

患者男，46 岁，无症状情况下超声心动图发现侧壁局灶性肥厚，心电图显示侧壁导联 T 波倒置，既往无心脏病及其他病史。随后，患者被转诊行 CMR 鉴别是罕见的 HCM 还是来源不明的心脏肿块。四腔心层面（图 15.10a）和心室短轴位中部层面（图 15.10b）的电影图像显示，整个 LV 前侧壁和下侧壁有一个巨大的心肌内肿块，其组织特征与健康心肌相同。但在 LGE 图像中，肿块在相同的四腔心（图 15.10c）和心室短轴中间段层面（图 15.10d）呈高信号。此外，在增强前的组织特征中，这个侧壁肿块在 T2W-STIR 序列中呈低信号（图 15.11a、b），在 T1W-TSE 序列中呈低信号（图 15.11c、d）。其组织特征和心脏定位提示诊断为心肌纤维瘤，排除肥厚型心肌病。

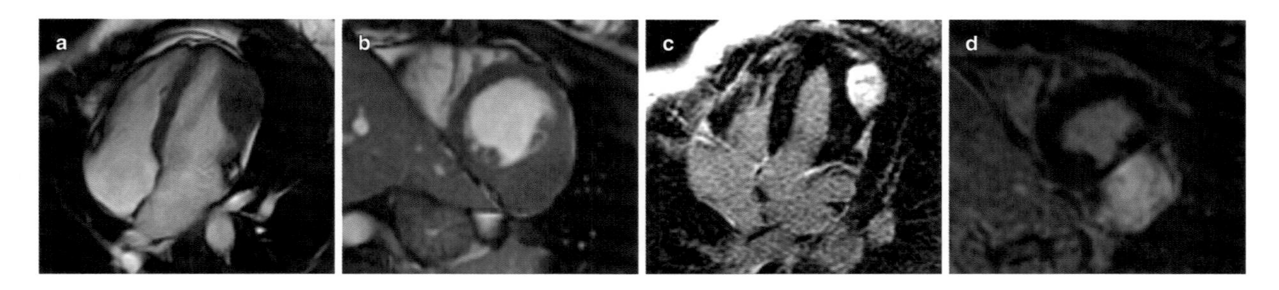

图 15.10　电影图像显示 LV 侧壁有一个低信号的肿块，四腔心（a）、心室短轴中间段（b）；相同切面上的 LGE 图像中出现高信号，四腔心（c）、短轴位（d）

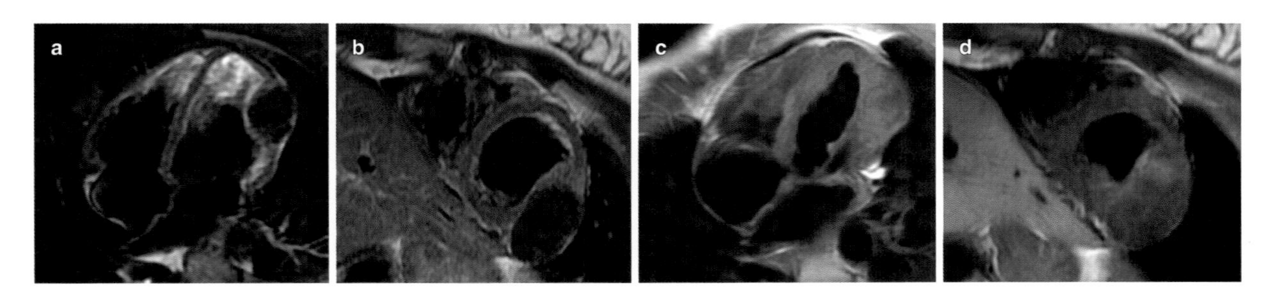

图 15.11　T2W-STIR 图像显示 LV 侧壁有低信号肿块，四腔心（a）、心室短轴中间段（b）；相同层面上的 T1W-TSE 序列中具有低信号特征，四腔心（c）、短轴位（d）

病例 7　心包内副神经节瘤

患者男，32 岁，体检时发现胸骨左缘收缩期杂音。超声心动图显示外源性压迫造成 RVOT 压差。CMR 检查发现心包内肿块，与正常心肌相比，在 T2-STIR 图像上呈高信号（图 15.12a），在 T1WI 上呈等信号（图 15.12b）。T1 mapping（图 15.12c）显示 T1 时间非常长，为 1425ms（血池的 T1 时间为 1570ms，这一结果提示肿块中血液含量升高），而平扫心肌的 T1 时间正常为 985ms。首过灌注显示肿块的早期灌注与 LV 血池同步（图 15.12d、e）。LGE 图像显示“胡椒盐征”（图 15.12f），这是副神经节瘤的典型表现。

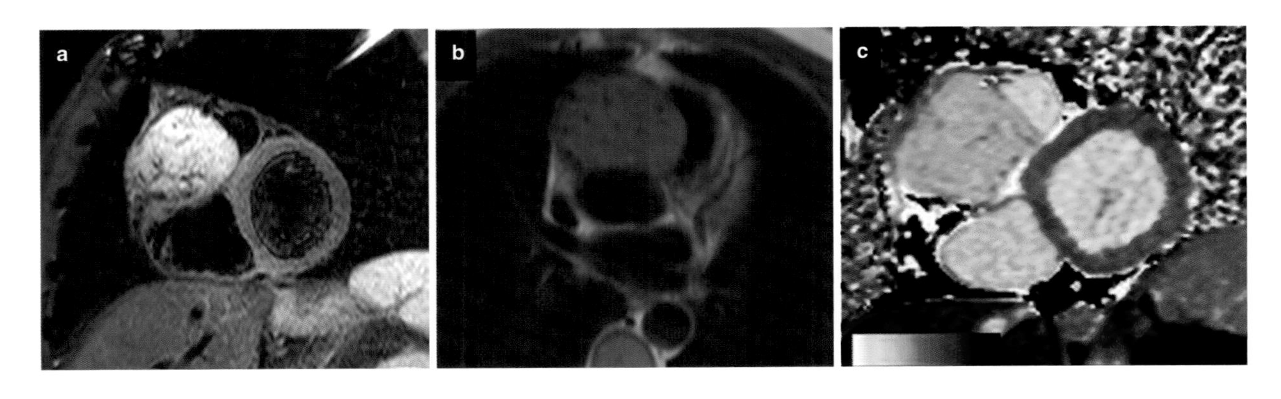

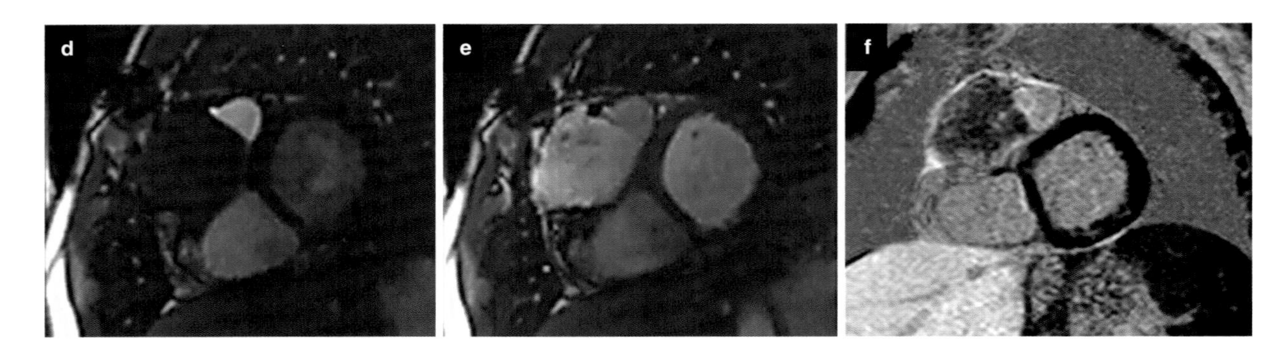

图 15.12　短轴 T2W-STIR（a）、T1W-TSE（b）、平扫 T1 mapping（c）、首过灌注（d、e）、LGE（f）

冠状动脉 CT 显示新的血管起源于左、右冠状动脉（图 15.13a），并在 CAG 中证实（图 15.13b、c）。组织学诊断结果为副神经节瘤。苏木精 - 伊红染色可见边界清晰的嗜铬细胞团块（“zellballen”）（图 15.13d），具有颗粒性碱性嗜染细胞质，由纤维间隔。嗜铬颗粒蛋白 A 染色免疫组织化学显示副神经节瘤嗜铬颗粒蛋白 A 和突触素阳性，但缺乏细胞角蛋白（图 15.13e）。S100 蛋白染色提示副神经节瘤中存在一种具有树突状特征的支持细胞，对 S100 蛋白有较强的免疫反应（图 15.13f）。

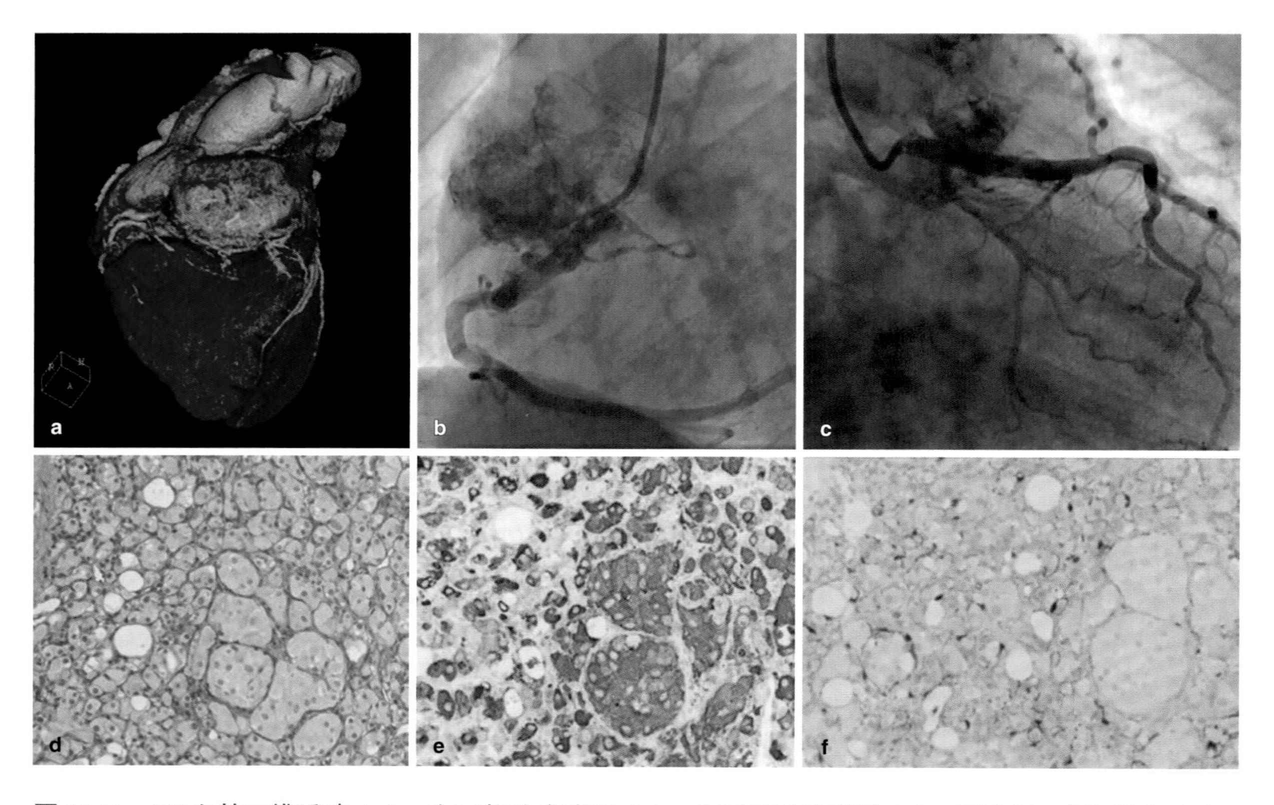

图 15.13　CT 血管三维重建（a），右冠状动脉造影（b），左冠状动脉造影（c），苏木精 - 伊红染色（d），嗜铬粒蛋白 A 染色（e），S100 蛋白染色（f）

病例 8 脂肪瘤与脂肪肉瘤

患者男，74 岁，因“心力衰竭”入院，超声心动图显示胸腔积液和心包积液。对患者行 CMR 以确定心包积液的性质。电影图像显示双侧胸腔积液（右侧为主）和少量心包积液，以及心包内有一个边缘清晰、均匀的高信号肿块，位于左侧房室壁，大小 9cm×3cm（图 15.14a，视频 15.7）。自由呼吸快速 GRE 图像记录排除了外源性生理收缩因素导致室壁相互依赖性加重的情况（视频 15.8、15.9）。肿块未见浸润性征象，T2W-STIR 序列呈低信号，而心包积液呈高信号（图 15.14b）。T2W-STIR 图像低信号有助于鉴别心包囊肿和脂肪瘤，并倾向于后者。首过灌注显示肿块无血管形成，最后 T1W 增强图像（LGE）显示肿块周围有低信号的心包小叶（图 15.14c）。诊断为心包脂肪瘤。

视频 15.7

视频 15.8

视频 15.9

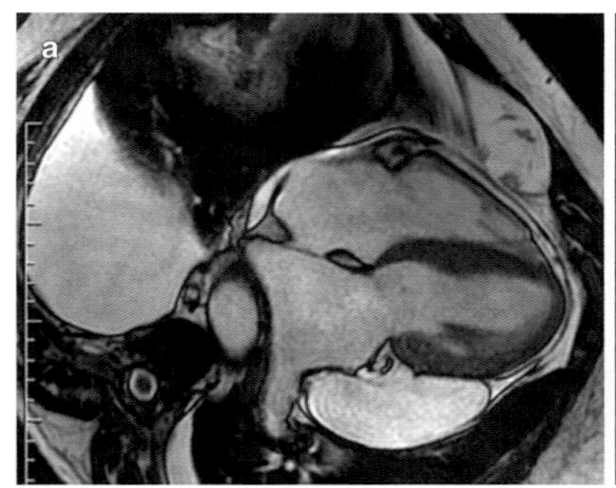

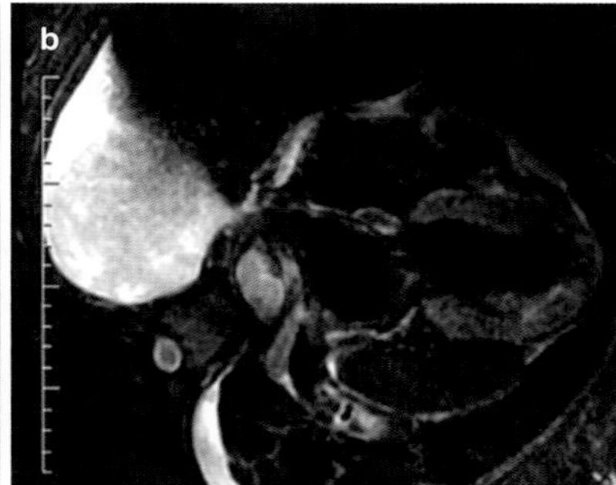

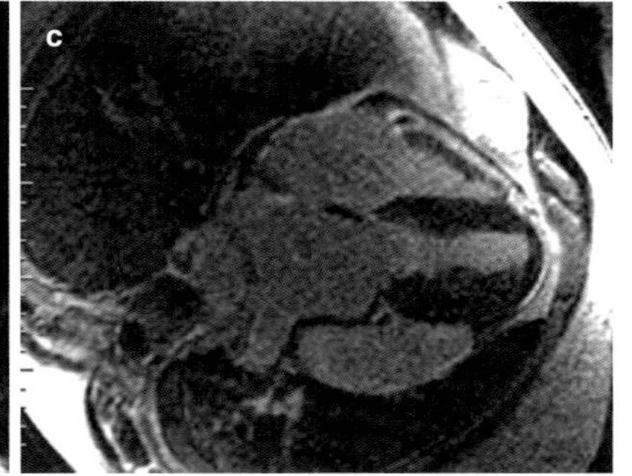

图 15.14 四腔心视图。电影成像（a），T2W-STIR 序列成像（b），LGE 成像（c）

患者男，50 岁，因“超声心动图发现心尖部肿块”转诊进行 CMR 检查。既往无心脏病史，近几个月来体重明显下降，无其他症状。轴位电影（图 15.15a）显示，RVOT 水平有一个边界不清的巨大高信号肿块，向室间隔远端和 LV 心尖部延伸和浸润。肿块大小为 120mm×54mm，在 T2W-STIR 图像上主要为高信号，并伴有一些小的低信号区（图 15.15b）。增强后 LGE 图像表现为明显的不均匀信号，中心区域为低信号，边缘主要为高信号（图 15.15c）。考虑到首过灌注中血管的存在，CMR 结果提示心脏恶性肿瘤。PET 排除了其他高代谢区，组织学诊断为脂肪肉瘤。

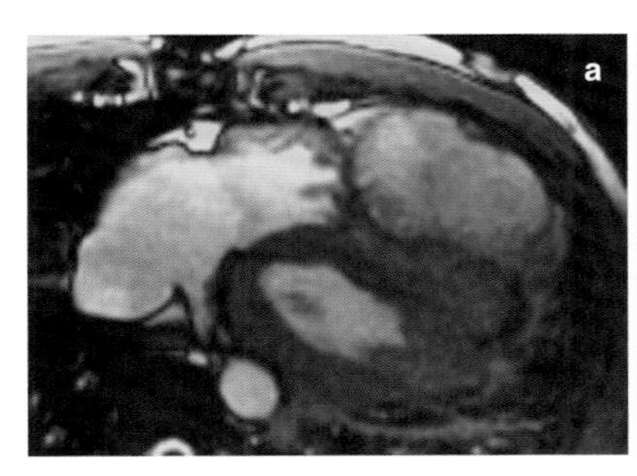

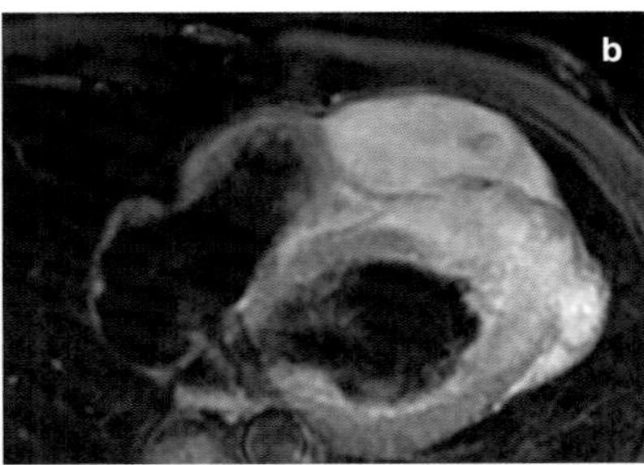

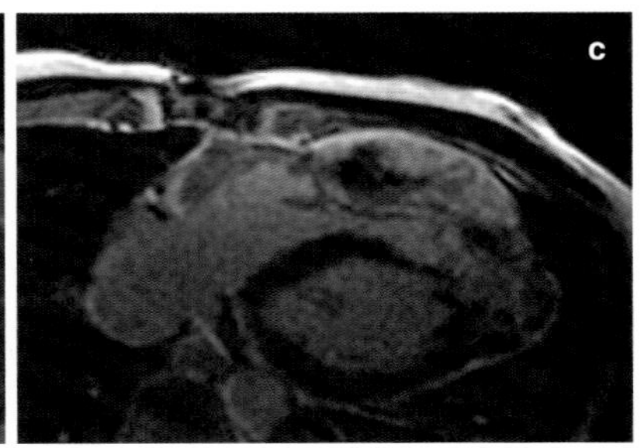

图 15.15 轴位电影（a），T2W-STIR（b）、LGE（c）

病例 9　组织学上良性但临床恶性的肿瘤

患者年轻男性，因“心悸”接受了心脏评估。除 12 导联心电图发现 NSVT 以外，既往临床病史和超声心动图检查均无明显异常（图 15.16a、b）。随后，患者被转诊行 CMR 检查，以排除致心律失常性心肌病。两腔切面显示，前壁远端有一个 6mm×22mm 的小肿块（图 15.16c，箭头），一直延伸到 LV 侧壁远端（图 15.16d，箭头）。四腔 T2W-STIR（图 15.16e，箭头）和 LGE 图像（图 15.16f，箭头）均显示信号强度增加。之后进行了活检，组织学诊断为心脏错构瘤。其在组织学上是良性肿瘤，但临床上可导致潜在的恶性事件，如本病例中的持续性室性心动过速。

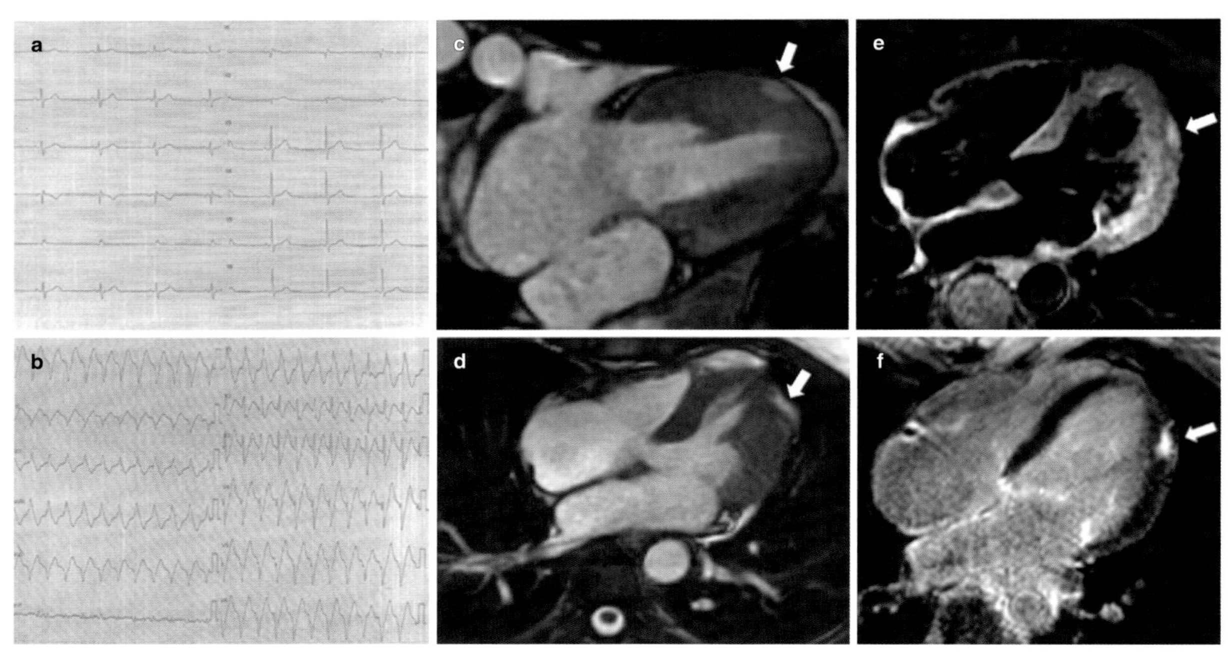

图 15.16　同一患者 12 导联心电图，正常窦性心律（a）、持续性室性心动过速（b）；电影图像箭头示心脏错构瘤，两腔心（c）、四腔心（d）；四腔心视图箭头示信号强度增加，T2W-STIR（e）、LGE（f）

患者女，30 岁，24 小时动态心电图发现高度房室传导阻滞，遂接受 CMR 检查。尽管实验室检查和超声心动图检查结果正常，但临床上怀疑心脏结节病。引起重视的是，在房间隔的房室结区域发现了一个小的椭圆形肿块。肿块在电影中为中等信号（图 15.17a，视频 15.10），在 T1W-TSE 中为轻度高信号（图 15.17b），在 T2W-STIR 中为低信号（图 15.17c）。在 LGE 中病变呈高信号（图 15.17d、e）。获得了 LV 心肌的 T1 mapping 图，但不包括肿块。然而，在四腔观察视图中，房室团块显示出与心肌、血液和脂肪不同的对比度（图 15.17f，视频 15.11）。根据病变部位和信号特点，怀疑为房室结囊性肿瘤。事实上，房室结的小囊性肿瘤是组织学上的良性肿瘤，但在临床上也可能是恶性的，其可能是导致 SCD 以及房室传导阻滞的原因。本病患者接受手术切除了肿块并在组织学上得到证实。

视频 15.10

视频 15.11

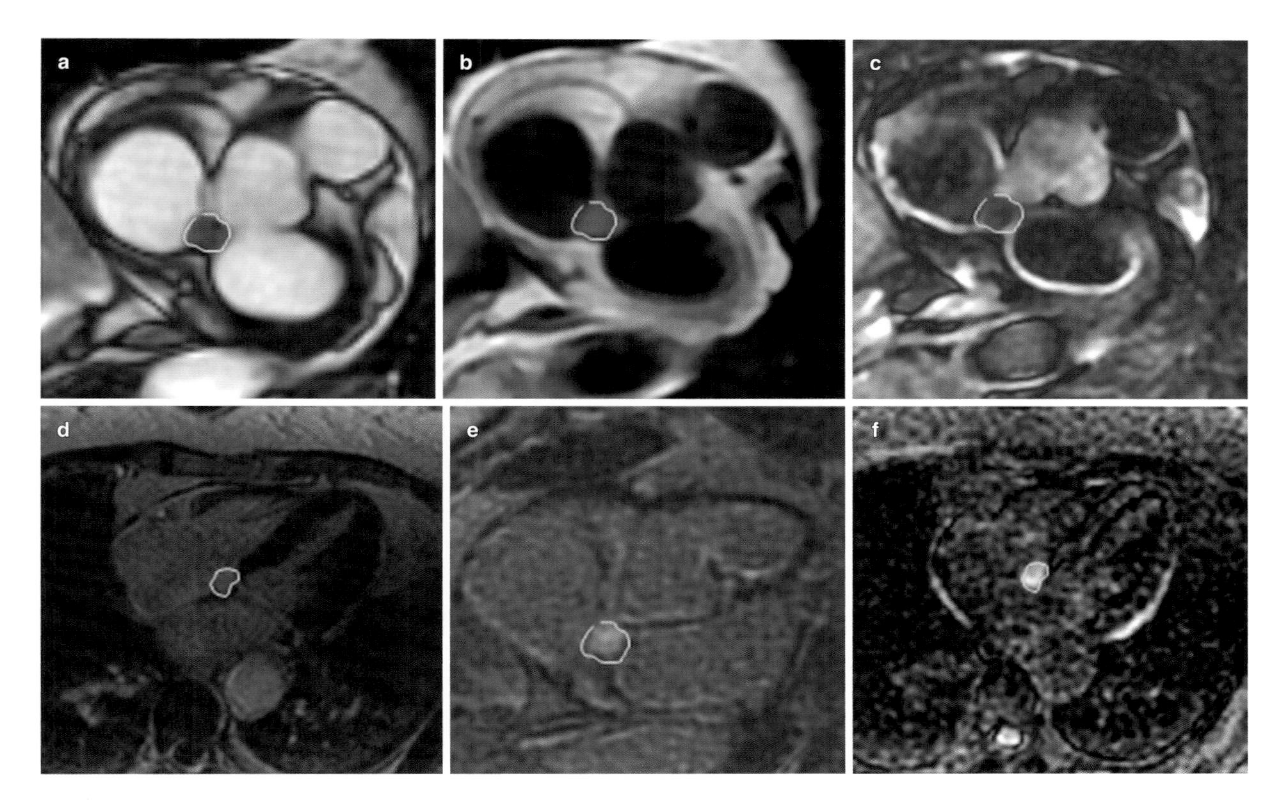

图 15.17 短轴位基底部视图，电影序列（a）、T1W-TSE 序列（b）、T2W-STIR 序列（c）；LGE，四腔心（d）、短轴位基底部（e）；首过灌注图像四腔心视图（f）

病例 10 心脏乳头样弹性纤维瘤

心脏乳头样弹性纤维瘤（cardiac papillary fibroelastomas，CPF）是起源于瓣膜内膜的心脏瓣膜肿瘤，也是仅次于黏液瘤的第二常见的心脏原发肿瘤。从宏观上看，CPF 有多个乳头状叶片附着在心内膜表面（类似于“海葵”）。组织学上，CPF 表现为表层的内皮细胞层和中央无血管核心。虽然 CPF 是良性的且通常没有症状，但可以引起血栓，导致心肌梗死、脑卒中、肺血栓等。因为 CPF 是快速移动的结构，所以成像非常困难，当病变大于 1cm 时也可能被漏诊。稳定的心律是描述 CPF 的必要条件。

CPF 通常沿血流方向生长，在二尖瓣和三尖瓣的心室侧，以及在主动脉和肺动脉瓣的动脉侧。约 50% 的 CPF 累及主动脉瓣。本病例显示 CPF 的 CMR 信号来自三尖瓣前叶的心室侧，靠近与后叶的交界处。在电影成像中（图 15.18a~d），可以观察到一个漂浮结构从心室（图 15.18a、b，收缩期）移动到 RA（图 15.18c、d，舒张期）。肿块有清晰的 T2WI 高信号（图 15.18e、f），而 T1WI 信号与心肌等信号（图 15.18h）。增强后，特征性的无血管核心被周围纤维组织的 LGE 所包围（图 15.18g）。

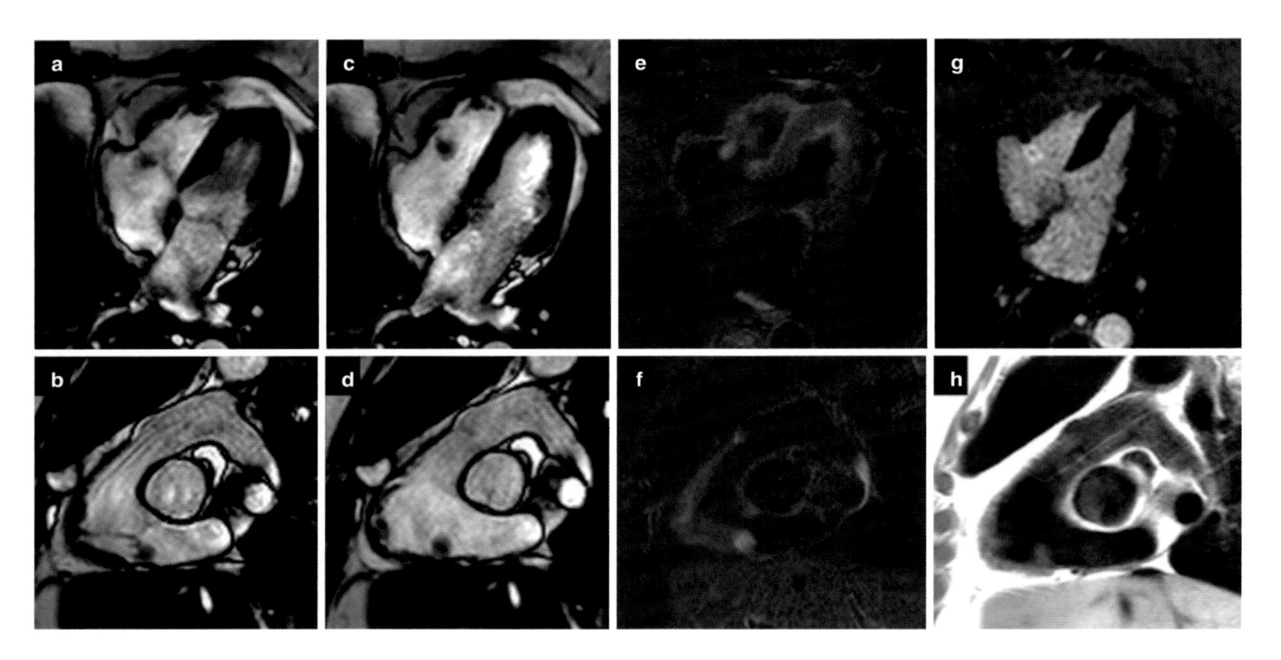

图 15.18　增强前 SSFP 电影序列成像，收缩期（a、b）、舒张期（c、d）；T2W-STIR 图像（e、f）；LGE（g）；T1WI（h）

经验与教训

- 当超声心动图怀疑心脏肿块时，CMR 被认为是先进的无创成像金标准，因其能够评估心脏肿块的组织特性、形态学特征和血管形成情况。
- 鉴别肿块、肿瘤样病变和肿瘤对于诊断和预后至关重要。
- 心脏恶性肿瘤多位于右心腔，转移瘤（是较常见的心脏恶性肿瘤）大多位于 RV 或 RA。
- 心脏肿瘤在组织学上可能是良性的，但预后仍较差，因其可能阻塞心腔，损害瓣膜和心脏功能，并导致心力衰竭和（或）心律失常。
- 由于 CMR 的时间分辨率低于超声心动图，非常小且流动性很强的心脏肿块很难通过 CMR 成像和定性。
- 与超声心动图相比，CMR 的空间和时间分辨率有限，因此不能用于怀疑心内膜赘生物或小的纤维母细胞瘤。

小 结

心脏肿块需要通过多模态成像来确定其特征。超声心动图是怀疑心脏肿块时的首选检查方法，但往往不能给出准确的诊断。但与此不同的是，CMR 在心脏肿块的体内诊断方面起到了重要作用。

CMR 可以准确评估肿块的三维大小、形态、对血流动力学和对心脏功能的可能影响、胸腔和心包积液的共存情况、浸润性现象、血管形成和组织特征。个体化的 CMR 方案可能会耗费大量时间，但对提供多参数特征化诊断心脏肿块和肿瘤至关重要。事实上，评估心脏肿块的 CMR 方案通常应该包括电影图像、T1WI 和 T2WI、首过灌注和 LGE 图像。为了充分发挥 CMR 特征描述的潜力，医生应该深入了解不同心脏肿块和肿瘤的组织病理学过程、流行病学和典型部位。

心腔内血栓是最常见的心脏肿块，而原发性心脏肿瘤的发病率明显低于继发性心脏转移瘤（比例为 1:20）。在成人患者中，黏液瘤和乳头样弹性纤维瘤是最常见的原发心脏肿瘤，而恶性心脏肿瘤（即多形性肉瘤、血管肉瘤和平滑肌肉瘤）较少见。心脏良性肿瘤的 MR 信号趋于均匀，无浸润倾向，而恶性肿瘤可表现为微血管形成，并伴有胸腔 / 心包积液。

总之，多参数、个性化的 CMR 方案以及医生对人口学和组织病理学特征的深入了解，是无创高难度诊断的基础，对临床决策具有重大影响。

参考文献

[1] AUGER D，PRESSACCO J，MARCOTTE F，et al. Cardiac masses：an integrative approach using echocardiography and other imaging modalities. Heart，2011，97（13）：1101-1109.

[2] MOTWANI M，KIDAMBI A，HERZOG BA，et al. MR imaging of cardiac tumors and masses：a review of methods and clinical applications. Radiology，2013，268（1）：26-43.

[3] TUMMA R，DONG W，WANG J，et al. Evaluation of cardiac masses by CMR-strengths and pitfalls：a tertiary center experience. Int J Cardiovasc Imaging，2016，32（6）：913-920.

[4] FUSSEN S，DE BOECK BW，ZELLWEGER MJ，et al. Cardiovascular magnetic resonance imaging for diagnosis and clinical management of suspected cardiac masses and tumours. Eur Heart J，2011，32（12）：1551-1560.

[5] BASSO C，RIZZO S，VALENTE M，et al. Cardiac masses and tumours. Heart，2016，102（15）：1230-1245.

[6] RANDHAWA K，GANESHAN A，HOEY ET. Magnetic resonance imaging of cardiac tumors：part 1，sequences，protocols，and benign tumors. Curr Probl Diagn Radiol，2011，40（4）：158-168.

[7] RANDHAWA K，GANESHAN A，HOEY ET. Magnetic resonance imaging of cardiac tumors：part 2，malignant tumors and tumor-like conditions. Curr Probl Diagn Radiol，2011，40（4）：169-179.

[8] PUN SC，PLODKOWSKI A，MATASAR MJ，et al. Pattern and Prognostic Implications of Cardiac Metastases Among Patients With Advanced Systemic Cancer Assessed With Cardiac Magnetic Resonance Imaging. J Am Heart Assoc，2016，5（5）：e003368.

[9] DEETJEN AG，CONRADI G，MÖLLMANN S，et al. Cardiac angiosarcoma diagnosed and characterized by cardiac magnetic resonance imaging. Cardiol Rev，2006，14（2）：101-103.

[10] MAZZOLA A，SPANO JP，VALENTE M，et al. Leiomyosarcoma of the left atrium mimicking a left atrial myxoma. J Thorac Cardiovasc Surg，2006，131（1）：224-226.

[11] PAGÉ M，GRASSO AE，CARPENTER JP，et al. Primary Cardiac Lymphoma：Diagnosis and the Impact of Chemotherapy on Cardiac Structure and Function. Can J Cardiol，2016，32（7）：931.e1-3.

[12] COLIN GC，DYMARKOWSKI S，GERBER B，et al. Cardiac myxoma imaging features and tissue characteristics at cardiovascular magnetic resonance. Int J Cardiol，2016，202：950-951.

[13] SALANITRI JC，PERELES FS. Cardiac lipoma and lipomatous hypertrophy of the interatrial septum：cardiac magnetic resonance imaging findings. J Comput Assist Tomogr，2004，28（6）：852-856.

[14] GRAVINA M，CASAVECCHIA G，TOTARO A，et al. Left ventricular fibroma：what cardiac magnetic resonance imaging may add?. Int J Cardiol，2014，176（2）：e63-e65.

[15] SUZUKI K，MATSUSHITA S，SUZUKI H，et al. Cystic tumor of the atrioventricular node：computed tomography and magnetic resonance imaging findings. J Thorac Imaging，2014，29（6）：W97-W99.

第十六章　主动脉疾病

Alberto Aimo，Lucia La Mura，Giuseppina Quattrocchi，Patrizia Pedrotti

张智博　席小依　译　李永斌　邬小平　审

引　言

CMR 是研究胸主动脉和腹主动脉管腔和管壁的一种常用工具[1-2]。CMR 的主要优点之一是可以在任意平面上重建各向同性 3D 数据集[3-4]。高的空间分辨率可以准确测量主动脉的大小、直径以及判断是否存在主动脉瘤及明确其形态。此外，良好的软组织对比度有利于显示血管腔和检测附壁血栓，并且可以消除血液信号的影响，更好地显示和检出血管壁异常，包括动脉粥样硬化斑块、血管炎以及其他风湿性疾病。大视野可以沿着血管追踪动脉壁的异常[2]。最后，CMR 仅用一次检查即可研究血流动力学、瓣膜异常、心脏解剖和功能。

根据临床指征，可采用多种序列[3-7]。bSSFP 序列具有高空间、时间和对比度分辨率的特点，通常用于评估心脏形态、功能及瓣膜和胸腔血管。亮血快速 GRE 序列可评估血管通畅、血管走行和连接。bSSFP 电影序列成像和 GRE 电影成像均提供了心动周期内血管壁运动和血流的信息，从而评估血管壁扩张性和血流模式（层流或湍流）。尽管 SSFP 序列可能受到血管夹、线圈、支架和胸腔缝线磁化率伪影的影响，但另一方面，SSFP 序列提供了更高的对比度分辨率和更好的图像质量。而扰相 GRE 序列受金属伪影影响较小、更适用于湍流或金属假体的显示。TSE 脉冲序列固有的黑血对比度有利于血管成像。因此，TSE 序列 T1W 或 PDW 通常用于显示血管壁、斑块特征和血管并发症，如内膜片和壁内出血。TSE 序列 T2W 可以检测因坏死、水肿或纤维化引起的细胞外间隙扩大导致的含水量增加、LGE。这两种序列都可以用于评估主动脉壁炎症。VENC 成像是基于 2D 或 3D 相位对比 GRE 序列，允许量化通过血管的血流输出和相关瓣膜疾病的 RF。血流曲线可以通过心动周期的像素信息的积分显示。四维心血管磁共振血流成像可以研究主动脉瓣二叶畸形（BAV）、主动脉缩窄和主动脉瘤等血流变化[8]。当前已有数种血管造影技术应用于临床。CE-MRA 是临床实践中血管造影的传统方法，通常采集时间＜ 20 秒，并且可以在单次屏气下完成，最大限度地减少呼吸伪影。动态时间分辨 MRA 序列可以通过重复屏气或自由呼吸采集多个连续的血管造影图，得到血管充盈不同阶段的图像，特别有利于评估动静脉畸形、心外分流和主动脉夹层后真腔和假腔中的不同血流量。对造影前数据集进行数字减影，消除大部分背景噪声，提高了内腔和外部结构之间的对比度，得到的减影数据集可以重新格式化为 3D 最大强度投影和表面遮盖图像。后处理方法也被用于从三维体中提取血管结构的二维投影[3-4]。其他 3D 序列包括 3D SSFP 和 3D 时间飞跃（time-offight，3D TOF），可以在没有造影剂的情况下进行，即在有造影剂禁忌证的患者中也可以进行 CMR 检查[6]。

事实上，几乎所有的主动脉疾病都可以用 CMR 来显示[4]。急性胸主动脉综合征包括主动脉夹层和局部内膜撕裂、壁内血肿和穿透性主动脉溃疡[9]。主动脉夹层在 CMR 上有明确显示，尽管 CT 更广泛应用于急性情况，但持久（长期 / 多次）的 CMR 扫描更适合于随访检查。CMR 的初步诊断评估具有 95%~100% 的敏感性和 94%~98% 的特异性，与 CT 和经食管超声心动图相当[10]。电影序列和黑血成像可显示剥离瓣的位置和范围，动态 CE-MRA 可用于评估真、假腔的充盈动态。相位对比成像可显示开口位置及血流状态[11]。壁内血肿（intramural hematoma，IMH）是主动脉夹层的一种非典型形式，没有内膜撕裂，但血管壁内有出血。在超急性出血的病例中，T2WI 上是等高信号，T1WI 上是等信号。12~24 小时（急性期）后，T1WI 和 T2WI 上都变为低信号；信号强度在早期（2~7 天）和晚期（8~30 天）增加，最终在慢性期（＞ 30 天）T1W 和 T2W 序列信号下降。IMH 可以很容易地将附壁血栓和主动脉周围的纵隔脂肪区分开，前者在 T1W 和 T2W 序列上表现为低或等信号，后者在 T1W 序列上表现为高信号，脂肪饱和序列表现为低信号[1]。穿透性动脉粥样硬化性溃疡是指穿透弹力层并与主动脉壁中膜内血肿形成相关的溃疡性动脉粥样硬化病变[12]。穿透性动脉粥样硬化性溃疡是形成血肿的一个原因，应与溃疡样突起形成的血肿或壁内血栓形成相区别。这些疾病的鉴别至关重要。因为环绕穿透性动脉粥样硬化性溃疡 IMH 比合并溃疡样突起或局部夹层的 IMH 具有更高的主动脉破裂风险，前者必须进行手术治疗或胸内主动脉修复[12]。在典型的穿透性动脉粥样硬化性溃疡病例中，CE-MRA 可以显示动脉内膜的局灶性缺损，伴主动脉轮廓的变形。T1W 和 T2W 序列可以显示局灶性 IMH。

主动脉炎是用于描述主动脉壁炎症的通用术语，最常见的原因是非感染性炎性血管炎，即巨细胞动脉炎（又称颞动脉炎）和大动脉炎[9]。通常需要多模态成像方法来评估主动脉壁和主动脉腔，以及监测疾病活动性和治疗计划。在 CMR 检查中，增强脂肪抑制的 T1WI 显示动脉壁明显增厚，并伴有强化。T2WI 上的高信号代表主动脉壁水肿。其他可能的征象包括狭窄、附壁血栓及相关表现，如心包积液[13-14]。

CMR 越来越多用于识别主动脉斑块（卒中患者的潜在脑栓塞来源）[15]。使用 T1W 亮血、T2W 和 PDW 黑血以及 4D 血流成像的联合方案已被证明能够识别主动脉弓和近端降主动脉中的复杂斑块以及通向大脑的潜在栓塞路径[15]。CE-MRA 能够准确描绘腹主动脉及其分支的狭窄情况[16]。

主动脉瘤定义为主动脉扩张到正常大小的 1.5 倍以上。而假性动脉瘤包含主动脉破裂，其中大部分主动脉壁被破坏，管腔血液仅靠剩余的管壁或外膜边缘支撑。假性动脉瘤通常是穿透性创伤的结果，很少见于钝性创伤，但也可能源于非创伤性病变，如穿透性硬化性溃疡。假性动脉瘤还可能使主动脉手术或侵入性心血管手术复杂化。CMR 非常适合描绘主动脉瘤和假性动脉瘤的特征，包括动脉瘤囊内血栓的存在。传统上，使用 CMR 进行支架移植计划因其无法显示钙化而受到限制。一种 PDW、同相位恒星堆栈技术被引入，可以准确地描绘动脉钙化，与 CT 具有良好的一致性[17]。但 CMR 钙化体积在钙化较小时会被高估，而在钙化体积较大时，会被低估，因此需要进一步提高图像质量[18]。最后，尽管 CT 血管造影仍然是腹主动脉瘤经导管修复治疗后患者随访评估最合适的方法，但 CMR 成像可能对检测Ⅱ型内漏（从主动脉分支逆流至动脉瘤囊）更为敏感[19]。

这一章将提供一些通过 CMR 评估胸主动脉和腹主动脉的案例。由于主动脉分支或下肢动脉的疾病需要专门描述，此处不进行详细讨论。考虑到获得性肺动脉狭窄、肺动脉瘤和夹层的成像与主动脉评估的原则相同，其中一个病例将提供 CHD 背景之外的肺动脉疾病[2]。

病例 1　马方综合征患者伴 A 型主动脉夹层

患者男，18 岁，患有马方综合征（二尖瓣脱垂、交界性主动脉根部扩张、皮肤条纹和骨骼表型）合并 BAV（左、右冠状窦融合所致）和轻度的主动脉瓣反流。CMR 显示主动脉根部（收缩期尖 - 尖直径 35mm）和正常范围内的升主动脉（矢状径 27mm）（图 16.1a、b）。三年后，升主动脉根部（尖 - 尖直径 41mm）和升主动脉（矢状径 37mm）扩张（图 16.1c、d）。另外，5 年随访 CMR 扫描显示升主动脉和降主动脉夹层、中度主动脉瓣反流（图 16.2，视频 16.1、16.2）。患者的唯一症状是在 CMR 扫描前几天出现一次上腹疼痛，急诊 CT 扫描结果显示：动脉夹层从左冠窦和无冠窦交界处起始，累及冠状窦口并延伸至主动脉弓远端；降主动脉中也有明显的动脉夹层（图 16.2，视频 16.3）；主动脉弓、降主动脉远端、腹主动脉和髂 - 股动脉未显示任何夹层动脉瘤。患者接受了主动脉瓣置换术和包括多分支全弓置换在内的冷冻象鼻术。

视频 16.1

视频 16.2

视频 16.3

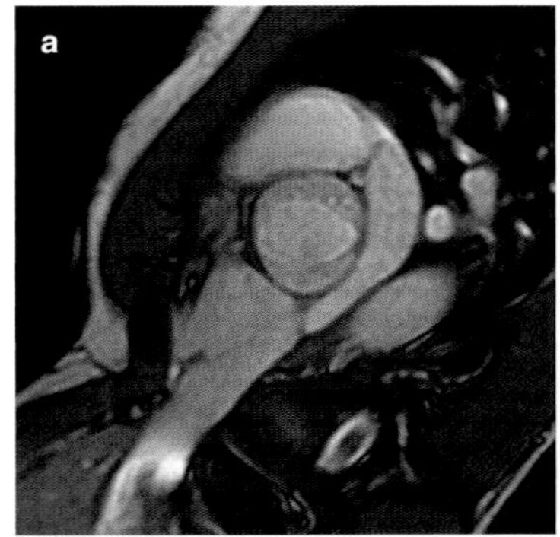

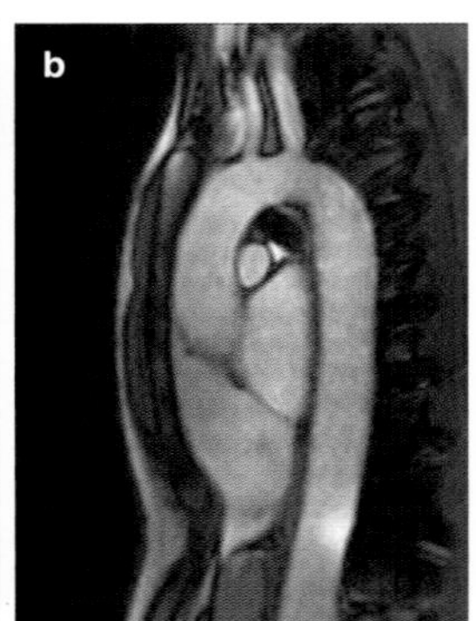

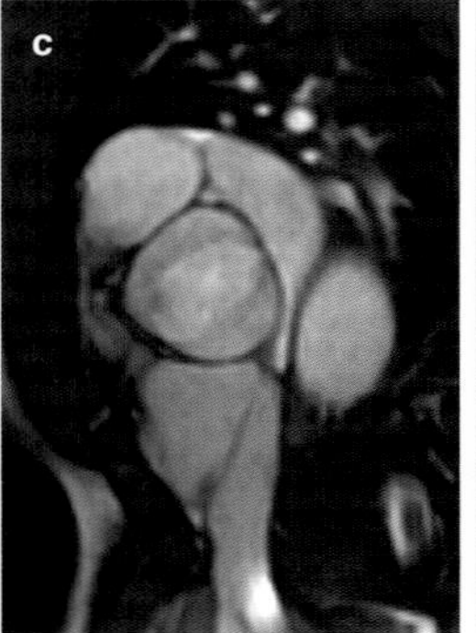

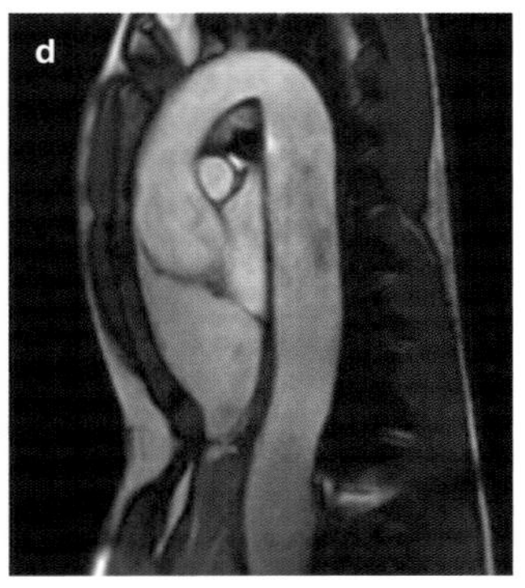

图 16.1　bSSFP 序列，收缩期窦房结平面图像。无主动脉扩张的 BAV，收缩期视图（a）、斜矢状面视图（b）；主动脉扩张的 BAV，收缩期视图（c）、斜矢状面视图（d）

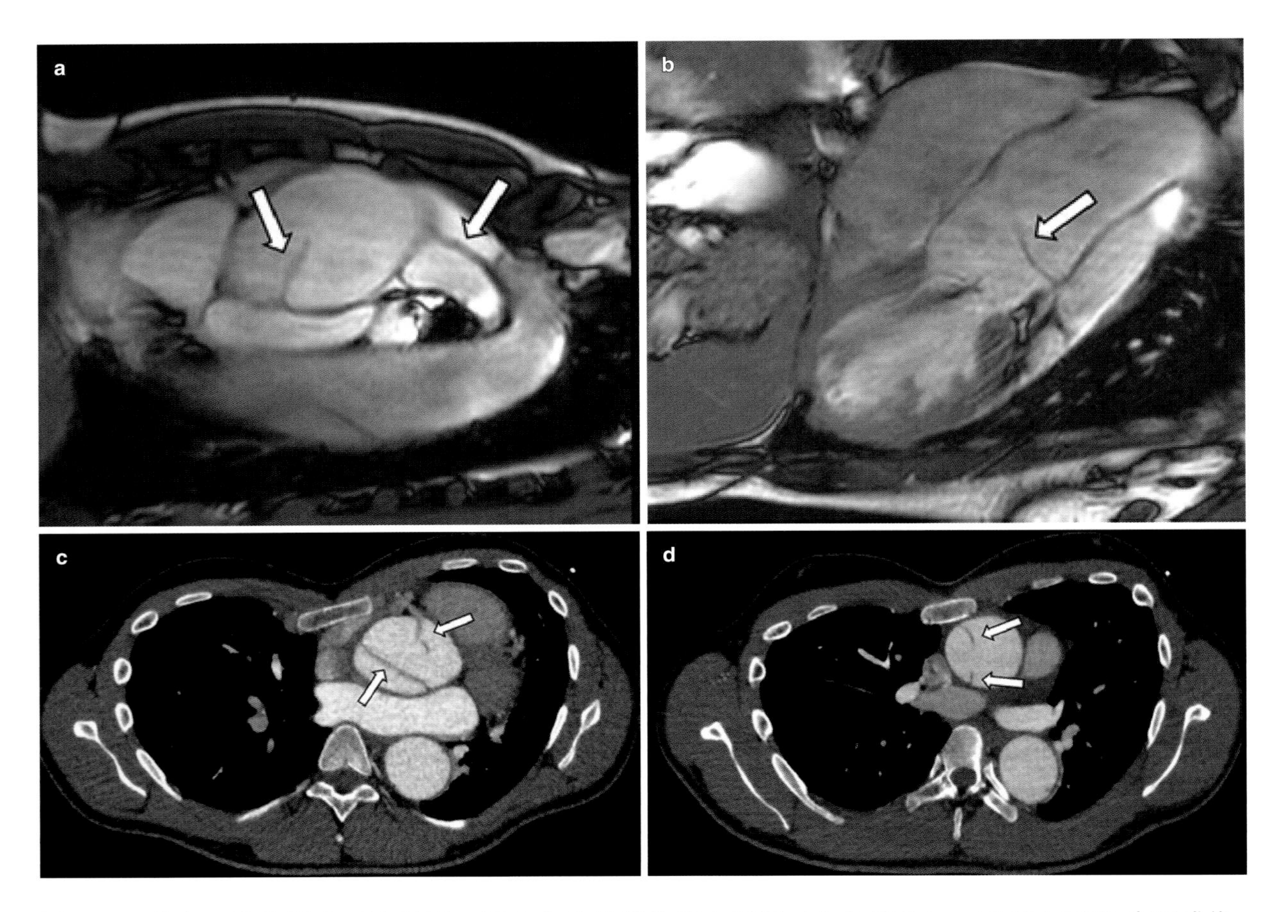

图 16.2 升主动脉和降主动脉扩张，两个主动脉段均有夹层瓣（白色箭头），CMR bSSFP 序列成像，矢状切面（a）、斜冠状动脉视图（b）；CT 扫描轴向视图，主动脉根部水平（c）、升主动脉水平（d）

病例 2 A 型主动脉夹层术后并发残余夹层内降主动脉假性动脉瘤

患者男，56 岁，高血压控制不佳，因“A 型主动脉夹层”紧急行主动脉瓣、升主动脉和主动脉弓复合移植物置换术。术后 CT 复查发现左锁骨下动脉至双侧髂总动脉的残余夹层内动脉瘤，其中腹主动脉、肠系膜上动脉、右肾动脉起源于真腔，左肾动脉起源于假腔。7 年后复查 CMR，证实人工主动脉瓣功能正常，升主动脉和主动脉弓未见扩张，峡部（矢状径 38mm）和降主动脉（41mm）扩张并累及已知的残余夹层。对该病变进行了多参数评估（图 16.3），显示假性动脉瘤内广泛血栓形成，尽管血流很小，但增强后仍有一些强化，提示可能有活动性出血。CT 扫描证实出血，患者接受了紧急修复手术。术前 CT（也是与以前 CT 扫描不同之处）显示，在降主动脉中段发现了一个假性动脉瘤，向头尾方向延伸约 6cm（图 16.4，视频 16.4、16.5）。术后随访 CT 扫描成功排除了降主动脉中的假腔和假性动脉瘤（图 16.5，视频 16.6）。

视频 16.4

视频 16.5

视频 16.6

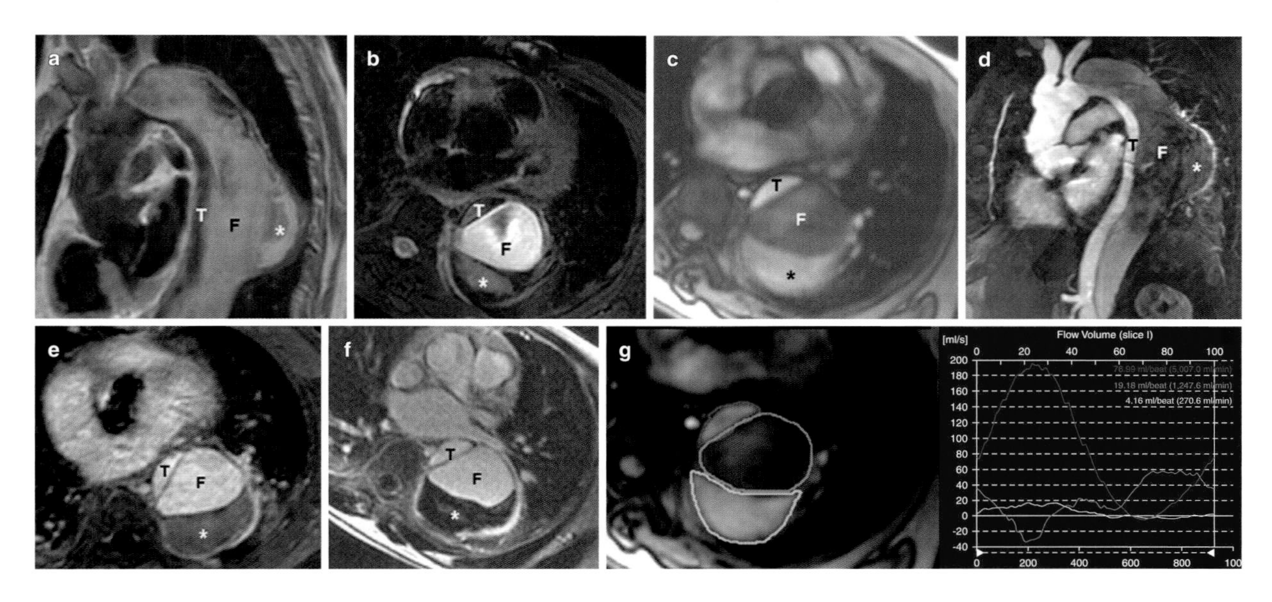

图 16.3　假性动脉瘤的多参数评估（T 示真腔，F 示假腔，星号示假性动脉瘤）。斜矢状位 PD TSE（a），轴向 STIR（b），轴向扰相 GRE（c），斜矢状位 CE-MRA（d），轴位 EGE（e），轴位 LGE（f），相位对比分析用于量化真腔（红色）、假腔（绿色）和假性动脉瘤的血栓形成部分（黄色）中的血流（g）

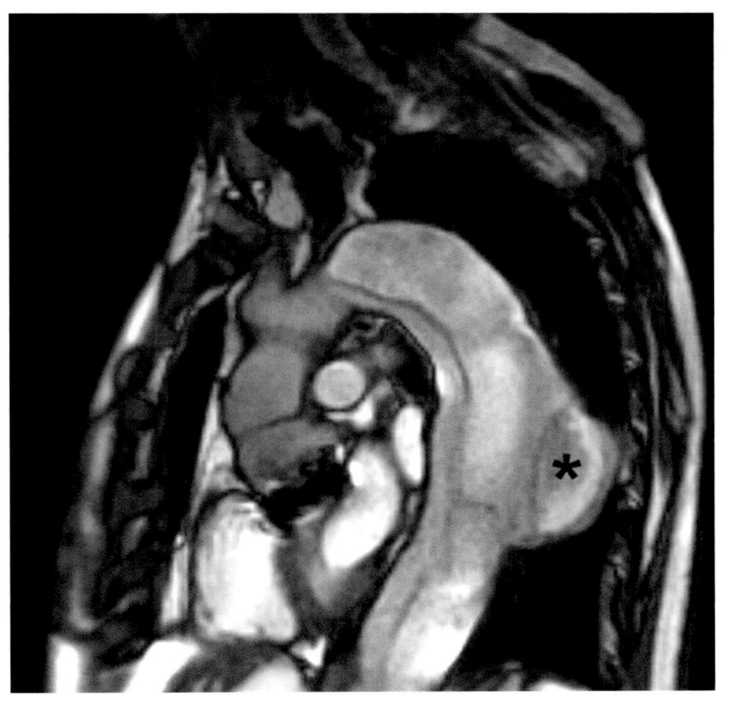

图 16.4　随访 CMR bSSFP 序列成像，斜矢状窦（星号示假性动脉瘤）

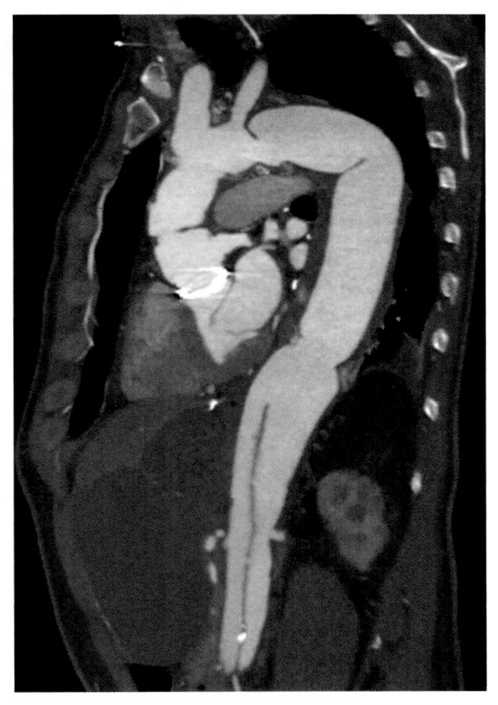

图 16.5　胸主动脉外科修复后进行的后续 CT 扫描

病例 3　升主动脉瘤合并主动脉瓣二叶畸形和中度瓣膜反流

患者女，49 岁，既往有 BAV 和升主动脉瘤，接受了 CMR 的随访评估。患者没有高血压，也没有任何心血管危险因素。CMR 显示冠状窦融合致 BAV，主动脉根部不对称性增宽（前后径 47mm）（图 16.6，视频 16.7）。通过 VENC 序列来评估主动脉瓣反流，显示 RF 为 22%（中度）（图 16.7）。LV 扩大（LVEDVi 119mL/m^2，LVESVi 51mL/m^2），EF 正常值低限（57%）。CE-MRA 显示升主动脉（55mm×55mm）和近端主动脉弓（41mm×40mm）明显扩张，其余主动脉段管径正常（图 16.8，视频 16.8）。该患者被转运至心脏外科做进一步评估。

视频 16.7

视频 16.8

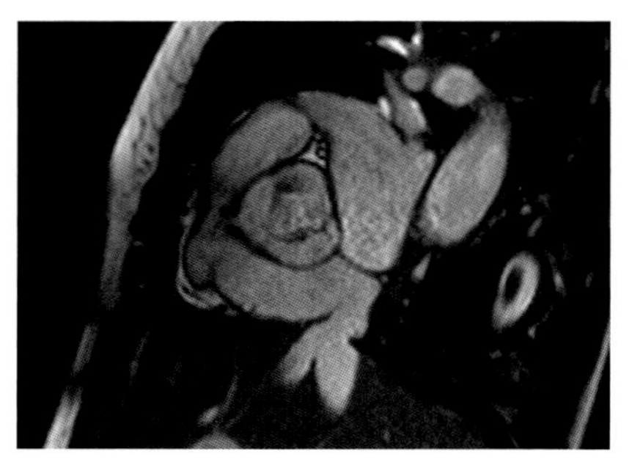

图 16.6　bSSFP 电影序列成像轴向视图，带有融合冠状动脉尖和不对称主动脉根部扩张的 BAV

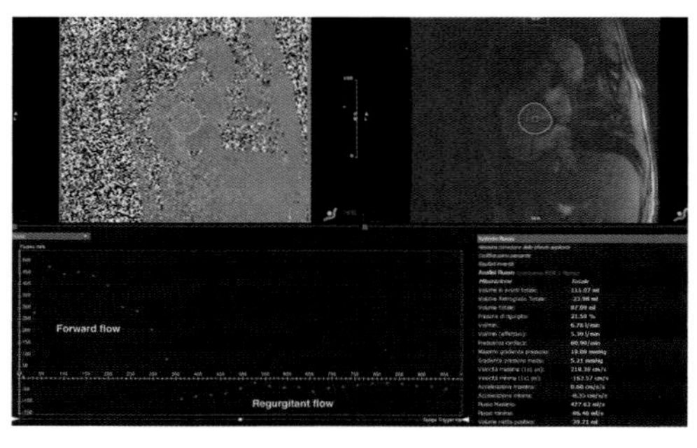

图 16.7　通过 VENC 序列评估主动脉瓣反流，反流率为 22%

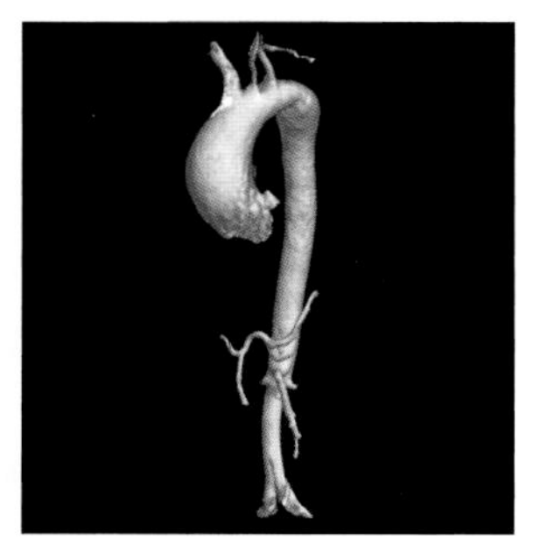

图 16.8　升主动脉动脉瘤，CE-MRA 序列三维重建

病例 4　主动脉瓣术后升主动脉假性动脉瘤

患者男，56 岁，既往高血压病史，出现二尖瓣前叶连枷，接受了二尖瓣生物瓣置换术。4 年后因“劳力性呼吸困难加重”再次接受评估，结果显示 LAD 明显狭窄和中度主动脉瓣反流。此后，患者接受了冠状动脉旁路移植术（左胸内动脉至 LAD）和主动脉瓣生物瓣置换术，术中发现并切除了先前手术造成的主动脉根部和 RA 周围的粘连。5 年后，随访的 CMR 扫描显示升主动脉有一个小的假性动脉瘤，起始于右冠窦和无冠窦之间的窦管连接处上方约 10mm 处，延伸约 16mm。主动脉窦直径在正常范围内（收缩期的尖 - 尖直径为 37mm），而升主动脉略有增宽（斜矢状位直径为 40mm）（图 16.9，视频 16.9、16.10）。在 1 年后的进一步随访 CMR 检查中，假性动脉瘤的大小基本上没有变化。

视频 16.9

视频 16.10

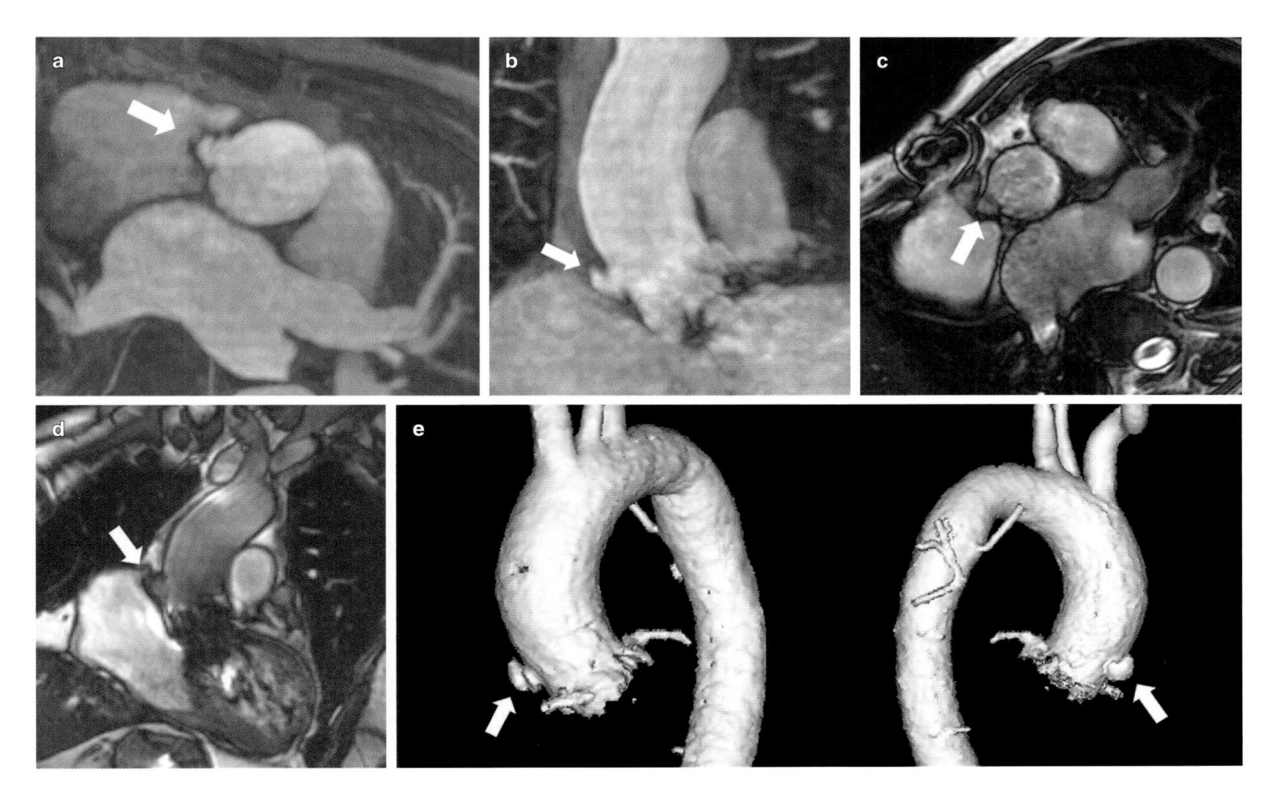

图 16.9　CE-MRA 序列，短轴位（a）、斜矢状位（b）；bSSFP 电影序列成像，短轴位（c）、斜冠状面（d）（白色箭头示假性动脉瘤）；CE-MRA 序列三维重建（e）

病例 5　B 型主动脉夹层

患者男，59 岁，既往有高血压病史，因“剧烈胸部和腹部疼痛”就诊，诊断为 B 型主动脉夹层。患者没有接受手术，但因肾功能恶化接受了一系列影像检查，最初 CT 扫描，然后 CMR 进行跟踪观察。

在确诊 13 年后复查 CMR，同以前的检查结果对比，夹层动脉瘤起始于左侧锁骨下动脉远端，未累及主动脉弓，主动脉后壁有内膜撕裂。夹层动脉瘤位于真腔前方，一直延伸到左髂外动脉的近端（图 16.10a、b，视频 16.11），血流缓慢以收缩期血流为主，并伴有血栓形成，尤其是在胸主动脉中（图 16.10b）。肾动脉、腹腔干和肠系膜上动脉均起源于真腔。降主动脉和肾动脉起源上方的腹主动脉扩张尤为明显（图 16.10c，视频 16.12）。矢状位视图中升主动脉直径 41mm、远端主动脉弓直径 49mm、降主动脉直径 54mm（同时考虑真腔和假腔）、肾动脉起源前的腹主动脉直径 61mm。

视频 16.11

视频 16.12

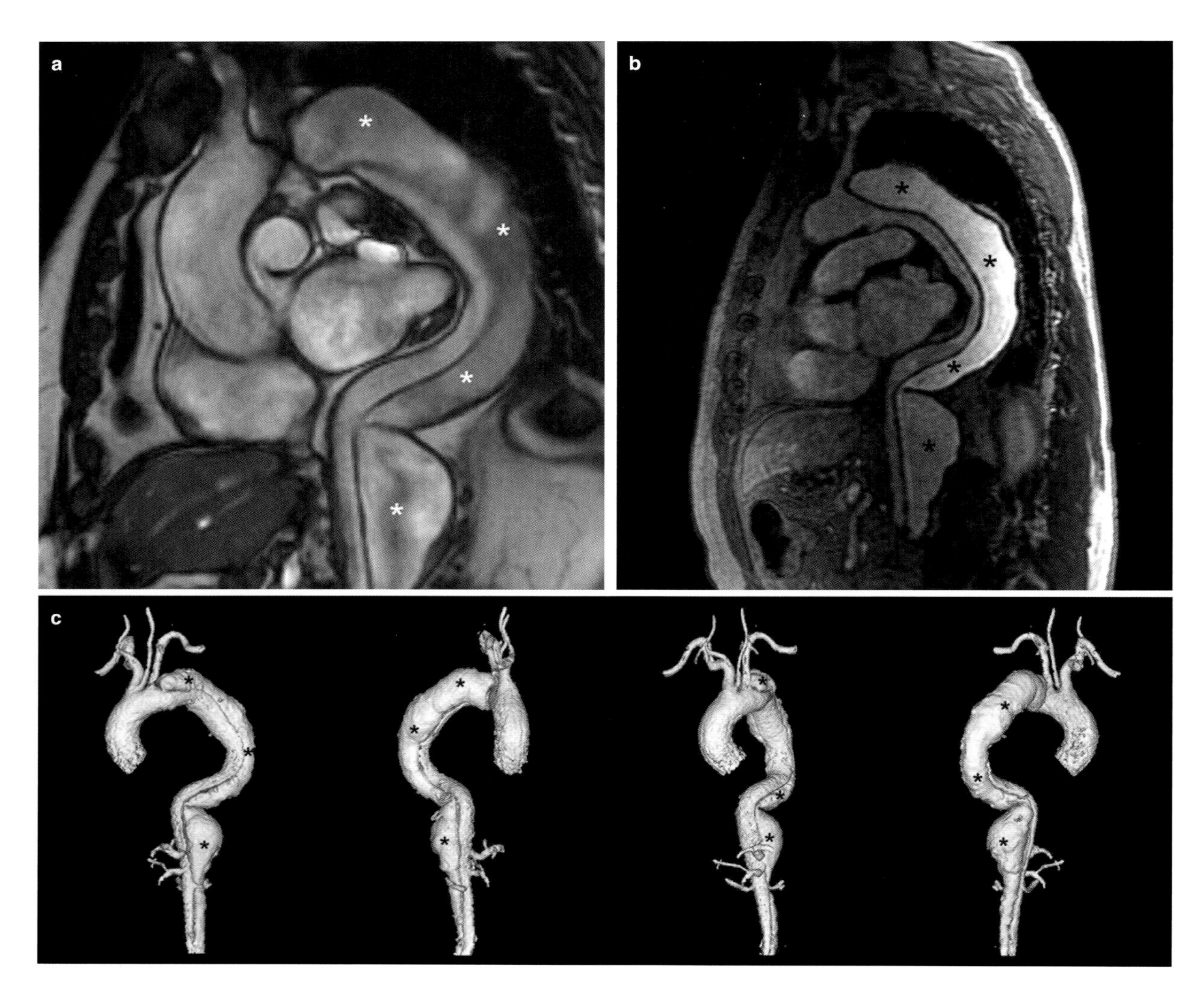

图 16.10　bSSFP 序列斜矢状面（a），CE-MRA 序列斜矢状面（b），CE-MRA 序列的三维重建（c）（星号示假腔）

病例 6　降主动脉及腹主动脉动脉瘤合并壁内血肿

患者 62 岁，既往高血压、血脂异常和吸烟史，行腹主动脉瘤随访时进行了全主动脉 MRI 检查，检查结果显示胸降主动脉瘤在膈上水平形成一个大的凹陷性曲线（CE-MRA 三维图像横断面上的轴面直径近端降主动脉 42mm×41mm、右心房段 49mm×46mm）、腹主动脉瘤最大直径在膈下水平（54mm×44mm）（图 16.11，视频 16.13）。主动脉根部、升主动脉和主动脉弓的直径正常。手术会诊时，要求进行影像随访。9 个月后获得的 CMR 扫描显示胸降主动脉瘤的直径保持正常，而腹部膈下主动脉的管径增宽（54mm×53mm，比之前的最小直径增加了 9mm）（图 16.12，视频 16.14）。此外，在动脉瘤水平的造影图像上怀疑有壁内血肿，并在造影后图像上得到证实（图 16.13）。建议进行更密切的影像学随访。

视频 16.13

视频 16.14

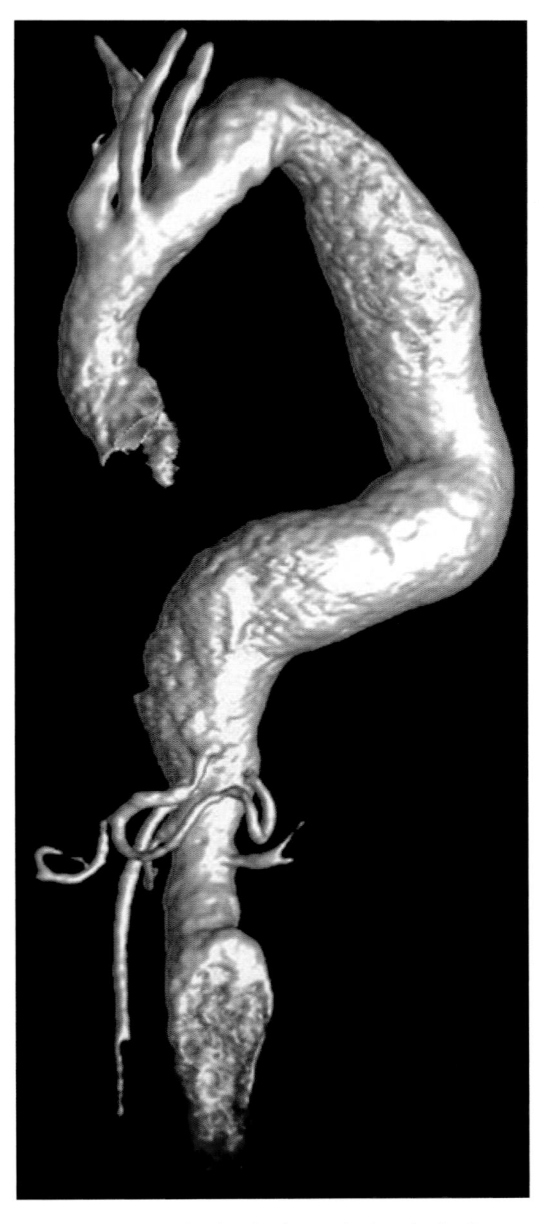

图 16.11　胸降动脉和腹主动脉瘤，CE-MRA 序列的三维重建

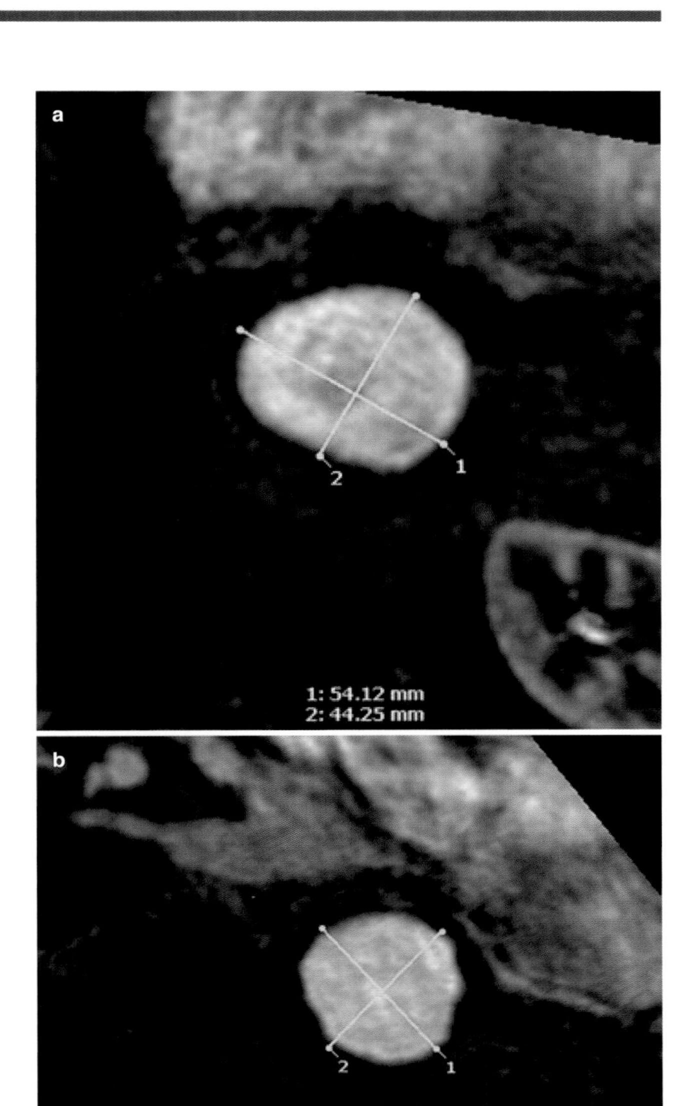

图 16.12　CE-MRA 序列三维重建横断面膈下水平腹主动脉直径。首次磁共振扫描（a），后续磁共振扫描（b）

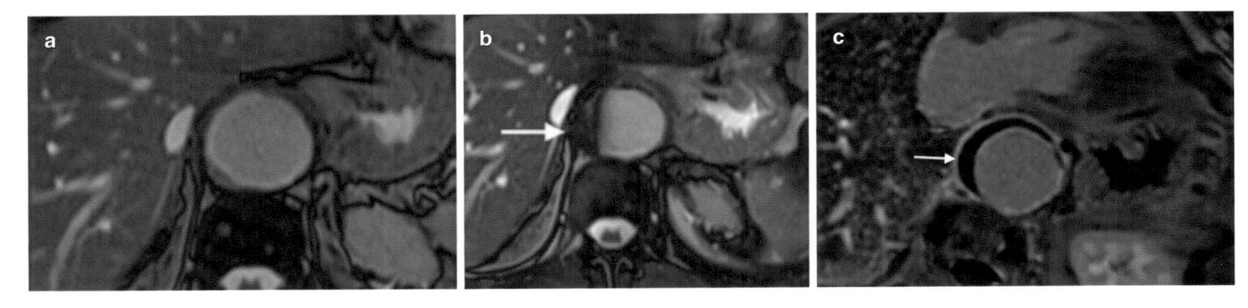

图 16.13　bSSFP 电影序列成像膈下水平腹主动脉轴向视图，首次扫描（a）、后续扫描（b）；LGE 图像（c）

病例 7 多发性大动脉炎

患者女，16 岁，被诊断为多发性大动脉炎，表现为心搏骤停、急性心肌梗死、左主干闭塞和 RCA 开口严重狭窄。在急性期 CMR 发现主动脉壁不均匀增厚及 LGE（图 16.14）。该患者接受了经左、右胸廓内（内乳）动脉的冠状动脉搭桥术，出院时 EF 为 41%。10 年后，该患者因“左臂受伤”接受 CMR 检查。CMR 显示升主动脉扩张（37mm），降主动脉和腹主动脉管壁不均匀增厚，主动脉壁弥漫性增厚、轻度水肿和延迟期钆增强（图 16.15，视频 16.15）。头臂干和锁骨下动脉起始处扩张，锁骨下动脉起始后严重变细。左侧胸内（内乳）动脉显示伴发局部狭窄，右侧胸内（内乳）动脉未显示，腹腔干明显局限性狭窄（图 16.16a~c）。LV 未扩大，EF 为 36%。PET/CT 显示升主动脉和主动脉弓中 ^{18}F-FDG 摄取增加（图 16.16d）。患者遂在类固醇和硫唑嘌呤免疫抑制治疗的基础上加用英夫利昔单抗。

视频 16.15

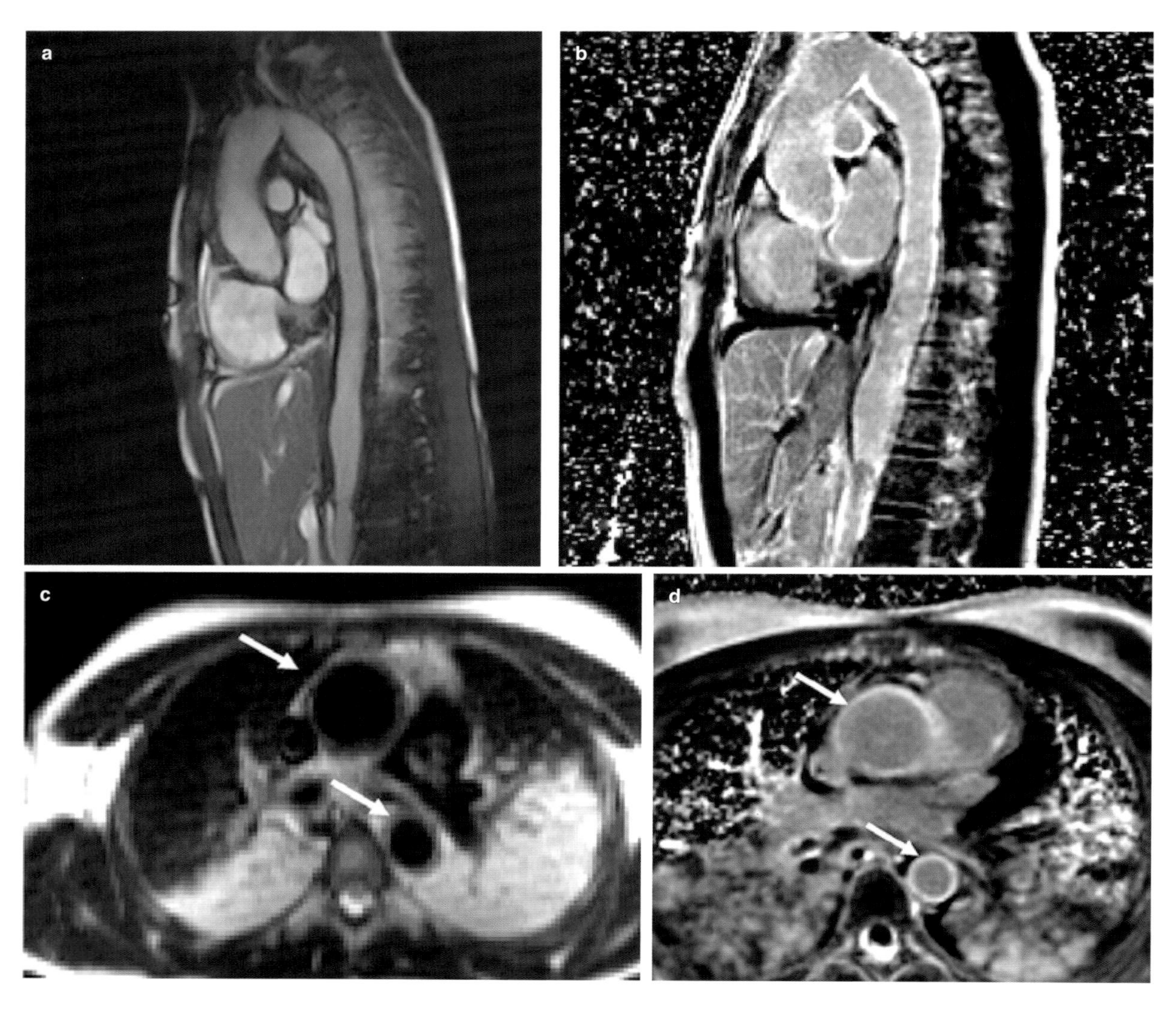

图 16.14 SSFP 电影序列成像（a），LGE 图像（b、d），T2W 黑血图像（c）[20]

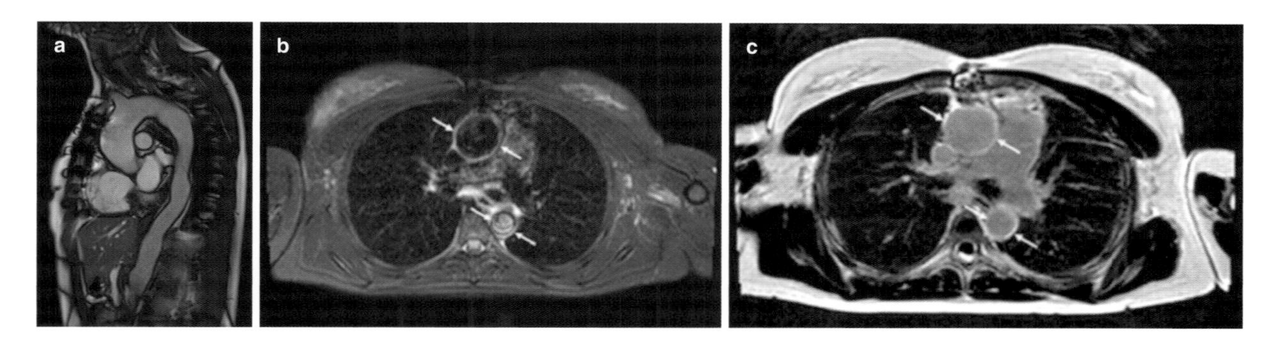

图 16.15 SSFP 电影序列成像矢状面视图（a），STIR T2WI（b，箭头示主动脉壁水肿），主动脉壁强化的 LGE 图像（c，箭头）

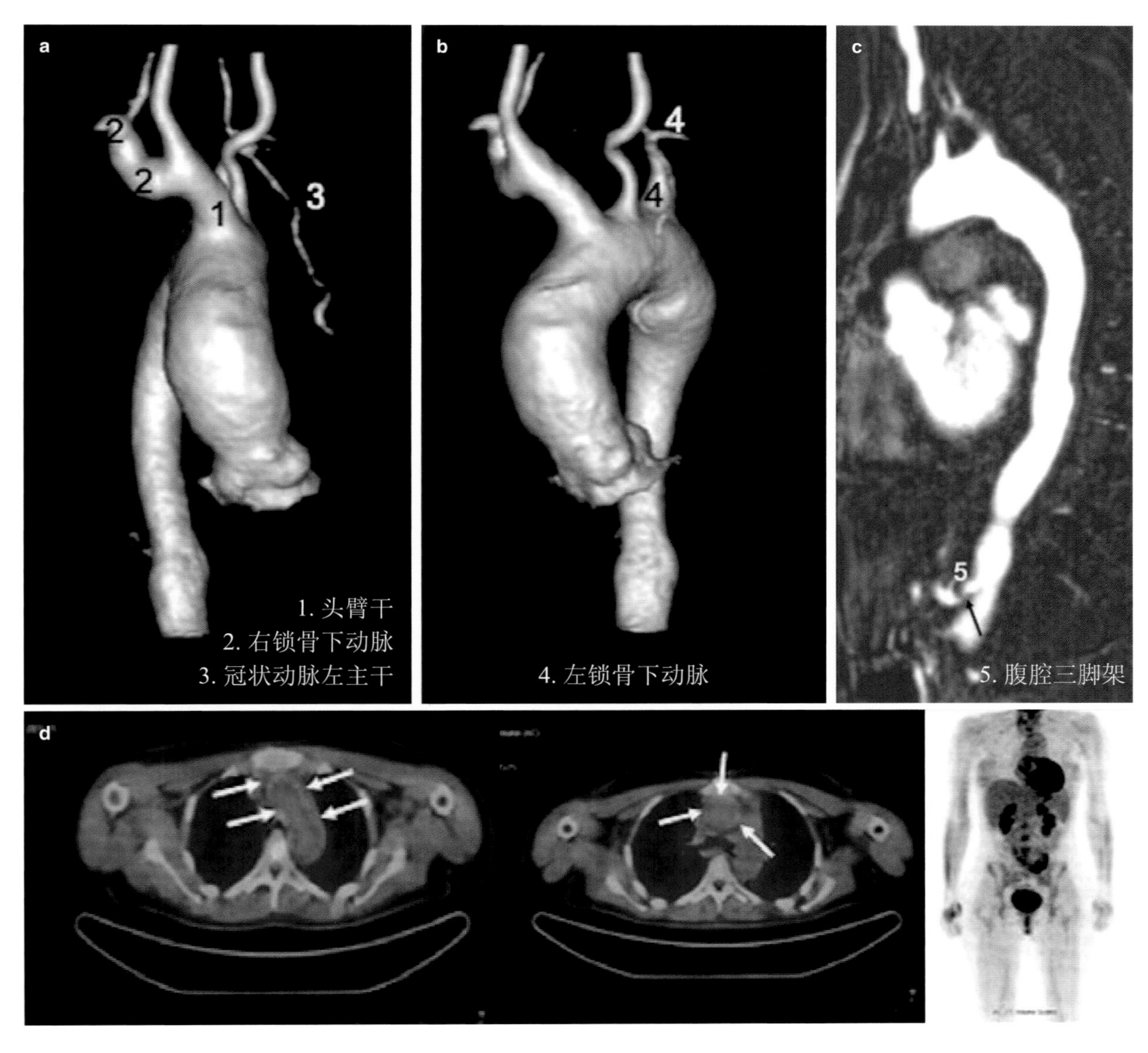

图 16.16 CE-MRA 三维重建（a、b），MIP 图像（c），^{18}F-FDG PET/CT 图像（d）

病例 8　IgG4 型大动脉炎

视频 16.16

视频 16.17

视频 16.18

患者男，39 岁，有鼻窦炎病史、慢性炎症标志物升高，因“无冠瓣发育不全导致的长期重度主动脉瓣反流、升主动脉瘤和右冠状动脉狭窄”接受右冠状动脉搭桥联合主动脉瓣和冠状动脉上瓣置换术。术中发现主动脉壁增厚（10mm），具有弹性。患者围手术期发生心肌梗死。组织病理学符合 IgG4 大动脉炎，对患者行 CMR 检查，显示主动脉根部扩张（47mm），桥血管正常，远端升主动脉和主动脉弓扩张。主动脉壁增厚，特别是在升主动脉和主动脉弓段处，STIR T2WI 显示有水肿征象（图 16.17，视频 16.16~16.18）。增强后图像显示主动脉壁（图 16.18，箭头）和下间隔膜、下壁和后内侧乳头肌有缺血样改变（图 16.18，星号）。LV 扩大，EF 为 47%，主动脉机械瓣功能正常。开始使用皮质类固醇，但 ^{18}F-FDG PET/CT 显示持续的主动脉炎症，因此治疗升级为利妥昔单抗，在随访 ^{18}F-FDG PET/CT 时主动脉壁炎症减轻但未完全消退（图 16.19）。

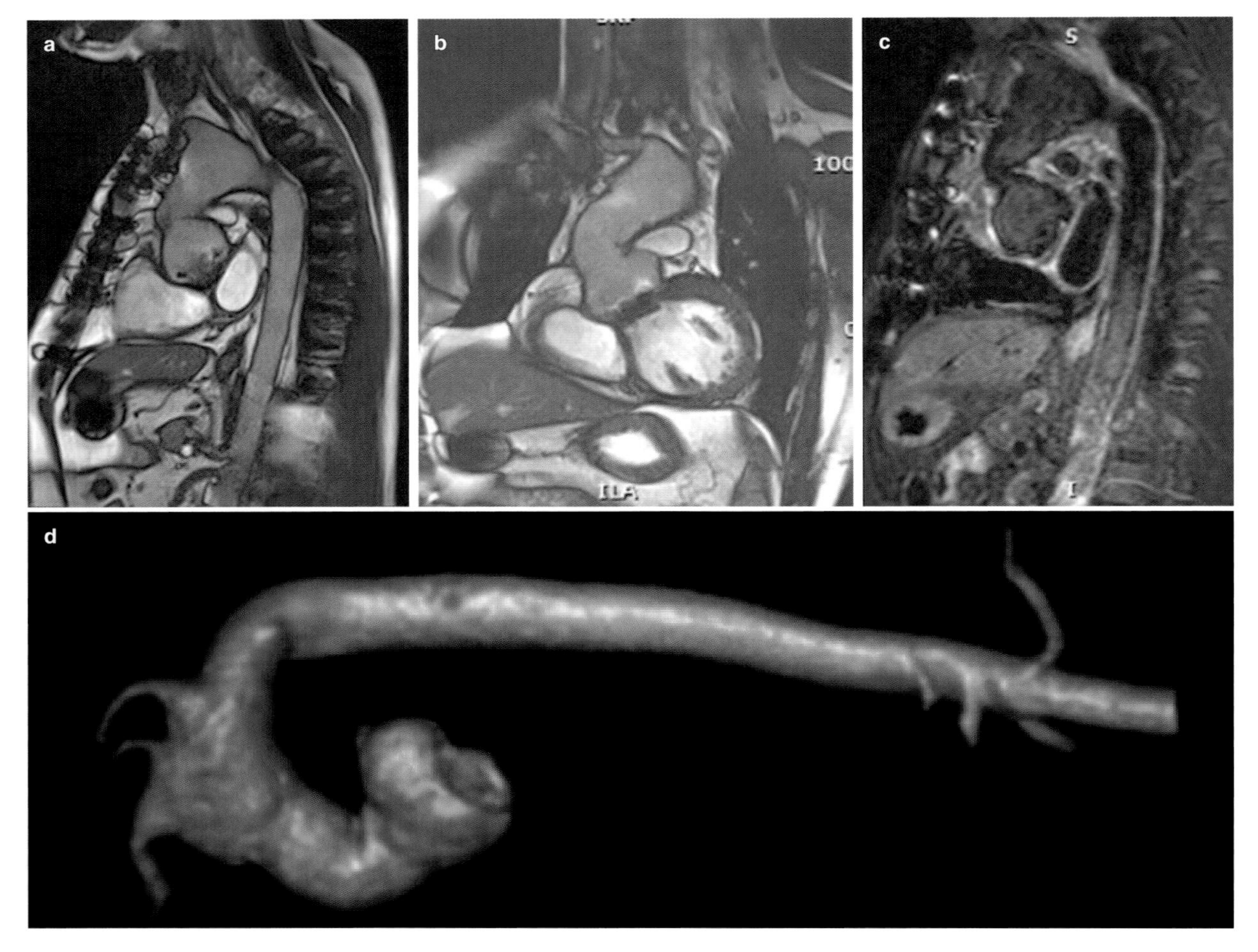

图 16.17　SSFP 电影序列成像，矢状切面（a）、LVOT 冠状面（b）；STIR T2WI 斜矢状面（c）；磁共振血管成像三维重建（d）

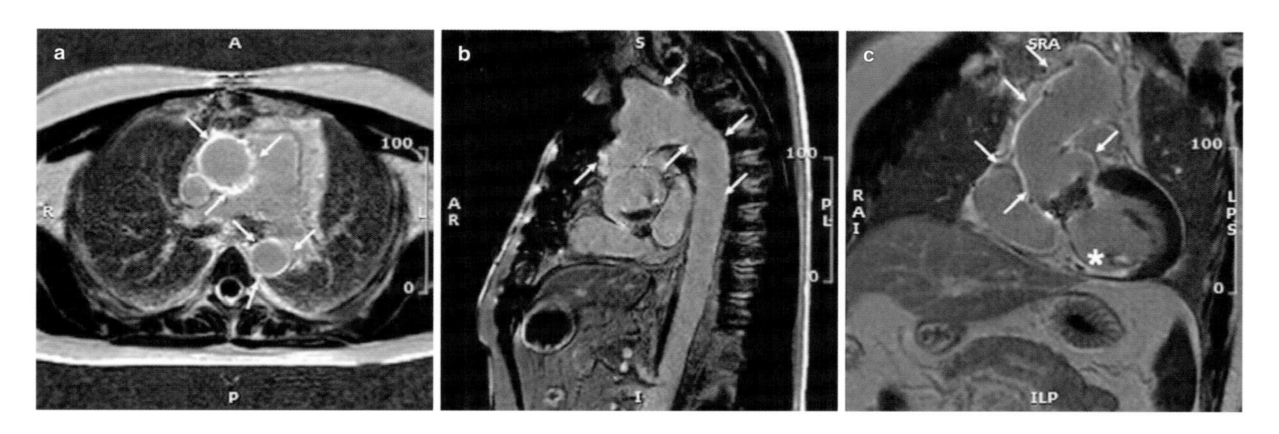

图 16.18　延迟钆增强图像。主动脉横断面视图（a），斜矢状面视图（b），冠状面 LVOT 视图（c）

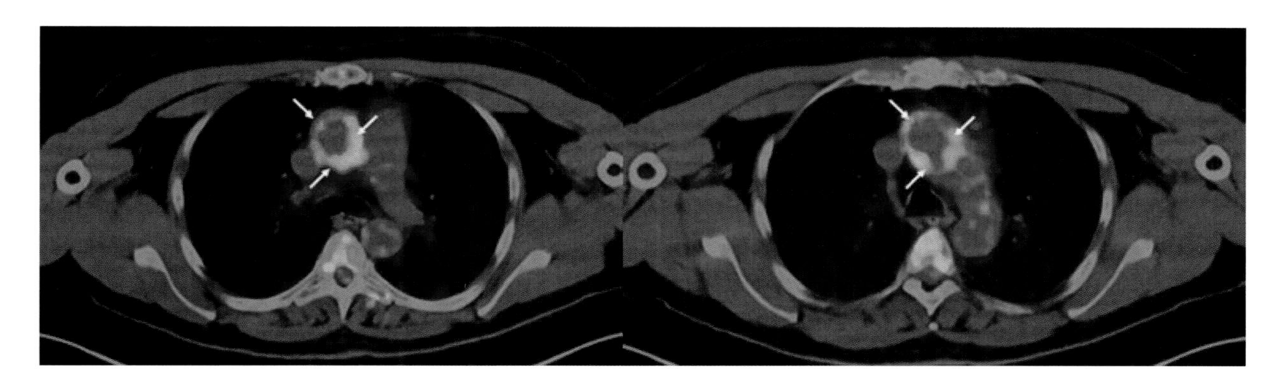

图 16.19　^{18}F-FDG PET/CT 随访显示持续的主动脉壁炎症（箭头）

病例 9　主动脉瓣二叶畸形、升主动脉扩张、左肾动脉狭窄

患者男，36 岁，既往有高血压病史，超声心动图意外发现 BAV，行 CMR 检查以评估主动脉大小。CMR 证实了 BAV（图 16.20），无明显狭窄或反流。CE-MRA 显示升主动脉扩张（41mm）、窦管连接正常、主动脉弓上血管正常（图 16.21a）、左肾动脉口狭窄（＞ 75%）、其余腹部血管正常（图 16.21b）。超声多普勒也证实左肾动脉狭窄，患者接受了经皮血管成形术和近端肾动脉支架植入术治疗（图 16.22），手术后血压恢复正常。

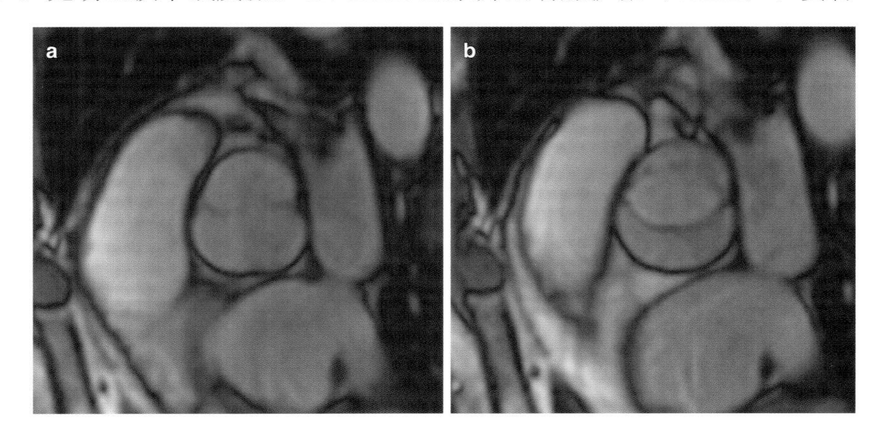

图 16.20　SSFP 电影序列成像。舒张期（a），收缩期（b）

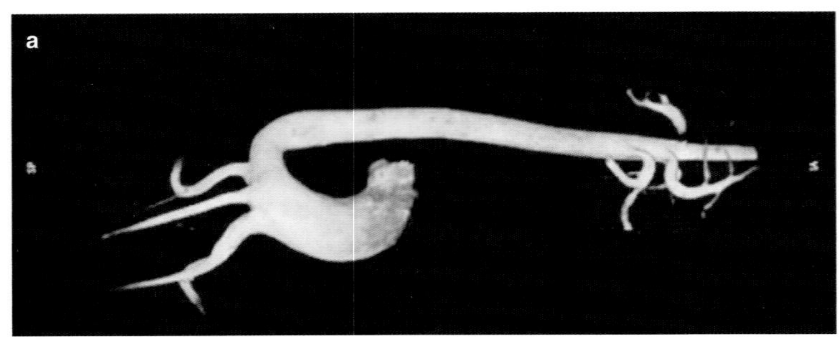

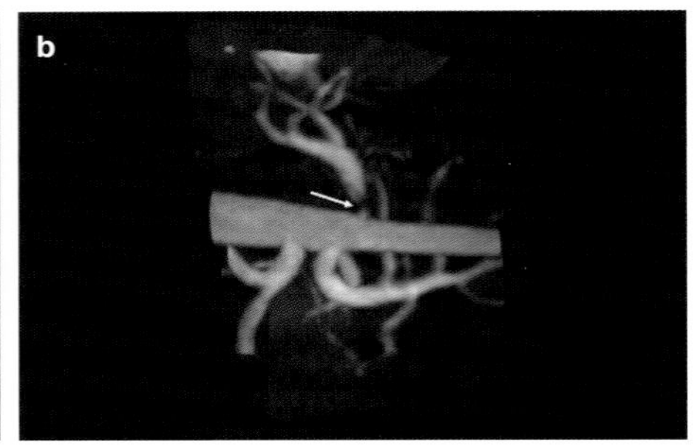

图 16.21　CE-MRA 三维重建（a），左肾动脉狭窄多平面重建细节（b）

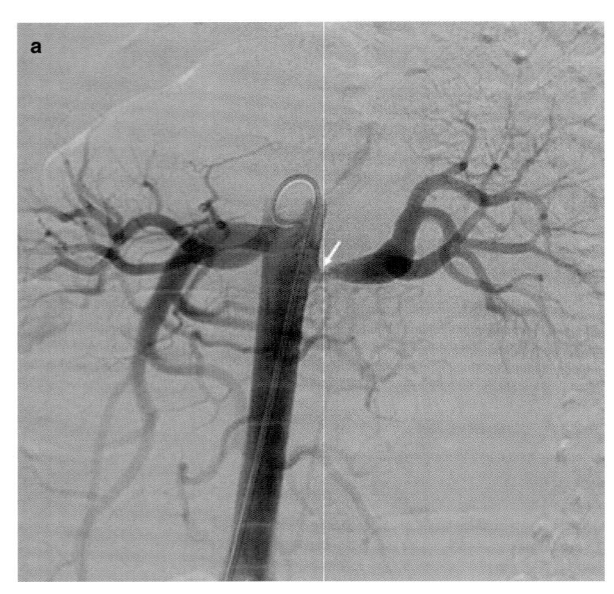

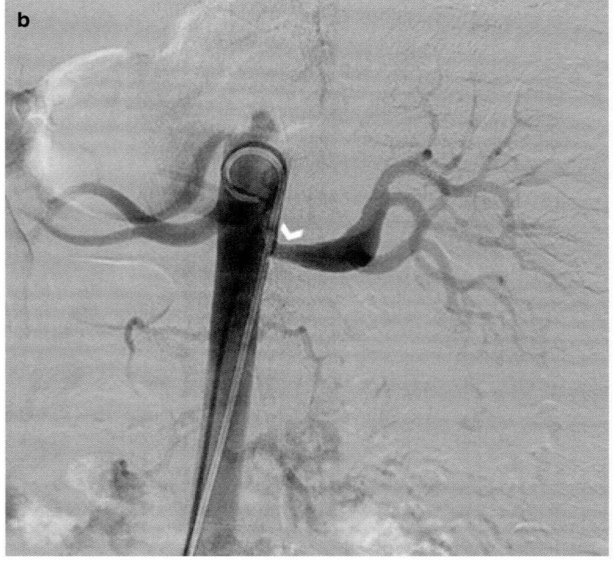

图 16.22　肾动脉血管造影。经皮血管成形术和支架植入术，术前（a）、术后（b）

病例 10　肺动脉和升主动脉动脉瘤

患者男，49 岁，有高血压病史，接受 CMR 和 CE-MRA 检查，在超声心动图中偶然发现肺动脉瓣湍流，升主动脉轻度增宽，心室正常。在 CMR 检查中，肺动脉瓣呈三叶瓣，伴轻度增厚，呈圆顶状（图 16.23，箭头；视频 16.19~16.21），在 VENC 成像中没有任何显著反流（图 16.24，视频 16.22）。肺动脉干动脉瘤样扩张（46mm×40mm）；延伸至两个主要分支，特别是左侧（24mm×28mm）；升主动脉也扩张（40mm）（图 16.25，视频 16.23）。患者主诉在肋骨和肋间肌受压时剧烈疼痛，并表现出关节活动过度（可以将腿置于颈后，并因轻微创伤而导致肩关节脱位）和韧带松弛，因此建议进行风湿病学评估。结合临床特征和 CMR 结果，怀疑为胶原性疾病，建议患者行基因检测，但患者拒绝。

视频 16.19

视频 16.20

视频 16.21

视频 16.22

视频 16.23

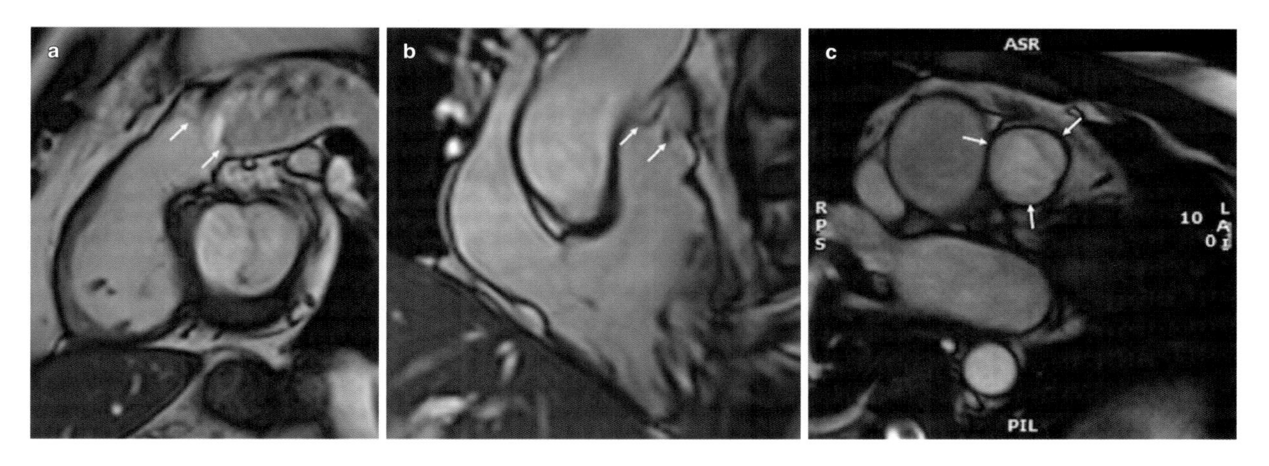

图 16.23　SSFP 电影序列成像。RVOT 视图（a），进出 RV 切面（b），肺动脉瓣平面（c）

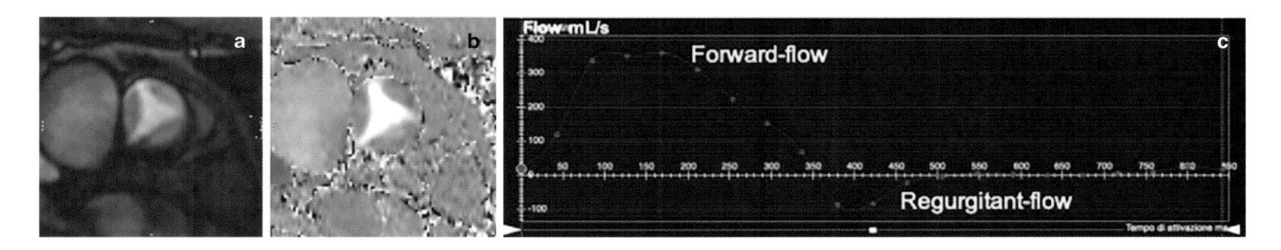

图 16.24　肺动脉瓣的平面 VENC 成像。信号强度图（a），相位对比图（b），对向前和回流的跨瓣血流进行 VENC 分析（c）

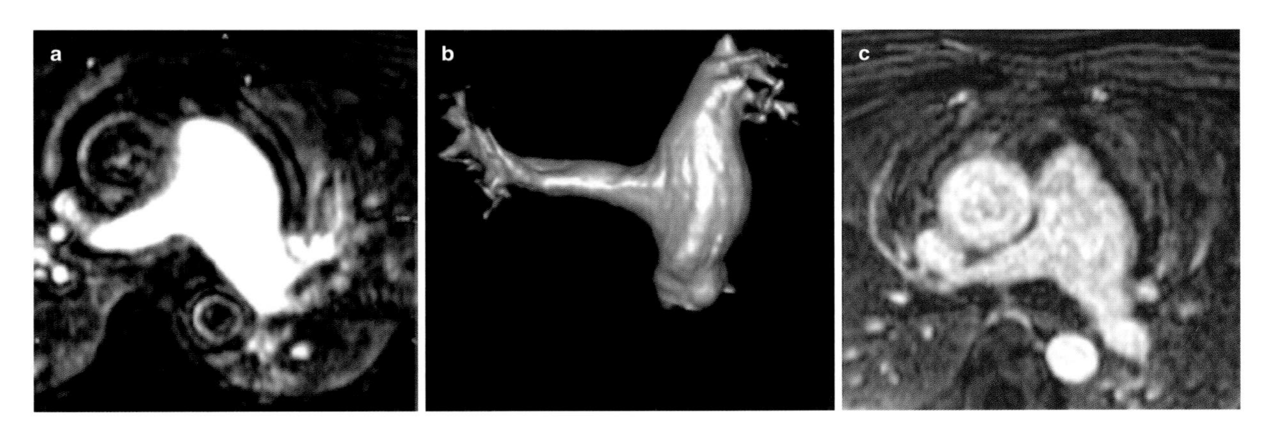

图 16.25　CE-MRA 肺动脉轴位多平面重建图像（a），肺动脉 CE-MRA 三维重建（b），肺动脉和主动脉轴面的多平面重建图像（c）

经验与教训

- CMR 可通过多平面 2D 成像（电影或黑血）和 3D 血管造影成像对主动脉和大血管的形态结构进行全面评估。

- 主动脉直径应该从垂直于血管长轴的图像中测量。
- 可以通过 2D 或 3D 相位对比图像测量血管流量，在单次检查中提供解剖和功能信息。
- 主动脉壁病理（如动脉粥样硬化、炎性疾病）和主动脉壁与邻近结构（如纵隔脂肪）的准确区分可以通过组织表征的特定序列进行评估（主动脉增厚的 T1WI 或 PDWI；水肿、炎症的 LGE 和纤维化的 T2WI）。
- 对于因主动脉病变而转诊的患者，CMR 可以对相关的心脏和瓣膜疾病进行全面评估，由于其独一无二的多功能性，使该技术成为“一站式”技术。
- 虽然CT是急性主动脉疾病的金标准成像方式，但由于CMR没有暴露于辐射或肾毒性对比剂，并且具有高再现性，因此 CMR 成为大多数患者随访的最佳成像方式。
- 仅 CE-MRA 和 LGE 成像需要使用造影剂，bSSFP 电影序列成像、相位对比、黑血和非对比血管造影序列（3D SSFP、3D TOF）可以很好地显示大多数主动脉疾病，特别是对 GBCA 有禁忌证的患者。
- 除了常规 CE-MRA 之外，几乎所有序列都需要心电图门控。虽然 CE-MRA 由于缺少心电图触发而不能提供主动脉根部的精确解剖评估，但其可以在心律失常造成伪影的患者中，在心电图触发之外独立提供主动脉和大血管的精确解剖评估。
- 钙化和移植材料不能直接在 CMR 上显示，因其在几乎所有序列中都呈明显低信号，对于这种特殊物质首选 CT。
- 植入装置（如胸骨钢丝、人工瓣膜）会产生伪影，从而妨碍完整的图像评估。

小　结

CMR 与 CE-MRA 的结合可以对主动脉病变进行全面、多参数和纵向评估，识别动脉瘤 / 假性动脉瘤、夹层、壁内血肿和斑块，准确测量主动脉尺寸，评估主动脉壁及其分支的病理（无论是动脉粥样硬化还是炎症）。此外，VENC 成像的应用可以探索慢性主动脉夹层患者真腔和假腔中复杂的血流动力学。CMR 增加了由左心腔、主动脉瓣和主动脉代表的解剖和功能结合体的相关信息。主动脉瓣的解剖和功能、瓣膜疾病的量化、LV 的尺寸、质地和功能、LA 的尺寸和功能以及 LGE 的存在都是相关的参数，除了评估 RV 功能和相关的瓣膜疾病之外，这些参数可以更好地理解主动脉病理学的框架。在不暴露于电离辐射或肾毒性造影剂的情况下，根据患者的病理获得多参数序列的可能，使 CMR 和 CE-MRA 成为受主动脉病理影响的患者进行终身随访的理想工具。

致 谢

Patrizia Pedrotti 博士和 Giuseppina Quattrocchi 博士分别感谢意大利米兰 Asst Grande Ospedale Metropolitano Niguarda 核医学和介入放射科的 Selene Capitanio 博士和 Antonio Gaetano Rampoldi 博士提供了与病例 7~9 相关的 ^{18}F-FDG PET/CT 和血管造影图像。

Patrizia Pedrotti 博士特别感谢 Andrea Barison 博士协助起草本章。

参考文献

[1] GOLDSTEIN SA，EVANGELISTA A，ABBARA S，et al. Multimodality imaging of diseases of the thoracic aorta in adults：from the American Society of Echocardiography and the European Association of Cardiovascular Imaging：endorsed by the Society of Cardiovascular Computed Tomography and Society for cardiovascular magnetic resonance. J Am Soc Echocardiogr，2015，28（2）：119-182.

[2] LEINER T，BOGAERT J，FRIEDRICH MG，et al. SCMR position paper（2020） on clinical indications for cardiovascular magnetic resonance. J Cardiovasc Magn Reson，2020，22（1）：76.

[3] BOGAERT J，DYMAROWSKI S，TAYLOR AM，et al. Clinical cardiac MRI. 2nd ed. Cham：Springer，2012.

[4] LOMBARDI M，PLEIN S，PETERSEN S，et al. The EACVI textbook of cardiovascular magnetic resonance. Oxford：Oxford University Press，2018.

[5] PRIMROSE CW，HECHT EM，RODITI G，et al. MR Angiography Series：Fundamentals of Contrast-enhanced MR Angiography. Radiographics，2021，41（4）：E138-E139.

[6] NAVOT B，HECHT EM，LIM RP，et al. MR Angiography Series：Fundamentals of Non-Contrast-enhanced MR Angiography. Radiographics，2021，41（5）：E157-E158.

[7] AZARINE A，GARÇON P，STANSAL A，et al. Four-dimensional flow MRI：Principles and Cardiovascular Applications. Radiographics，2019，39（3）：632-648.

[8] BISSELL MM，HESS AT，BIASIOLLI L，et al. Aortic dilation in bicuspid aortic valve disease：flow pattern is a major contributor and differs with valve fusion type. Circ Cardiovasc Imaging，2013，6（4）：499-507.

[9] ERBEL R，ABOYANS V，BOILEAU C，et al. 2014 ESC guidelines on the diagnosis and treatment of aortic diseases：document covering acute and chronic aortic diseases of the thoracic and abdominal aorta

of the adult. Eur Heart J，2014，35（41）：2873-2926.

[10] MUSSA FF，HORTON JD，MORIDZADEH R，et al. Acute Aortic Dissection and Intramural Hematoma：A Systematic Review. JAMA，2016，316（7）：754-763.

[11] DE BEAUFORT HW，SHAH DJ，PATEL AP，et al. Four-dimensional flow cardiovascular magnetic resonance in aortic dissection：Assessment in an ex vivo model and preliminary clinical experience. J Thorac Cardiovasc Surg，2019，157（2）：467-476.e1.

[12] EVANGELISTA A，CZERNY M，NIENABER C，et al. Interdisciplinary expert consensus on management of type B intramural haematoma and penetrating aortic ulcer. Eur J Cardio Thor Surg，2015，47（2）：209-217.

[13] RESTREPO CS，OCAZIONEZ D，SURI R，et al. Aortitis：imaging spectrum of the infectious and inflammatory conditions of the aorta. Radiographics，2011，31（2）：435-451.

[14] Broncano J，Vargas D，Bhalla S，et al. CT and MR Imaging of Cardiothoracic Vasculitis. Radiographics，2018，38（4）：997-1021.

[15] WEHRUM T，DRAGONU I，STRECKER C，et al. Aortic atheroma as a source of stroke-assessment of embolization risk using 3D CMR in stroke patients and controls. J Cardiovasc Magn Reson，2017，19（1）：67.

[16] AYACHE JB，COLLINS JD. MR angiography of the abdomen and pelvis. Radiol Clin North Am，2014，52（4）：839-859.

[17] SERHAL A，KOKTZOGLOU I，AOUAD P，et al. Cardiovascular magnetic resonance imaging of aorto-iliac and Ilio-femoral vascular calcifcations using proton density-weighted in-phase stack of stars. J Cardiovasc Magn Reson，2018，20（1）：51.

[18] EDY E，RANKIN AJ，LEES JS，et al. Cardiovascular magnetic resonance for the detection of descending thoracic aorta calcifcation in patients with end-stage renal disease. J Cardiovasc Magn Reson，2021，23（1）：85.

[19] HABETS J，ZANDVOORT HJ，REITSMA JB，et al. Magnetic resonance imaging is more sensitive than computed tomography angiography for the detection of endoleaks after endovascular abdominal aortic aneurysm repair：a systematic review. Eur J Vasc Endovasc Surg，2013，45（4）：340-350.

[20] ROGHI A，PEDROTTI P，MILAZZO A，et al. Acute myocardial infarction and cardiac arrest in atypical Takayasu Aortitis in a young girl：unusual diagnostic role of cardiac magnetic resonance imaging in emergency setting. Circulation，2010，121（14）：e370-e375.

第十七章　单纯性先天性心脏病

Francesco Bianco，Valentina Bucciarelli，Chiara Lanzillo，Francesca Raimondi

李　玮　王　静　译　李永斌　张　薇　审

引　言

先天性心脏病（CHD）是一组在出生时就存在的异质性心脏畸形。从单一分流到复杂分流，可以根据不同的系统进行分类[1]。这些分类包括心脏胚胎演化过程中出现的畸形（如圆锥畸形、心内膜垫缺损），主要病理生理或血流动力学特征（发绀或非发绀缺陷、分流病变等），或基于临床严重程度进行分类（通常包括单纯性或复杂性 CHD）[2-3]。目前，据统计 80%~85% 的 CHD 患儿可存活至成年，主要归功于手术和介入治疗方法的改进[4]。

心脏成像是对这些患者进行多学科治疗的核心要素，可用于描述解剖结构及其功能状态，改善心血管病的管理和介入治疗的后遗症，并指导预后[5]。

CMR 在 CHD（尤其是在复杂性 CHD）中逐渐受到重视。CMR 可通过多参数多序列成像，在一次检查中完成解剖和功能的综合评估（包括组织特征描述和血流定量），因此受到越来越多的关注。CMR 不仅适用于复杂性 CHD，也适用于单纯性 CHD，如房间隔缺损（atrial septal defects，ASD）、室间隔缺损（VSD）、部分型肺静脉异位引流、主动脉缩窄和冠状动脉主动脉起源异常（anomalous aortic origin of coronary arteries，AAOCA）[6]。

CMR 对 CHD 或接受过心脏结构异常矫正手术的成人先天性心脏病（adult congenital heart disease，ACHD）均有帮助，尤其是在心腔容积定量、心功能评估和分流分数评估方面。因此，继临床评估、心电图、超声心动图等二级检查之后，CMR 成为评价 CHD 和 ACHD 患者的理想心脏成像模式[7]。

CMR 检查首先必须详细回顾患者的病史。在每次检查开始之前，技师和阅片医生必须了解基本的解剖结构和介入描述，才能正确选择序列，确保获得合适的图像信息。对于接受过金属装置植入手术（即起搏器、支架、栓塞装置或房间隔封堵器）的 ACHD 患者，在患者进入磁共振扫描仪之前，应确认这些装置的存在及其安全性[6-7]。

无论是 CHD 还是 ACHD，CMR 检查都应包括形态学成像、电影成像、血流分析、血管成像和后处理，还可根据需要解决的临床问题增加其他序列（如 4D-flow、LGE 序列）[5]。

对于 ASD 和 VSD，通过电影成像可以精确量化扩张的右侧 / 左侧心脏结构的体积和功能。在相互正交的平面上成像时，CMR 检查能更好地对 ASD/VSD 缺陷进行解剖学定义，轴位电影序列可能对各种 VSD 有帮助。对于大的 VSD，CMR 的无创肺动脉高压特征评估包括肺动脉扩张程度、收缩期室间隔厚度和 RV 质量的精确测量等。此外，CMR 还可通过测量肺循环血流量和体循环血流量（Qp/Qs，Qp 为肺循环血流量，Qs 为体循环血流量）来量化分流[5-6]。

已修复和未修复的 CHD 患者都可能有心内或心外分流，如左向右分流、右向左分流或混合分流。当 Qp/Qs ＞ 1 时，肺循环血流量超过体循环血流量，出现体 - 肺血流（左向右）分流。相反，当 Qp/Qs ＜ 1 时，肺循环血流量小于体循环血流量，出现肺 - 体血流（右向左）分流[5-6]。

目前已提出了几种评估ASD患者Qp/Qs的方法。其中一种广泛使用的方法是利用相位对比序列，在肺动脉瓣或主肺动脉水平测量 Qp，在主动脉瓣或升主动脉水平测量 Qs。后者也可用于 VSD。另一种方法则是通过两个正交视图来获取 ASD 的正视图；Qp 通过将 Q_{ASD} 与 Qs 相加计算得出，而 Qs 是在升主动脉中测量得出。这种方法允许观察 ASD，确定缺损大小，验证是否存在其他缺损并确定缺损边缘[5-7]。

部分型肺静脉异位引流通常与心房分流和典型的上腔静脉窦型 ASD 有关。通过 CE-MRA，包括三维重建或 4D-flow，CMR 易于检测出部分型肺静脉异位引流。CE-MRA 使用钆类对比剂，通过 3D 扰相 GRE 序列，在感兴趣血管的强化峰值期间采集图像。因此，应进行小剂量团注测试，以确定造影剂从外周静脉达到受检区域（此处为血管）的通过时间。

一项血流定量新技术——4D-flow成像，基于在正交平面上、整个心动周期相位对比数据的应用，其定量数据可展示为流速向量、时间分辨粒子轨迹或流线等。因此，4D-flow 是目前评估青少年和成年人整个主动脉的首选无创性检查技术。此外，这些序列还可用于评估主动脉缩窄的面积、范围和程度，测量主动脉弓的径线、狭窄前后的主动脉，或可视化可能存在的主动脉侧支[8]。

最后，AAOCA 是一种罕见但可能存在的异常，可单独发生，也可与其他 CHD 同时发生[9]。SSFP 电影序列成像和 T1W TSE 序列成像可用于 AAOCA 的解剖可视化。此外，为更好地观察冠状动脉，还设计了自由呼吸 3D SSFP 序列，且结合了心电和呼吸导航门控、心动周期单时相触发技术。尽管理论上 CMR 在避免使用电离辐射和潜在肾毒性造影剂方面具有优势，但在 AAOCA 的评估中，CMR 冠状动脉成像仍明显逊色于 CT。CMR 还受到采集时间长（4~5 分钟）、呼吸 / 心律不齐带来的伪影、空间分辨率低于 CT 等限制[10]。

病例 1　继发孔型房间隔缺损

15 岁职业排球运动员，因“非劳力性胸痛”就诊。在常规运动体检中发现 RV 扩大，遂进行 CMR 评估。CMR 扫描显示 RV 扩张（图 17.1a）和存在一个大的继发孔型 ASD（图 17.1a，星号）。

SSFP 电影序列成像的形态学评估证明主动脉上缘缺如（图 17.1c，箭头），而下缘部分存在（图 17.1b，箭头）。利用相位对比 CMR 从 RA 穿层观察房间隔，计算出 Q_{ASD}（图 17.2）。血流量化 Qp/Qs 比值为 1.9。因此，患者被转至外科接受手术治疗。

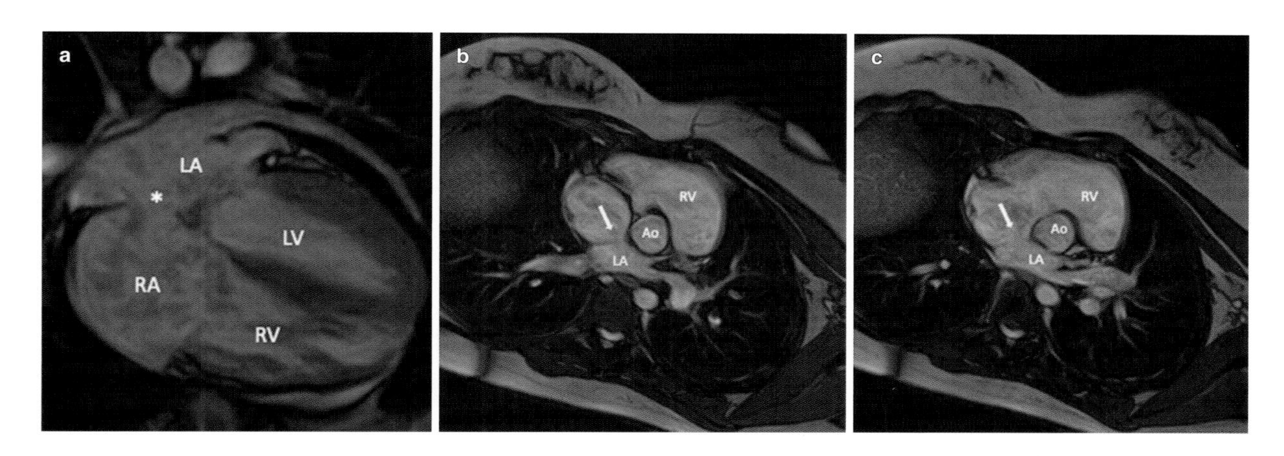

图 17.1　SSFP 电影序列成像（星号为四腔心视图 ASD，箭头为短轴视图 ASD）

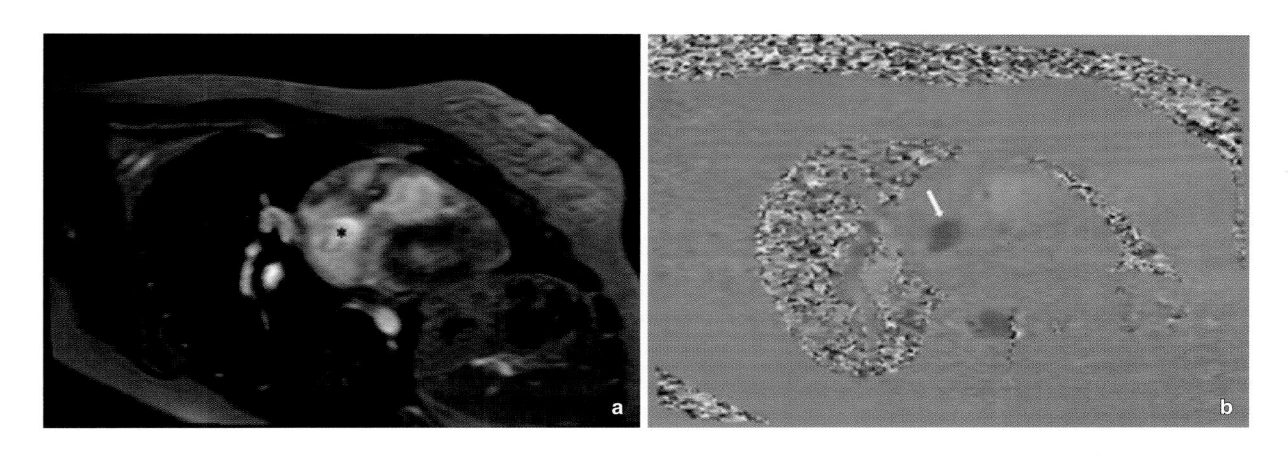

图 17.2　相位对比 CMR ASD。幅值图（a，黑色星号），相位图（b，白色箭头）

病例 2　下腔静脉窦型房间隔缺损

患儿男，12 岁，因“心悸”被转诊行 CMR 检查。超声心动图检查诊断为 RV 扩大，因此首先怀疑是致心律失常性右室心肌病。CMR 检查证实了右侧心脏扩张（图 17.3a~c），因永存左上腔静脉（图 17.3d、e，箭头）致冠状动脉窦扩大（图 17.3c，星号），房间隔中部完整（图 17.3a，箭头；图 17.3f），而整个房间隔的 SSFP 电影序列成像多层横断面图显示存在下腔静脉窦型房间隔缺损（图 17.3g，箭头；视频 17.1）。因此，排除了致心律失常性心肌病的可能性，患者被转至外科。

视频 17.1

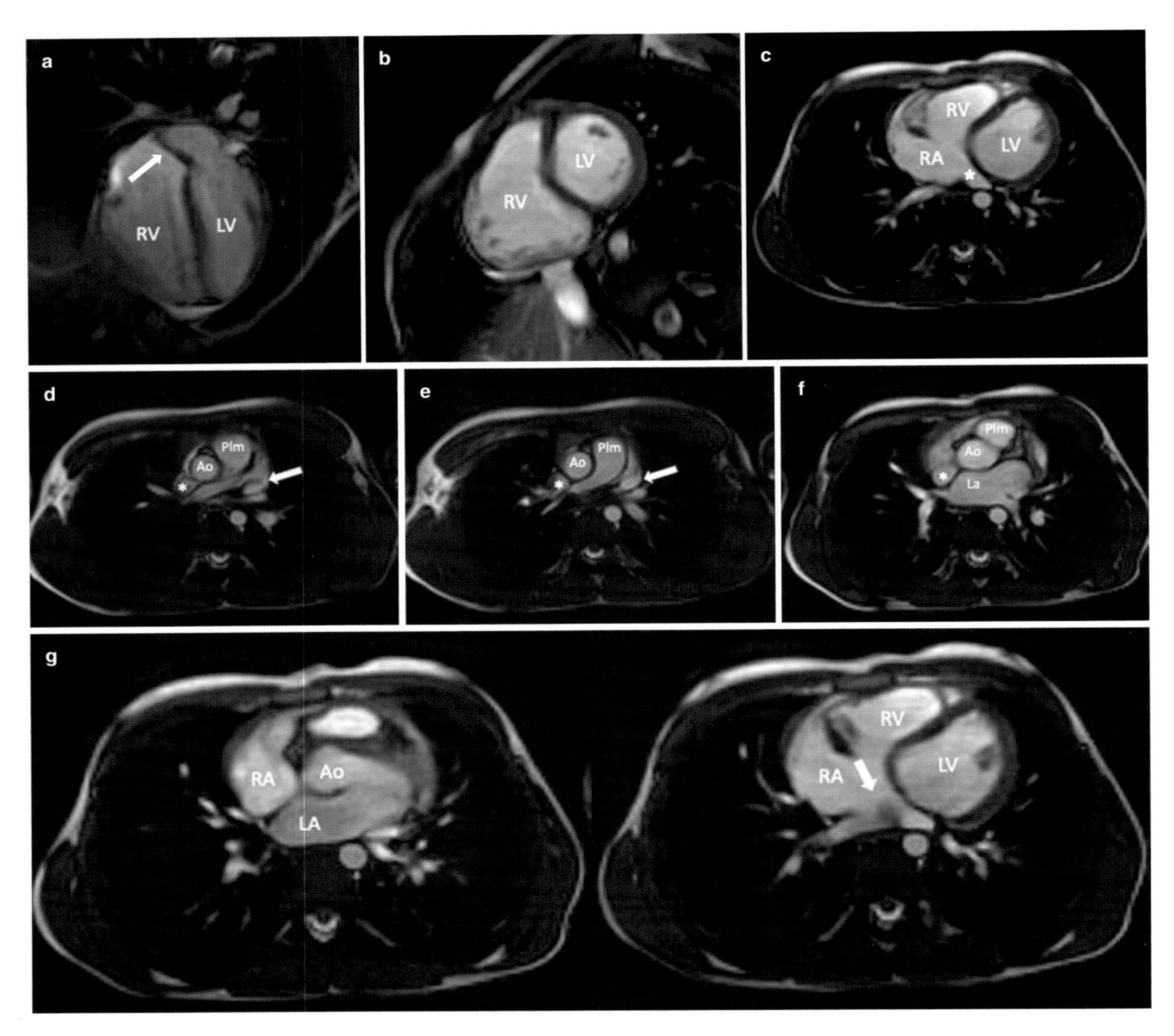

图 17.3　SSFP 电影序列成像。四腔心（a，箭头为房间隔后缘），短轴位（b），轴位（c，星号为冠状窦）；轴位图（d~f，箭头为永存左上腔静脉，星号为右上腔静脉）；轴位图（g，箭头为下腔静脉窦型 ASD）

病例 3　膜周部室间隔缺损

患者男，42 岁，因“偶发性心悸（运动时明显）”而就诊。动态心电图发现阵发性持续性宽 QRS 波心动过速和频发室性早搏（图 17.4）。CMR 的 SSFP 序列成像显示膜周部 VSD，伴有源自三尖瓣室间隔叶的附属纤维组织，并隆起到 RVOT（图 17.5、17.6，箭头）。流动分析技术检测出 Qp/Qs 为 1.5。患者进行心血管 CT（cardiovascular computed tomography，CCT）检查，对图像进行了多平面重建，排除冠状动脉疾病。患者接受了药物治疗，并植入 ICD。在随访评估期间，右心导管检查证实 RV 负荷过重，Qp/Qs 为 1.5，且发现轻度肺动脉高压（mPAP 28mmHg，PW 15mmHg）。最后，患者因出现呼吸困难症状而被转至外科进行评估。

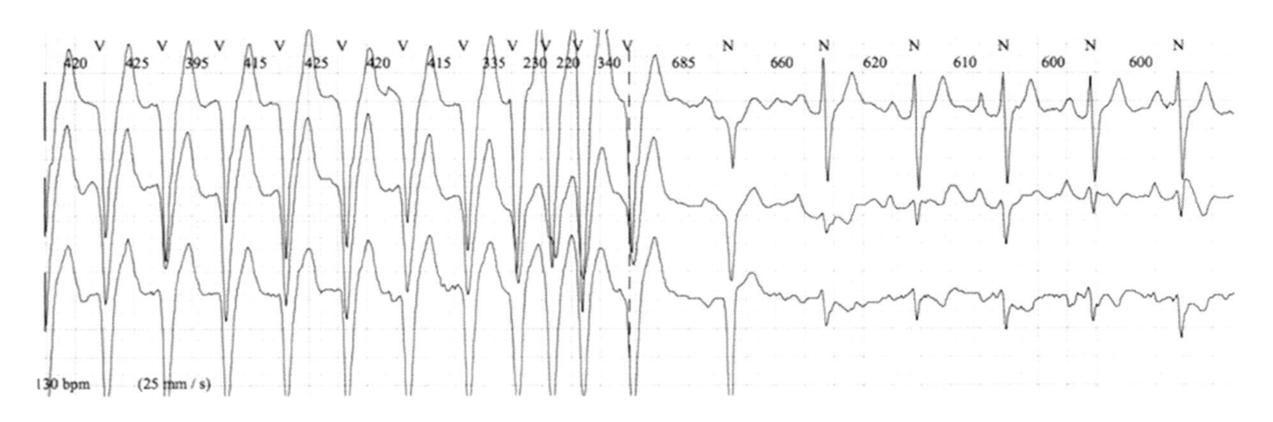

图 17.4　动态心电图显示持续性宽 QRS 波心动过速

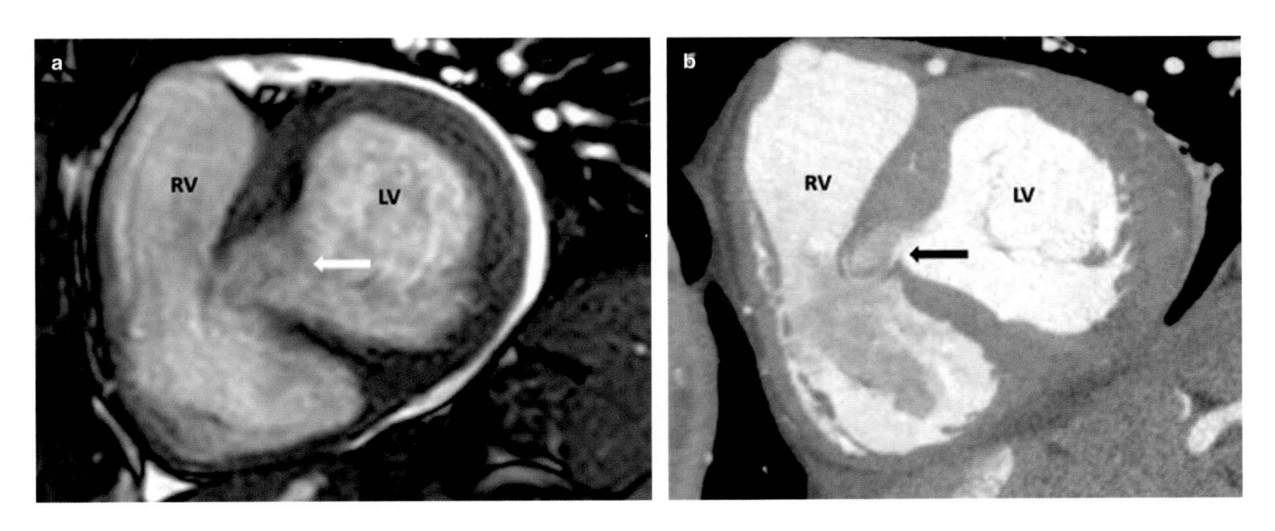

图 17.5　短轴位视图。SSFP 电影序列成像（a，白色箭头为 VSD），CCT 图（b）

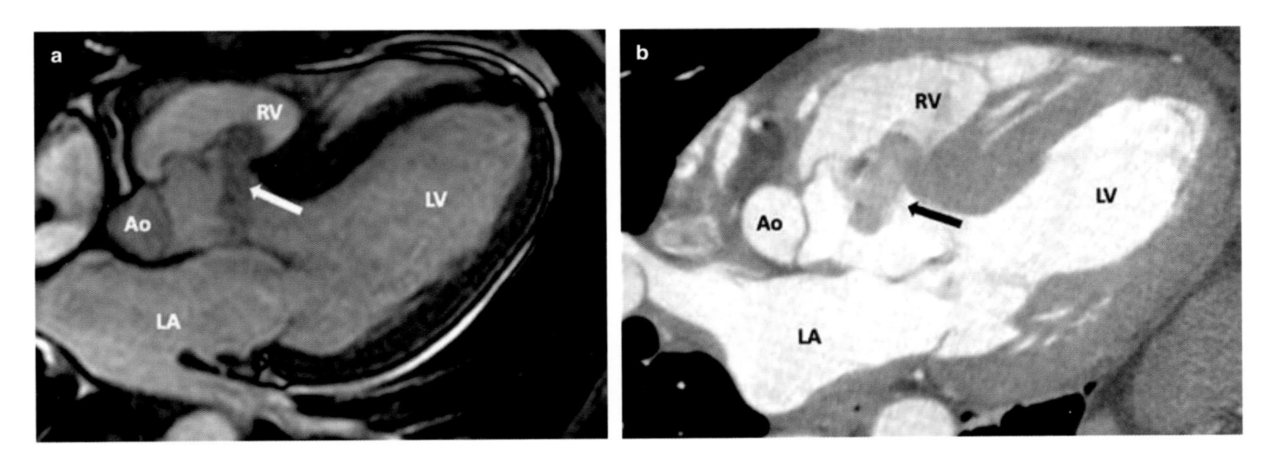

图 17.6　三腔心视图。SSFP 电影序列成像（a，白色箭头为 VSD），CCT 图（b）

病例 4　膜周部室间隔缺损外科修补术后左向右残余分流

患者男，60 岁，ACHD，因“呼吸困难和心悸”接受 CMR 检查（图 17.7）。患者曾接受 VSD 修补手术，第一次修复是在 1980 年，由于残余左向右分流，2017 年接受第二次修补术，两次手术都使用了心包补片。值得注意的是，其 VSD 是膜周部的。检查发现主动脉骑跨 VSD 约 50%，并伴有中度主动脉瓣反流（图 17.8）。四腔图显示中下间隔完好无损（图 17.9a）。在 CMR 多层轴位图上，发现在修补后的 VSD 上有一个退化和拉长的补片，补片上有中度到重度的左向右残余分流（图 17.9b、c，白色箭头；视频 17.2）。流动分析技术检测出 Qp/Qs 为 1.8。因此，患者被转诊接受经皮蘑菇双伞封堵。

视频 17.2

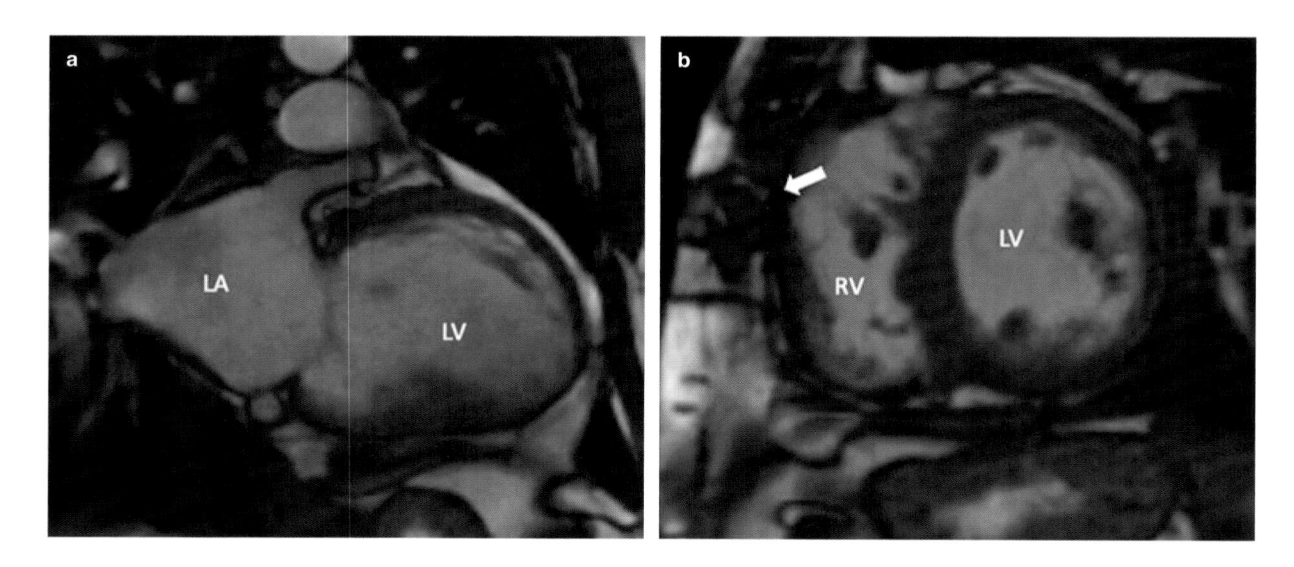

图 17.7　SSFP 电影序列成像。两腔心（a），短轴位（b，箭头为胸骨钉）

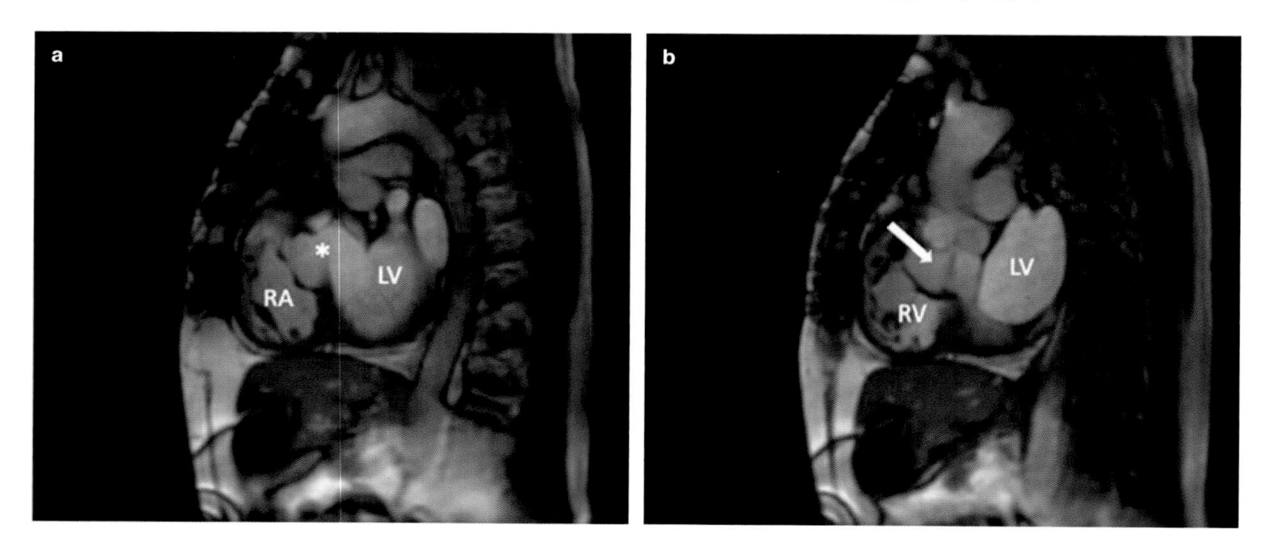

图 17.8　SSFP 电影序列成像矢状位。收缩期（a，星号为 VSD），舒张期（b，箭头为轻度主动脉瓣反流）

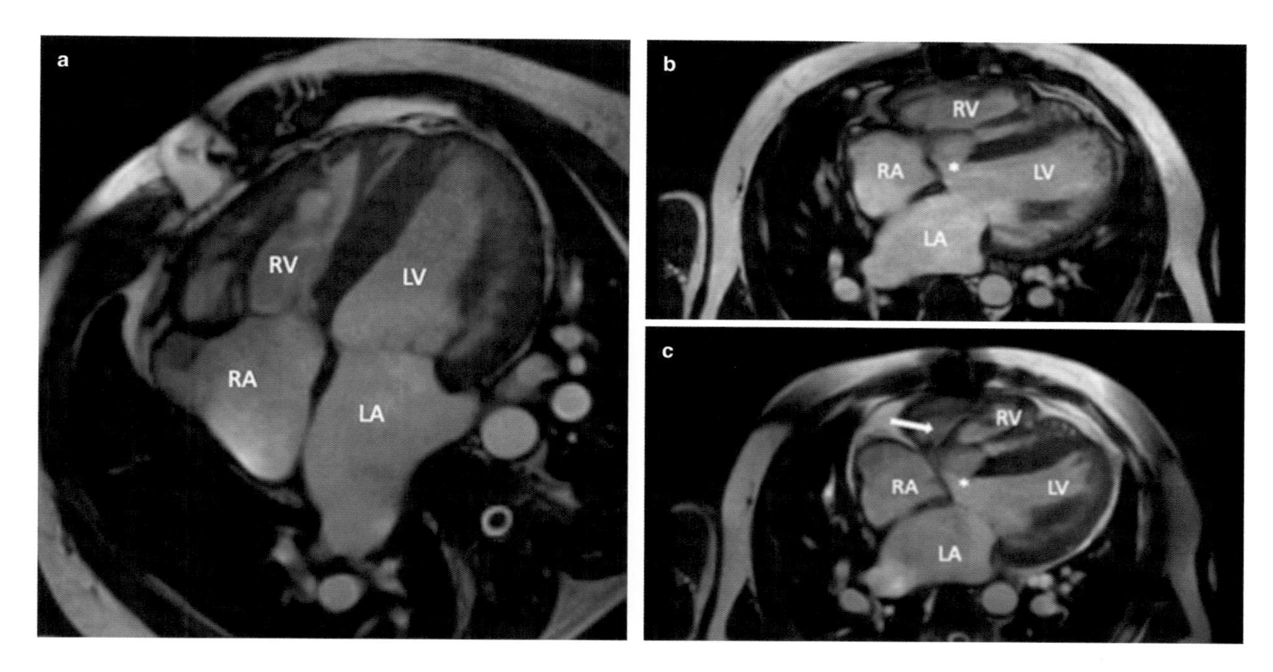

图 17.9 SSFP 电影序列成像，四腔心视图（a），轴位视图，舒张期（b）、收缩期（c），星号为 VSD，箭头为通过修复后的 VSD 残留的左向右分流

病例 5 部分型肺静脉异位引流

患者女，16 岁，呼吸困难，超声心动图检查发现右心腔和下腔静脉扩张，疑似引起弯刀状的部分型肺静脉异位引流，无右肺静脉回流至 LA 表现。随后进行 CMR 检查，以重新确定解剖结构并估算 Qp/Qs 比值。CMR 证实右肺静脉异常引流至一条弯刀状静脉（图 17.10a），右肺动脉轻度发育不良，RV 轻度扩张、收缩功能正常，下腔静脉严重扩张（视频 17.3）。首先给予经皮封堵治疗，术后定期进行 CMR 随访。术后 1 年，RA 引流静脉仍处于闭合状态（图 17.10b，视频 17.4）。

视频 17.3

视频 17.4

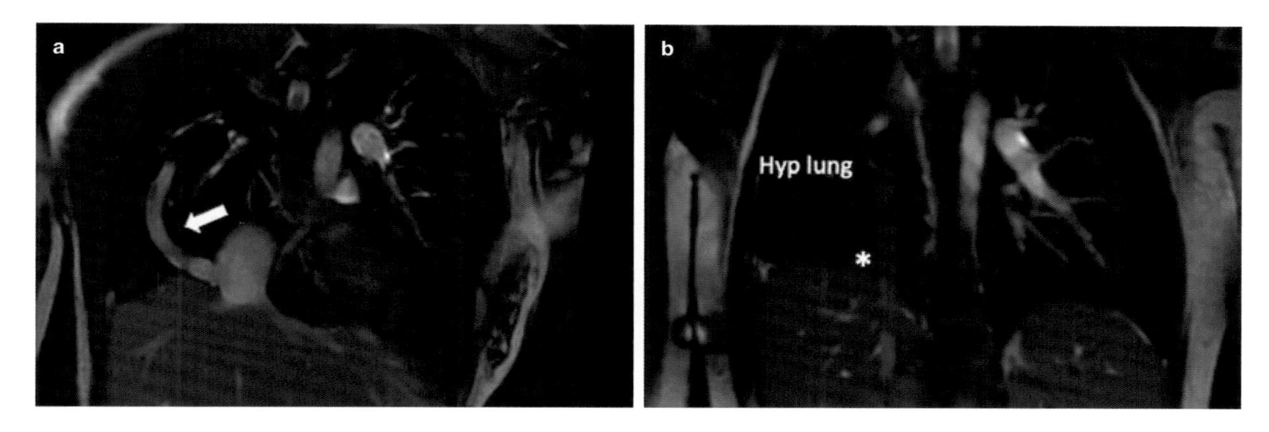

图 17.10 SSFP 电影序列成像冠状位视图。诊断时（a，箭头为弯刀状部分型肺静脉异位引流），闭合后（b，星号为闭合）

患者男，30 岁，因“疲劳和呼吸困难”接受 TTE 检查。检查显示右心扩大，EF 正常，无房间隔缺损，也无 RV 壁局灶性收缩异常。CMR 检查显示，LV 容积（LVEDVi 65mL/m^2）和 LVEF（64%）正常，RA（94mL/m^2）和 RV 扩大（RVEDVi 173mL/m^2），RVEF 正常（63%）（图 17.11a）。两腔长轴 SSFP 电影序列成像显示部分异常静脉引流，与右侧上腔静脉相通（图 17.11b）。流动分析显示 Qp/Qs 为 3.5，与左向右分流相同（图 17.12）。患者最终接受手术治疗。

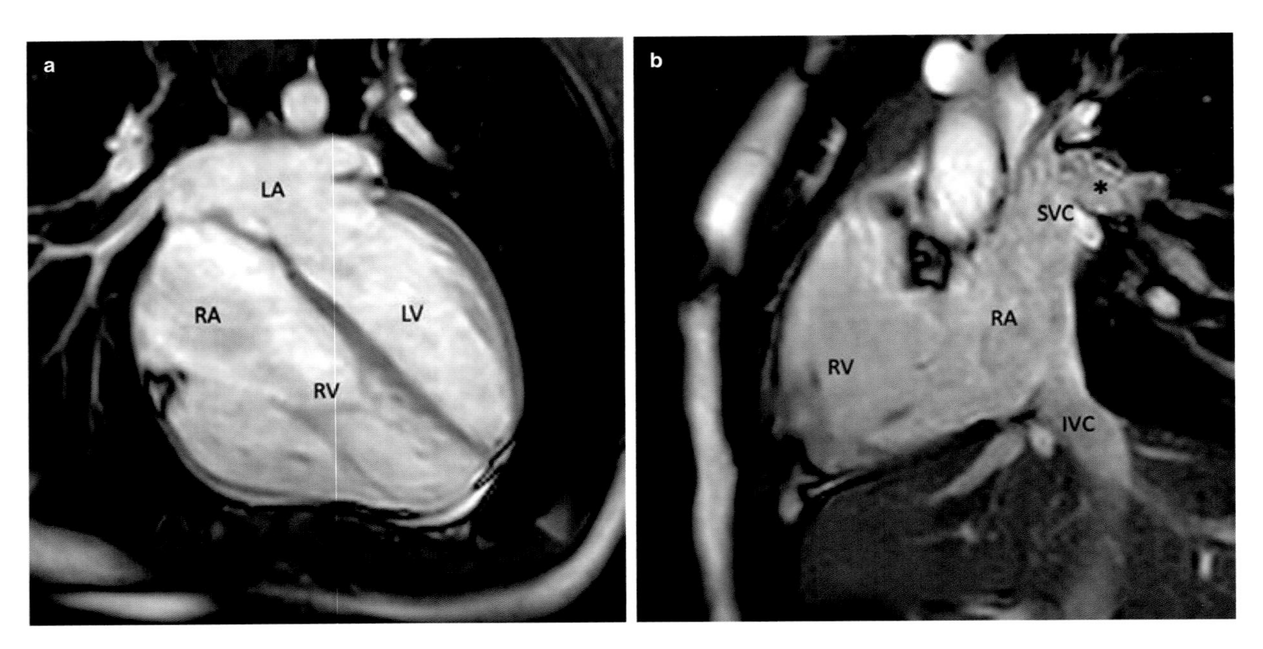

图 17.11　SSFP 电影序列成像。四腔图（a，右心腔扩大），两腔长轴图（b，星号示部分型肺静脉异位引流）

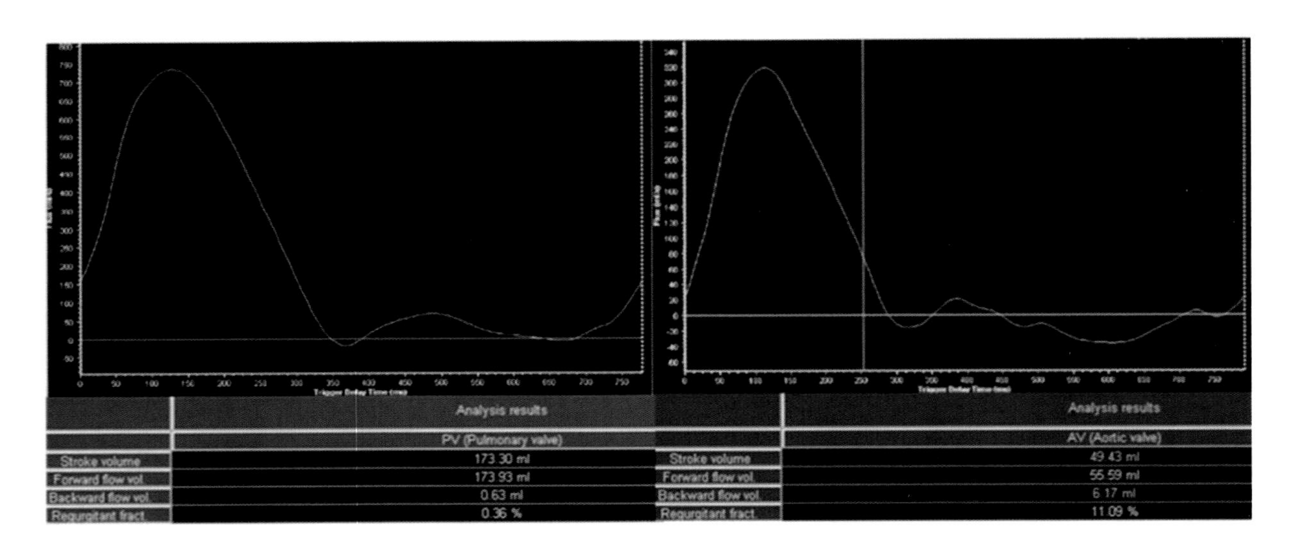

图 17.12　流动分析显示 Qp/Qs 为 3.5，与血流动力学显著的部分型肺静脉异位引流一致

病例 6　主动脉缩窄

患者男，29 岁，ACHD，既往因主动脉缩窄曾接受过两次经皮球囊主动脉扩张术治疗，现 CMR 随访检查。患者有难治性高血压病史。CMR 显示主动脉弓和峡部有两个连续的狭窄（图 17.13）；SSFP 电影序列成像矢状图显示主动脉弓有明显狭窄（图 17.14）。最终，对患者进行了主动脉弓涤纶血管重建手术。

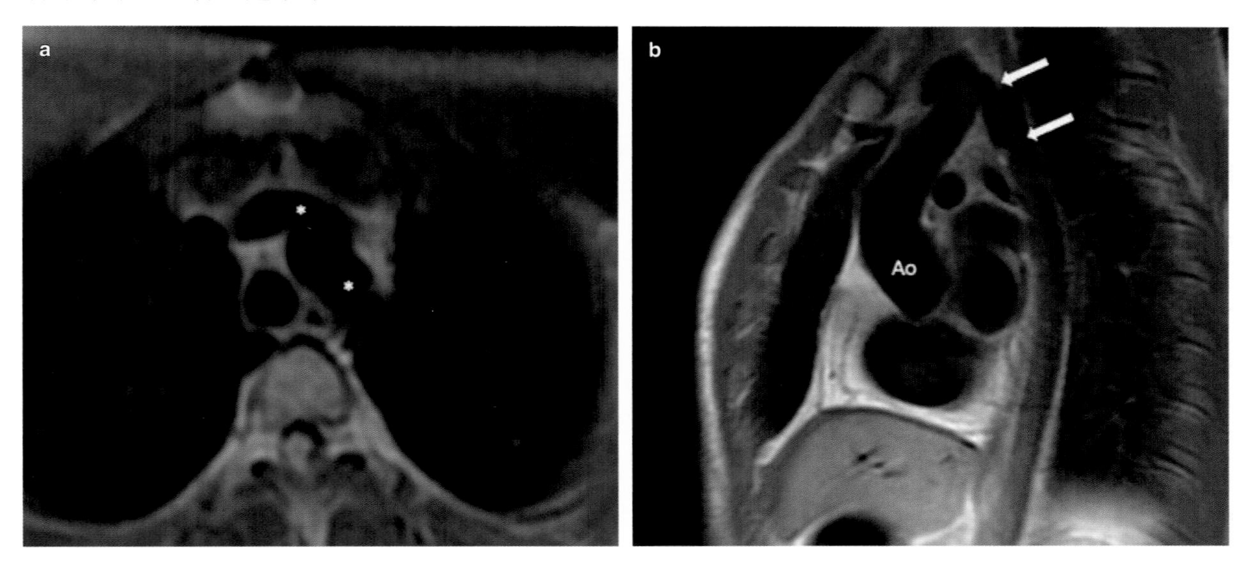

图 17.13　T1WI 序列。轴位（a，星号表示轴位水平主动脉的两处狭窄），矢状位（b，箭头表示矢状位上主动脉的两处狭窄）

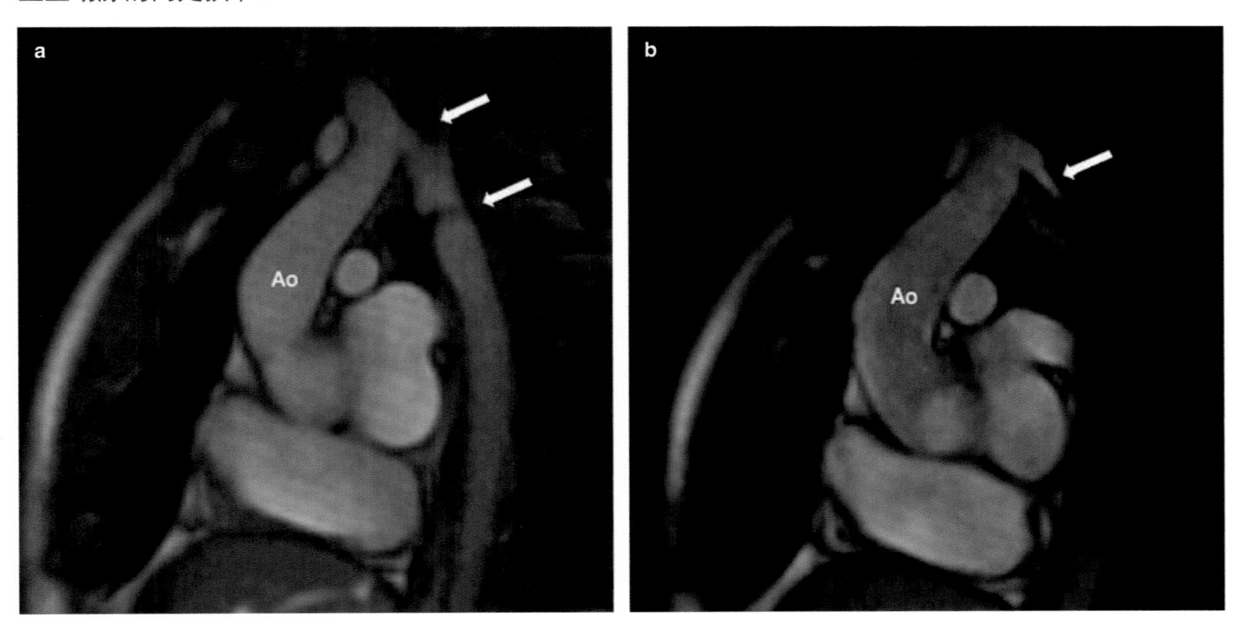

图 17.14　SSFP 电影序列成像矢状位视图。舒张期（a，箭头表示主动脉的两处狭窄），收缩期（b，箭头表示第一处狭窄处的信号缺失，表明主动脉弓存在明显狭窄）

患儿男，7 岁，既往无心脏病史，近期意外发现动脉高压，因超声心动图怀疑 BAV、主动脉瓣峡部缩窄，遂行 CMR 检查。CMR 显示左主动脉弓轻度发育不全，峡部缩窄（图 17.15a、c）。4D-flow 成像显示峡部血流加速（视频 17.5），胸主动脉狭窄后扩张，有多条侧支血管供血降主动脉（图 17.15c、d）。

视频 17.5

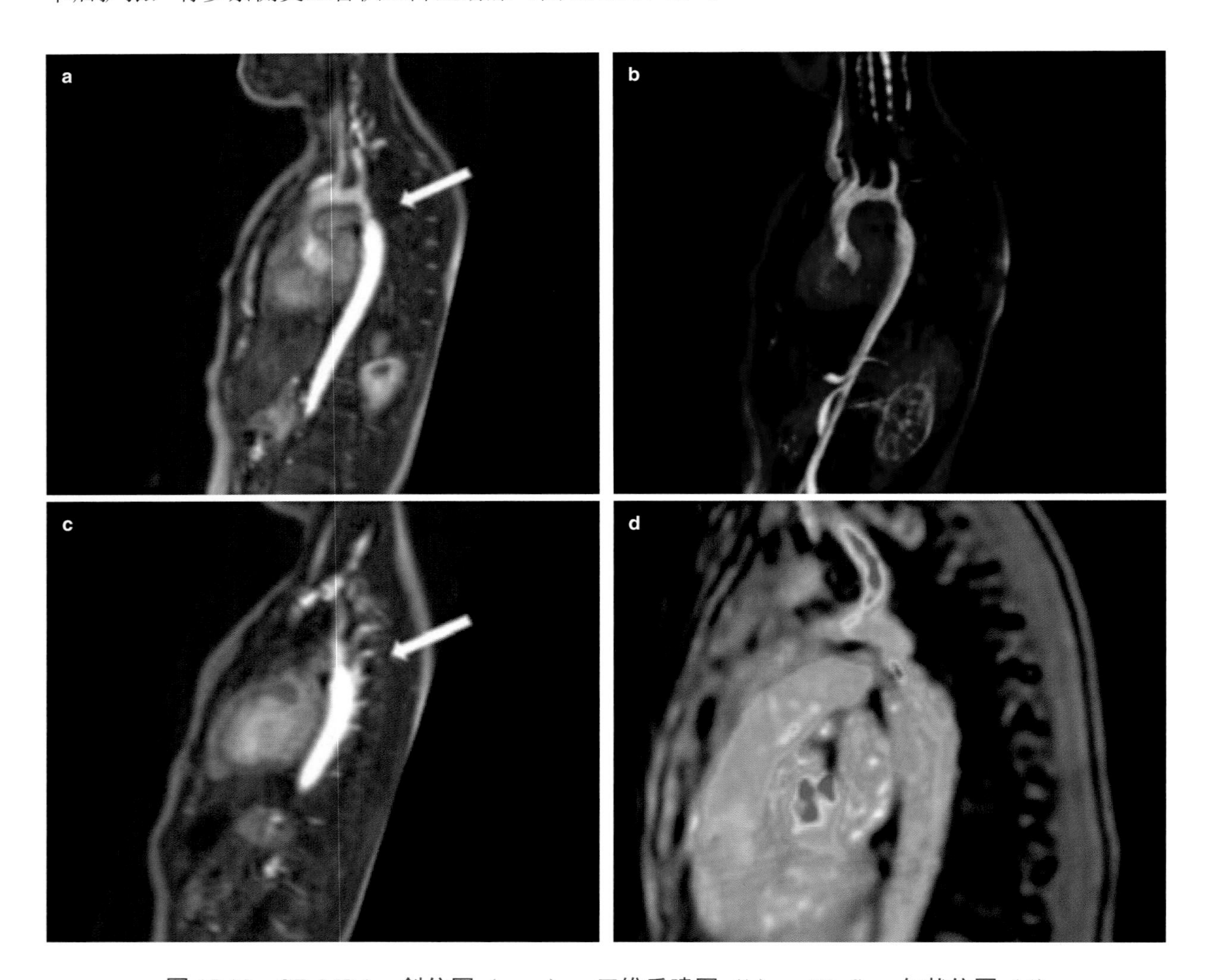

图 17.15 CE-MRA，斜位图（a、c）、三维重建图（b）；4D-flow 矢状位图（d）

病例 7 冠状动脉主动脉起源异常

12 岁高水平足球运动员，既往无心脏病史，因在运动时胸部不适而转诊行 CMR 检查。超声心动图和平板运动试验均报告正常。

在全心序列中，CMR 显示 RCA 起源异常，起自主动脉窦（又称瓦氏窦）左窦，近端走行于主动脉和肺动脉间（图 17.16）。患儿进行了 CCT 检查，以更好地评估动脉管腔的解剖结构。CCT 显示 RCA 起自瓦氏窦左窦，呈裂隙样开口，起始段于壁内和大动脉间走行（图 17.17）。由于该异常起源类型存在高危风险，这名患儿接受了冠状动脉去顶术。术后 6 个月，患儿重新开始运动；此后的 3 年随访中，患儿一直无症状，也无胸部不适。

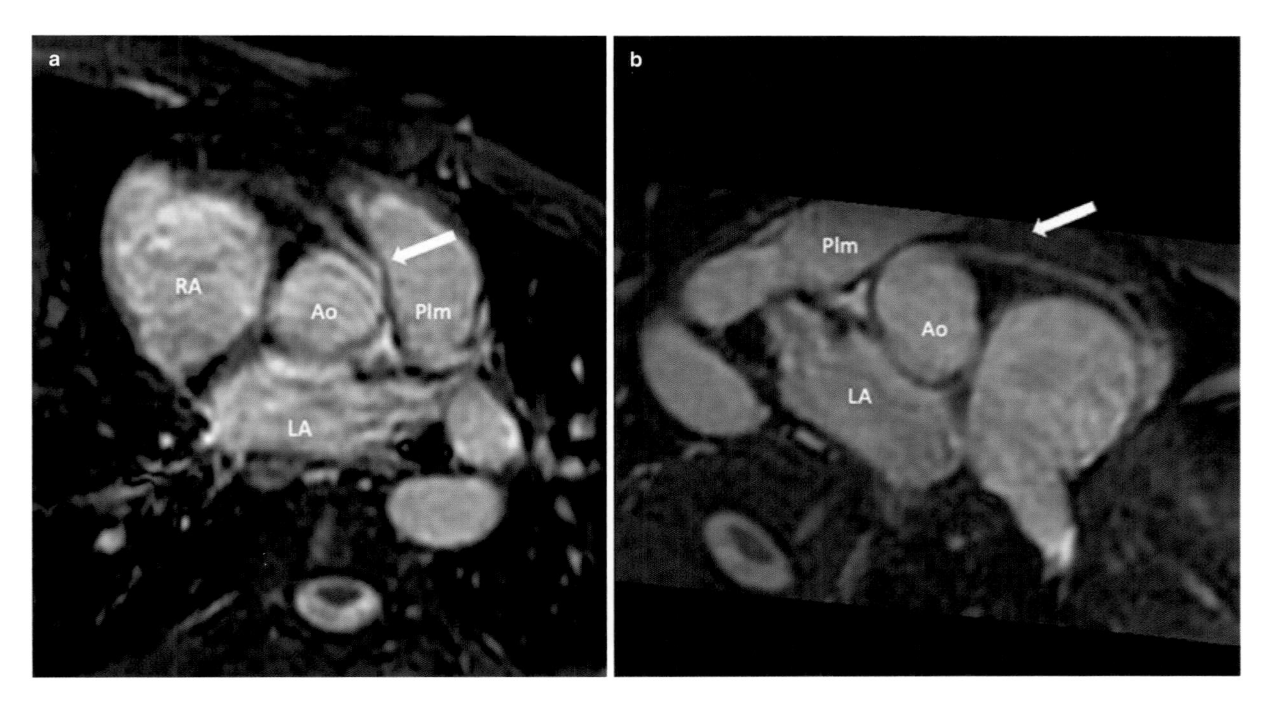

图 17.16 全心轴位（a）及其重建图（b）。箭头为 AAOCA

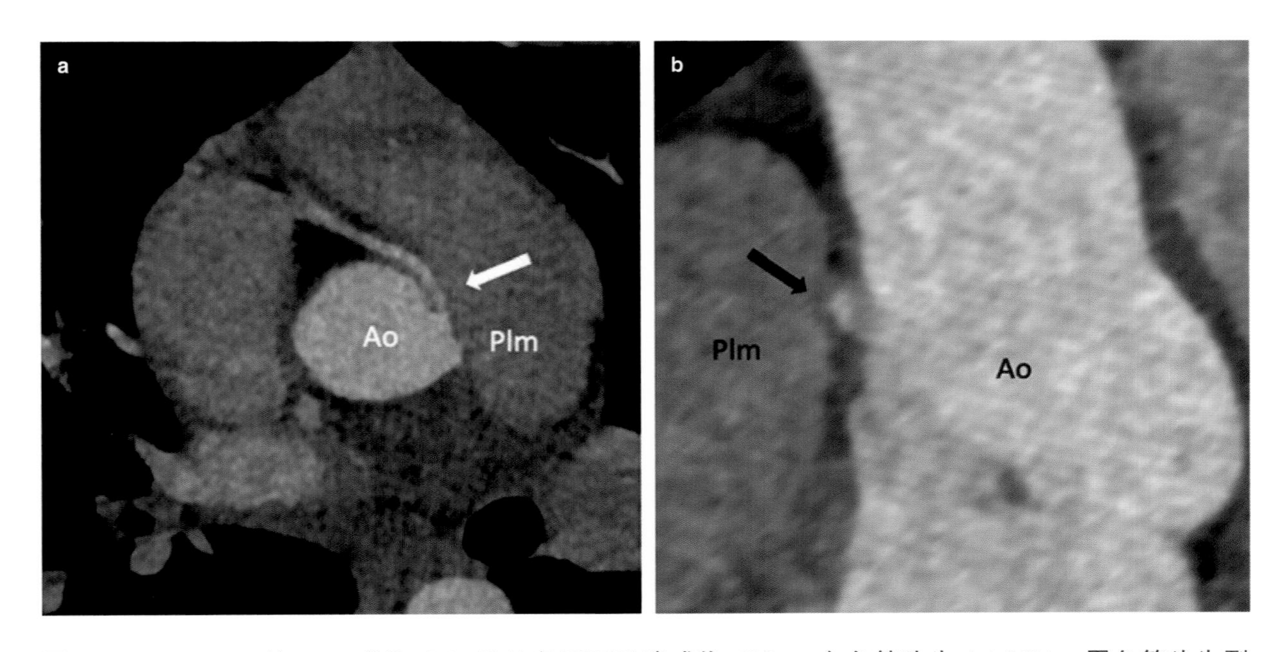

图 17.17 AAOCA 的 CCT 成像（a）及其多平面重建成像（b）。白色箭头为 AAOCA，黑色箭头为裂隙状开口

病例 8　冠状动脉主动脉起源异常并主动脉后走行

患儿男，6 岁，患有 Perthes 病，出现室性早搏后接受 CMR 检查。CMR 全心序列，显示主动脉后走行 AAOCA，左回旋支异常起源于右冠窦（图 17.18）。随后，建议患者行 CCT 检查，以明确诊断并更好地评估解剖走行（图 17.19）。由于没有发现高危异常结构（裂隙状、锐角起源、开口位于窦管交界 1cm 以上），患者接受了口服 β 受体阻滞剂治疗和常规随访。

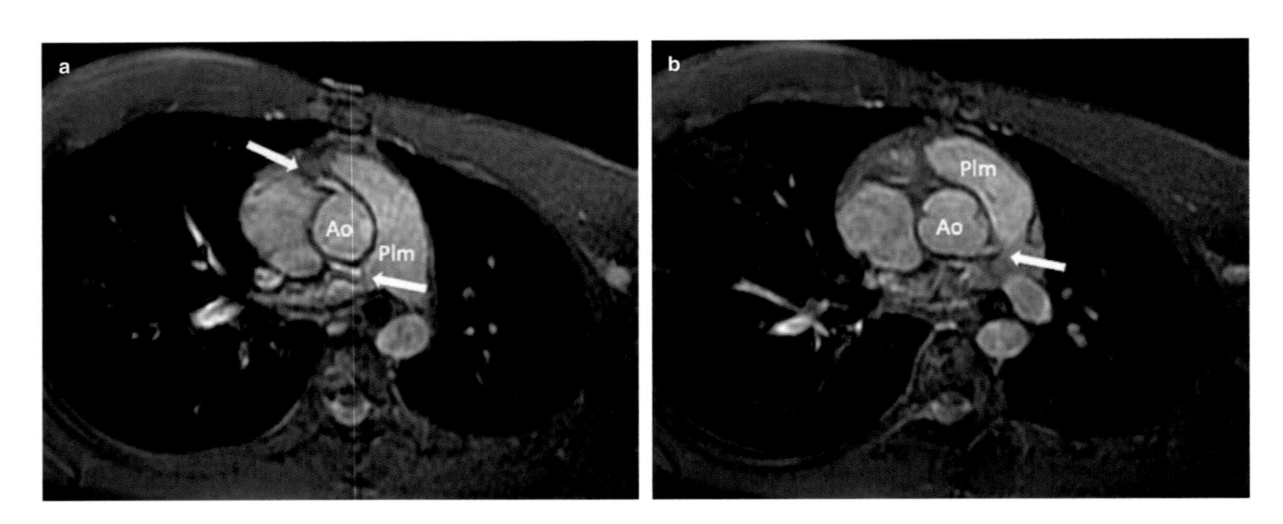

图 17.18　全心轴位图。a 图下方箭头为 AAOCA 并主动脉后走行的左旋支、上方箭头为 RCA，b 图箭头为左冠状动脉

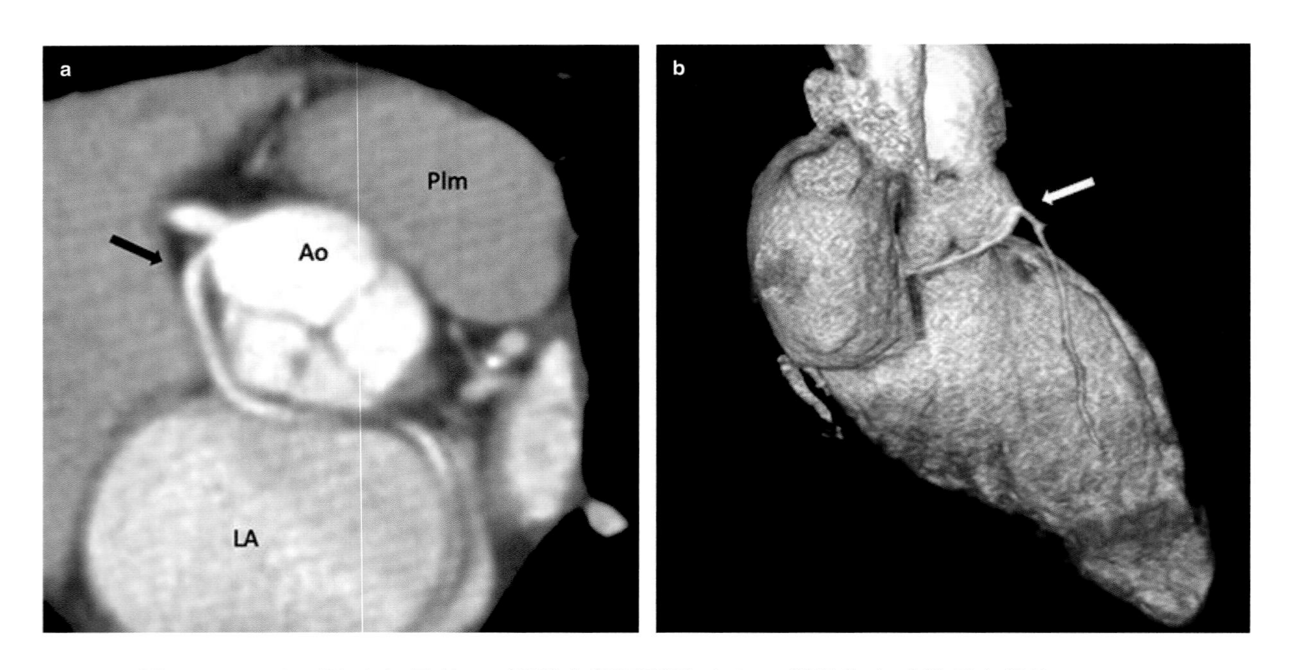

图 17.19　CCT 图（a）及其 3D 重建容积再现图（b）。箭头为主动脉后走行的 AAOCA

经验与教训

- 在对儿童进行 CMR 检查时，会遇到更多常见的技术问题。因此，成像方案应以获得关键诊断信息为中心，尤其是在患者配合有限的情况下。
- 小的解剖结构需要使用较小的扫描视野和较薄的层厚，但会导致信噪比降低。这可以通过增加采集次数来平衡，但缺点是扫描时间增加。新生儿或儿童应使用专用的四肢线圈（如膝关节线圈）。
- 儿童的心率通常比成人快，因此 RR 间期较短，可通过触发第二或第三个 R 波来实现 TR 长于 RR 的序列。对于 SSFP 电影序列成像，可以减少每帧的相位编码数，缩短采集周期。这样可以提高时间分辨率和图像清晰度，但会增加扫描时间。
- CMR 扫描室惯例的低温可能会导致患者体温过低，尤其是正在接受麻醉的小婴儿。需要密切监测患者体温，用毯子包裹患者可能会有帮助。
- CMR 成像时需要患者长时间、多次屏气，这可能会导致 ACHD 患者缺氧。因此，在两次屏气之间必须有足够的间隙时间让患者换气。

小　结

CMR 是对 CHD 和 ACHD 患者进行多模态评估的重要工具，能提供详细的结构诊断以及准确的容积和血流分析。4D-flow 序列的应用提供了额外的血流动力学信息，这些信息对于评估和管理 CHD 患者至关重要。CMR 作为一种无辐射检查，可以安全地用于纵向随访，建议在临床病情恶化、超声检查结果无法确诊以及手术或经导管介入治疗前使用。对患有 CHD 的新生儿和儿童进行 CMR 成像可能具有挑战性，在常规 CMR 检查中遇到的一些常见技术问题在对这些患者进行检查时可能会被放大，所以必须执行专门的采集方案或准备检查策略。CCT 可作为 CMR 扫描的补充，有时也可在 CMR 检查后进行，尤其是在需要提高空间分辨率、检查受限或遇到技术障碍时。

CMR 检查频率应根据患者的基础缺陷和临床状态来决定，检查间隔取决于风险情况、首次 CMR 检查结果以及预期变化率。由于其解剖和技术上的特殊性，CHD 的 CMR 结果应由经过适当培训的 CHD 和 ACHD 专家监督和报告。

致 谢

感谢罗马 Policlinico Casilino 放射医学科 Mario Raguso 博士提供病例 3 和病例 5 的临床和影像学资料。

参考文献

[1] FRANKLIN RCG，BELAND MJ，COLAN SD，et al. Nomenclature for congenital and paediatric cardiac disease：the International Paediatric and Congenital Cardiac Code （IPCCC） and the Eleventh Iteration of the International Classification of Diseases （ICD-11）. Cardiol Young，2017，27（10）：1872-1938.

[2] OMBELET F，GOOSSENS E，VAN DE BRUAENE A，et al. Newly Developed Adult Congenital Heart Disease Anatomic and Physiological Classification：First Predictive Validity Evaluation. J Am Heart Assoc，2020，9（5）：e014988.

[3] BUDTS W，MILLER O，BABU-NARAYAN SV，et al. Imaging the adult with simple shunt lesions：position paper from the EACVI and the ESC WG on ACHD. Endorsed by AEPC （Association for European Paediatric and Congenital Cardiology）. Eur Heart J Cardiovasc Imaging，2021，22（6）：e58-e70.

[4] VERHEUGT CL，UITERWAAL CS，VAN DER VELDE ET，et al. Mortality in adult congenital heart disease. Eur Heart J，2010，31（10）：1220-1229.

[5] SAREMI F. Cardiac CT and MR for adult congenital heart disease. New York：Springer，2014.

[6] SRIDHARAN JS，PRICE G，TANN O，et al. Cardiovascular MRI in congenital heart disease. Cham：Springer，2010.

[7] SECINARO A，AIT-ALI L，CURIONE D，et al. Recommendations for cardiovascular magnetic resonance and computed tomography in congenital heart disease：a consensus paper from the CMR/CCT working group of the Italian Society of Pediatric Cardiology （SICP） and the Italian College of Cardiac Radiology endorsed by the Italian Society of Medical and Interventional Radiology （SIRM） Part I. Radiol Med，2022，127（7）：788-802.

[8] DI SALVO G，MILLER O，NARAYAN S B，et al. Imaging the adult with congenital heart disease：a

multimodality imaging approach-position paper from the EACVI. Eur Heart J Cardiovasc Imaging，2018，19（10）：1077-1098.

[9] BROTHERS JA，FROMMELT MA，JAQUISS RDB，et al. Expert consensus guidelines：Anomalous aortic origin of a coronary artery. J Thorac Cardiovasc Surg，2017，153（6）：1440-1457.

[10] SRICHAI MB，MASON D. Coronary artery anomalies. In：Cardiac CT and MR for adult congenital heart disease. Cham：Springer，2014，p.603-634.

第十八章　复杂性先天性心脏病

Pierluigi Festa，Paolo Ciancarella，Lamia Ait Ali，Aurelio Secinaro

李　玮　薛永杰　译　李永斌　张　薇　审

引　言

复杂性先天性心脏病（CHD）是一种广泛的解剖畸形，其特征是心脏和心脏外畸形共存，包括位置异常、房室和（或）心室–动脉连接异常，以及（或）其他的心内和心外缺损，导致不同的病理生理和临床功能障碍。大多数复杂性 CHD 都是在出生时和胎儿早期被诊断出来的，也有一些可能在晚期才被诊断出来，有时甚至不需要任何治疗。但大多数复杂性 CHD 患者都需要接受不止一次的手术治疗和（或）姑息治疗。复杂性 CHD 的“奇妙历史”仍在随着手术 / 经皮介入技术的进步而发展。其中大动脉转位术从 20 世纪 50 年代的 Blalock Hanlon 姑息术到 60 年代的生理学矫正术（心房转换术）再到 80 年代末的动脉转位术，这一手术史才成为发展的标志[1]。此外，功能性单心室的历史也随着分期姑息术的不断发展而演变。

在初始治疗之前，大多数新生儿都可以通过 TTE 进行成像。当 TTE 无法详尽检查时，就有必要对部分病例进行高级无创成像，主要是为了确定复杂的解剖结构。CMR 和 CCT 都是很好的选择，如在危重新生儿中，CCT 可能因其更简便、更快速的采集方案更受青睐，而 CMR 的优势在于可以避免电离辐射[2]，也无须使用“喂食和包裹”技术进行镇静[3]，还可提供额外的功能参数，包括血流模式。

对于功能性单心室的患者，后续诊断流程包括传统的心导管检查。然而，正在进行的研究显示，在 Glenn 术和 Fontan 术治疗前，CMR 联合或替代导管检查非常实用[4-5]。

此外，复杂性 CHD 患者需要终身随访以监测残余后遗症并指导临床治疗，这一点已达成共识[6]。最近的指南建议对大多数复杂的成人 CHD 进行终身随访，并进行连续的 CMR 成像检查[7-8]。

事实上，CMR 检查可提供完整的心内和心外解剖形态学信息，以及进行功能和血流动力学评估。

总之，CMR 具有多种解剖和功能特性，是诊断和监测复杂性 CHD 非常有用的工具。然而，由于疾病的异质性和复杂性，要求我们不仅要具备 CMR 技术方面的专业知识，还要储备 CHD 的全面知识，并且对已预约患者进行重点询问[9]。

一、心内和心外解剖

复杂性 CHD 可能同时存在多种解剖异常。CMR 可在任意平面上对心内和心外解剖结构进行高分辨率成像，而不受声窗、瘢痕组织和电离辐射的限制，也不会影响与侵入性介入诊断相关的发病率[10-11]。磁共振技术的不断发展对解剖评估产生了巨大影响，使儿童也能在短时间内获得高质量的成像[12]。除了 SSFP 电影序列成像和 GRE 图像外，高对比度的黑血图像也可用于心脏结构的形态学评估，尤其是对带有铁磁性植入物（如支架或封堵器）的患者。3D CE-MRA 通常用于血管评估。在一些特定的 CHD 患者中，如 Fontan 姑息术后或大动脉转位（transposition of the great arteries，TGA）生理矫正后以及疑似系统性静脉狭窄的患者，有时首选动态时间分辨 MRA，因其解决了造影剂时间的问题，增加了诊断信息，如心内外分流的可视化[12]。利用非造影剂增强容积采集技术，也可以在不使用造影剂的情况下进行解剖可视化和血管测量。目前最常用的是自由呼吸 3D SSFP 序列，无论有无呼吸运动校正。此外，这种心电门控的各向同性序列适合 3D 建模，其快速成型可用于复杂性 CHD 的手术 / 介入规划[10]。虽然 TTE 在评估房室瓣方面优于 CMR，但 CMR 可用于 Ebstein 畸形，因其可直接或间接量化三尖瓣反流、评估心室容积和功能，还能采用任意平面观察三尖瓣结构[13]。

二、心室容积和功能

CMR 是评估双心室容量和功能的黄金标准。在复杂性 CHD 中，对 RV 的评估尤为重要。事实上，在儿童和成人 CHD 患者中，由于分流病变、先天性或后天性三尖瓣和肺动脉瓣反流导致的容量超负荷，或由于肺通路狭窄导致的压力超负荷（如法洛四联症、动脉导管未闭和 Ebstein 畸形）[10]，RV 经常出现扩张和（或）肥大。此外，在一些 CHD 的患者（先天性矫正型 TGA、生理性修复后的 TGA）中，系统性心室为 RV。因此，许多复杂 CHD 的决策过程都是基于单心室患者的全面 CMR 研究，而心室容积是死亡或心脏移植的预测因子[14]。故评估心室功能和容积是 Fontan 术后患者管理的关键因素[15]。在评估单心室容量和功能方面，CMR 优于 TEE[15]。另一项 CMR 新技术是使用 FT-CMR 评估心肌应变：正在进行的研究评估其对成人复杂性 CHD 患者进行风险分层的潜在作用[16]。

三、血流成像

血流成像（VENC 相位对比序列）是复杂性 CHD 患者 CMR 扫描的一项重要功能，可量化分流、瓣膜反流、肺动脉分支的血流分布（在法洛四联症、动脉导管未闭、TGA 或单心室中最为重要）、下腔静脉导管－肺动脉在 Fontan 血流动力学中的作用，以及单心室中主动脉－肺动脉袢的评估等。所有这些因素都可以研究导致这些患者预后的潜在病理生理机制[5]。CMR 与有创导管检查相结合还可以评估肺血管阻力。

传统上，CMR 的血流评估是通过 2D-flow 序列进行的。最近，4D-flow 序列可以回顾性地评估采集容积内任何部位的流量和速度，因此，4D-flow 在 CHD 中的应用越来越广泛[17]。此外，4D-flow 还能显示血流和其他有前景的先进参数，有助于增加对复杂性 CHD 复杂而独特的血流动力学的了解。

四、组织特征描述

CMR 的另一个优势是其进行组织特征描述的能力，这使得对局灶性心肌坏死的评估成为可能[18]。复杂性 CHD 心肌坏死的预后价值仍未完全阐明。针对局灶性心肌坏死的钆对比剂延迟增强 CMR 和针对间质性心肌坏死的 T1 mapping 成像，因其潜在的预后价值而越来越多地用于复杂性 CHD。CMR 还可用于识别血栓形成，尤其是 Fontan 术后患者。

五、心肌灌注

CMR 对比剂心肌灌注成像是一种有效地检查心肌缺血和 CAD 的技术。在复杂性 CHD 中，心肌灌注成像的作用已在接受冠状动脉再植的患者中进行了研究，例如在 TGA 的动脉转换手术、先天性矫正型 TGA 双转换手术、Ross 术以及肺动脉左冠状动脉起源异常的患者中[19]。

病例 1　Ebstein 畸形

患者女，22 岁，在 3 岁时被诊断出患有 Ebstein 畸形和卵圆孔未闭，进而行 CMR 检查。患者的心肺功能减退（峰值 VO_2/kg 为预测值的 50%~60%），静息时外周 O_2Sat 为 99%，运动时降至 75%。超声心动图检查显示，三尖瓣反流并进行性加重。为评估 RA、心房化的右心室、双心室容积和功能以及三尖瓣结构，进行了非增强的 CMR 检查。采用标准 SSFP 电影序列成像采集 LV 两腔（图 18.1a）和四腔（图 18.1b、c）、RV 三腔（图 18.1d）和延伸至心房的心室短轴（图 18.1e、f）图像。在轴位电影序列采集中对 RV 也进行了评估（图 18.1g），更容易划分三尖瓣，而且 RV 容量和功能的评估比短轴具有更高的可重复性[13-14]。功能性 RV 未扩大，RVEDVi 100/96 mL/m^2（短轴 / 长轴），RVEF 49%，LV 容积和 EF 正常，包括心房化的右心室在内的 RA 扩大（ESVi 92mL/m^2）。

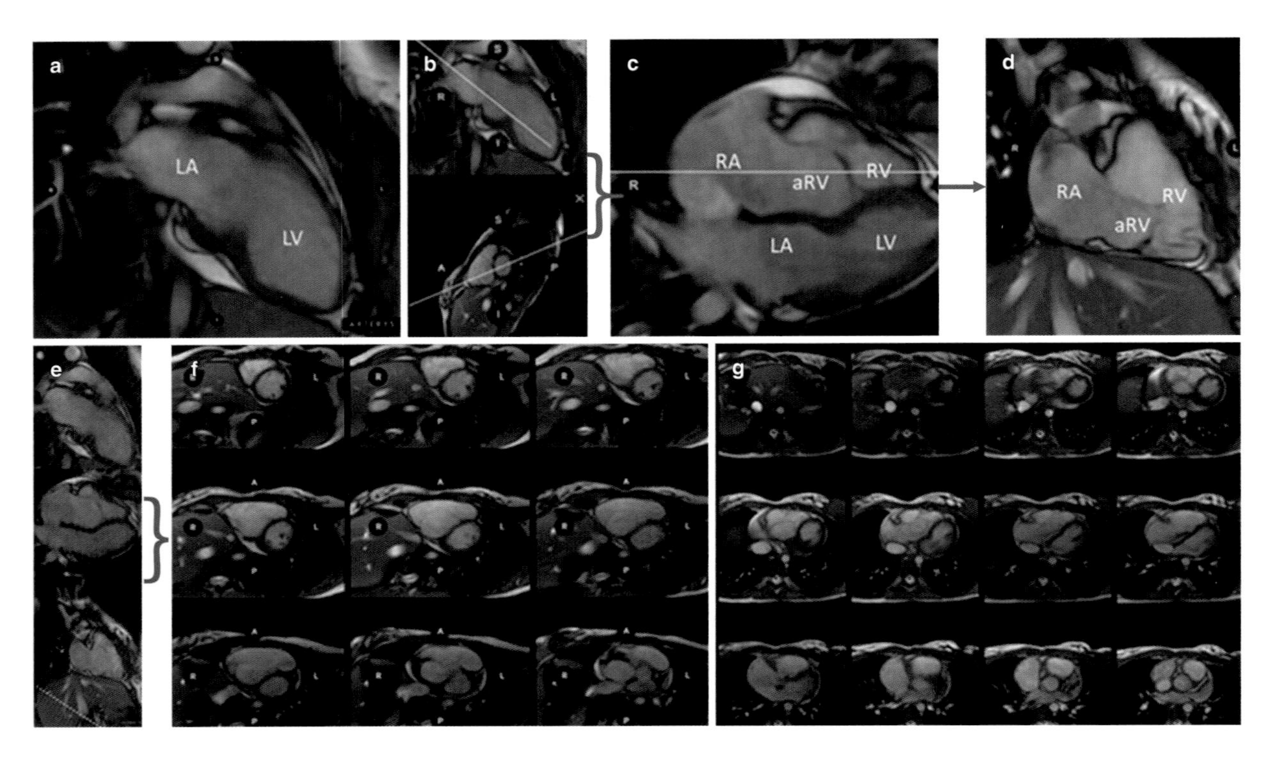

图 18.1 双心室容积、质量和 EF 评估

在短轴（图 18.2a、d、e）、斜矢状面（图 18.2b、f、g）、斜冠状面（图 18.2c、h、i）和轴位（图 18.2j、k）中，多平面评估三尖瓣结构，结果显示三尖瓣环移位并向 RVOT 旋转（图 18.2h、j，粉线），前叶被拉长，在室间隔和 RV 游离壁发现一个小的室间隔和下 / 后叶。不理想的吻合和前叶部的额外开孔造成了中度的三尖瓣反流。建议对患者进行随访，监测其功能、外周血氧饱和度以及 RV 容量和功能。

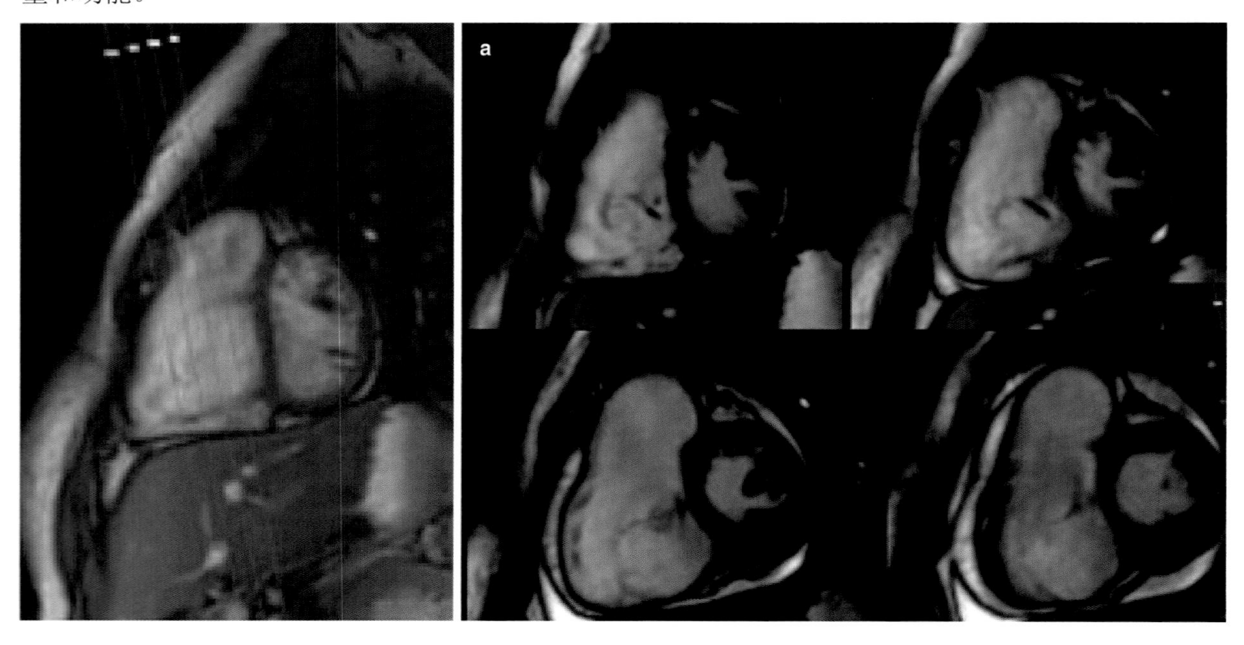

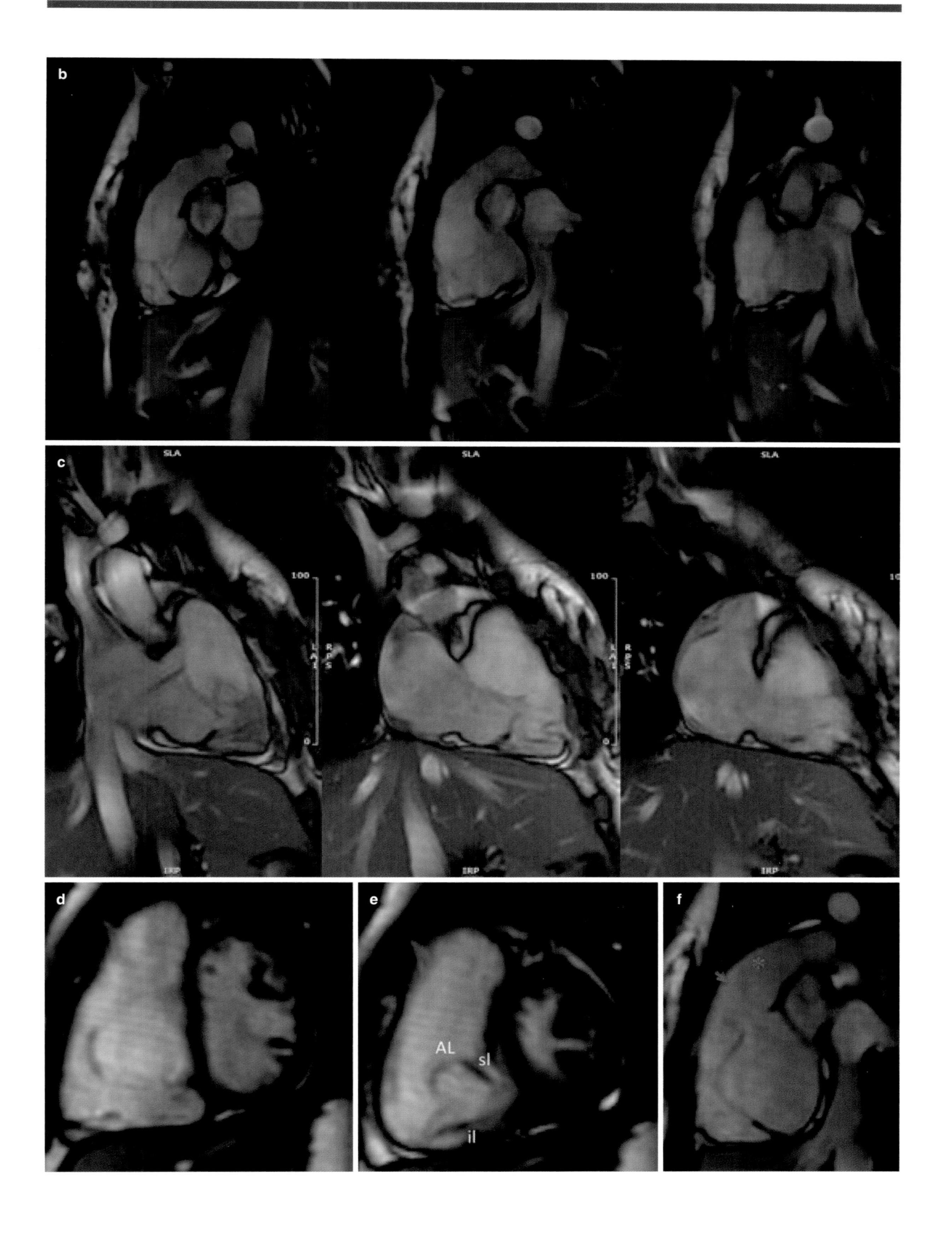
b
c
SLA
SLA
SLA
IRP
IRP
IRP
d
e
AL
sl
il
f

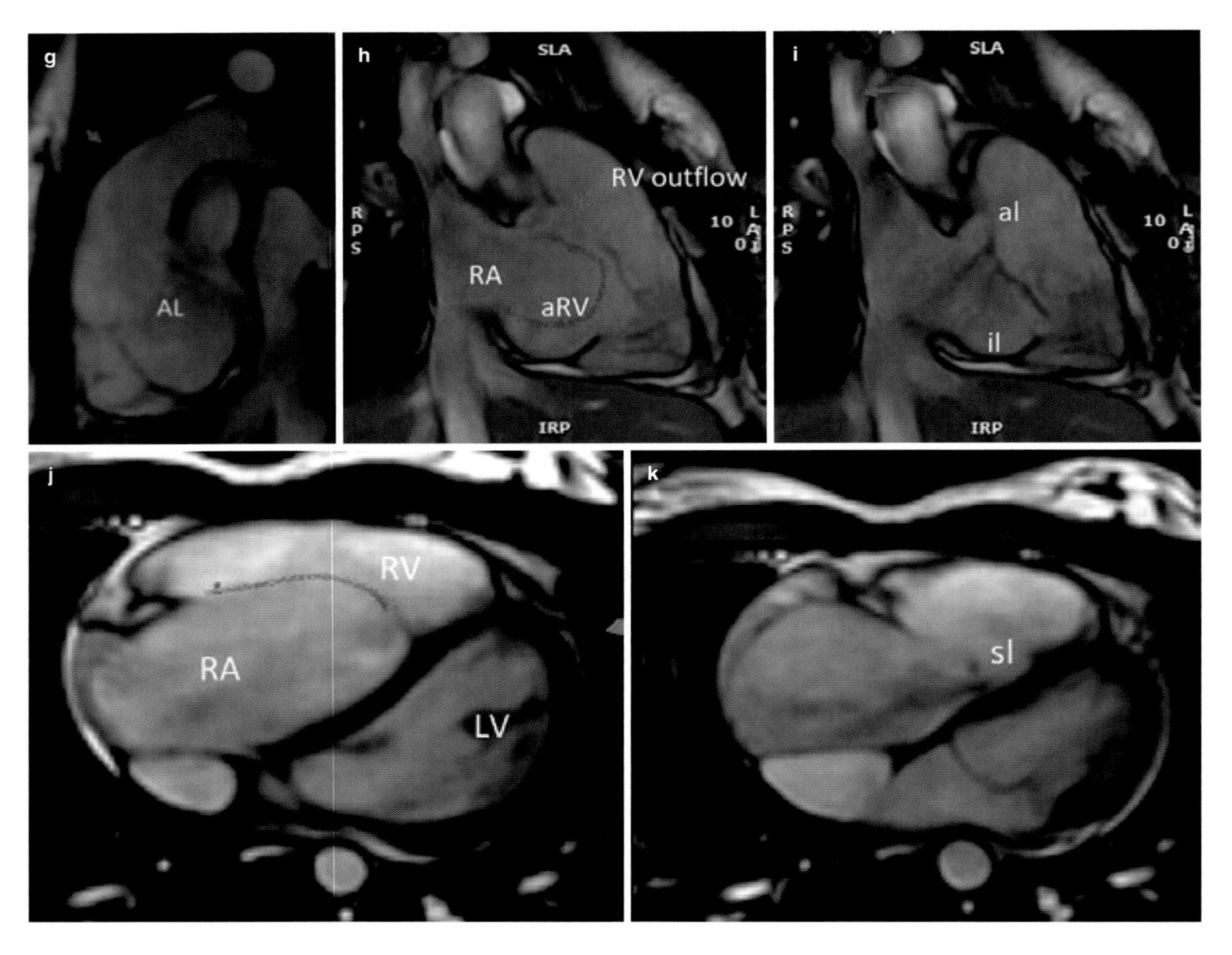

图 18.2 三尖瓣评估

病例 2 修复后的法洛四联症

患者男，36 岁，修复后的法洛四联症，行 CMR 检查以决定肺动脉瓣植入的时机和方式。患者 4 岁时曾接受过 Waterston 分流术治疗，之后又接受了肺动脉瓣切开术、经室间隔单补片 RVOT 重建术以及残余室间隔缺损（VSD）的封堵术。患者在 35 岁时出现过一次持续性室速，并成功进行了消融治疗。心电图显示 QRS 波时长为 200 毫秒，心肺功能测试结果显示其功能良好（峰值 VO_2 = 预测值的 70%）。LV 两腔和四腔（图 18.3a~c）、RV 三腔（图 18.3d、e）和双室短轴（图 18.3f~h）的标准 CMR 电影图显示，LA 轻度扩大，LV 容积和 EF 正常，RA 和 RV 扩大，RV 收缩功能异常，这也是因为存在一个巨大的、不随意运动的漏斗。钆对比剂延迟增强图像显示 RV 游离壁、漏斗部、VSD 补片、室间隔右侧（图 18.4）以及室间隔前壁水平出现延迟增强，并有跨壁扩展（图 18.4c，蓝色箭头）。轴位（图 18.5a）和两腔（图 18.5b）RV SSFP 序列成像采集显示残留的肺动脉瓣膜（图 18.5a、b，白色箭头）和严重的反流（44%）。收缩期最大肺动脉径线为 26mm×25mm。肺动脉分支没有狭窄（图 18.5c 为 CE-MRA 的三维重建，图 18.5d 为轴位 SSFP 序列成像）。CE-MRA 图还显示右上腔静脉缺失，经永存左上腔静脉引流至扩张的冠状窦（图 18.5e、f，红色箭头）。患者被安排接受经皮上腔静脉成形术。

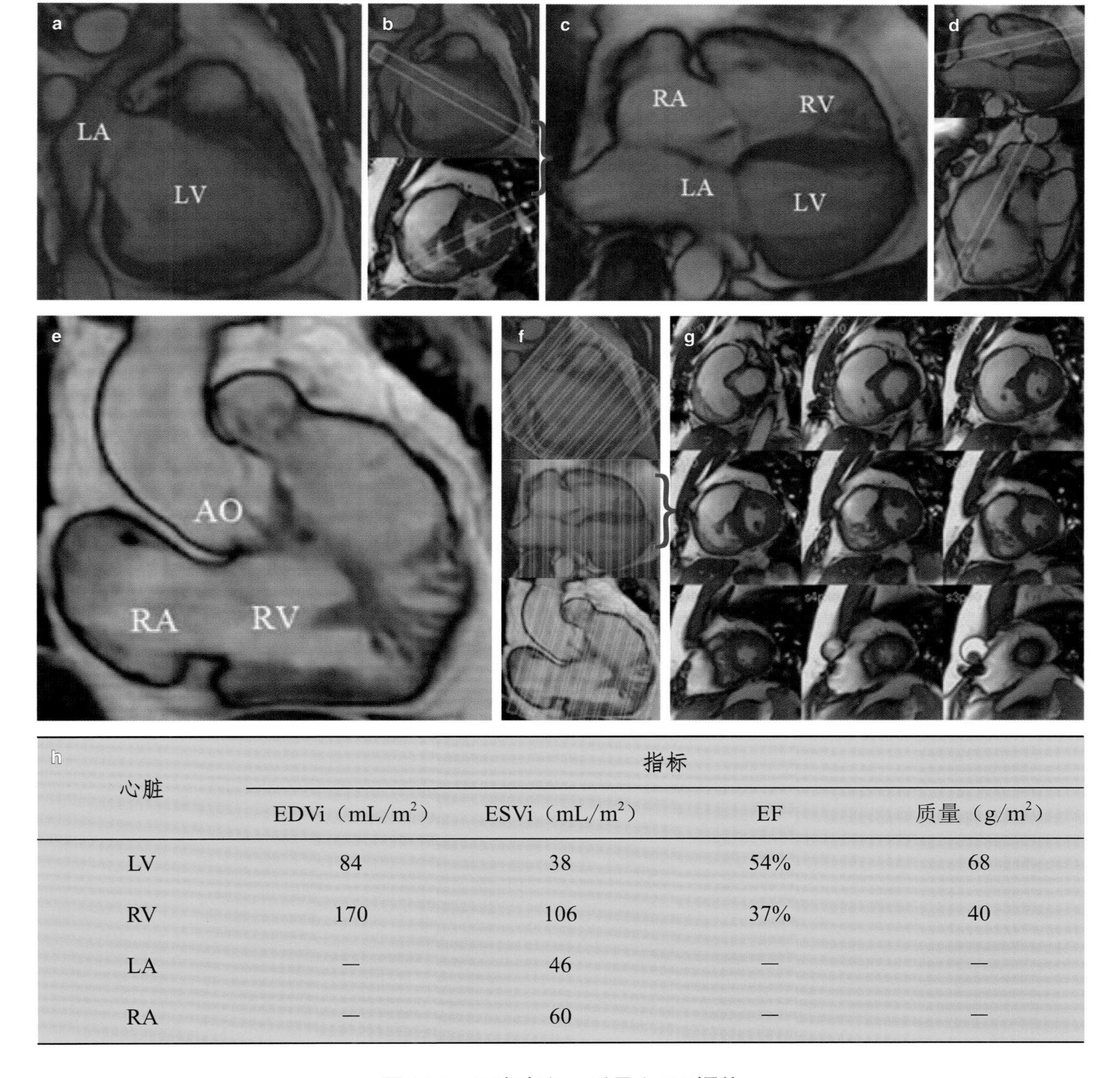

心脏	指标			
	EDVi（mL/m^2）	ESVi（mL/m^2）	EF	质量（g/m^2）
LV	84	38	54%	68
RV	170	106	37%	40
LA	—	46	—	—
RA	—	60	—	—

图 18.3　双室容积、质量和 EF 评估

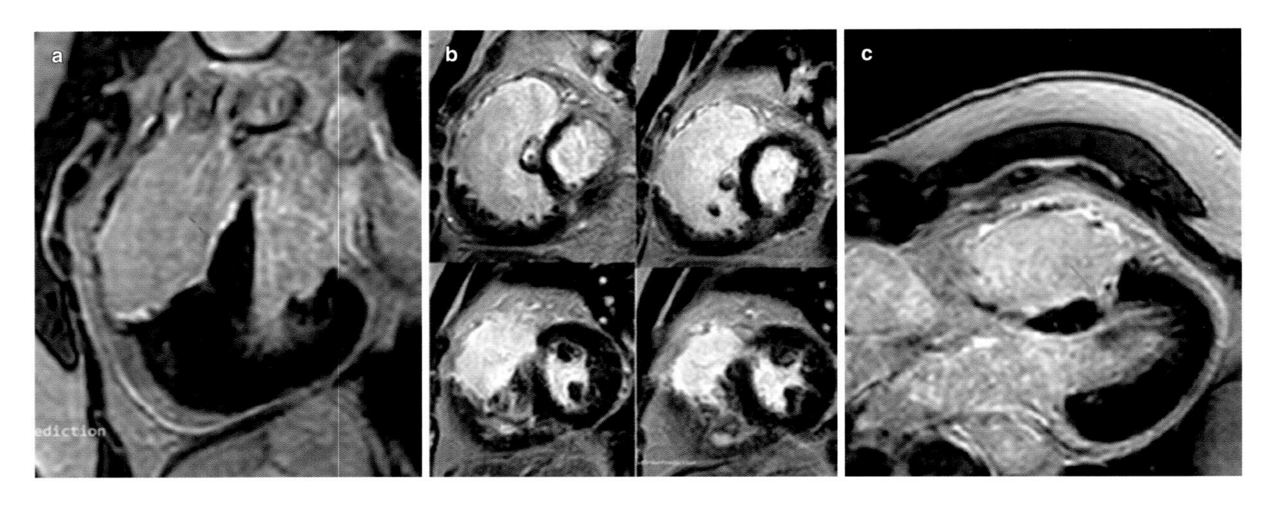

图 18.4　LGE 图像

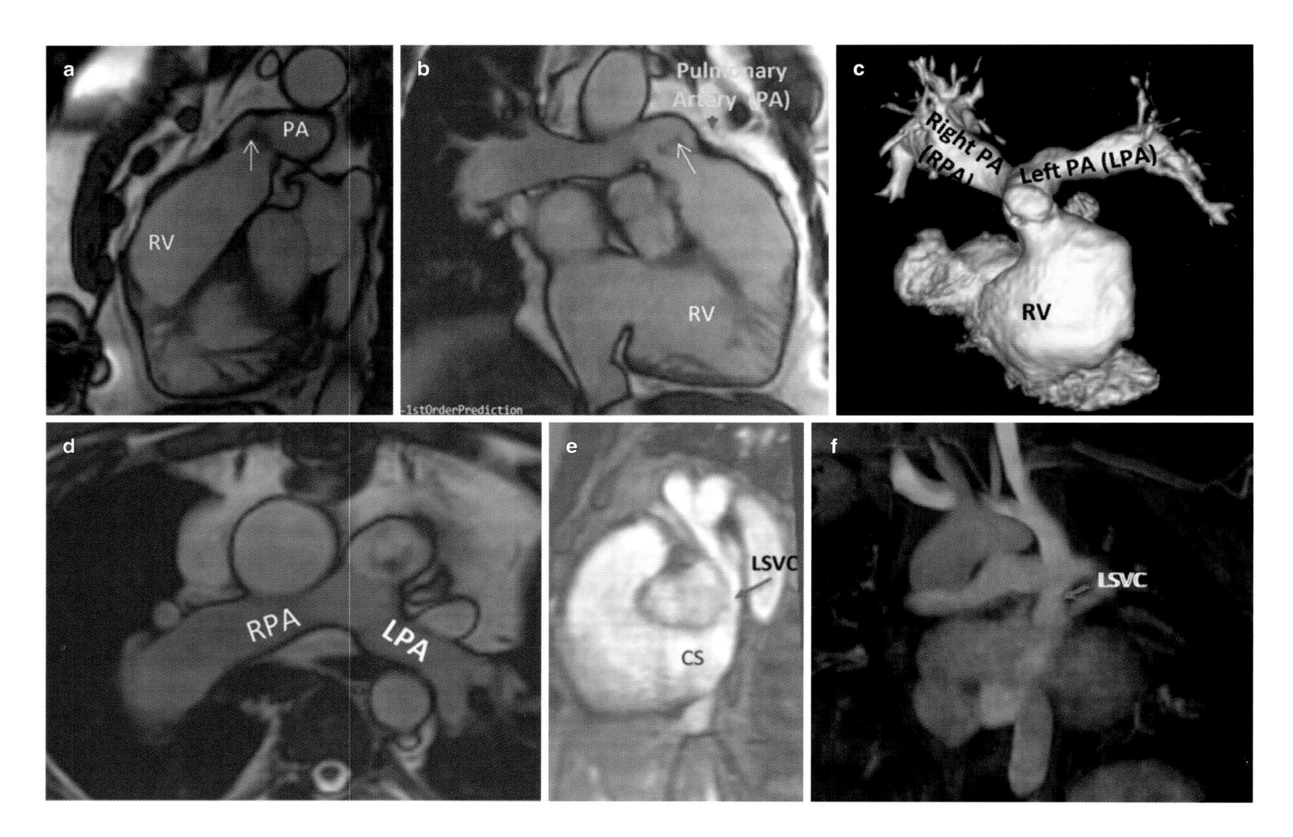

图 18.5　RVOT 和体静脉引流示意图

病例 3　先天性矫正型大动脉转位

患儿男，9 岁，患有先天性矫正型 TGA 和三尖瓣发育不良，因“近期出现心力衰竭症状”前来就诊。TTE 显示三尖瓣重度反流、RV 扩大和功能障碍。患儿行 CMR 以进一步评估。心血管解剖的特点是房室和心室大动脉连接不一致，RV 成为动脉系统的心室，LV 成为静脉系统的心室，左侧为体循环 RV，右侧为肺下循环 LV，大动脉错位（图 18.6）。RV 扩大（RVEDVi 130mL/m^2），室间隔收缩期向左弯曲（图 18.6c），伴有三尖瓣环增大和乳头肌移位，腱索发育不良导致严重瓣膜反流（RF 45%）（图 18.6a、b，箭头）。为了增加 LV 压力，减少室间隔左移，从而减少三尖瓣反流，患儿接受了姑息性肺动脉束带术。术后，患儿临床症状明显改善，TTE 显示，静脉系统心室压力为动脉系统心室压力的一半。术后一年随访时再次行 CMR，结果显示肺动脉束带紧绷，没有影响肺动脉瓣或肺动脉分支（图 18.7d，箭头），室间隔平整，三尖瓣关闭不全减轻（RF 20%），同时 RV 容积减少（RVEDVi 105mL/m^2），收缩功能改善（EF 55% 和 47%）（图 18.7a~c）。

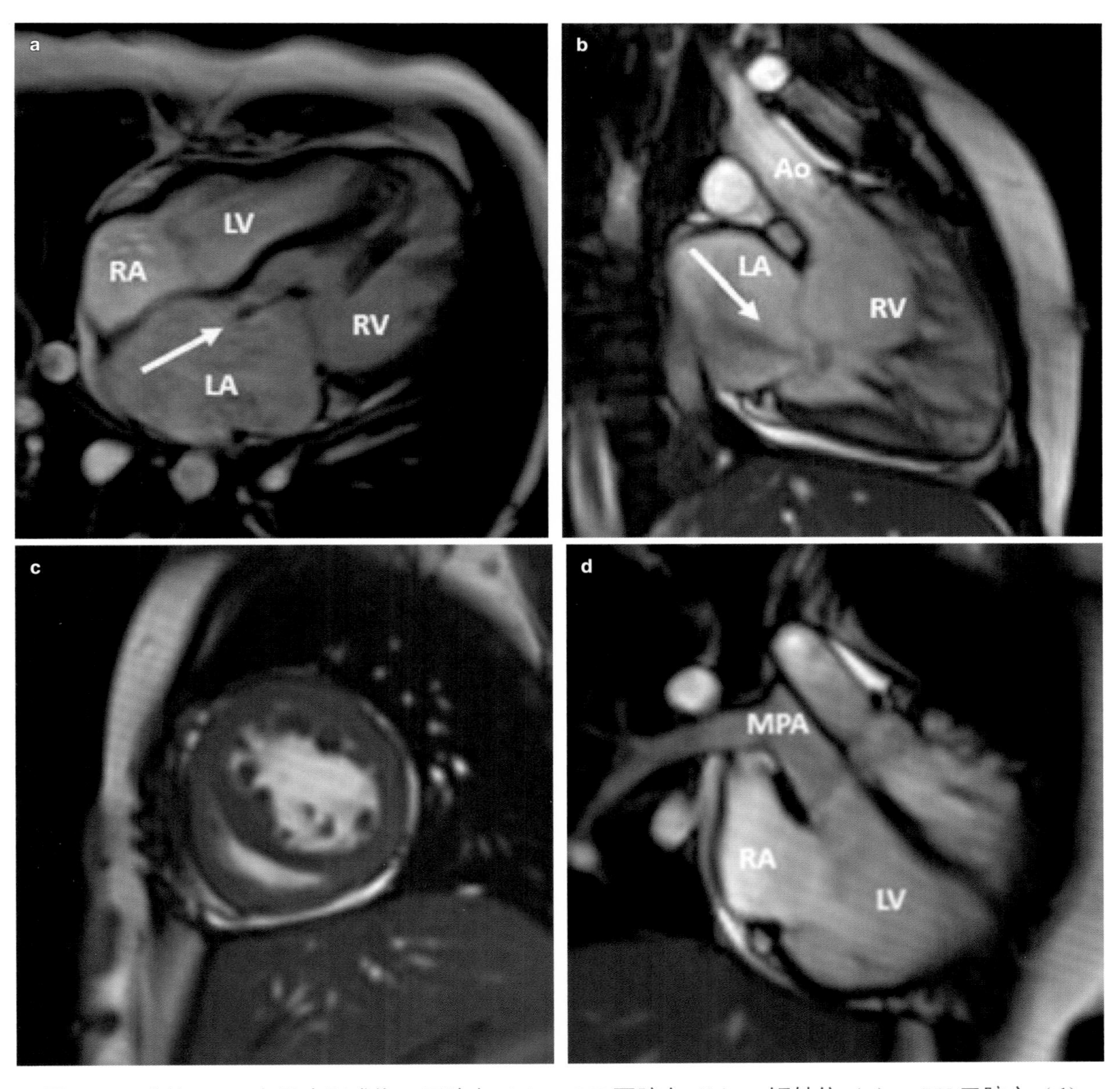

图 18.6　术前 SSFP 电影序列成像。四腔心（a），RV 两腔心（b），短轴位（c），LV 三腔心（d）

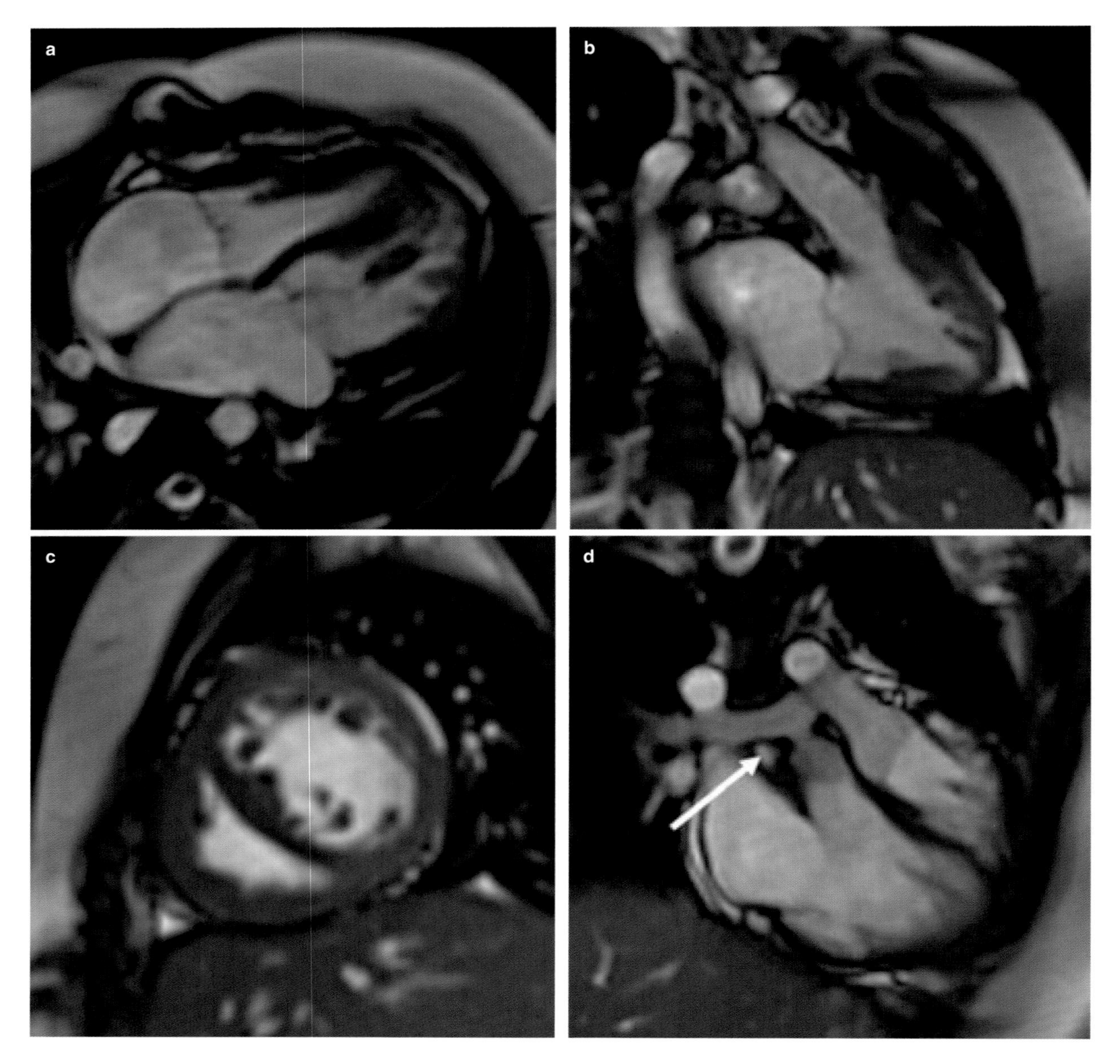

图 18.7　术后 SSFP 电影序列成像。四腔心（a），RV 两腔心（b），短轴位（c），LV 三腔心（d）

病例 4　Fontan 开窗术后的功能性单心室

患儿男，9 岁，在接受了开窗性 Fontan 姑息术后出现功能性单心室，被安排进行 CMR 检查以对 Fontan 环路进行解剖和功能评估。CMR 扫描确诊为内脏 / 支气管 / 心房位置逆转（图 18.8a~c）和 RV 脱垂（图 18.8d）。四腔切面的 CMR 电影（图 18.9a）和心室短轴（图 18.9b）突出显示了共同房室瓣和两个心室以及一个巨大的 VSD（白色箭头）。主动脉起源于心室前部（图 18.9c）。3D SSFP MIP 序列（图 18.9d~f）显示左上腔静脉和左肺动脉吻合，下腔静脉与肺动脉通过栅栏状导管连接，而右肺动脉发育不良。4D-flow 序列允许计算所有动静脉血管的血流（图 18.10），特别是如图 18.10e 所示，尾部和头部导管之间的血流差异与瘘口处的血流相似。通过 4D-flow 序列还可观察到 Fontan 环路（图 18.10a~c，视频 18.1）、血流方向（图 18.10c）和血流分布（图 18.10d、f）。后处理分割量化了流向，得出结论：永存左上腔静脉血流主要分布在右肺动脉（65%），而导管血流则分布在左肺动脉（80%）（图 18.10g）。

视频 18.1

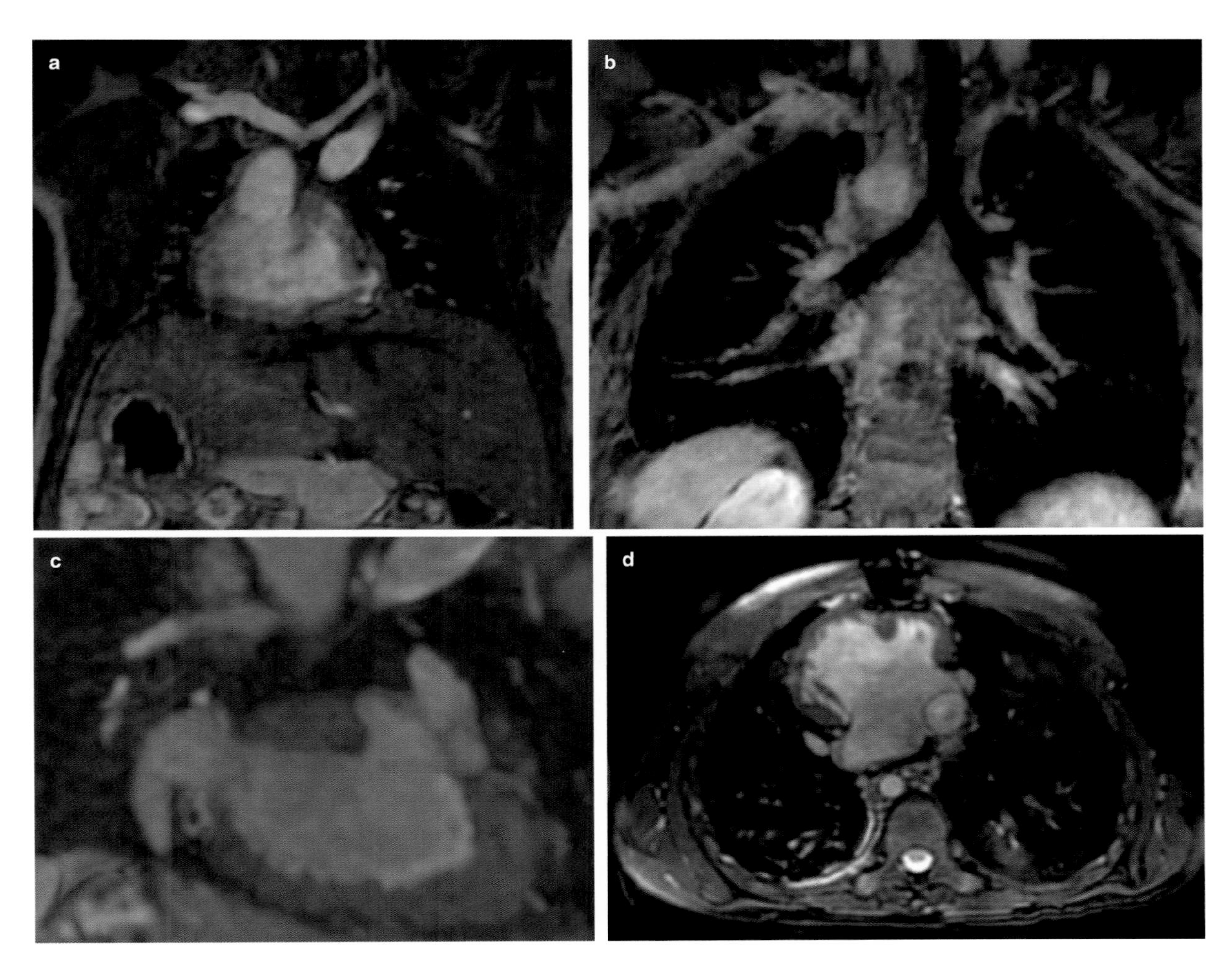

图 18.8 3D SSFP 序列成像用于评估解剖结构

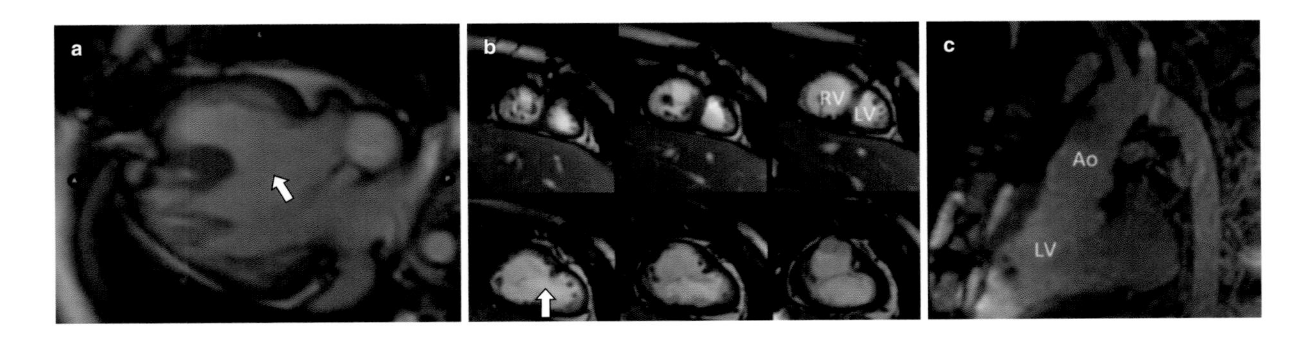

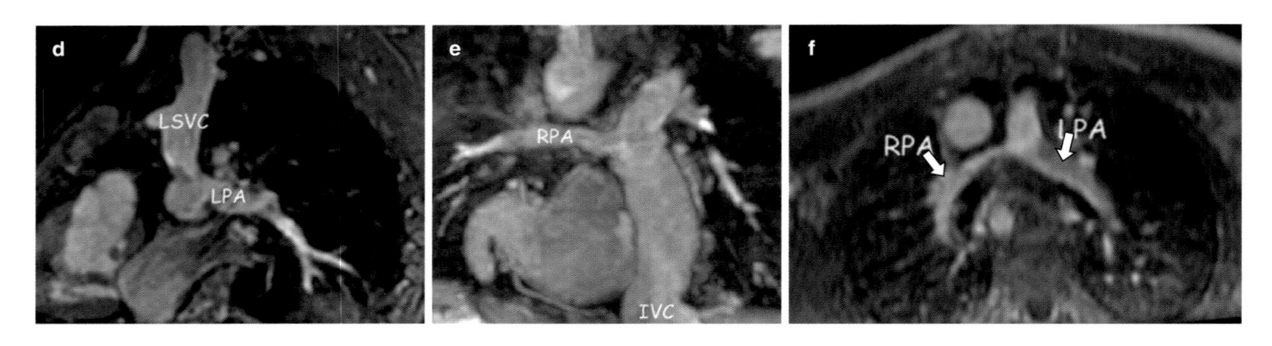

图 18.9 SSFP 电影序列成像和 3D SSFP 序列成像

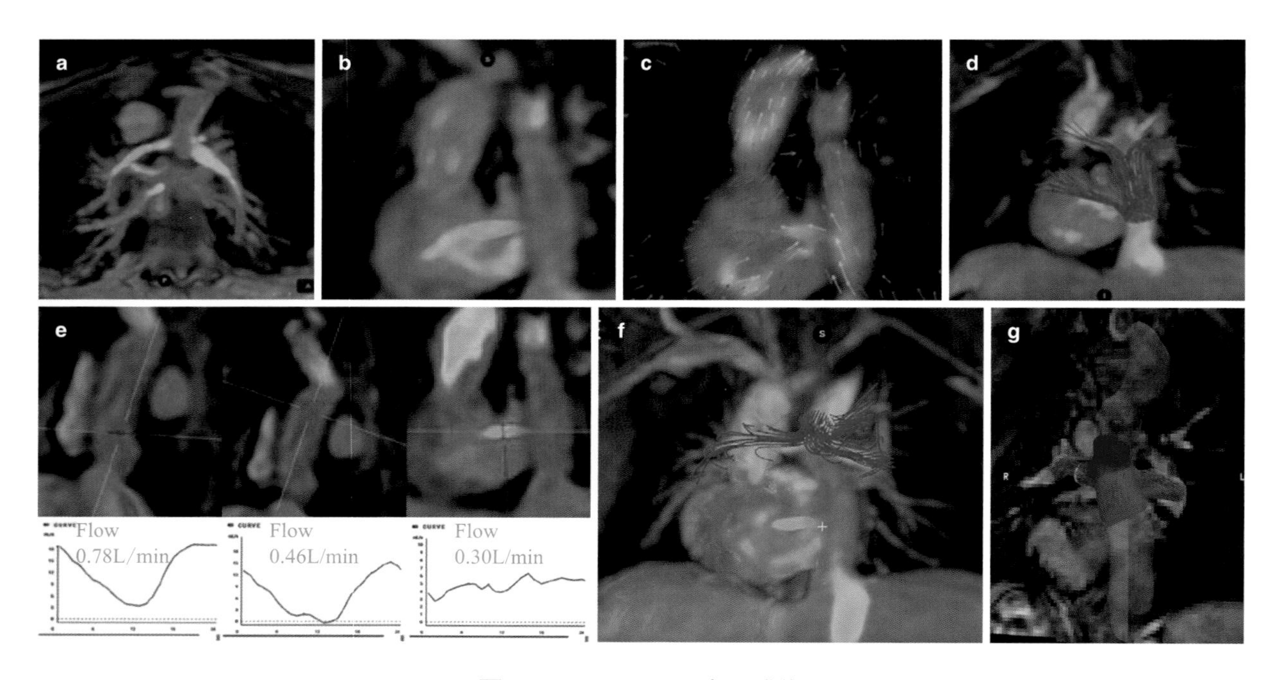

图 18.10 4D-flow 序列成像

病例 5 动脉导管未闭封堵术后 - 肺动脉分支狭窄

患者男，27 岁，在 18 个月大时经 RV- 肺动脉路径进行动脉导管未闭封堵手术，随后，患者又接受了 RVOT 重建手术。随访时，超声心动图发现 RVOT 和肺动脉分支进行性狭窄。患者被转诊进行 CMR 检查，评估肺动脉分支、肺动脉瓣、共同动脉干瓣以及双心室容积和功能的解剖和容积（视频 18.2）。

视频 18.2

两腔（图 18.11a）、四腔（图 18.11b）、冠状动脉旁 RV（图 18.11c）和短轴位（图 18.11d）的 CMR SSFP 电影序列成像显示，RA 扩张、RV 肥厚，容积达到上限，RV 整体收缩功能保留。心室切开术处的前游离壁呈明显延迟强化，提示存在纤维化（图 18.11e，红色箭头）。LV 容积和收缩功能正常（图 18.11f）。长轴 LVOT（图 18.12a）和短轴共同动脉干瓣（图 18.12b）显示主动脉根部轻度扩张，二叶动脉干瓣膜有轻微反流。GRE 电影序列（图 18.12c）和黑血序列（图 18.12d）显示了 RVOT。肺动脉的多参数 CMR 评估（图 18.13）包括 MRA MIP 重建（图 18.13a、b）和 MRA 容积渲染重建（图 18.13c）、GRE 电影（图 18.13d、e）和黑血（图 18.13f、g），证实右肺动脉狭窄和发育不良。患者成功接受了经皮 Melody 植入术和右肺动脉支架血管成形术。介入手术后的 CMR 显示 RA 和 RV 容积缩小，支架血管成形术后右肺动脉流量从占总肺流量的 10% 提高到 30%。图 18.13 展示了肺动脉 CMR 术后成像黑血序列（图 18.13h、i）、GRE 电影（图 18.13j）、4D 血流序列（图 18.13k）、MRA MIP 重建（图 18.13l）。

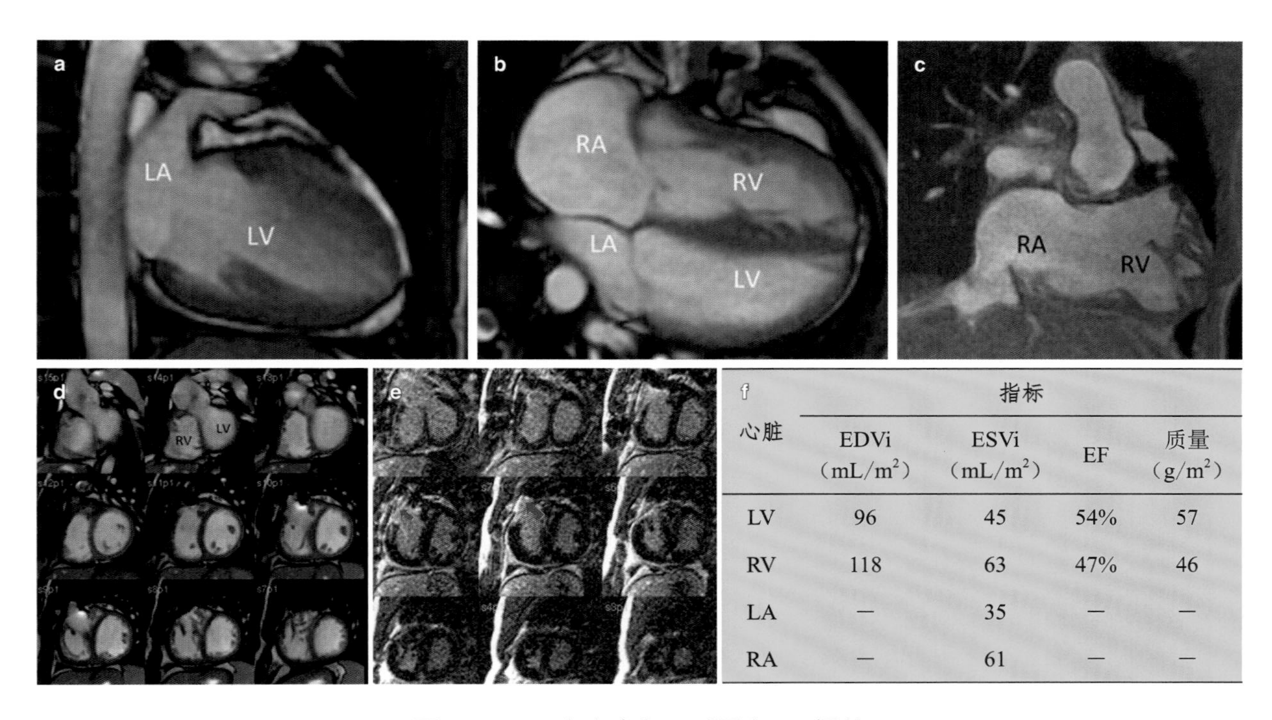

f

心脏	指标			
	EDVi（mL/m^2）	ESVi（mL/m^2）	EF	质量（g/m^2）
LV	96	45	54%	57
RV	118	63	47%	46
LA	—	35	—	—
RA	—	61	—	—

图 18.11　双心室容积、质量和 EF 评估

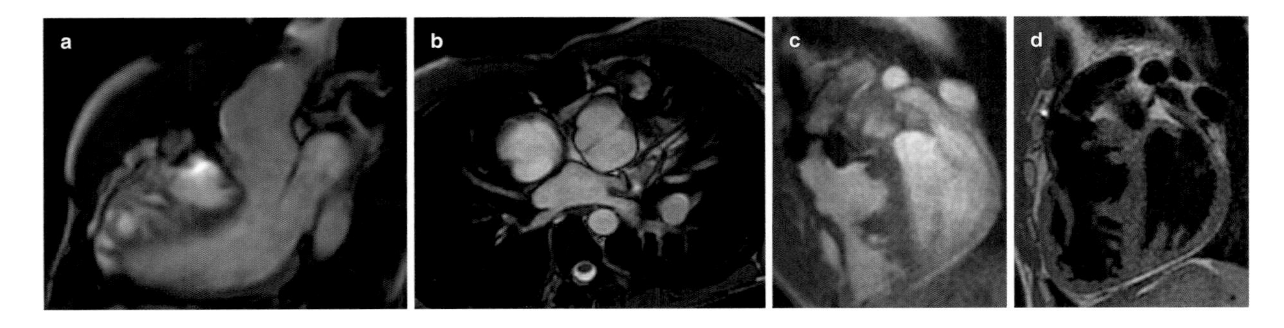

图 18.12　流出道的 CMR 评估

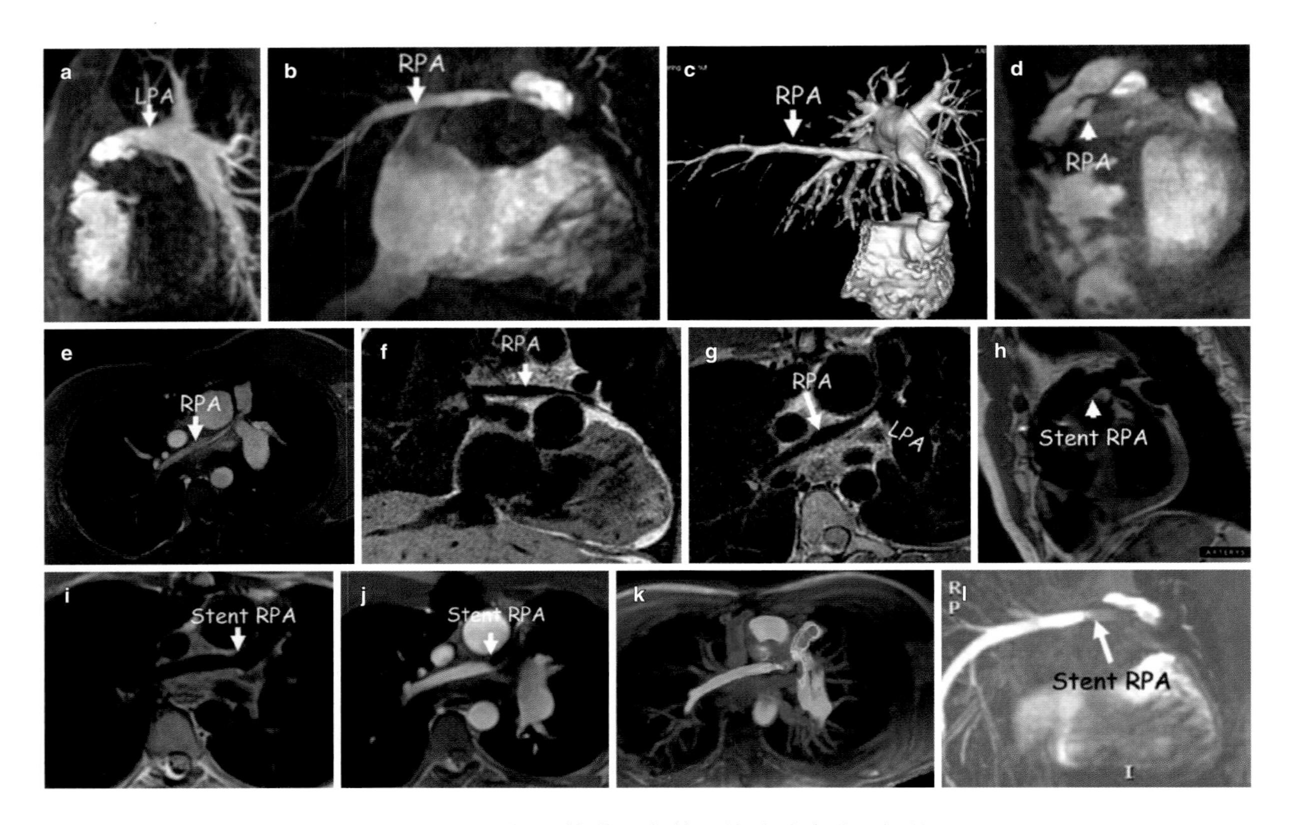

图 18.13　支架血管成形术前后的肺动脉分支评估

病例 6　肺动脉闭锁伴室间隔缺损合并粗大主肺动脉侧支

患儿 6 岁，被诊断有未修复的肺动脉闭锁伴 VSD、肺动脉发育不全和粗大主肺动脉侧支，因“发育不良和运动耐力逐渐下降”而转诊至医院。超声心动图显示双心室收缩功能良好，LV 扩大。这名体重 16kg 的患儿在全身麻醉下接受了 CCT 和纵隔解剖三维重建（视频 18.3）及心导管检查。两项检查均证实了大而通畅的粗大主肺动脉侧支，选择性血管造影发现肺动脉压升高。根据有创血氧监测，Qp/Qs 约为 1，肺血管阻力高（11 WU/m^2），在高氧时有良好的血管活性反应迹象。为了确定血流动力学状态，采用自由呼吸技术进行了清醒状态的 CMR 扫描；研究目的是利用 3D CE-MRA（图 18.14）勾勒血管解剖结构，并利用相位对比血流分析（高空间 / 时间分辨率和更多的信号平均 / 激发次数）量化 Qp/Qs。主动脉、上腔静脉和下腔静脉血流取样，计算得出主动脉血流为每搏 120mL；Qs = 上腔静脉血流 + 下腔静脉血流，计算得出 Qs 为每搏 24mL；推导出的 Qp = 主动脉血流 –（上腔静脉血流 + 下腔静脉血流），计算得出 Qp 为每搏 96mL，最后计算出的 Qp/Qs 约为 4（96/24），表明存在显著的肺充血（图 18.15）。根据 Qp/Qs 的计算结果，在 CMR 指导下成功实施了一期根治术，无重大并发症，术后 RV 压力估计为 30mmHg。

视频 18.3

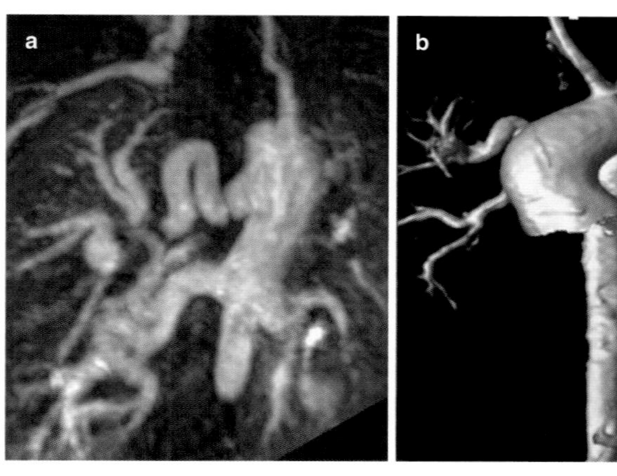
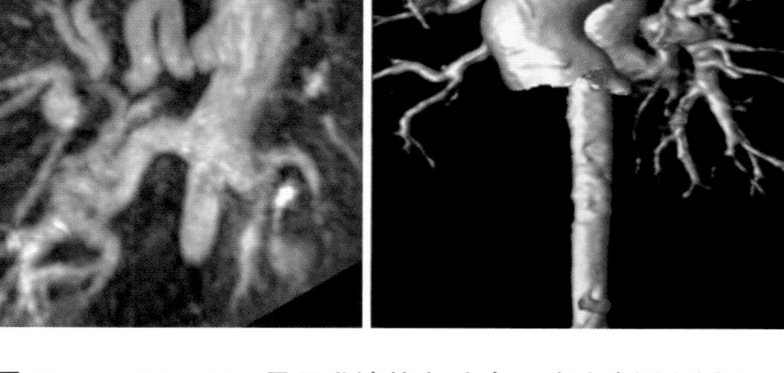

图 18.14 CE-MRA 显示发达的主动脉－肺动脉侧支循环

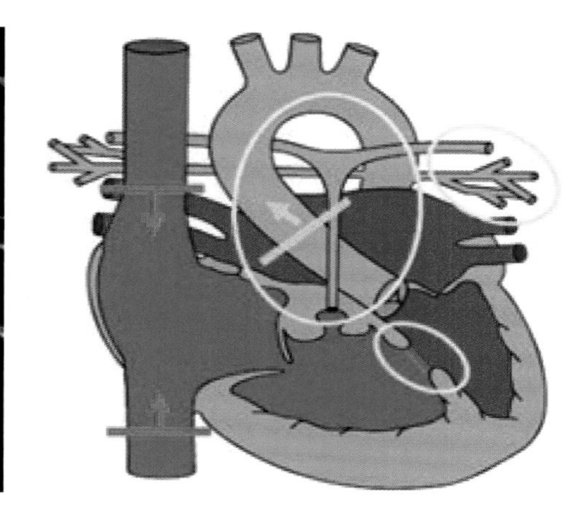

图 18.15 根据主动脉流量和全身静脉回流计算 Qp/Qs

病例 7 心房转位术后的大动脉转位

患者女，27 岁，被诊断为完全型 TGA 并接受了心房转位术。因声窗不理想而致 TTE 评估困难且不完整，患者在怀孕前被转诊行 CMR 进行全面评估。形态－功能评估显示 RV 中度扩大和肥厚（RVEDVi 135mL/m^2），收缩功能正常（EF 50%）（图 18.16a、b）。电影成像清晰显示室间隔左移（图 18.16c），原因是功能性三尖瓣反流和动态 LV 出口梗阻系统性影响 RV 压力，同时伴二尖瓣收缩期前移。3D 时间分辨 MRA 显示，上腔静脉阻塞（图 18.17a~c，箭头），奇静脉和半奇静脉代偿性扩张和倒流，将上半身的静脉回流带入腹腔静脉系统（图 18.17a、b，三角）。SSFP 电影序列成像证实了上腔静脉阻塞（图 18.17c），还发现了 IVC 轻度狭窄（图 18.17d）。患者接受了介入支架手术，上腔静脉恢复通畅，从而减轻了腹腔静脉充血。在顺利分娩后进行一年随访 CT 扫描证实，腔静脉支架位置正确、口径正常（图 18.18）。

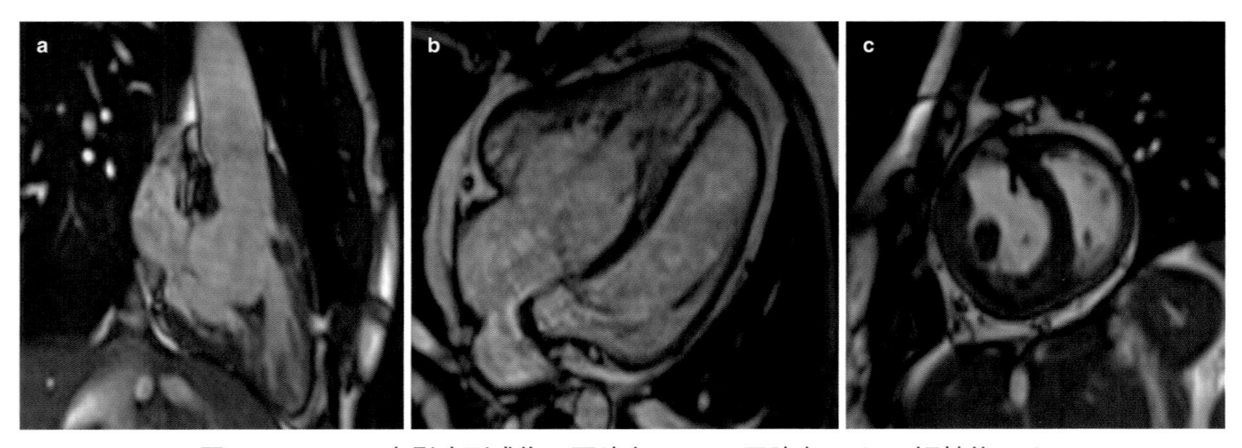

图 18.16 SSFP 电影序列成像。两腔心（a），四腔心（b），短轴位（c）

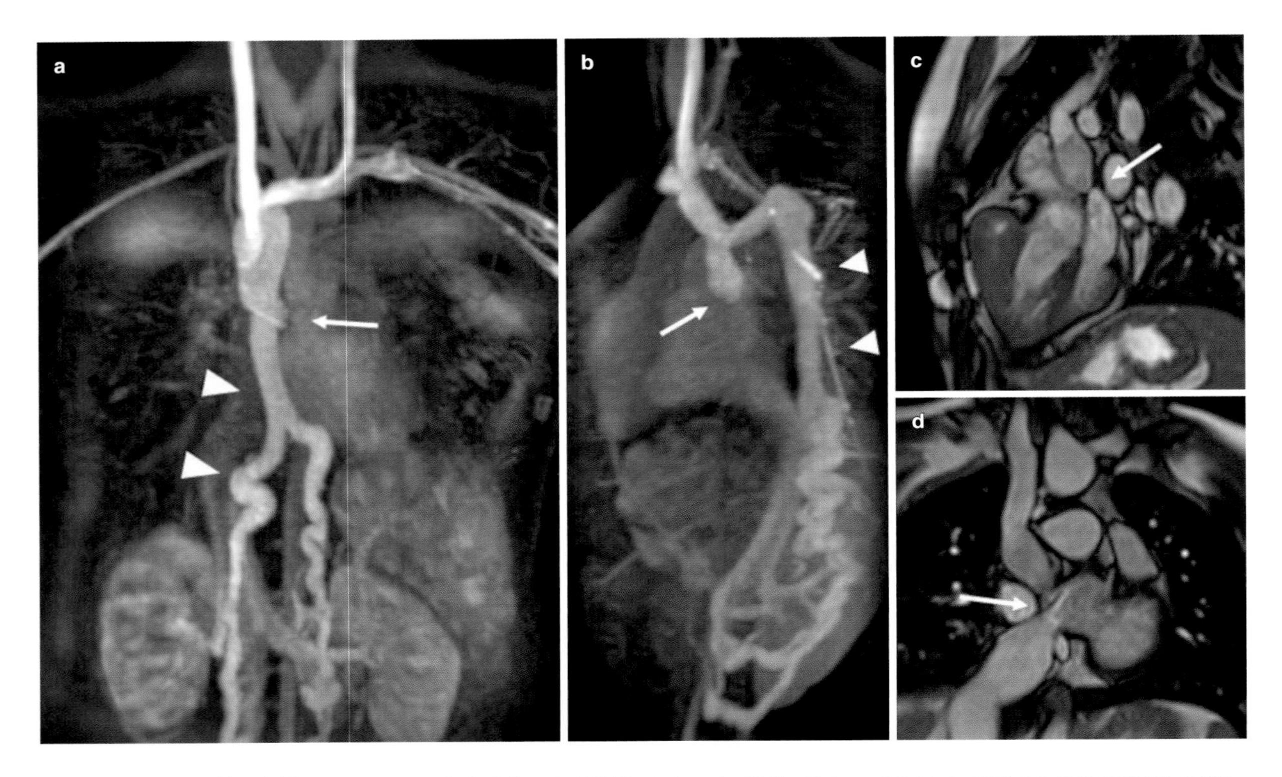

图 18.17　3D 时间分辨 MRA MIP 重建成像，冠状位（a）、矢状位（b）；SSFP 电影序列成像长轴位视图，c 显示上腔静脉阻塞，d 显示 IVC 心房内管道

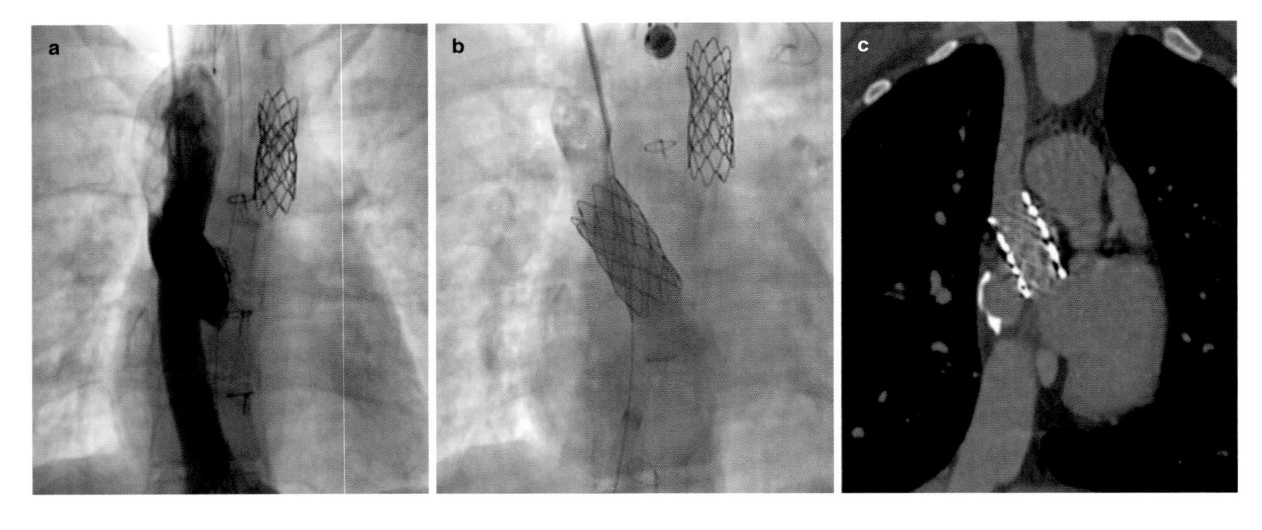

图 18.18　血管造影图像，手术前（a）、手术后（b）；冠状位 CT 图像（c）

病例 8　右心室双出口

患儿男，1 岁，被诊断为右心室双出口、VSD、肺动脉狭窄，为了制订矫正手术方案，患儿被安排进行 CMR 检查。1 个月大时，患儿接受了右侧改良 Blalock-Taussing 分流术。

超声心动图（图 18.19a）和 CMR（图 18.19b~e）证实，从 SSFP 电影序列成像（图 18.19b~e）和重新格式化的 3D SSFP 序列成像（图 18.19d）可以看到一个大的椭圆形肺下 VSD（图 18.19，红色星号）并向后延伸。LV 和 RV 的容积和收缩功能正常；主动脉起源于 RV，走行于肺动脉的前方（图 18.19d，图 18.20a、b）。超声心动图和 CMR 电影均证实了继发于副瓣的肺动脉狭窄（图 18.19a、b）。MRA MIP 和容积渲染重建（图 18.20c、d）显示右肺动脉吻合处的右侧改良 Blalock-Taussing 分流管狭窄。由于主动脉环和 VSD 的维度不一致，手术决策具有挑战性。因此，根据各向同性的 3D SSFP 序列成像（体素大小 1.3×1.3×1.3），分割并打印了一个 3D 模型。外科医生评估了虚拟模型（图 18.21a~c）和打印模型（图 18.21d~f），以更好地了解主动脉和 LV 之间的关系。由于主动脉和 VSD 之间的差异以及大动脉的位置，无法将 LV 向主动脉分流，因此，该患儿成功接受了 Nikaido 介入手术（手术将主动脉根部转位至 LVOT）。

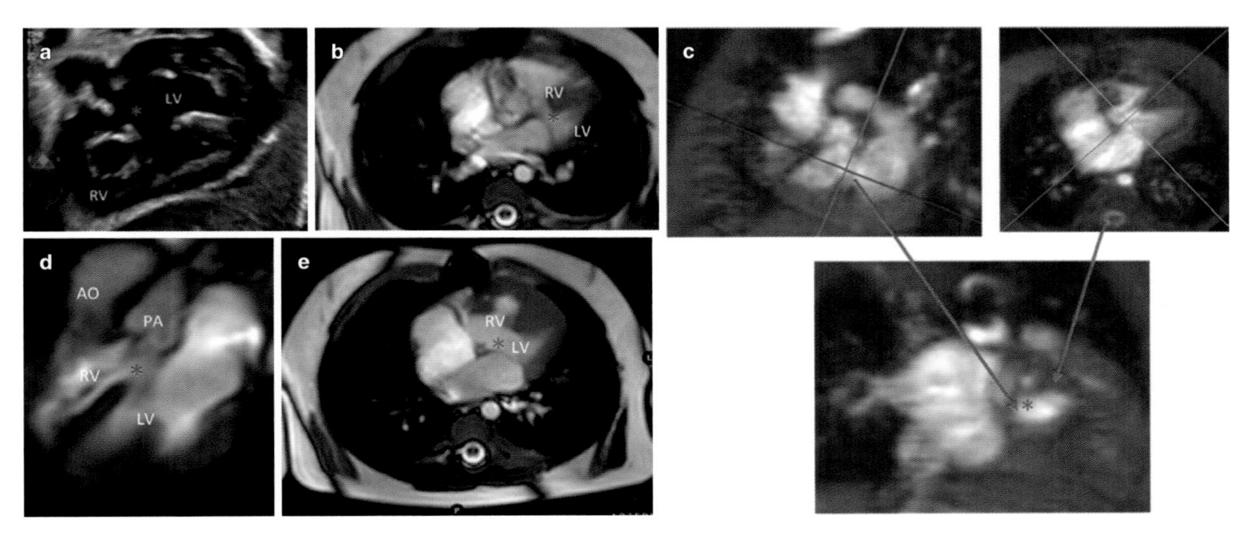

图 18.19　VSD 的 TTE 和 CMR 评估

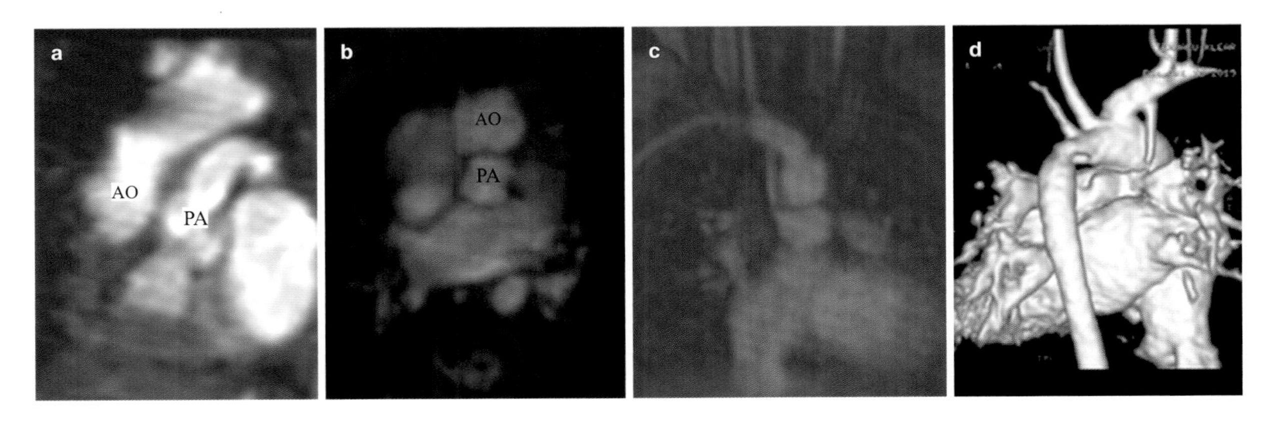

图 18.20　MRA 成像

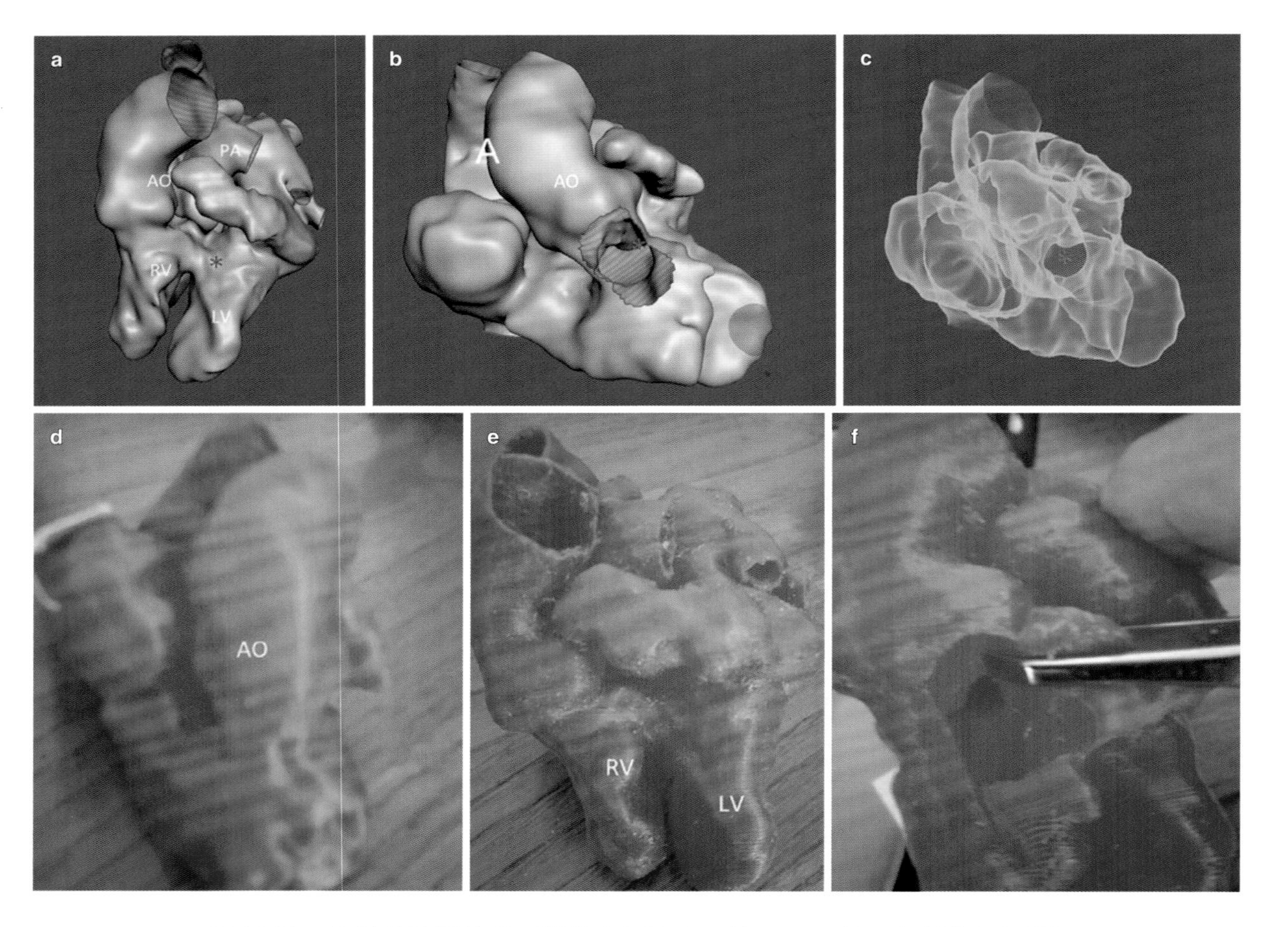

图 18.21 先天性缺损的 3D 模型（由 FTGM 的 BioCardioLab 制作和打印）

病例 9 继发于大动脉调转术后的大动脉转位

患儿 3 岁，被诊断为完全型 TGA 和壁内型 RCA，在出生后不久接受了右冠状动脉去顶术和大动脉调转术。随访期间，心电图显示室性早搏，TTE 检查发现 LV 下壁运动减弱。因怀疑存在心肌缺血，患儿在全身麻醉下进行腺苷负荷灌注 CMR 检查。负荷灌注显示 LV 下室间隔和下壁有跨壁灌注缺损（图 18.22a~d，箭头），静息图像无灌注异常（图 18.22e~h）。电影序列显示双心室容积（LVEDVi 75mL/m^2，RVEDVi 85mL/m^2）和收缩功能（LVEF 58%，RVEF 60%）正常，无区域性室壁运动异常（图 18.23a、b）。LGE 成像未发现心肌瘢痕（图 18.23c、d）。3D SSFP 序列成像可清晰显示左冠状动脉开口（图 18.23e，箭头），但右冠状动脉开口无法识别（图 18.23e，三角）。新肺动脉根部中度阻塞（图 18.23f，箭头），肺动脉被拉伸但没有相应狭窄（图 18.23g），新主动脉根部扩张（图 18.23h）。CAG 证实 RCA 严重狭窄（图 18.24a，箭头）。根据随访 CT 扫描的结果（图 18.24b、c，箭头），成功进行了冠状动脉旁路移植术。

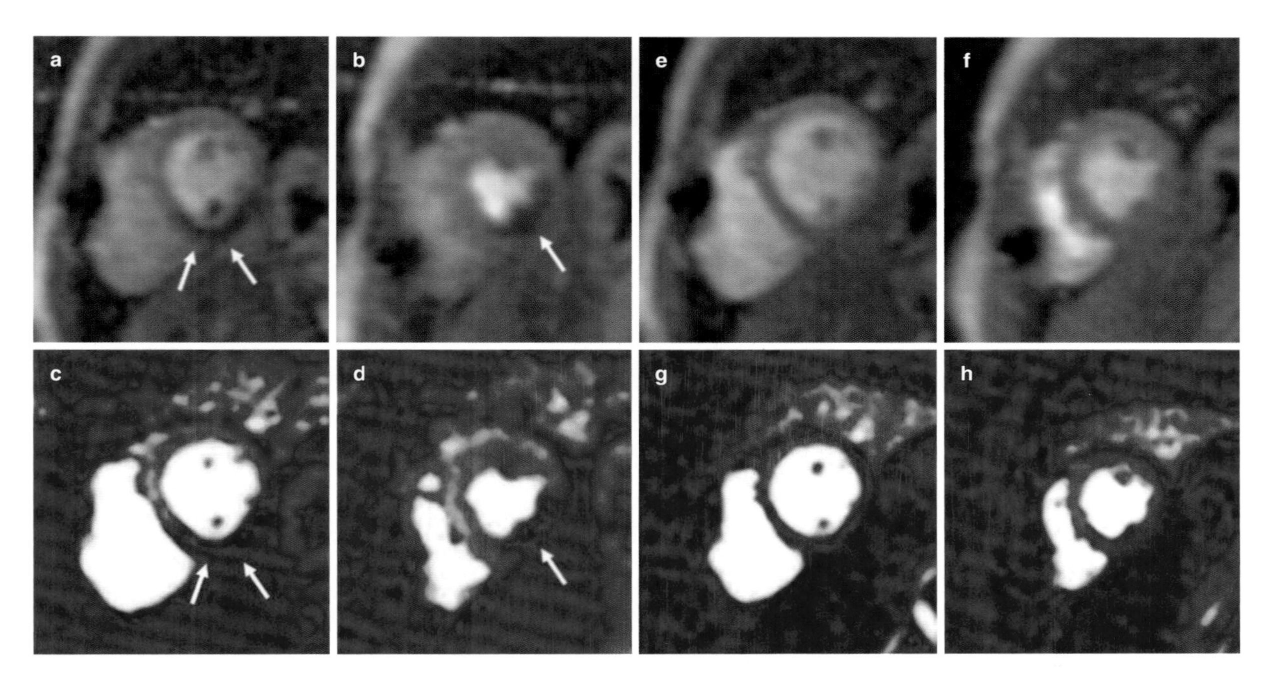

图 18.22 负荷首过灌注短轴图像（a，b）及对应彩图（c，d）；静息首过灌注短轴图像（e，f）及对应彩图（g，h）

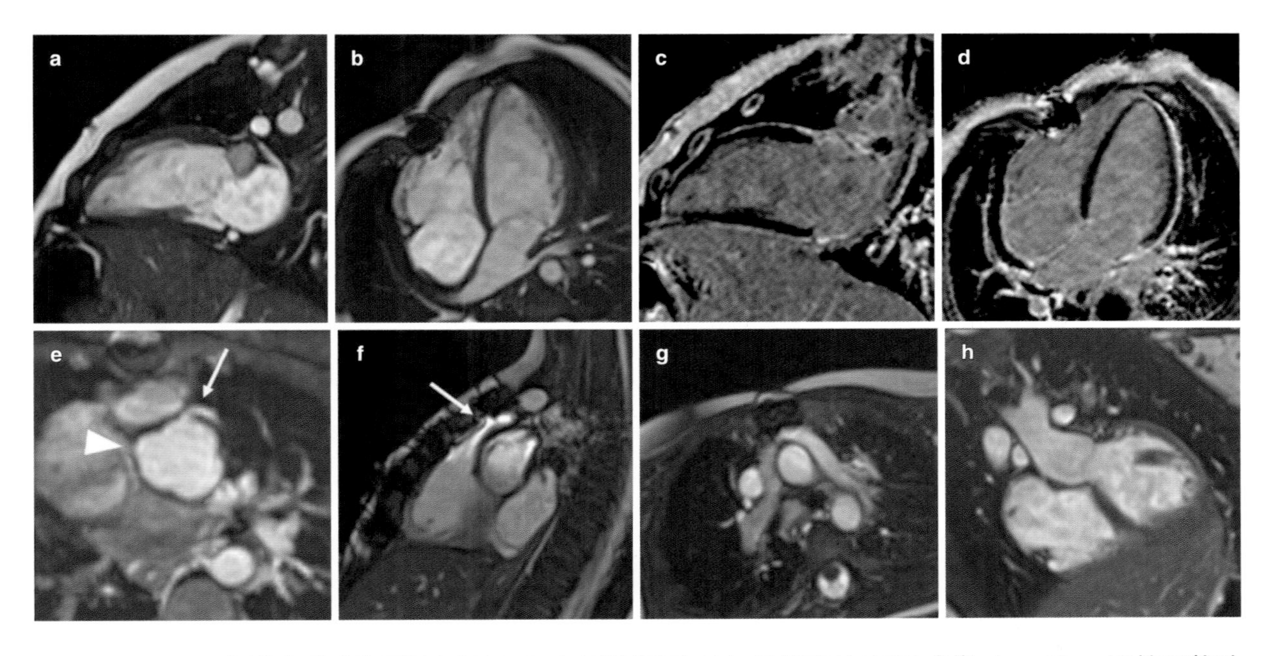

图 18.23 SSFP 电影序列成像两腔切面（a）和四腔切面（b）及相应的 LGE 成像（c，d）；再植冠状动脉造口水平的 3D 心电图门控 SSFP 序列成像（e）；SSFP 电影序列成像 RVOT（f）；肺动脉分支（g）和 LVOT 切面（h）

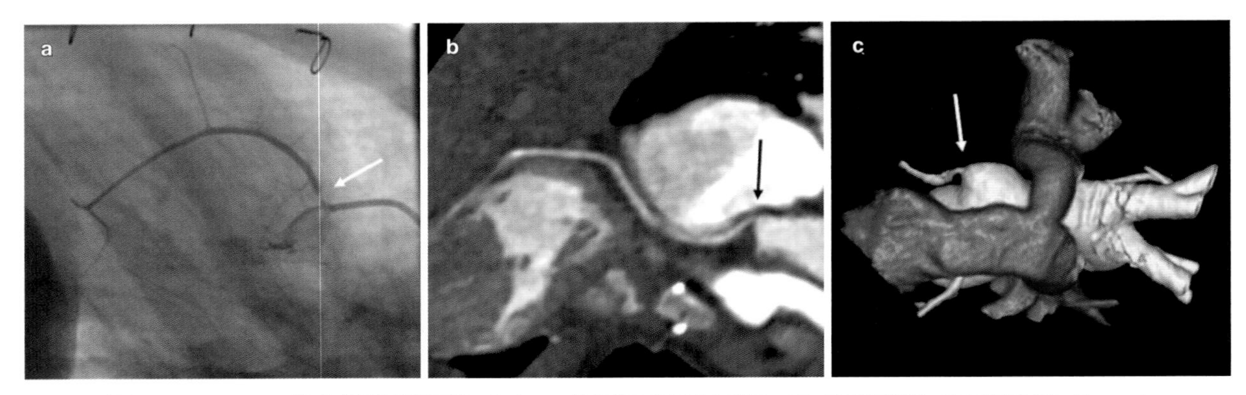

图 18.24　RCA 的血管造影图像（a），多平面曲面重建和 3D 容积渲染 CT 重建图（b、c）

病例 10　多畸形综合征伴完全型房室间隔缺损、肺动脉吊带、复杂性气管狭窄和十二指肠闭锁

一名新生女婴被诊断为完全型房室间隔缺损（atrioventricular septal defect，AVSD）、心室不对称和十二指肠闭锁，全身状况良好，在全身麻醉下接受了 CMR 进行术前评估，以评估双心室的径线。CMR 电影图像证实了中位心并心尖左旋、轻度左优势性完全型 AVSD（LVEDVi 72mL/m^2，RVEDVi 69mL/m^2，RVEDV/LVEDV 0.9，正常值为 1~1.1）（图 18.25a~d，视频 18.4），双心室收缩功能正常（图 18.25a 为舒张期、d 为收缩期），前外侧优势乳头肌发育不良（图 18.25e），肺动脉瓣轻度狭窄。使用带有可变翻转角的黑血 3D TSE 序列进行的解剖评估显示，无顶冠状窦合并永存左上腔静脉（图 18.26a），右位主动脉弓（图 18.26b、c）与左侧动脉导管未闭（图 18.26d）呈镜像分布，以及Ⅱ A 型肺动脉吊带（图 18.26e、f，图 18.27a、b）。肺动脉吊带的特点是左肺动脉起源于右肺动脉的近端，在食管（图 18.26e，黄色圆圈）和气管（图 18.26f，红线）之间走行。此外，由于气道软骨环的完全性，气管远端存在先天性狭窄（图 18.26e，红色圆圈）。通过心胸 CT 进一步研究气管解剖结构，并通过容积渲染重建详细研究了纵隔关系（图 18.27）。通过 VENC 相位对比成像对血流进行评估，结果显示肺动脉明显充血，计算得出 Qp/Qs 为 2.7。患儿成功接受先天性心脏畸形一期手术矫正、动脉导管未闭结扎术、左肺动脉再植和滑片吻合术。

视频 18.4

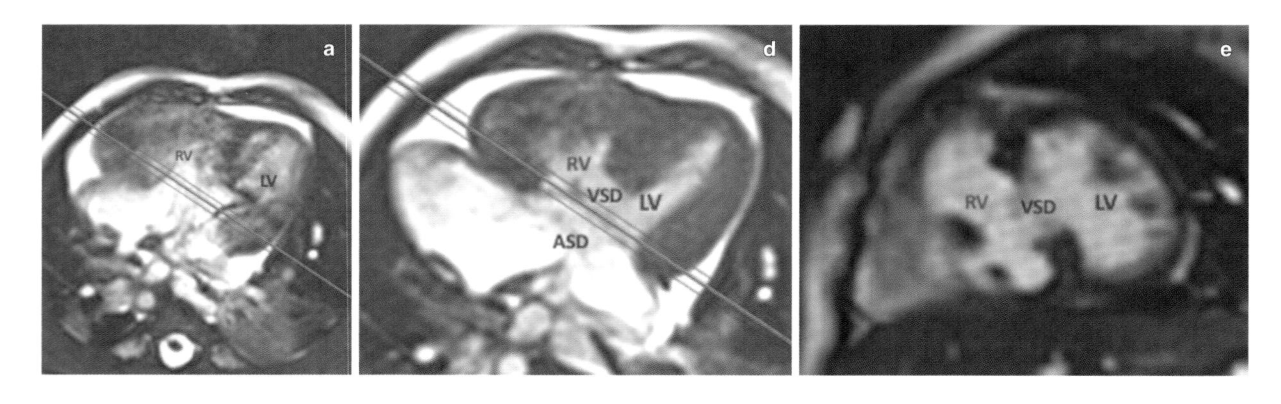

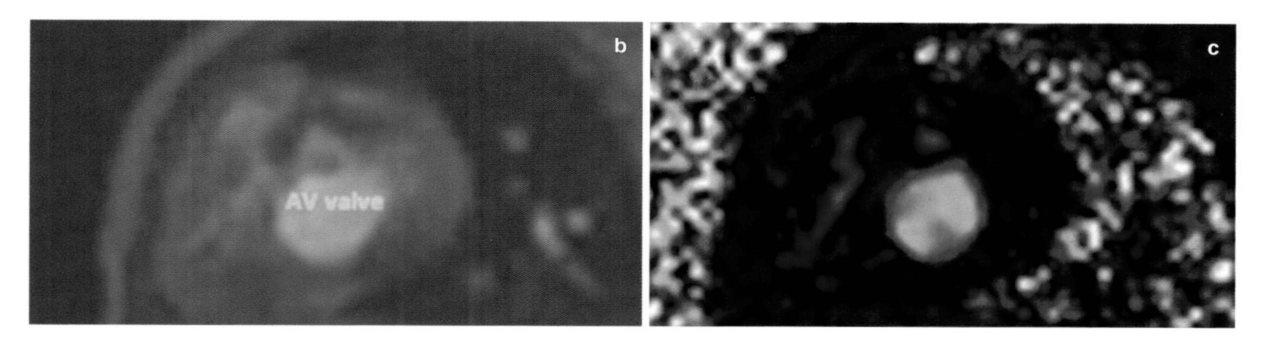

图 18.25　CMR 电影成像

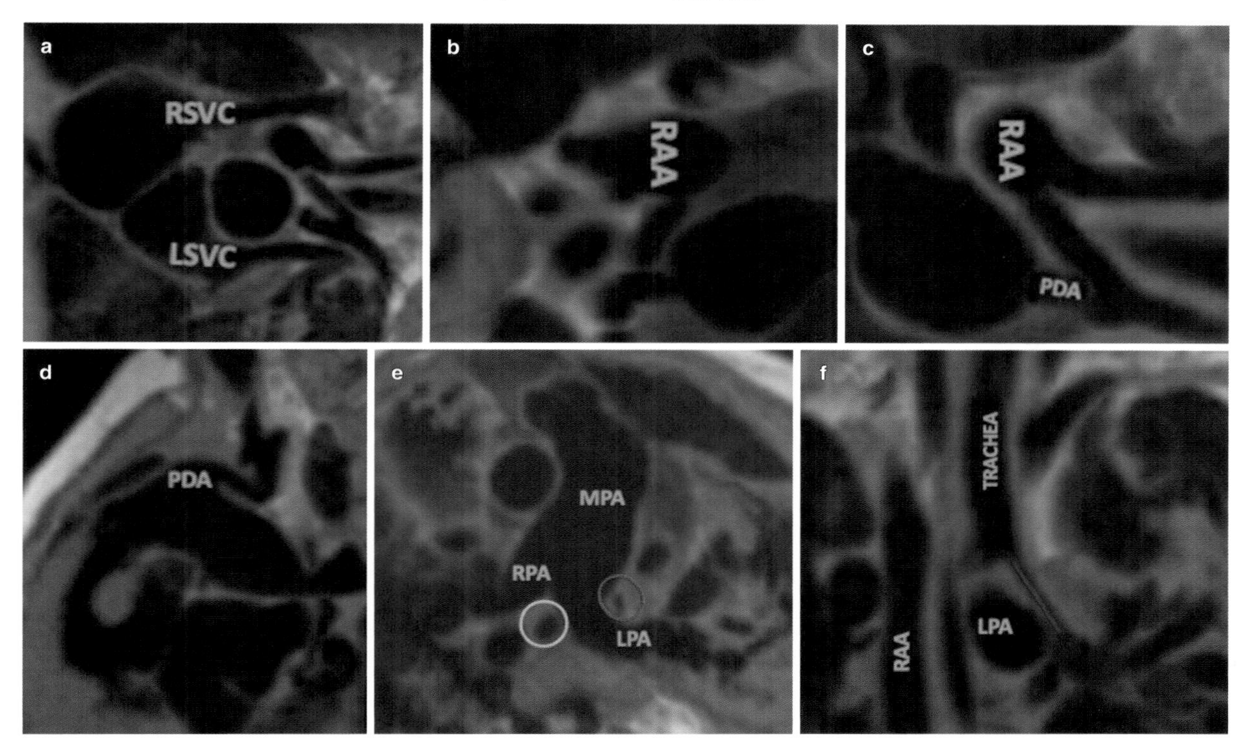

图 18.26　3D 黑血 TSE CMR 成像

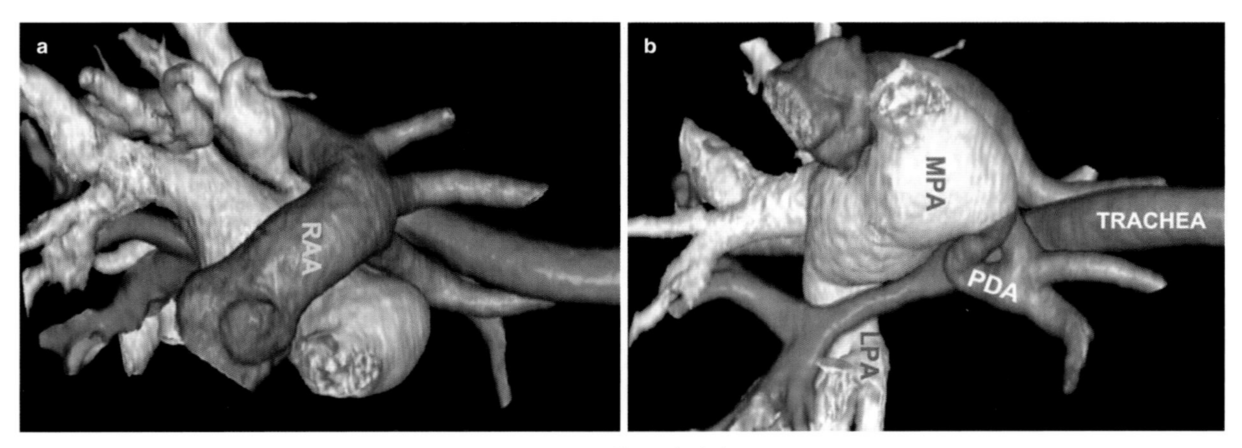

图 18.27　三维重建胸部 CT

经验与教训

- 在复杂性 CHD 中进行 CMR 并对其进行解释，需要对 CMR 技术以及患者的所有临床和手术情况有深入的了解；在扫描条件困难（配合不佳的患者、心律失常、全身麻醉、电子设备）的情况下，出于安全考虑，这一点尤为重要。
- 目前，CMR 是计算 RV 容积和 EF 的金标准，两者对于患者治疗时机的选择都至关重要，因此，建议进行短轴评估，而不是流速计算。对于 Ebstein 畸形，RV 容量和功能也可在横轴位上进行评估。
- 一般来说，超声心动图在评估房室瓣方面更具优势，但在某些复杂性 CHD（Ebstein 畸形、AVSD）中，多平面房室交界切面也很有用。
- 在复杂性 CHD 中，准确估计血流和血流动力学参数是指导治疗的必要条件；量身定制的参数（形状、VENC 尺度、空间 / 时间分辨率）对于避免混叠现象和准确估计血流容积至关重要。
- 4D-flow 序列在评估复杂性 CHD 方面是一项很有前景的技术，尤其是在需要对多条动脉和静脉进行量化的情况下（如 Fontan 术治疗前后的功能性单心室和肺动脉闭锁＋ VSD 伴粗大主肺动脉侧支）。
- 在评估有钙化或金属物体（如支架）的狭窄血管时，应优先选择 GRE 电影序列而非标准 bSSFP 电影序列成像。
- 3D 时间分辨 MRA 在某些复杂性 CHD 中非常有用，尤其是当需要多个血管造影阶段来同时检查动脉和静脉的解剖和血流情况时（如心房转位术后可疑上腔静脉阻塞性狭窄）。
- 利用全心序列进行 3D 解剖评估（包括亮血和黑血技术）非常准确，然而在某些情况下，当需要冠状动脉细节或额外的气道信息时，应进行辅助 CCT 检查。
- 三维重建（包括容积渲染、建模和快速原型制作）可作为医疗点使用，但在使用这种方法评估血管狭窄时应谨慎。
- 使用腺苷负荷 CMR 对冠状动脉手术后的 CHD 患者很有用，尤其是对怀疑心肌缺血的动脉转换手术后的 TGA 患者。

小 结

本章阐述了 CMR 在一些复杂冠状动脉疾病中的应用。由于解剖和血流动力学的异质性，无法说明所有可能的情况。故引用最常见的复杂先天性心脏病病例，这些病例通常安排进行 CMR 评估。对于患有复杂先天性心脏病的患者，在首次手术或姑息治疗前，TTE 通常就足够了，但在某些情况下（例如：①病例 8 所示的 DORV；②当血液动力学评估有助于管理时，如病例 6 所示的 PA/VSD/MAPCA；③当 TTE 无法准确显示心外缺陷时，如病例 10 所示，复杂的 AVSD 伴有肺动脉吊带；④在先天性矫正 TGA，如病例 3 所示，或 Ebstein 畸形，如病例 1 所示，涉及 RV 容量和功能时），如果 TTE 并不详尽，则需要进行 CMR，以进行准确的术前解剖评估，从而更好地制订手术计划。此外，CMR 也越来越多地用于单心室复杂先天性心脏病的阶段评估和这类人群的随访。此外，CMR 凭借其独特的功能评估能力，对发现重新介入治疗的指征有很大帮助，如病例 2 中的法洛氏四联症修复后患者。CMR 是一项耗时的检查，尤其是对解剖结构复杂的异质性患者而言，因此,CMR 图像的获取和判读通常需要 CHD 方面的技术知识和专业技能。最后，新技术的改进（如 4D-flow、快速成像采集等）将在不久的将来缩短采集时间，改善对复杂冠状动脉疾病患者的血液动力学评估。

致 谢

感谢 FTGM 和 Bambin Gesu 医院 CMR 实验室所有放射技师和护士的奉献。感谢生物工程师 Nicola Martini（FTGM）和 Luca Borro（Bambin Gesù 医院）支持我们改进对复杂性 CHD 人群的 CMR 评估，感谢生物工程师 Simona Celi、Katia Capelli 和 Emanuele Gasparotti 以及 FTGM BioCardiolab 的合作者、FTGM 生物心脏实验室的合作者，感谢他们在复杂性 CHD 三维建模方面做出的宝贵贡献。

参考文献

［1］ MARATHE SP，TALWAR S. Surgery for transposition of great arteries：A historical perspective. Ann Pediatr Cardiol，2015，8（2）：122-128.

［2］ GROSSE-WORTMANN L，YUN TJ，AL-RADI O， et al. Borderline hypoplasia of the left ventricle in neonates：insights for decision-making from functional assessment with magnetic resonance imaging. J

Thorac Cardiovasc Surg，2008，136（6）：1429-1436.

[3] WINDRAM JD，GROSSE-WORTMANN L，SHARIAT M，et al. The Feed and Sleep method：how to perform a cardiac MRI in the 1st year of life without the need for General Anesthesia. J Cardiovasc Magn Reson，2011，13（Suppl 1）：P224.

[4] BROWN DW，GAUVREAU K，POWELL AJ，et al. Cardiac magnetic resonance versus routine cardiac catheterization before bidirectional Glenn anastomosis：long-term follow-up of a prospective randomized trial. J Thorac Cardiovasc Surg，2013，146（5）：1172-1178.

[5] AIT-ALI L，DE MARCHI D，LOMBARDI M，et al. The role of cardiovascular magnetic resonance in candidates for Fontan operation：proposal of a new algorithm. J Cardiovasc Magn Reson，2011，13（1）：69.

[6] NTSINJANA HN，HUGHES ML，TAYLOR AM. The role of cardiovascular magnetic resonance in pediatric congenital heart disease. J Cardiovasc Magn Reson，2011，13（1）：51.

[7] BAUMGARTNER H，DE BACKER J，BABU-NARAYAN SV，et al. 2020 ESC Guidelines for the management of adult congenital heart disease. Eur Heart J，2021，42（6）：563-645.

[8] STOUT KK，DANIELS CJ，ABOULHOSN JA，et al. 2018 AHA/ACC Guideline for the Management of Adults With Congenital Heart Disease：A Report of the American College of Cardiology/American Heart Association Task Force on Clinical Practice Guidelines. J Am Coll Cardiol，2019，73（12）：e81-e192.

[9] SECINARO A，AIT-ALI L，CURIONE D，et al. Recommendations for cardiovascular magnetic resonance and computed tomography in congenital heart disease：a consensus paper from the CMR/CCT working group of the Italian Society of Pediatric Cardiology （SICP） and the Italian College of Cardiac Radiology endorsed by the Italian Society of Medical and Interventional Radiology （SIRM） Part I. Radiol Med，2022，127（7）：788-802.

[10] CIANCARELLA P，CILIBERTI P，SANTANGELO TP，et al. Noninvasive imaging of congenital cardiovascular defects. Radiol Med，2020，125（11）：1167-1185.

[11] GEVA T. Is MRI the preferred method for evaluating right ventricular size and function in patients with congenital heart disease?. MRI is the preferred method for evaluating right ventricular size and function in patients with congenital heart disease. Circ Cardiovasc Imaging，2014，7（1）：190-197.

[12] DRIESSEN MM，BREUR JM，BUDDE RP，et al. Advances in cardiac magnetic resonance imaging of congenital heart disease. Pediatr Radiol，2015，45（1）：5-19.

[13] QURESHI MY，O'LEARY PW，CONNOLLY HM. Cardiac imaging in Ebstein anomaly. Trends Cardiovasc Med，2018，28（6）：403-409.

[14] RATHOD RH，PRAKASH A，KIM YY，et al. Cardiac magnetic resonance parameters predict transplantation-free survival in patients with fontan circulation. Circ Cardiovasc Imaging，2014，7（3）：502-509.

[15] MARGOSSIAN R，SCHWARTZ ML，PRAKASH A，et al. Comparison of echocardiographic and cardiac magnetic resonance imaging measurements of functional single ventricular volumes，mass，and ejection fraction （from the Pediatric Heart Network Fontan Cross-Sectional Study）. Am J Cardiol，2009，104（3）：419-428.

[16] DARDEER A，HUDSMITH L，WESOŁOWSKI R，et al. The potential role of feature tracking in adult congenital heart disease：advantages and disadvantages in measuring myocardial deformation by cardiovascular magnetic resonance. Journal of Congenital Cardiology，2018，2（1）：1-11.

[17] ZHONG L，SCHRAUBEN EM，GARCIA J，et al. Intracardiac 4D Flow MRI in Congenital Heart Disease：Recommendations on Behalf of the ISMRM Flow & Motion Study Group. J Magn Reson Imaging，2019，50（3）：677-681.

[18] BROBERG CS，BURCHILL LJ. Myocardial factor revisited：The importance of myocardial fibrosis in adults with congenital heart disease. Int J Cardiol，2015，189：204-210.

[19] RAIMONDI F，AQUARO GD，DE MARCHI D，et al. Cardiac Magnetic Resonance Myocardial Perfusion After Arterial Switch for Transposition of Great Arteries. JACC Cardiovasc Imaging，2018，11（5）：778-779.